JN190201

リハビリのプロがすすめる健康寿命を延ばす1000冊

結城俊也・坂本宗樹・鈴木光司・二宮秀樹
共編

日外アソシエーツ

Guide to Books of

1000 works
for
improving healthy life expectancy

Compiled by

Toshiya Yuki, Muneki Sakamoto, Koji Suzuki, Hideki Ninomiya

2018 by Nichigai Associates, Inc.

Printed in Japan

●編集担当● 青木 竜馬
装丁：赤田 麻衣子

刊行にあたって

健康寿命とは、介護を受けたり、寝たきりになったりすることなく、自立して健康に生活ができる年齢のことを言います。平成22年のデータによると、健康寿命と平均寿命との差は、男性9.13年、女性12.68年となっています。つまりこれだけの期間、日常生活に制限のある不健康な期間を過ごさなければならないということなのです。

今後、平均寿命の延伸に伴い、健康寿命との差が拡大すれば、不健康な状態で過ごさなければならない期間はさらに増えていくことでしょう。そのような状態にならないためには、早期からの健康増進、疾病予防を図っていくことが大切です。また、たとえ疾患に罹患したとしても、適切なリハビリテーションによって、より豊かな生活を再建することが重要となります。

本書は“動けるからだづくり”を選書における基本コンセプトに据え、リハビリテーション医療の現場に従事する現役の理学療法士が編集にあたりました。全体の構成は「運動器疾患」「神経疾患」「心疾患」「呼吸器疾患」「糖尿病」「がん」「認知症」「介護予防」「生活環境支援」「スポーツ活動」に分類されており、理解を助けるためのキーワード解説も載せております。

皆さまの健康づくりの一助になれば幸いです。

2017年12月

編者代表　結城 俊也

凡　例

1．本書の内容

本書は、リハビリテーション医療の現場に従事する現役の理学療法士が、最新のエビデンスに基づき病気の予防と発病後の回復について書かれた図書1,145点を選書・分類し、理解を深めるために見出し項目に解説を加えたものである。

2．解　説

「運動器疾患」「神経疾患」「心疾患」「呼吸器疾患」「糖尿病」「がん」「認知症」「介護予防」「生活環境支援」「スポーツ活動」の下、それぞれの疾患、障害などとその基礎知識、治療法など216項目についての解説を掲載した。解説の末尾に執筆を担当した編者名を記した。

3．見出し

大見出しの下に関連する中見出し、小見出しを設けた。

4．参考図書リスト

1）それぞれの見出しについて関連する参考図書を掲載した。収録点数は1,145点である。

2）参考図書は、刊行年の順に排列し、出版年月が同じ場合は書名の五十音順に排列した。

5．図書の記述

書名／副書名／巻次／各巻書名／各巻副書名／各巻巻次／著者表示／版表示／出版地*／出版者／出版年月／ページ数または冊数／大きさ／叢書名／叢書番号／副叢書名／副叢書番号／叢書責任者表示／定価（刊行時）／ISBN（Ⓘで表示）／目次／内容

＊出版地が東京の場合は省略した。

6．事項名索引

本分の見出し項目、その中に含まれているテーマなどを五十音順に排列し、その見出しと掲載頁を示した。

7．書誌事項の出所

本目録に掲載した各図書の書誌事項等は主に次の資料に拠っている。

データベース「bookplus」

JAPAN/MARC

目　次

運動器疾患 ………………………………… 1
骨・関節・筋肉—基礎知識 …………… 1
骨・関節・筋肉—辞典 ………………… 3
首・肩の障害—解剖・運動学 ………… 3
首・肩の障害—基礎知識 ……………… 4
首・肩の障害—運動療法 ……………… 5
首・肩の障害—生活管理 ……………… 8
首・肩の障害—手術 …………………… 8
腰の障害—解剖・運動学 ……………… 9
腰の障害—基礎知識 …………………… 10
腰の障害—運動療法 …………………… 12
腰の障害—生活管理 …………………… 14
腰の障害—手術 ………………………… 15
腰の障害—脳・認知 …………………… 16
股の障害—解剖・運動学 ……………… 18
股の障害—基礎知識 …………………… 19
股の障害—運動療法 …………………… 20
股の障害—生活管理 …………………… 22
股の障害—手術 ………………………… 23
膝の障害—解剖・運動学 ……………… 24
膝の障害—基礎知識 …………………… 25
膝の障害—運動療法 …………………… 26
膝の障害—生活管理 …………………… 28
膝の障害—手術 ………………………… 30
足の障害—基礎知識 …………………… 31
足の障害—生活管理 …………………… 32
足の障害—靴選び ……………………… 33
関節リウマチ・膠原病—基礎知識 …… 35
関節リウマチ・膠原病—治療 ………… 37
関節リウマチ・膠原病—運動療法 …… 38
関節リウマチ・膠原病—生活管理 …… 39
ロコモティブシンドローム—基礎知識 ……………………………… 40
ロコモティブシンドローム—運動療法 ……………………………… 41
ロコモティブシンドローム—栄養 …… 42
骨粗鬆症—基礎知識 …………………… 43
骨粗鬆症—運動療法 …………………… 45
骨粗鬆症—栄養 ………………………… 46

神経疾患 …………………………………… 48
脳卒中—基礎知識—全般 ……………… 48
脳卒中—基礎知識—予防 ……………… 50
脳卒中—基礎知識—脳動脈瘤 ………… 53
脳卒中—基礎知識—ボツリヌス治療 ‥ 54
脳卒中—運動療法—全般 ……………… 54
脳卒中—運動療法—歩行 ……………… 56
脳卒中—運動療法—腕・指 …………… 57
脳卒中—急性期リハビリテーション ‥ 58
脳卒中—回復期リハビリテーション ‥ 59
脳卒中—生活管理 ……………………… 60
脳卒中—高次脳機能障害 ……………… 63
脳卒中—失語症 ………………………… 66
脳卒中—自動車運転 …………………… 69
脳卒中—闘病記 ………………………… 69
脳外傷—高次脳機能障害 ……………… 72
脳外傷—軽度外傷性脳損傷 …………… 73
脳外傷—闘病記 ………………………… 73
神経難病—全般 ………………………… 74
神経難病—脊髄小脳変性症—全般 …… 74
神経難病—脊髄小脳変性症—闘病記 ‥ 75
神経難病—筋萎縮性側索硬化症—全般 ……………………………… 75
神経難病—筋萎縮性側索硬化症—闘病記 ……………………………… 76
神経難病—多発性硬化症 ……………… 77
神経難病—筋ジストロフィー ………… 78
パーキンソン病—基礎知識 …………… 79

パーキンソン病―生活管理 …… 81
パーキンソン病―薬 …… 82
パーキンソン病―闘病記 …… 82
脊髄損傷―治療 …… 84
脊髄損傷―リハビリテーション …… 85
脊髄損傷―生活管理 …… 86
脊髄損傷―闘病記 …… 87

心疾患 …… 88
解剖・生理―心臓の構造 …… 88
解剖・生理―脈拍、心拍数、血圧 …… 89
不整脈―基礎知識 …… 90
不整脈―徐脈、頻脈 …… 91
不整脈―治療法―ペースメーカー …… 92
不整脈―治療法―薬物療法 …… 93
虚血性心疾患―基礎知識 …… 94
虚血性心疾患―心筋梗塞 …… 95
虚血性心疾患―狭心症 …… 97
虚血性心疾患―治療法―冠動脈バイパス術・カテーテル治療 …… 98
血管疾患―基礎知識 …… 99
血管疾患―大動脈瘤・大動脈解離 …… 100
血管疾患―末梢動脈疾患 …… 100
血管疾患―治療法―保存療法、人工血管置換術 …… 101
心臓弁膜症―基礎知識 …… 102
心臓弁膜症―狭窄症・閉鎖不全症 …… 103
心臓弁膜症―治療法―手術療法、カテーテル治療 …… 104
心不全―基礎知識 …… 104
心不全―治療法―薬物療法 …… 105
心筋症―基礎知識 …… 106
心筋症―治療法―保存療法、手術療法 …… 107
リハビリテーション―基礎知識 …… 108
リハビリテーション―運動療法 …… 109
リハビリテーション―社会復帰、家族指導 …… 110
生活管理―栄養―食事内容 …… 111
生活管理―体重管理―肥満、水分（むくみ） …… 112
生活管理―血圧管理―全般 …… 113
生活管理―精神心理 …… 115

呼吸器疾患 …… 117
解剖・生理―肺の構造 …… 117
解剖・生理―呼吸運動―呼吸様式 …… 118
肺炎―基礎知識 …… 119
肺炎―感染症 …… 120
肺炎―誤嚥性肺炎―基礎知識 …… 121
肺炎―誤嚥性肺炎―薬物療法 …… 122
肺炎―誤嚥性肺炎―排痰法 …… 123
肺炎―誤嚥性肺炎―口腔ケア …… 123
咳―基礎知識 …… 124
咳―間質性肺炎―概要 …… 125
咳―COPD―概要 …… 126
咳―気管支喘息―概要 …… 127
咳―咳の治療―薬物療法 …… 129
人工呼吸器―基礎知識 …… 130
人工呼吸器―睡眠時無呼吸症候群―基礎知識 …… 132
在宅酸素療法―基礎知識 …… 134
在宅酸素療法―社会制度、管理 …… 135
リハビリテーション―基礎知識―運動療法 …… 136
リハビリテーション―基礎知識―呼吸指導 …… 138
リハビリテーション―基礎知識―筋力増強運動 …… 139
生活管理―禁煙指導 …… 140
生活管理―体重管理―肥満対策 …… 141
生活管理―栄養―食事 …… 142
生活管理―感染症対策―予防接種 …… 143

糖尿病 …… 144
診断―基礎知識―1型糖尿病 …… 144
診断―基礎知識―2型糖尿病 …… 145
治療―血糖コントロール …… 147
治療―患者教育―教育入院、糖尿病教室 …… 148

治療―食事療法―食品交換表 …… 150
治療―食事療法―カーボカウント …… 151
治療―運動療法 …… 153
治療―薬物療法―経口血糖降下薬 …… 154
治療―薬物療法―インスリン注射 …… 156
治療―薬物療法―GLP-1受容体作動薬 …… 158
微小血管障害―糖尿病性神経障害―神経障害 …… 159
微小血管障害―糖尿病性神経障害―フットケア、靴選び …… 160
微小血管障害―糖尿病網膜症 …… 162
微小血管障害―糖尿病性腎症―慢性腎不全、透析 …… 163
大血管障害―心臓疾患 …… 165
大血管障害―脳血管疾患 …… 166
大血管障害―PAD（末梢動脈疾患） …… 167
低血糖―基礎知識 …… 168
急性代謝障害―基礎知識―糖尿病ケトアシドーシス、高浸透圧高血糖症候群 …… 169
肥満―基礎知識 …… 170
妊婦の糖尿病―基礎知識 …… 171
小児の糖尿病―基礎知識 …… 171

がん …… 173
基礎知識 …… 173
診断―診断基準 …… 175
検査―種類―血液検査 …… 176
検査―種類―腫瘍マーカー …… 177
検査―種類―画像診断 …… 178
検査―種類―内視鏡検査 …… 180
検査―種類―病理検査 …… 181
告知 …… 182
治療―3大治療法―手術療法 …… 183
治療―3大治療法―放射線療法 …… 184
治療―3大治療法―化学療法（抗がん剤治療） …… 185
治療―その他治療法―免疫療法 …… 187
治療―その他治療法―ホルモン療法 …… 188
治療―その他治療法―漢方 …… 189
治療―その他治療法―リハビリテーション …… 190
治療―その他治療法―食事療法、栄養指導 …… 191
治療―代替療法―健康食品、サプリメント等 …… 193
治療―緩和医療 …… 195
治療―心理的サポート …… 196
社会復帰支援―退院支援、復職支援 …… 197
予防―健診、検診 …… 199
予防―生活習慣 …… 199
闘病記 …… 200

認知症 …… 203
基礎知識 …… 203
軽度認知障害（MCI） …… 207
予防運動 …… 208
ケア …… 210
闘病記 …… 217

介護予防 …… 220
介護予防運動―リハビリ体操 …… 220
介護予防運動―レクリエーション体操 …… 223
転倒予防―対策 …… 224
転倒予防―トレーニング …… 226
口腔ケア―口腔衛生 …… 230
口腔ケア―摂食・嚥下 …… 234
栄養―基礎知識 …… 237
栄養―食事づくり …… 241
フレイル・サルコペニア …… 244
排泄ケア …… 246
介護技術 …… 248

生活環境支援 …… 252
在宅支援―医療サービス―制度 …… 252
在宅支援―医療サービス―実例 …… 254
在宅支援―介護サービス―制度 …… 255

在宅支援—介護サービス—実例 …… 256
住宅改修 …… 257
福祉用具 …… 260
姿勢保持—ポジショニング …… 262
姿勢保持—シーティング …… 263
移動支援 …… 264
吸引—基礎知識 …… 266
吸引—方法 …… 266
肺炎予防—基礎知識 …… 267
肺炎予防—生活管理—口腔ケア …… 268
肺炎予防—生活管理—摂食・嚥下 …… 269
栄養—基礎知識 …… 270
栄養—食事 …… 271
テクノロジー—ロボット技術 …… 272
テクノロジー—ブレインマシンインターフェイス（BMI） …… 274
テクノロジー—人工知能（AI） …… 275
テクノロジー—情報通信技術（ICT） …… 276
生活支援—基礎知識 …… 276
生活支援—リハビリテーション …… 277
生活支援—介助法 …… 278
生活支援—闘病記 …… 280

スポーツ活動 …… 281
運動対象—中・高齢者 …… 281
運動対象—障害者（知的・身体） …… 284
運動方法—レジスタンストレーニング …… 287
運動方法—有酸素運動 …… 288
運動方法—スポーツ …… 289
運動方法—ストレッチ …… 291
運動方法—体操・レクリエーション …… 292
運動効果—疾病予防 …… 293
運動効果—アンチエイジング …… 296
運動効果—ボディメイク …… 297
運動効果—筋力向上 …… 298
運動効果—パフォーマンス向上 …… 299
生活管理—行動科学的理論 …… 302
生活管理—食事 …… 303
生活管理—ストレッチ …… 304
外傷—応急処置—基礎知識 …… 306
外傷—応急処置—テーピング …… 307
外傷—応急処置—アイシング …… 308
外傷—応急処置—診察 …… 309
外傷—リハビリテーション …… 310
外傷—手術 …… 311

事項名索引 …… 313

運動器疾患

骨・関節・筋肉―基礎知識

【解説】 骨は脊椎動物の骨格を構成するとともに、脳や内臓を保護する役割があります。またカルシウムやリンを貯蔵する働きや、骨髄では造血作用もあります。この骨と骨とが連結する部分が関節です。多くの関節は可動性があり、複雑な動きができるようになっています。どのような動きが可能であるかは、関節の構造により違ってきます。例えば肩関節は上腕骨と肩甲骨により構成されますが、上腕骨頭という丸い部分が肩甲骨の関節窩というくぼみに収まる構造をしているので、かなり広範囲に動かすことができるようになっています。

そしてこの関節を動かしているのが骨に付着する骨格筋という筋肉です。骨格筋が関節を滑らかに動かすためには、主働筋、協働筋、拮抗筋と呼ばれる筋群の協調的な働きが大切になります。例えば肘関節屈曲の場合、肘を曲げる主な筋肉である上腕二頭筋は主働筋、上腕二頭筋とともに肘を曲げる補助をする上腕筋は協働筋、そして肘を伸ばす働きをする上腕三頭筋は拮抗筋となります。主働筋が働くときにタイミング良く拮抗筋が緩むことで、身体の動きはスムーズになるのです。

（結城俊也）

おすすめ書籍

『曲がる腰にもワケがある―整形外科医が教える、首・腰・関節のなるほど話』 井尻慎一郎著 大阪 創元社 2011.5 233p 19cm〈文献あり〉 1400円 ①978-4-422-41081-4

目次 第1章 患者さんの、よくある疑問にお答えします（「冷湿布と温湿布はどう使い分けるのですか？」，「1日1回貼る湿布と2回貼る湿布は、どう違うのでしょうか？」 ほか），第2章 元気に老いるための基礎知識（「健康」ということについて，「痛み」というものについて ほか），第3章 整形外科についての基礎知識（そもそも「整形外科」って何？ ，「変形」について ほか），第4章 整形外科が治療する主な病気について（肩こり，腰痛 ほか），第5章 整形外科の病気と間違えやすい病気について（脳が原因の体や手足の麻痺、しびれ，頭痛 ほか）

内容 「1日1回貼る湿布と2回貼る湿布は、どう違うのでしょうか？」「こむら返りはどうして起こるのですか？」「関節の水を抜くと癖になるのですか？」「それぞれの専門分野で、よい医師の見つけ方がありますか？」…患者さんがなかなか聞けないこんな疑問にも、本書がズバリお答えします。

『動作でわかる筋肉の基本としくみ―オールカラー図解』 山口典孝，左明著，石井直方監修 マイナビ 2011.12 191p 21cm〈文献あり〉 1500円 ①978-4-8399-3979-3

目次 序章 筋学の基礎知識，第1章 上肢帯・肩関節に働く筋，第2章 肘関節・手関節・手指に働く筋，第3章 股関節・膝関節に働く筋，第4章 足関節・足指に働く筋，第5章 体幹に働く筋，付録 筋の起始・停止・作用・支配神経・生活動作（ADL）一覧表

内容 「筋力トレーニング」「ストレッチ」「生活動作」「スポーツ動作」―身体を動かす・支える筋肉がひと目でわかる。

『ぜんぶわかる筋肉・関節の動きとしくみ事典―部位別・動作別にわかりやすくリアルに徹底解説』 川島敏生著, 栗山節郎監修　成美堂出版　2012.5　231p　22cm〈索引あり　文献あり〉　1400円　①978-4-415-31165-4

目次 第1章 部位別 筋肉・関節の構造と働き（肩関節の構成―肩関節のつくり, 肩甲上腕リズム―肩甲骨の動き ほか）, 第2章 筋肉・関節のしくみと役割（「運動学」とは―2種類の運動学, 身体運動の基本―身体運動の表し方 ほか）, 第3章 動作別 筋肉・関節の動き（歩行の定義―「歩行」による移動様式, 歩行分析―歩行と重心移動の関係 ほか）, 第4章 運動で起こる障害と動作（肩こりの発生要因―肩こりを起こす不良姿勢, 肩こりの解消―肩こりに効くストレッチング ほか）

内容 筋肉と関節の構造・動きを詳細イラストでわかりやすく解説。

『プロが教える筋肉のしくみ・はたらきパーフェクト事典―オールカラー』 石井直方監修, 荒川裕志著　ナツメ社　2012.11　271p　21cm〈文献あり 索引あり〉　1500円　①978-4-8163-5326-0

目次 序章 筋肉の基礎知識, 第1章 肩関節の筋, 第2章 肩甲骨の筋, 第3章 肘関節の筋, 第4章 手関節・手指の筋, 第5章 股関節の筋, 第6章 膝関節の筋, 第7章 足関節・足趾の筋, 第8章 体幹・頚部の筋, 第9章 頭部の筋

内容 人体を動かす全身の筋肉を今までになかった精巧なヴィジュアルと詳細データで個別に解説。筋肉のすべてがわかるパーフェクト事典。

『プロが教える骨と関節のしくみ・はたらきパーフェクト事典―オールカラー』 石井直方監修, 岡田隆著　ナツメ社　2013.7　207p　21cm〈CGイラスト：奥山正次　文献あり 索引あり〉　1600円　①978-4-8163-5468-7

目次 序章 骨と関節の基礎知識（全身の骨と関節, 骨の構造 ほか）, 第1章 上肢の骨と関節（鎖骨, 肩甲骨 ほか）, 第2章 体幹の骨と関節（脊柱, 胸郭 ほか）, 第3章 下肢の骨と関節（骨盤, 寛骨 ほか）, 第4章 頭部の骨と関節（前頭骨, 頭頂骨 ほか）

内容 骨の形状から関節の連結まで、リアルなCGで徹底解剖!!起始・停止する筋や関節まわりの靭帯も解説。詳細なデータで骨と関節のすべてがわかる！

『骨・関節・筋肉の構造と動作のしくみ―オールカラー』 深代千之監修　ナツメ社　2014.4　223p　21cm〈文献あり 索引あり〉　1600円　①978-4-8163-5598-1

目次 1 骨・関節・筋肉の基礎知識, 2 身体運動を理解するための基礎知識, 3 手と腕の動きのしくみ, 4 股関節・脚・足首の動きのしくみ, 5 体幹（胴体）の動きのしくみ, 6 「立つ」「座る」「歩く」しくみ, 7 複雑な動きのしくみ「走る」「跳ぶ」「投げる」「打つ」「蹴る」

内容 スポーツ選手・指導者、医療従事者、介護従事者なら知っておきたい！ リアルイラストでわかりやすい！ 骨、関節、筋肉の構造と機能、それらがどのように連動して「動作」につながるのかを解説！

『骨とはなにか、関節とはなにか―骨と関節の不思議な物語』 伊藤宣著　京都　ミネルヴァ書房　2016.5　347, 8p　19cm　（シリーズ・骨の話 1　伊藤宣監修）〈文献あり　索引あり〉　2200円　①978-4-623-07720-5

目次 序章 骨と関節の不思議な旅への招待状, 第1章 骨と関節の基本構造, 第2章 骨と関節の基礎知識, 第3章 手と足は同じか, 第4章 ヒトと動物の骨と関節, 第5章 骨と関節の外傷, 第6章 骨と関節の病気, 第7章 薬と手術, 終章 人生を最高の旅にするための覚書

内容 骨・関節の基礎知識がわかる。骨・関節の病気になったときあなたはどう対処しますか。

『からだと筋肉のしくみ―世界一ゆる～いイラスト解剖学』 有川譲二著・イラスト　高橋書店　2017.1　127p　21cm　1200円　①978-4-471-03251-7

目次 第1章 世界一ゆる～く学ぶからだのしくみ（からだの中は不思議でいっぱい！ , 知らないともったいない!?からだのしくみ, まずは、からだを形づくる「骨」を知ろう！　ほか）, 第2章 世界一ゆる～く学ぶ筋肉イラスト図鑑（肩を動かす筋肉, 肩甲骨を動かす筋肉, 腕と手を動かす

筋肉 ほか), 第3章 世界一ゆる～く学ぶ不調をケアするボディメンテナンス(肩がこる、首を回しにくい(肩甲挙筋), 腕を上げにくい、肩に痛みがある(棘上筋(ローテーターカフ)), 首から肩にかけてこりを感じる(僧帽筋) ほか)

内容 筋肉を知れば、なりたいからだになれる！ ゆるいからこそよくわかる！ 不調の原因からケアまでまるっと紹介！

骨・関節・筋肉―辞典

『痛いところから分かる骨・関節・神経の逆引診断事典』 井尻慎一郎著　大阪　創元社　2014.11　221p　21cm　1700円　①978-4-422-41087-6

目次 総論(全身に起こりうる病気, 上位に病変があり下位に症状が出る病気, ケガ(外傷), 治療一般, 薬 ほか), 各論(頭, 首, 肩, 上腕, 肘 ほか)

内容 症状が出やすい部位のイラストから病名を調べる、画期的診断事典！

『骨ペディア―骨疾患・骨代謝キーワード事典』 日本骨代謝学会編集　羊土社　2015.5　327p　26cm〈他言語標題：Bonepedia　索引あり〉 6800円　①978-4-7581-2056-2

目次 第1部 Overview―骨組織とは, 第2部 キーワード解説―骨・軟骨の機能と制御(軟骨細胞の分化と機能, 骨芽細胞の分化と機能, 骨細胞の分化と機能, 破骨細胞の分化と機能, 骨髄環境と構成細胞の機能, 骨を制御するホルモン、サイトカイン、細胞間因子), 第3部 キーワード解説―骨疾患の病態と治療薬・診断法(骨の疾患, 骨疾患の治療法, 骨疾患の診断と解析法)

内容 基礎も臨床もまるごと理解。分子、細胞から疾患まで…骨研究のすべてが髄までわかる！収録用語は100以上！

『〈東京大学教授〉石井直方の新・筋肉まるわかり大事典』 石井直方[著]　ベースボール・マガジン社　2015.12　113p　26cm　(B.B.MOOK 1249)〈奥付のタイトル：新・筋肉まるわかり大事典〉 1389円　①978-4-583-62351-1

首・肩の障害―解剖・運動学

【解説】 首(頸部)とは脊椎動物の頭と胸部をつないでいる部分であり、7つの頸椎という骨で構成されています。頸椎のうち一番上で頭蓋骨とつながっているものを環椎(かんつい)、その下を軸椎(じくつい)といい、両頸椎間で構成される関節は環軸関節と呼ばれています。この関節の主な運動は、頭部を回旋させることにあります。また軸椎以下の下位頸椎の重要な運動は、屈曲と伸展になります。椎骨には中央部に脊髄が通るための椎孔という穴があります。この椎孔が上下に連なってできた長い管状の空洞が脊柱管です。

肩関節とは、一般的に上腕骨頭と肩甲骨の関節窩で構成されたつなぎ目部分のことで、肩甲上腕関節と呼ばれています。また広義の肩関節として、鎖骨と肩甲骨で構成される肩鎖関節、鎖骨と胸骨で作られる胸鎖関節なども含まれます。肩関節の運動範囲は広く、屈曲、伸展、外転、内転、回旋運動などが可能です。しかし関節構造上は不安定で、筋肉や靭帯にかかる負担も大きいため、障害が生じやすいとも言えるでしょう。

(結城俊也)

おすすめ書籍

『よくわかる首・肩関節の動きとしくみ―「動き」と「痛み」のメカニズムを図解で学ぶ！ 障害を解くカギ オールカラー』 永木和載著, 大平雄一監修　秀和システム　2014.7　231p　21cm　(図解入門 How-nual―Visual Guide Book)〈奥付のタイト

ル：図解入門よくわかる首・肩関節の動きとしくみ　文献あり 索引あり〉　1800円
①978-4-7980-4145-2

目次 1 首のしくみ, 2 頚椎の安定化機構, 3 頚椎疾患とリハビリテーション, 4 肩の構造, 5 肩の運動学, 6 肩関節疾患の病態, 7 投球障害に対するリハビリテーション

内容 正しい姿勢、健康法の真実から筋トレ・ストレッチ、痛みの治療まで解剖・運動学と疾患・リハビリがよくわかる。

首・肩の障害―基礎知識

【解説】 首・肩の障害で多いのが、頸椎症・頸髄症と肩関節周囲炎、いわゆる「五十肩」です。頸椎症・頸髄症とは、各頸椎間にある椎間板と呼ばれる弾力性のある組織が、加齢とともに変性が進み、水分が失われてつぶれたりすることから始まるとされています。加えて靱帯が肥厚したり、骨がとげ状に大きくなったりすることによって、脊柱管や椎間孔が狭くなり、脊髄や神経根が圧迫されて様々な症状が出現します。主な症状は手のしびれ、細かい動作が困難になる(巧緻性障害)、歩行障害などであり、膀胱直腸障害がみられることもあります。

肩関節周囲炎は、関節滑膜や筋肉、腱といった肩関節周囲組織の退行性変化を基盤として明らかな原因なしに発症します。主な症状は肩関節の痛みと運動障害です。肩甲上腕関節は上腕骨頭に対して肩甲骨の関節窩のくぼみが小さいため、不安定な骨構造となっています。そこで腱板と呼ばれる筋肉や腱、関節包で強度を補っています。そのため肩を使いすぎると、炎症や損傷が生じやすく、痛みや運動障害の原因となると言われています。

(結城俊也)

おすすめ書籍

『本気で治したい人の肩こり・肩の痛み―最新版』 筒井廣明, 山口光國監修　学研パブリッシング　2013.6　158p　23cm　(明解！ あなたの処方箋)〈文献あり　発売：学研マーケティング〉　1200円　①978-4-05-800105-9

目次 1 チェック 肩こりとは肩のつらく、不快な感覚, 2 原因 原因は大きく3タイプに分けられる, 3 解消法 こりをほぐし、ラクになる即効法, 4 運動 ソフトな体操でこりのもとを日々解消しておく, 5 日常生活 美しいしぐさがこりを予防する, 6 基礎知識 肩の仕組みと病気を知り、早めに適切な対処を, 7 子ども 子どもの肩こりは心のSOS

内容 動かして、触って、見て、肩こりの部位や原因を探す。「隠れ肩こり」を早期のうちに見つけ出す。受診時に持っていける症状のチェックシート。この本があなたの処方箋になる！

『腰痛、首の痛み、手足のしびれ―背骨が関わる病気の診断・治療ガイド』 持田讓治, 高橋和久総監修　NHK出版　2015.12　143p　26cm　(別冊NHKきょうの健康)〈索引あり〉　1300円　①978-4-14-794173-0

『ウルトラ図解くび・肩・背中の痛み―不快な症状をもとから治す、知識と治療』 手塚正樹監修　法研　2016.6　159p　21cm　(オールカラー家庭の医学)〈文献あり 索引あり〉　1500円　①978-4-86513-277-9

目次 1章 くび・肩・背中が痛い!!(くび・肩・背中の痛みは人類の宿命？ , 現代の生活環境が痛みを誘発する？　ほか), 2章 なぜ、くび・肩・背中が痛むのか(こりや痛みのメカニズム, こりや痛みの三大要因 ほか), 3章 病気やけがが原因のくび・肩・背中の痛み(こんな痛みは要注意！ , くび・肩・背中の痛みの検査と診断 ほか), 4章 くび・肩・背中の痛みを解消する生活(まず、日常生活に原因はないか見直そう, 姿勢を見直そう ほか), 5章 自分でできるこりや痛みの解消法(血行を促進する温熱療法, 筋肉をほぐすストレッチ ほか)

『〈くび・肩の痛み〉頸椎症・五十肩を治すコツがわかる本』 竹川広三監修, 主婦の友インフォス編　主婦の友インフォス　2016.10　159p　21cm〈「図解肩こり、首こりの治し方」(主婦の友インフォス情報社 2012年刊) の改題、月刊誌「健康」の記事を追加し、再編集　索引あり　発売：主婦の友社〉　1400円　①978-4-07-416982-5

目次 1 完全図解 あなたを悩ます頸椎症・五十肩の原因と対策がわかる最新医学, 2 頸椎症―くびの痛みをスーッと消し去る特効マッサージと自分でできるツボ指圧, 3 くびの痛み―頸椎症を楽にする日常生活の知恵とコツ, 4 五十肩―肩の痛みをぐんと緩和するプロ直伝の指圧とマッサージ, 5 五十肩―痛みを楽にするだけでなく"腕の上げ下げ"もスムーズにできるようになる簡単ストレッチと簡単リハビリ, 6 首・肩の痛みを消し去る日常生活の知恵とコツ

『「肩」に痛みを感じたら読む本』 鈴木一秀著　幻冬舎メディアコンサルティング　2016.11　198p　18cm〈発売：幻冬舎〉　800円　①978-4-344-91048-5

目次 第1章 わずかな肩の痛みでも"手術"につながるリスクが潜む (肩の痛みを訴える人が低年齢化している, 肩凝りは四十肩・五十肩の予備軍 ほか), 第2章 知らないでは済まされない「肩」の基礎知識 (そもそも「肩」は、どこからどこまでなのか, 頼りない肩関節を補強しているインナーマッスル ほか), 第3章 手遅れになる前に、まずはチェック！「YES/NOチャート」で"実は気づいていない重症度"を30秒診断 (タイプ1 実は気づいていない重症度★, タイプ2 実は気づいていない重症度★★ ほか), 第4章 今すぐ実践！ 重症度別「肩治療&ケア」(タイプに合った適切な治療やケアで回復を早める, タイプ1 実は気づいていない重症度★ ほか), 第5章 早期に治して痛みのないアクティブライフを送る (体にとって痛みはストレス, 治療が遅れれば治るまでに時間がかかる ほか)

内容 その痛み、実は"爆弾"かもしれない！ 5000件超の治療実績を持つ肩治療のエキスパートが徹底解説！ "実は気付いていない重症度"別の治療法&ケア。

首・肩の障害―運動療法

【解説】 近年、パソコンなどのデスクワークの影響により、姿勢が悪い人が増えています。代表的な不良姿勢である猫背の人は、長時間のデスクワークによって、頸椎の過伸展を増強させている可能性があります。この姿勢は首に負担をかけるので、様々な症状悪化につながりかねません。そこで姿勢改善トレーニングを行うことで、局所への過度な負担をなくし、症状の軽減につなげていくことが重要です。

肩関節周囲炎の運動療法は、病期に合わせて適宜進められます。

炎症期：発症初期で炎症の強い時期ですので、痛みのない範囲で動かすようにします。激しい痛みがあるときは、肩甲上腕関節を動かすのは控えめにして、肩甲骨を動かすように意識します。

拘縮期：痛みは軽減してきますが、肩が動かしにくくなるので、可動域を広げるために関節を動かす練習を行います。

回復期：徐々に肩が動くようになってくる時期です。積極的に自主トレーニングを行ったり、日常生活の中で使える範囲を広げていったりします。全期を通じて地道に努力することが大切でしょう。

(結城俊也)

おすすめ書籍

『肩の痛み・四十肩改善マニュアル―自分で治せる！ マッケンジーエクササイズ』 ロビン・マッケンジー, グラント・ワトソン, ロバート・リンジー著, 石井征輝, 銅冶英雄訳　実業之日本社　2011.4　125p　21cm　1300円　①978-4-408-45330-9

目次 1 自分で治す治療法, 2 肩の仕組み, 3 姿勢の矯正, 4 エクササイズの準備, 5 マッケンジー法エクササイズ, 6 こうすれば肩関節の痛みは自分で治せる

内容 「肩関節」が原因で起こる「肩の痛み」「腕の痛み」「四十肩・五十肩」などに効くマッケンジーエクササイズ5つの特徴。腰痛治療で話題のマッケンジー法は薬に頼らず自分でできる。

『頚部痛・肩こりのエクササイズとセルフケア―ネックケアマニュアル』 新田收, 中丸宏二, 相澤純也, 小山貴之著　ナップ　2011.5　193p　26cm〈文献あり〉　2800円　①978-4-905168-05-8

目次 第1部 序論（頚部痛のタイプ, セルフマネージメントの対象となる頚部痛）, 第2部 科学的基礎（頚部痛と肩こりを理解するための基礎, 頚部痛治療の科学的根拠）, 第3部 頚部痛・肩こりに対するマネージメントの実際（ネックケアのコンセプト, ベーシックエクササイズ, 身体的評価とエクササイズ, セルフケア）

『こり・痛みを自分で解消！ 肩すっきり体操』 伊藤博元監修　NHK出版　2013.1　63p　26cm　（生活実用シリーズ―NHKきょうの健康）　905円　①978-4-14-199156-4

『頸椎症を自分で治す！―痛む動きと方向で、一人ひとりに最適の運動療法がわかる！』 銅冶英雄著　主婦の友社　2014.10　191p　19cm　1300円　①978-4-07-296756-0

目次 病気解説 40代から患者数が急増！ 姿勢や動作の悪さが引き起こす「頸椎症」, 第1章 『痛みナビ体操』ができるまでの軌跡と治療実績, 第2章 “痛み”を道しるべに！ 一人ひとりに適した『痛みナビ体操』, 第3章 再発予防体操と気をつけたい日常の姿勢, 第4章 痛みナビ体操で頸椎症が改善、首や肩のこり、痛みが解消した！ 体験談, 第5章 頸椎症と痛みナビ体操についてのQ&A

内容 痛む動きと方向で、一人ひとりに最適の運動療法がわかる！ 首や肩がこる、痛い、ふり向けない。肩が上がらない。こんな頸椎症は、かんたん「痛みナビ体操」でラクになる。

『五十肩のリハビリテーション―病期に合わせた適切な運動療法 正しいストレッチとマッサージを学ぶ』 山本良彦編集　診断と治療社　2015.4　116p　26cm〈文献あり 索引あり〉　2800円　①978-4-7878-2179-9

目次 第1章 肩関節のしくみ（肩関節の構造, 肩関節の運動）, 第2章 五十肩とは（概念と診断, 臨床経過と所見, 治療と予後, 鑑別診断）, 第3章 評価（痛みの評価, 肩関節の可動域の評価, 筋の評価, 姿勢の評価, 代表的な肩関節の徒手検査法）, 第4章 リハビリテーションとホームエクササイズ（急性期（疼痛期）：freezing phaseの取り組み, 慢性期（拘縮期）：frozen phaseの取り組み, 緩解期：thawing phaseの取り組み）, 第5章 生活指導（生活指導の実際, 予防）

『「関節」いきいき健康法―腰痛、ひざ痛、首の痛み、肩の痛み・こり』 「きょうの健康」番組制作班, 主婦と生活社ライフ・プラス編集部編　主婦と生活社　2015.9　95p　26cm　（生活シリーズ―NHKきょうの健康）　1000円　①978-4-391-63741-0

『肩こりの9割は自分で治せる』 竹井仁［著］　イースト・プレス　2016.7　207p　18cm　（イースト新書Q Q018）　800円　①978-4-7816-8018-7

目次 第1章 肩こりの仕組み、わかってますか？（なぜ、肩こりが生じるのか, 肩こりは日本人の国民病!? ほか）, 第2章 ちまたにあふれる間違った肩こり対策（肩こり対策には腹筋が必要？, 一般的な肩こり体操の効果は？ ほか）, 第3章 肩こりは、治せる（心身をリラックスさせるストレッチング, リンパを流してむくみスッキリストレッチング ほか）, 第4章 もう、こらない人になる（血行促進！ お風呂の中での体操, 枕の高さにも注意しよう ほか）

内容 運動不足、ストレス、姿勢の悪さ…。肩こりには実はさまざまな原因があります。一般的な肩こり解消体操やマッサージ店の施術で、こりが再発・悪化してしまうのは、一人ひとり異なるその原因に対策をしていないから。その根治には、医学的根拠に基づく正しい知識でのアプローチが不可欠です。本書では、医学博士・理学療法士の著者が、体のタイプ別にこりの原因と傾向を解説、効果的なストレッチングやエクササイズなどを紹介します。もう、再発させ

ないための“肩こり解消決定版”です。

『5秒キープ！ 痛みとりストレッチ—首・肩・腰・膝のしつこい痛みがラクになる』 宗田大著　青春出版社　2016.9　94p　21cm　1200円　①978-4-413-11190-4

目次 1章 痛みをとるなら「かばう」よりも「ストレッチ」！, 2章 5秒キープ！ 痛みとりストレッチの基本ルール, 3章 首こり・肩こりをまとめてリセット！ 首・肩の痛みとりストレッチ, 4章 手・腕の疲れとだるさを解消！ 肘・手の痛みとりストレッチ, 5章 腰痛・股関節まわりの痛みに効く 腰・骨盤の痛みとりストレッチ, 6章 100歳まで歩ける脚をつくる 膝・足の痛みとりストレッチ

内容 我慢するのは逆効果。「かばう」よりも「動かす」からよくなる！ 95%の痛みは体の伸ばし方ひとつで消える。首こり・肩こり・五十肩・腱鞘炎・腰痛・膝痛…やわらかい関節を取り戻せば、もう痛まない！ 患者さんが実践して「本当に効果があった！」ストレッチを厳選。

『頸椎症脊柱管狭窄症椎間板ヘルニアなどあきらめていた3万人の激痛を治した首の痛みナビ体操—手術を回避！ 頭痛・耳鳴り・めまいも大改善！』 銅冶英雄著　わかさ出版　2016.9　74p　29cm　(わかさ夢MOOK 26)〈タイトルは奥付・表紙による.背のタイトル：頸椎症脊柱管狭窄症椎間板ヘルニア3万人の激痛を治した首の痛みナビ体操〉　890円　①978-4-907400-25-5

『つらい肩のこりと痛みがみるみるとれる—自宅でできる「超簡単ストレッチ」』 筒井廣明, 山口光國, 樋口頼子著　技術評論社　2017.1　158p　21cm　(名医が教える健康バイブル)　1480円　①978-4-7741-8678-8

目次 第1章 やってみよう！ 肩こり撃退チェックシート(肩のこりや痛みは、まさに日本人の国民病！, 肩こり対策は鏡の前からはじめましょう,「肩のこりと痛み：ボディチェック」をやってみよう！,「症状チャートチェック」もやってみよう！, 自分の肩こりのタイプを知ろう), 第2章 自宅でできる「肩のこり・痛み」解消法(温める, 入浴, ストレッチ, 呼吸法, ゆがみ改善, マッサージ), 第3章 肩のこりや痛みの原因を知る(肩こりの正体はブドウ糖の不完全燃焼, 肩の構造を知っておこう), 第4章 どうしても治らなければ病院に(たかが肩のこりとあなどるな！,「おかしいな」と感じたら、迷わず専門医に診てもらいましょう, 肩関節周囲炎(五十肩), 胸郭出口症候群)

内容 温める・入浴・ストレッチ・呼吸法・ゆがみ改善・マッサージ。効果的な解消法と、誰でもすぐにできる運動法を紹介。自宅でできる「肩のこり・痛み」解消法。

『肩・ひざ・腰の痛みは動いて治す！—予防にも役立つカンタン運動・体操99』 若野紘一著　日本文芸社　2017.4　175p　21cm〈「肩・ひざ・腰の痛みがなくなる体操」(2006年刊)の改題、再編集　文献あり〉　1200円　①978-4-537-21472-7

目次 1 痛みの原因を知って運動をはじめよう(慢性の痛みであれば運動で軽くできる, 痛みのメニカズムを知っておこう ほか), 2 首・肩の痛みをとるかんたん体操(症状で痛みの原因を自己チェック, 肩関節はこのような構造になっている ほか), 3 ひざの痛みをとるかんたん体操(症状で痛みの原因を自己チェック, ひざ関節はこのような構造になっている ほか), 4 腰の痛みをとるかんたん体操(症状で痛みの原因を自己チェック, 腰はこのような構造になっている ほか), 5 その他の痛みをとるかんたん体操(肋骨の痛み, ひじの痛み ほか), 付録 よく起こる主な病気の運動ダイジェスト(肩こり, 五十肩 ほか)

内容 痛い・こる・しびれる・腫れる・重い・動かない。症状&部位別にすぐできる運動と体操をイラスト紹介。

首・肩の障害—生活管理

【解説】 頸椎症・頸髄症の人が日常生活において最も注意すべきは、首（頸椎）の過度の伸展です。高い所を見上げるような動作のときに、首を反り過ぎると、頸髄や神経根が圧迫されている部分に過度の負担がかかってしまいます。そのため症状が悪化することがあります。また動作時に頭や首だけを動かして、身体を連動して動かさないと、頸椎に負担がかかるので注意が必要でしょう。

肩関節周囲炎における日常生活上の注意点は、肩を冷やさないようにして保温に努める、手を高く上げて行うような作業は控える、重たい物を肩にかけないようにするなどが中心となります。頸椎症・頸髄症も肩関節周囲炎も放っておくと重篤な状態になりかねません。専門医の診察を受け、適切な治療を行いながら日常生活を工夫していくことが大切です。

（結城俊也）

おすすめ書籍

『頸椎症が自分で治せる101のワザ—首・肩のこり、しびれ、激しい痛みを自宅で楽に解消！』 『健康』編集部編 主婦の友インフォス情報社 2014.8 191p 18cm〈発売：主婦の友社〉 850円 ①978-4-07-294846-0

目次 第1章 今日からできる！ 頸椎症にならない、悪化させない生活術, 第2章 痛いところに直接触れずに頸椎症を改善させるワザ, 第3章 家にあるものを使ってできる頸椎症対策の裏ワザ, 第4章 体操やマッサージで血流アップこりや痛みをとるかんたん動作, 第5章 食べて飲んで、首の痛みやしびれを内側から消すワザ, 第6章 あなたの首の痛みの真相は？ 頸椎症の種類と自己チェック

内容 首や肩のこり、痛みがつらい頸椎症。悪化すると、手のしびれや頭痛、不眠、めまいの原因にもなります。知らず知らずやっていた首を壊す姿勢、頸椎症を防ぐ日常のコツ、首の血流をよくする体操、痛みをとる食品など、頸椎症を解消するためのワザが詰まった1冊。

首・肩の障害—手術

【解説】 頸椎手術の目的は除圧と固定です。除圧とは圧迫された脊髄、神経根への圧力を取り除くことです。圧迫がなくなると神経症状の改善が期待できます。また固定とは、除圧後に脊柱が不安定な場合に椎間を安定させることを言います。固定は患者自身の骨の移植や、スクリューやプレートなどの金属を使用して行われます。主な手術方法は次のとおりです。

- 椎弓形成術：椎弓を開いていき、その間に人工骨や患者自身の骨を挿入して脊柱管を広げます。これにより、脊髄の圧迫を取り除きます。
- 前方除圧固定術：頸部の前方から椎体を削る手術です。椎体を削って神経の圧迫を取り除き、人工骨や金属製のプレートで椎体を固定します。
- 後方除圧固定術：頸部の後方から椎弓を開いていく手術です。椎弓の一部を切り取って、脊髄が通る脊柱管を広げることにより圧迫を取り除きます。その後、スクリューなどで固定します。

（結城俊也）

おすすめ書籍

『脊椎手術はもう怖くない！―首・背中・腰ここまで進んだ診断と治療』 川岸利光著 鴻巣 みずほ出版新社 2015.8 151p 21cm〈発売：日興企画〉 1400円 ①978-4-88877-922-7

目次 序章 背骨は人生を支えるバックボーン, 第1章 脊椎・脊髄を知る, 第2章 脊椎で起こる病気とその鑑別, 第3章 脊椎分野における最新の診断と治療, 第4章 安全で痛くない手術 麻酔科の進歩, 終章 最良の医療提供とは何か

内容 「脊椎手術は命がけ」の時代は終わった。もはや遠い過去。脊椎手術18000人の実績を誇るドクターが最良の医療を教える。

『首の病気は手術で治す』 木原俊壱著 改訂版 幻冬舎メディアコンサルティング 2016.12 210p 19cm〈他言語標題：DISEASE OF THE NECK TO CURE BY SURGERY 文献あり 発売：幻冬舎〉 1300円 ①978-4-344-99499-7

目次 第1章 首の病気をマッサージや鍼でごまかすのは危険（肩や首のしつこいこりは「神経」からのSOSサイン, 首を通る神経はこんなに重要 ほか）, 第2章 首の手術は失敗すると寝たきりになってしまう（首の変形は手術以外では治らない, 一般的な首の手術法 ほか）, 第3章 身体にやさしく合併症もない首の手術法（身体にダメージを与えず患部だけを治す方法はないのか, 手術時間が短く、傷跡が小さい手術法 ほか）, 第4章 早期の治療・手術で首の病気は完治する（早めの受診が完治のカギ, 再発予防や症状軽減のために ほか）

内容 18年で7000例以上の首の手術を手がけた名医が教える、変形性頚椎症・頚椎椎間板ヘルニア…首の病気の最新治療法。3cmの切開でOK！ 翌日から歩ける！

腰の障害―解剖・運動学

【解説】 脊柱を構成する椎骨のうち、腰部にある5つの骨を腰椎と言います。それぞれの椎骨は、上位椎骨の下関節突起と下位椎骨の上関節突起で関節を構成しており、これを椎間関節と呼びます。この椎間関節の関節面の向きが、身体の動きに影響しています。腰椎の動きは、身体を前方に曲げる屈曲、後ろに反り返す伸展、そして横に倒す側屈が中心で、回旋運動はあまり起こりません。その理由は腰椎の椎間関節の関節面の構造が、頸椎や胸椎とは異なるからです。頸椎や胸椎の椎間関節の角度は約45度であるのに対し、腰椎ではほとんど直立する形状となっているため、回旋運動が起こりにくいのです。

脊柱は横から見ると、S字カーブを描いたような形状となっています。腰椎部分は前弯を呈した形状となっており、これを生理的前弯と言います。この弯曲は重力を分散するために重要であり、ちょうどサスペンションの役目を果たしています。この前弯のカーブが強すぎても少なすぎても不良姿勢となり、様々な障害の原因となる可能性が指摘されています。

（結城俊也）

おすすめ書籍

『背骨のしくみと動きがわかる本―まるごと図解』 石部伸之著 秀和システム 2015.3 191p 21cm〈文献あり 索引あり〉 1800円 ①978-4-7980-4309-8

目次 脊柱の構造と動きを知ろう, 脊柱を支える筋肉と靱帯, 脊柱を通る神経とその作用, 脊柱に加わる多様な外力, 脊柱コンディショニング（理論編, 実践編）, 脊柱を守る動作術を学ぼう

内容 脊柱の構造、脊柱を囲む筋肉、脊柱を通る神経とその作用がわかる！ 脊柱が変形する原因と、変形により引き起こされる疾患がわかる！ 脊柱を守るためのエクササイズと日常動作が

わかる！ 首・肩・腰の障害を予防・改善！ リハビリ、運動指導に活かせる脊椎を守る知識とエクササイズ。

腰の障害―基礎知識

【解説】 腰痛の発症や慢性化には心理的なストレスが関与しており、画像検査などでも原因が特定できないものが大半を占めるとの説があります。一方、脊柱（腰）に由来する代表的なものとしては、以下のものがあります。

- ・成長とともに生じるもの：側弯症、腰椎分離症
- ・加齢により生じるもの：変形性脊椎症、椎間板ヘルニア、脊柱管狭窄症、変性すべり症
- ・外傷により生じるもの：腰椎圧迫骨折
- ・感染や炎症によるもの：カリエス、化膿性脊椎炎
- ・転移癌などの腫瘍により生じるもの

予防や治療としては、内服薬、ブロック注射療法、コルセットなどの装具療法、体操などの運動療法、手術治療などがあります。専門医の診断のもと、適切な治療を行うことが重要です。

（結城俊也）

おすすめ書籍

『腰椎椎間板ヘルニア・腰部脊柱管狭窄症―正しい治療がわかる本』 近籐泰児著　法研　2010.8　175p　21cm　（EBMシリーズ）〈シリーズの責任編集者：福井次矢　文献あり〉　1400円　①978-4-87954-804-7

目次 第1章 腰椎椎間板ヘルニア―診断はこのように行われます, 第2章 腰椎椎間板ヘルニア―これが基本となる正しい治療です, 第3章 腰部脊柱管狭窄症―診断はこのように行われます, 第4章 腰部脊柱管狭窄症―これが基本となる正しい治療です, 第5章 腰椎椎間板ヘルニア・腰部脊柱管狭窄症―再発予防と生活するうえで気をつけたいこと, 第6章 腰椎椎間板ヘルニア・腰部脊柱管狭窄症―病気に対する正しい知識, 第7章 腰椎椎間板ヘルニア・腰部脊柱管狭窄症―これだけは聞いておきたい治療のポイントQ&A

内容 腰痛、脚のしびれが出たら、早めに整形外科医へ。年のせいと放置するのは禁物。放っておくと、深刻な後遺症が残る場合も。早期受診の重要性、悪化や再発を防ぐ運動など、腰痛や坐骨神経痛へのベストな対処法を解説。

『腰痛のナゼとナゾ―“治らない”を考える』 菊地臣一著　メディカルトリビューン　2011.8　143p　19cm　1300円　①978-4-89589-370-1

目次 第1章 「腰痛」はどこから来る？―複雑多彩な原因を考える（「社会問題」としての腰痛, 「腰痛」の定義 ほか）, 第2章 腰痛に効く治療法はあるのか？―有効性の証拠を探す（「腰痛には安静」という神話, 薬には効果があるが、デメリットも ほか）, 第3章 腰痛との共生―少しぐらい痛くてもいいではないか（「日常を送れる生活」という目標, 自身のやる気が腰痛をよくする ほか）, 補章 腰痛に隠れている可能性のある重い病気（がん以外の重い病気・外傷も原因となる, 長引く腰痛で気をつけたい様々な病気 ほか）

内容 ヘルニアがあっても腰痛にならない？ 完全主義者は腰痛になる？ やる気で腰痛は治る？ etc.腰痛のホントを知ることから、腰痛とつき合う知恵が生まれる。40年間、腰痛研究の第一線を歩き続けた著者が指し示す腰痛治療の明日。

『あなたの腰痛が治りにくい本当の理由―科学的根拠に基づく最前線の治療と予防』 紺野愼一著　すばる舎　2012.8　263p　19cm〈文献あり〉　1500円　①978-4-7991-0140-7

目次 第1章 知らなかった！ 科学的根拠に基づく腰痛の "新常識"（腰痛は骨や関節、椎間板の変形だけで起こる場合は少ない。それらの要素に「心理・社会的要因」が加わって起こることのほうが多い。, 腰痛の原因と考えがちな椎間板ヘルニアは、90%が治療をしなくても自然に治る。ただし、「馬尾症状」が出たら注意！ ほか）, 第2章 これが、最新の科学的根拠に基づく腰痛の診断と治療（腰痛の診察, 科学的根拠に基づく急性腰痛の治療 ほか）, 第3章 認知行動療法を使った腰痛治療の実例（認知行動療法を使った腰痛治療とは, 認知行動療法を使った腰痛治療の例）, 第4章 科学的根拠に基づく腰痛を予防する生活習慣（科学的根拠に基づいて腰痛の身体的な要因を改善する, 科学的根拠に基づいて腰痛の精神的な要因を改善する ほか）

『これで安心！ 腰痛・坐骨神経痛—痛み・しびれの悩みスッキリ解消！』 戸山芳昭監修　高橋書店　2013.4　159p　21cm〈文献あり 索引あり〉　1100円　①978-4-471-40800-8

目次 第1章 腰痛・坐骨神経痛はなぜ起こる？, 第2章 整形外科での検査と診断, 第3章 腰痛・坐骨神経痛が起こる病院, 第4章 痛みを軽くする保存療法, 第5章 手術を考えるとき、受けるとき, 第6章 痛みを出さない生活法

『腰痛完治の最短プロセス—セルフチェックでわかる7つの原因と治し方』 西良浩一, 室伏由佳著　KADOKAWA　2014.10　223p　19cm　1300円　①978-4-04-110761-4

目次 第1章 なぜ85%の腰痛は、本当の原因がわからないのか？（日本人の80%が腰痛になる, 腰痛には3つのタイプがある ほか）, 第2章 腰痛を完治に導く、原因の見つけ方と最短プロセス（歩き方を見ても腰痛の原因はわかる, 問診と触診でさらに原因を絞る ほか）, 第3章 あいまいな診察に惑わされない、自分でわかる腰痛の病名と治療法（椎間板ヘルニア, 腰椎圧迫骨折（骨粗鬆症） ほか）, 第4章 「腰痛難民」にならないために、専門医へ（「腰痛専門医」の見つけ方, リスト・PED技術認定医を含む、推薦医 ほか）, 第5章 腰痛に強い体をつくる、再発防止エクササイズ（エクササイズを習慣化して "真の完治" を目指す, ハムストリングスストレッチ ほか）

内容 1分間の自己診断で本当の原因がわかる！ 多くのトップアスリートの難解で複雑な原因不明の腰痛も治した「原因特定治療」のセオリー!!

『よくわかる腰痛症の原因と治し方—「痛み」と「治療」のメカニズムを図解で学ぶ！ 痛みを解くカギ』 中尾浩之著　秀和システム　2016.9　235p　21cm　（図解入門How–nual—Visual Guide Book）〈索引あり〉　1800円　①978-4-7980-4792-8

目次 1 腰痛について理解する, 2 特異的腰痛症を鑑別する, 3 非特異的腰痛症を鑑別する, 4 関節への負担について考える, 5 痛みの発生機序を理解する, 6 腰部に対するトレーニング方法, 7 鎮痛系の賦活を図る方法

内容 腰痛の種類・鑑別から、治療法、運動、セルフケア、生活改善まで。解剖・運動学と疾患・治療がよくわかる。

『シニアの脊柱管狭窄症—痛みと不安を解消する！』 紺野愼一, 矢吹省司監修　NHK出版　2017.6　95p　26cm　（別冊NHKきょうの健康）〈索引あり〉　1100円　①978-4-14-794178-5

腰の障害―運動療法

【解説】 日本整形外科学会と日本腰痛学会による『腰痛診療ガイドライン2012』によると、運動療法には通常の活動性維持のほか、柔軟性訓練（ストレッチ）、筋力強化訓練、エアロビック（ウォーキングやサイクリング）、アクア（プール内リハビリテーション）、腰部安定化運動、固有受容促通、直接的腰椎体操（腰椎伸展運動を中心としたMckenzie体操など）などがあるとされています。

当該ガイドラインにおいては、現時点では十分なデータがないため、腰痛に対する最適な運動の種類、頻度、強度、期間を明らかにすることはできないとのことです。しかし慢性腰痛に対する運動療法は単独でも効果が期待でき、認知行動療法などと組み合わせて行うことで、さらなる効果が期待される推奨されるべき治療法であるとしています。医師や理学療法士、心理療法士などの管理下で運動を行うと、より効果的な腰痛改善が期待されます。

（結城俊也）

おすすめ書籍

『自分で治せる！ 腰痛改善マニュアル』 ロビン・マッケンジー著, 銅冶英雄, 岩貞吉寛訳 実業之日本社 2009.9 127p 21cm〈文献あり〉 1300円 ①978-4-408-45231-9

目次 1 誤解だらけの腰痛治療（腰痛を繰り返している皆さんへ, 腰痛は「自分で」管理する ほか）, 2 姿勢の矯正（悪い姿勢とは, 姿勢矯正エクササイズ ほか）, 3 エクササイズの準備（エクササイズの目的, 症状をよく観察する ほか）, 4 マッケンジー法エクササイズ（うつぶせ, 伸展した状態でのうつぶせ ほか）, 5 こうすれば腰痛は自分で治せる（どんなときにエクササイズを行えばよいか, 特殊な状況での腰痛治療 ほか）

内容 お金をかけずに簡単に治る！ 楽になる！ 世界で400万部以上のベストセラー。腹筋やストレッチより、腰を反らせる！ オキテ破りのエクササイズ。

『体幹を鍛えれば腰痛は治せる』 佐藤秀樹, 木場克己著 PHPエディターズ・グループ 2012.11 107p 21cm〈発売：PHP研究所〉 1300円 ①978-4-569-80825-3

目次 1章 腰痛の原因としくみを知ろう（腰痛を軽減させる3つのポイント, 「遊び」がないから腰が痛くなる ほか）, 2章 腰に負担のかからない日常生活を（腰痛は「意識」だけでもずっと良くなる！ , ドローインを覚えよう ほか）, 3章 体幹トレで腰痛を治す！ ステップ1 柔軟性アップ（背中、もも裏をのばす, 背中、お尻をのばす ほか）, 4章 体幹トレで腰痛を治す！ ステップ2 安定性アップ（お尻をのばす, 背中、腰、お尻をのばす ほか）, 5章 体幹トレで腰痛を治す！ ステップ3 バランスアップ（ツイストクランチ, アーム＆ニーアップ ほか）

内容 医師とプロトレーナーが考えた安心で効果バツグンの腰痛改善メソッド。今度こそ治したい人のための本。自宅でできる、自分でできる、忙しいあなたのための3分メニュー付き。

『一生痛まない強い腰をつくる』 金岡恒治著 高橋書店 2013.4 191p 19cm 1200円 ①978-4-471-03209-8

目次 第1章 なぜ、あなたの腰痛は治らないのか？（すべての腰痛には、理由がある, 腰痛を生み出すのは「脳」と「骨」 ほか）, 第2章 世界最先端の理論でひも解く痛みのしくみ（腰痛大国、日本だからわかったこと, 知らず知らず信じていた、腰痛7つの大誤解 ほか）, 第3章 1か月で強い腰をつくる10秒の真実（痛みが消えないのは、筋肉がサボっているから, 1か月で「痛みが5割減った」驚きの実験とは ほか）, 第4章 一生痛みのない生活を送る「構え」の極意（腰痛を過去のものとするために, 痛みのない自分だけの「構え」を身につける ほか）

内容 「なぜ、あなたの腰痛は治らないのか？」日本トップのスポーツドクターが解答。キツい運動は不要、1か月で腰痛が消える10秒の真実。

『坐骨神経痛を自分で治す4週間プログラム』 黒田恵美子運動療法監修, 田村睦弘医学監修, 主婦の友社編　主婦の友社　2013.7　127p　21cm　（徹底対策シリーズ）〈索引あり〉　1300円　Ⓘ978-4-07-289696-9

目次 坐骨神経痛は腰椎の病気が原因（坐骨神経痛の特徴的な症状, 痛いのは脚でも原因は腰椎にある ほか）, 坐骨神経痛はセルフケアでよくなる！（セルフケアで腰椎の負担を軽くする, 腰部脊柱管狭窄症の人は少し前かがみの姿勢で ほか）, 第1章 坐骨神経痛の痛みを治す4週間プログラム（プログラムをはじめる前の坐骨神経痛チェック, プログラムの進め方 ほか）, 第2章 腰にやさしい快適生活（立つ, 歩く ほか）

『1回3分！ 1人で治せるどこでも腰痛体操』 銅冶英雄著　楓書店　2014.4　119p　21cm　〈文献あり　発売：ダイヤモンド社〉　1200円　Ⓘ978-4-478-02729-5

目次 1 あきらめていた腰痛, 2 自分の腰痛のタイプを知ろう, 3 壁体操―椎間板性腰痛を治す, 4 こぶし当て体操―椎間関節性腰痛を治す, 5 仙腸関節体操―仙腸関節性腰痛を治す, 6 筋圧迫体操―筋筋膜性腰痛を治す, 7 腰痛改善の正しい姿勢

内容 わかりやすいカラーイラストですぐできる。2万人の患者の88%が改善！ チャートに沿ってタイプ別に分類。正しい体操で根本から治す。

『「関節」いきいき健康法―腰痛、ひざ痛、首の痛み、肩の痛み・こり』 「きょうの健康」番組制作班, 主婦と生活社ライフ・プラス編集部編　主婦と生活社　2015.9　95p　26cm　（生活シリーズ―NHKきょうの健康）　1000円　Ⓘ978-4-391-63741-0

『痛くないストレッチ―腰・ひざ・股関節痛に効く スポーツ医学の権威が推奨する関節痛解消術』 三木英之監修　KADOKAWA　2016.3　111p　21cm　1200円　Ⓘ978-4-04-601271-5

目次 第1章 腰痛を解決する（前屈をすると腰が痛い, 体を後ろに反らすと痛い ほか）, 第2章 股関節痛を解決する（腰痛・ひざ痛と連動しやすい股関節痛）, 第3章 ひざ痛を解決する（ひざが伸びない, 正座をするとひざが痛い ほか）, 第4章 日常生活を改善して関節痛を解決（顔を洗うときのポイント, イスから立ち上がるときのポイント ほか）

内容 ほぐす、伸ばす、できるだけ鍛える、の3つのステップで腰痛・ひざ痛・股関節痛を退治しましょう。アトランタオリンピック帯同医が教える誰でも、すぐできる関節痛解消術。

『5秒キープ！ 痛みとりストレッチ―首・肩・腰・膝のしつこい痛みがラクになる』 宗田大著　青春出版社　2016.9　94p　21cm　1200円　Ⓘ978-4-413-11190-4

目次 1章 痛みをとるなら「かばう」よりも「ストレッチ」！, 2章 5秒キープ！ 痛みとりストレッチの基本ルール, 3章 首こり・肩こりをまとめてリセット！ 首・肩の痛みとりストレッチ, 4章 手・腕の疲れとだるさを解消！ 肘・手の痛みとりストレッチ, 5章 腰痛・股関節まわりの痛みに効く 腰・骨盤の痛みとりストレッチ, 6章 100歳まで歩ける脚をつくる 膝・足の痛みとりストレッチ

内容 我慢するのは逆効果。「かばう」よりも「動かす」からよくなる！ 95%の痛みは体の伸ばし方ひとつで消える。首こり・肩こり・五十肩・腱鞘炎・腰痛・膝痛…やわらかい関節を取り戻せば、もう痛まない！ 患者さんが実践して「本当に効果があった！」ストレッチを厳選。

『肩・ひざ・腰の痛みは動いて治す！―予防にも役立つカンタン運動・体操99』 若野紘一著　日本文芸社　2017.4　175p　21cm〈「肩・ひざ・腰の痛みがなくなる体操」（2006年刊）の改題、再編集　文献あり〉　1200円　Ⓘ978-4-537-21472-7

目次 1 痛みの原因を知って運動をはじめよう（慢性の痛みであれば運動で軽くできる, 痛みのメカニズムを知っておこう ほか）, 2 首・肩の痛みをとるかんたん体操（症状で痛みの原因を自己チェック, 肩関節はこのような構造になっている ほか）, 3 ひざの痛みをとるかんたん体操（症状で痛みの原因を自己チェック, ひざ関節はこのような構造になっている ほか）, 4 腰の痛みをとるかんたん体操（症状で痛みの原因を自己チェック, 腰はこのような構造になっている ほか）, 5 その他の痛みをとるかんたん体操（肋骨の痛み, ひじの痛み ほか）, 付録 よく起こる主な病気

の運動ダイジェスト（肩こり, 五十肩 ほか）

内容 痛い・こる・しびれる・腫れる・重い・動かない。症状＆部位別にすぐできる運動と体操をイラスト紹介。

『「ねたままストレッチ」で腰痛は治る！―臨床研究で実証！ 80%以上が改善！』 山口正貴著　集英社　2017.8　191p　19cm〈文献あり〉　1300円　①978-4-08-781636-5

目次 知らなかった！ 腰痛ファイル, ねたままストレッチ, 1 腰、どうしました？ 腰痛タイプ別 原因と改善マニュアル（腰痛は自分で治せる病気です！ ,「ねたままストレッチ」で腰痛の原因を探せます, あなたにあてはまる腰痛はどれですか？）, 2 腰痛治療の一〇項目（ストレス最小の体をつくる, ストレスを溜めない, ストレスを流す）, 3 寝返り、悪い寝相のすすめ, 4 ALL ABOUT 腰痛のリアル 腰の仕組みと全仕事, 5 Q&A 腰痛に関する疑問にできるだけお答えします！

内容 腰痛の85%は“非特異的腰痛”という原因不明のもの？ 寝相の悪い人は腰痛になりにくい？…リハビリの現場で実証されたエビデンスを駆使。ぎっくり腰を経験した理学療法士のとことん誠実な腰痛改善論。

腰の障害―生活管理

【解説】 腰痛の人の中には、痛みのため過度な安静を強いてしまい、日常生活が制限されてしまうことが少なくありません。そうすると腰部や骨盤周囲の筋力が衰え、全身的な体力も低下してしまいます。さらには精神的にも落ち込んでしまい、ますます腰痛が悪化するという悪循環に陥ってしまいます。日常生活に注意しながら、動ける範囲で活動していくことで、この悪循環から抜け出すことが必要でしょう。

日常生活上の注意点としては、同じ姿勢（不良姿勢）を長時間とらないということです。猫背の姿勢でのパソコンやスマホ、片方に重心がかかる片座りや、骨盤が後方に傾いて背中が丸まる仙骨座りなどは要注意です。その他にも自分の体形に合った椅子を選ぶ、物を持つときは腕を曲げて身体に引き寄せるなどの工夫が必要でしょう。それぞれの症状に合わせながら、少しずつでも活動を継続していくことが大切です。

（結城俊也）

おすすめ書籍

『図解でわかる坐骨神経痛』 田村睦弘監修, 主婦の友社編　主婦の友社　2012.11　127p　21cm　（徹底対策シリーズ）〈索引あり〉　1300円　①978-4-07-284457-1

目次 1 坐骨神経痛の基礎知識, 2 坐骨神経痛の検査と診断, 3 50歳以上に多い腰部脊柱管狭窄症, 4 40歳代以下に太い腰椎椎間板ヘルニア, 5 坐骨神経痛の治療法, 自分でできる坐骨神経痛のケア

内容 痛みやしびれの原因となる「腰部脊柱管狭窄症」と「腰椎椎間板ヘルニア」検査から診断、治療まで知りたいことのすべて。

『椎間板ヘルニア・脊柱管狭窄症を自分で治すための本』 久野木順一著　SBクリエイティブ　2014.3　175p　18cm　（らくらく健康シリーズ）〈文献あり〉　1000円　①978-4-7973-7629-6

目次 第1章 腰痛はなぜ起こるのか？（坐骨神経痛は腰痛の一種―下肢にしびれや痛みを伴う, 坐骨神経とは末梢神経の1つ―下肢の筋肉の動きや皮膚の知覚をつかさどる ほか）, 第2章 日常生活の中での腰痛予防・改善法（坐骨神経痛の治療と予防には―正しい姿勢を身につける, 腰椎のカーブが特に重要―昔はまっすぐがいいとされていた ほか）, 第3章 短時間でできる腰痛に効果的な体操&ストレッチ（体を支える筋肉の衰えが、腰椎の不調の原因となる, 腰痛に効く基本のストレッチ―仕事や家事の合間にもおすすめ ほか）, 第4章 一問一答！ 患者さんから寄せられ

た質問・悩み（体型によって腰痛になりやすいということがありますか？，小学生の子供が腰が痛いと言うのですが。ほか）

内容 前かがみが痛いときはイスを使った簡単体操、後ろに反ると痛いときは寝ながらストレッチ。正しい寝方、起き方、歩き方で腰痛は改善する！

『自分で治す！ 脊柱管狭窄症』 竹谷内康修著　洋泉社　2015.2　173p　19cm　1400円 ①978-4-8003-0592-3

『ウルトラ図解腰・ひざの痛み―つらい痛みを軽くする最新治療と暮らしの工夫』 柳本繁，岡田英次朗監修　法研　2016.2　159p　21cm　（オールカラー家庭の医学）〈文献あり 索引あり〉 1500円 ①978-4-86513-170-3

目次 1章 腰・ひざが痛くなったら（腰痛はなぜ起こる？ 腰の構造をチェックしよう，ひざ痛はなぜ起こる？ ひざの構造をチェックしよう ほか），2章 腰の痛み 原因と症状（腰痛は大きく2種類に分けられる，急性腰痛 ほか），3章 ひざの痛み 原因と症状（ひざ痛の原因は4種類に分けられる，ひざ痛の発生する機序を探る ほか），4章 腰・ひざの痛みを解消するために（腰・ひざの痛みを解消するための治療法の種類，腰痛の治療で行われる手術 ほか），5章 腰痛・ひざ痛に負けない身体へ（腰痛・ひざ痛を招きやすい生活習慣，サポートグッズを上手に活用しよう ほか）

腰の障害―手術

【解説】 腰椎椎間板ヘルニアや腰部脊柱管狭窄症の場合で、保存的治療（内服薬、ブロック注射療法、装具療法、運動療法など）をしばらく行っても痛みやしびれ、筋力低下などが改善されず、日常生活にかなりの支障があるときは手術治療の検討となります。特に排泄障害がある場合は検討の必要性が高いと言えるでしょう。主な手術方法は次のとおりです。

《腰椎椎間板ヘルニア》

・ラブ法：背中を切開して直視下（肉眼）でヘルニア部分を摘出する方法です。
・顕微鏡下ヘルニア摘出術：背中を切開して顕微鏡下でヘルニア部分を摘出する方法です。
・内視鏡下ヘルニア摘出術：背中を切開して内視鏡を入れ、モニターを見ながらヘルニア部分を摘出する方法です。
・経皮的レーザー椎間板減圧術：背中からレーザーファイバーを入れ、ヘルニア部分の髄核をレーザーで焼いてしまう方法です。

《脊柱管狭窄症》

・椎弓切除術：棘突起や椎間関節の一部、そして黄色靭帯も含めて、椎弓を広範囲に取り除く方法です。
・開窓術：椎弓全体を切除するのではなく、神経を圧迫している椎弓の部分だけを削る方法です。

ここであげた手術方法は一例です。専門医の診断のもと、適切な手術方法を選択することが大切になります。

（結城俊也）

おすすめ書籍

『名医が語る最新・最良の治療 腰部脊柱管狭窄症・腰椎椎間板ヘルニア―最新の治療法で痛みがとれる!!』 高橋寛 ほか著　法研　2013.2　179p　23cm　（ベスト×ベストシリーズ） 1800円 ①978-4-87954-951-8

目次 第1部 腰部脊柱管狭窄症，（保存療法（薬物療法―痛みをやわらげ、日常生活の動作を楽にする），手術療法（拡大開窓術―神経の圧迫をとるスタンダードな手術法，棘突起縦割式椎弓切除術―背骨の周囲にある筋肉を傷めない手術法, 内視鏡手術―細い円筒形の器具を通して手術を行う, ミニオープン腰椎固定術―筋肉を圧迫せず、直視下で除圧と固定を行う, MIS固定術―背骨のぐらつきを治す痛みの小さい手術法)), 第2部 腰椎椎間板ヘルニア(保存療法(薬物療法―痛みを抑える治療で、症状の消失を待つ), 手術療法(ラブ法―患部をじかに見ながら、安全確実にヘルニアを切除, 顕微鏡下椎間板切除術―大きく拡大した視野で、安全にヘルニアを除去, 内視鏡下椎間板切除術(MED)―細い筒を通して内視鏡を入れ、映像を見て手術する, 経皮的内視鏡下椎間板ヘルニア摘出術(PED)―椎骨の隙間から極細の内視鏡を入れる))

内容 最新のもっとも効果的な治療法を一挙紹介。各治療法をその第一人者がわかりやすく解説。検査・診断と治療法の選択についても詳しく解説。本書で紹介している治療で実績のある主な医療機関リストも収載。

『腰椎手術はこわくない―痛み不安解消！　椎間板ヘルニア 脊柱管狭窄症 すべり症は治る！』 佐藤秀次著　秀和システム　2014.12　237p　19cm　1300円　①978-4-7980-4248-0

目次 第1章 旧態依然の治療が患者さんの苦しみを長引かせている(10年間保存治療を続けた挙句、手術は手遅れと言われた患者さん, 20年来の脊柱管狭窄症で寝たきりだった患者さんが手術で歩けるように ほか), 第2章 誤解だらけの腰椎変性疾患治療(腰椎変性疾患を根本から治せるのは手術治療だけ, ポイントは術前の診断と十分な神経の除圧 ほか), 第3章 後悔しない治療のために知っておきたい腰椎変性疾患の知識(椎間板ヘルニアや狭窄症、すべり症などに共通する特徴, ぎっくり腰の正体と腰椎椎間板ヘルニアの関係 ほか), 第4章 患者さんの不安を解決する腰椎変性疾患Q&A(腰椎手術の時期は、どう判断したらよい？, 医師選びの基準は？ ほか)

内容 再発を繰り返している腰の痛みは元から治せる！ 年間300人以上の患者を救う名医からのメッセージ。最新治療なら安全・安心！

『脊椎手術はもう怖くない！―首・背中・腰ここまで進んだ診断と治療』 川岸利光著　鴻巣　みずほ出版新社　2015.8　151p　21cm〈発売：日興企画〉　1400円　①978-4-88877-922-7

目次 序章 背骨は人生を支えるバックボーン, 第1章 脊椎・脊髄を知る, 第2章 脊椎で起こる病気とその鑑別, 第3章 脊椎分野における最新の診断と治療, 第4章 安全で痛くない手術 麻酔科の進歩, 終章 最良の医療提供とは何か

内容 「脊椎手術は命がけ」の時代は終わった。もはや遠い過去。脊椎手術18000人の実績を誇るドクターが最良の医療を教える。

腰の障害―脳・認知

【解説】 厚生労働省の調査によると腰痛の方は2, 800万人に及ぶと言われています。このうち3カ月以上続く慢性腰痛の方が、半数以上を占めると考えられています。最近の研究では、この慢性化する痛みの原因が、腰だけではなく脳にもあることがわかってきました。脳には痛みを鎮めるための指令を出す部位があります。しかし痛みへの強い恐怖心があると、ストレスがかかり、その部位の活動が衰えてしまいます。そのためいつまでも痛みが続いてしまうということになります。したがって痛みの恐怖心を取り除くことにより、痛みの鎮静化の指令を出す脳部位の活動を活性化することが重要です。

この痛みの恐怖心を克服する方法として認知行動療法があります。気分や行動はその人の認知のあり方(ものごとの受け取り方や考え方)の影響を受けるため、認知の偏りを修正し、問題解決をサポートすることによって治療していく療法です。慢性腰痛に対して運動療法と組み合わせて行うことにより、より効果的な改善が期待されます。

(結城俊也)

おすすめ書籍

『脳で治す腰痛DVDブック』 NHKスペシャル取材班著　主婦と生活社　2016.2　131p　19cm〈文献あり〉　1380円　①978-4-391-14803-9

目次 第1章 腰痛の原因は「腰」だけではなく「脳」にあった（痛みの謎を解くカギは、脳の「DLPFC」にあった, 画像診断を信じてはいけない!? ほか）, 第2章 「脳」から腰痛を改善する3つの秘策（「映像を見る」だけで、腰痛を改善！，「背中を反らす」だけで、腰痛を改善！　ほか）, 第3章 痛み患者の最後の楽園「ADAPT」の秘密に迫る（世界各地から患者が訪れる「痛み治療の先進地」, 最先端の治療プログラム「ADAPT」とは？　ほか）, 第4章 「ADAPT」への取材で見えてきた「最新」痛みコントロール術（腰痛を「治そう」としてはいけない, こんな考え方は危険です ほか）

内容 ほんの5分間映像を見る+1回たった30秒背中を反らす→約6割の人の腰痛が改善した！ 見て治す！ 腰痛治療の革命本。世界最先端の対策を徹底紹介！

『長引く腰痛は“脳の錯覚”だった—名医が教える最新の腰痛改善・克服法』 菊地臣一監修, 丹羽真一, 大谷晃司, 笠原諭著　朝日新聞出版　2016.5　173p　19cm　1200円　①978-4-02-251368-7

目次 第1章 日本人の4人に1人が悩む、慢性腰痛の正体（「慢性腰痛は脳で治る」ってホント？，国民病ともいえる腰痛, 腰痛の原因と現在の治療法, なかなか改善しない腰痛の特徴）, 第2章 脳から腰痛を治すレッスン（長引く腰痛に悩まされた2人の例, 気持ちや感じたことを日記に書く, 腰痛治療における認知行動療法の効果, 1人でできる腰痛を治すレッスン）, 第3章 いま注目される脳と痛みの研究（痛みが引き起こす脳の変化, 痛みの改善によって、脳にも変化が, こころにはたらきかける、さまざまな痛み治療）

内容 「痛み」への認識を変えることで、腰痛を治す画期的な方法を紹介。脳が持つ恐怖心さえ克服すれば、しつこい痛みも解消！

『腰痛は脳で治す！—長引く痛みを自分で解消！』 松平浩, 笠原諭著　宝島社　2016.9　191p　19cm〈文献あり〉　1200円　①978-4-8002-5763-5

目次 第1章 改善プログラム（1）ここまで読んだだけで30%の人が治る 腰痛の正しい知識（長年の腰痛の呪縛から解放されよう, 慢性腰痛のほとんどは「心配ない腰痛」, 自分で治して大丈夫？心当たりがなければOK！「特異的腰痛」セルフチェック ほか）, 第2章 改善プログラム（2）ここまでやれば60%の人が治る「3秒これだけ体操」（しつこい腰痛は体操で治る, 痛みが消える体操（1）今すぐやってみよう！「3秒これだけ体操」, 腰痛が改善する「3秒これだけ体操」 ほか）, 第3章 改善プログラム（3）さらに強い恐怖をもつ傷ついた心と脳を癒す 腰痛は脳リハビリで治る（慢性腰痛は脳リハビリで治る, 「考え方」「行動」を変えれば腰痛は消える, 痛みを強める原因を探してみよう ほか）

内容 あなたのつらい痛みは実は脳が作りだしていた。意識改革から始める3段階の改善プログラム。「腰痛には安静」という考え方は捨ててください。あなたの痛みは「心配ない腰痛」です。ぎっくり腰、脊柱管狭窄症にも効く！

股の障害―解剖・運動学

【解説】 骨盤は左右の寛骨（腸骨、坐骨、恥骨が成長とともに一体化し癒合したもの）、仙骨、尾骨で構成されています。そして股関節は寛骨臼というくぼんだ部分に大腿骨頭がはまり込んでできる関節です。しかしこのくぼみは浅くなっているため、構造上は不安定な状態と言えます。それを補うため、寛骨臼のふちには関節唇と呼ばれるものがついており、股関節の安定に貢献しています。また股関節周囲には大腿直筋、ハムストリングス、大腰筋、腸骨筋、臀筋群、内転筋群、深層外旋六筋などの筋肉や、腸骨大腿靭帯をはじめとした多くの靭帯があり、運動や安定性に寄与しています。

股関節は身体の中で肩関節に次いでよく動く関節であり、その基本的な動きは、屈曲、伸展、内転、外転、内旋、外旋になります。股関節は日常生活では単純に一つの運動のみを行うわけではなく、いくつかの運動が組み合わさって動いています。よって股関節に機能障害が生じると、日常生活に多くの支障をきたすことになります。

（結城俊也）

おすすめ書籍

『見るみるわかる骨盤ナビ』 竹内京子総監修・解剖学監修, 岡橋優子エクササイズ監修 ラウンドフラット 2012.5 189p 26cm〈文献あり〉 3200円 ①978-4-904613-11-5

『よくわかる股関節・骨盤の動きとしくみ―「動き」と「痛み」のメカニズムを図解で学ぶ！ 身体機能の核心』 國津秀治著 秀和システム 2013.3 223p 21cm （図解入門 How-nual―Visual Guide Book）〈文献あり 索引あり〉 1600円 ①978-4-7980-3683-0

目次 1 股関節・骨盤の解剖学と運動学（股関節と骨盤の進化とは？，ヒトはなぜ二足歩行になったのか？ ほか），2 股関節・骨盤と姿勢の基本（ヒトの体重の中心は骨盤の中にある，骨盤のゆがみの正体 ほか），3 股関節・骨盤の疾患（100万人超が股関節症に悩んでいる，一次性と二次性の変形性股関節症 ほか），4 股関節・骨盤と歩行の科学（歩行に必要な基礎知識，歩行を科学する ほか），5 股関節と骨盤と日常生活・運動（トレーニングではイメージが大切，手術を受けるとスポーツはダメ？ ほか）

内容 正しい姿勢・歩行、健康法の真実から筋トレ・ストレッチ、痛みの治療まで解剖・運動学と疾患・リハビリがよくわかる。

『筋肉と関節の機能解剖パーフェクト事典』 左明, 山口典孝著 ナツメ社 2016.8 342p 26cm〈文献あり 索引あり〉 3800円 ①978-4-8163-6069-5

目次 第1章 機能解剖学の基本知識（運動の意義と全身の運動器，骨と関節の基礎知識 ほか），第2章 上肢（上肢，肩甲帯 ほか），第3章 下肢（下肢，股関節と下肢帯 ほか），第4章 体幹（体幹各部の筋，脊柱 ほか）

内容 運動器の説明とともに、骨と関節、筋肉を精密3DCGで図解。医療従事者のための最新テキスト。トレーニングとストレッチングをリアルイラストで紹介。

股の障害―基礎知識

【解説】代表的な股関節の疾患として、変形性股関節症と大腿骨頸部骨折があります。変形性股関節症は、関節軟骨が摩耗して骨に変形をきたす疾患です。主な症状としては、関節の痛みや動きの制限があげられます。最初は立ち上がりや歩き始めに脚のつけ根に痛みを感じるようになり、徐々に痛みが強くなっていきます。また靴下が履きにくくなる、正座が困難になる、歩くのがつらくなるなどの機能障害が起こります。治療法は保存療法と手術療法に大きく分けられます。保存療法には、薬物療法や運動療法、また体重コントロールなどの生活管理があります。手術療法には人工股関節全置換術などがあります。

大腿骨頸部骨折とは、股関節のつけ根である大腿骨の頸部という部分の骨折です。骨折した場合、長期臥床によって認知症や廃用症候群が発症しないように、手術療法を選択することが増えています。この骨折にならないためには、転倒しないようにすることが重要です。普段から適度な筋力トレーニングやバランス練習を行うことが望まれます。

（結城俊也）

おすすめ書籍

『ライフスタイルに合わせて股関節痛をなおす本』 林和生著　秀和システム　2011.12　195p　21cm〈索引あり　文献あり〉　1300円　①978-4-7980-3169-9

目次 プロローグ もし、股関節症と診断されたら？ , 第1章 股関節症について知ろう！ 第2章 手術の回避・延期を可能にする運動療法と歩行バランス法, 第3章 外科的療法（手術）は最終手段ではない！ , 第4章 股関節痛の外科的療法, 第5章 ライフスタイルに合った治療法で見事に回復！ , 第6章 股関節手術の術前・術後Q&A, 資料 基本運動療法の手順

内容 股関節痛！ 手術しましょう…と言われたら。

『股関節の痛み―変形性股関節症の治療がよくわかる』 杉山肇総監修　NHK出版　2012.3　95p　26cm　（別冊NHKきょうの健康）　1048円　①978-4-14-794160-0

『スーパー図解変形性股関節症・膝関節症―つらい痛みを解消し、自分で歩く力を保つ』 柳本繁監修　法研　2014.10　159p　21cm　（トップ専門医の「家庭の医学」シリーズ）〈文献あり〉　1400円　①978-4-86513-009-6

目次 第1章 股関節の痛みと原因（股関節は体重を支える重要な関節, なぜ股間節が痛むのか ほか）, 第2章 変形性股関節症の治療（検査結果で変形性股関節症と診断されたら, 病気の進行を防ぐ「保存療法」 ほか）, 第3章 変形性関節症の痛みと原因（膝関節で地面からの衝撃を緩和し、スムーズな動作を行う, なぜ膝関節が痛むのか ほか）, 第4章 変形性膝関節症の治療（検査結果で変形性膝関節症と診断されたら, 筋力アップと膝の可動域を維持させる「運動療法」 ほか）, 第5章 健康寿命を延ばし明るい生活を過ごすために

『股関節僕に任せて！―股関節についてもっと詳しく知りたいと願う方々へ』 増原建作著　三輪書店　2014.10　89p　26cm〈索引あり〉　2400円　①978-4-89590-490-2

股の障害—運動療法

【解説】 股関節疾患における関節痛の軽減のためには、関節周囲の筋肉を鍛えることが重要です。股関節を支える筋力が落ちると、関節に無理がかかってしまい痛みが起こりやすくなるからです。例えば人工関節の手術を受ける場合も、手術前から筋力強化をすることは、早期回復のためには大切と言えるでしょう。筋力トレーニングでは臀部をはじめとした股関節周囲の筋肉や、大腿部の筋肉を中心に鍛えることが必要です。

また股関節をできるだけ柔らかくしておくためにストレッチや関節可動域訓練を行います。その他にも自転車エルゴメーター（自転車運動）や水中運動を行うこともあります。前者は股関節にあまり負荷をかけずに運動ができ、マシンの設定により負荷を調整することができるという利点があります。後者は浮力によって股関節への負荷が軽くなるので、より安全に筋肉を鍛えることができるでしょう。医師や理学療法士の指導の下、症状に合わせた運動療法を継続することが大切になります。

（結城俊也）

おすすめ書籍

『股関節の激痛を自力で治す本』　マキノ出版　2012.10　80p　29cm　（マキノ出版ムック）〈『安心』特別編集〉　800円　①978-4-8376-6235-8

『変形性股関節症のリハビリテーション—患者とセラピストのためのガイドブック』　勝又壮一監修, 土屋辰夫編集　第2版　医歯薬出版　2012.10　132p　26cm〈執筆：勝又壮一ほか　索引あり〉　3200円　①978-4-263-21410-7

『名医が語る最新・最良の治療 変形性関節症〈股関節・膝関節〉—最新の治療法で痛みがとれる!!』　杉山肇 ほか著　法研　2012.10　7, 227p　23cm　（ベスト×ベストシリーズ）　1800円　①978-4-87954-944-0

目次 第1部 変形性股関節症（治療法を選ぶ前に, 名医が語る治療法のすべて）, 第2部 変形性膝関節症

内容 最新のもっとも効果的な治療法を一挙紹介。各治療法をその第一人者がわかりやすく解説。自分でできる運動療法、生活の工夫まで詳説。

『股関節の痛みをとって、美しくさっそうと歩く—イラスト版』　平川和男監修　講談社　2012.11　98p　21cm　（健康ライブラリー）〈文献あり〉　1200円　①978-4-06-259770-8

目次 1 股関節の痛みを知る、基本の「き」（腰やひざの痛み—その痛み、股関節が原因かもしれない, 股関節のしくみ—両脚の付き根にあり、胴体と脚をつなぐ ほか）, 2 医療機関で痛みの原因を見極める（受診の重要性—痛みの裏に重大な病気がないかを確認, 問診—痛みの程度や生活習慣を尋ねられる ほか）, 3 メリットとリスクを理解して治療を決める（治療法を決める前に—自分の状態と治療法の効果や限界を知る, 薬物療法—炎症を抑えたり、痛みを和らげたりする ほか）, 4 減量し筋肉を鍛えれば、股関節の負担が減る（股関節の支持性を高める—減量、筋力・柔軟性UP、適度な休憩が原則, 減量1—一キロ減量すれば股関節の負担が三キロ減る ほか）, 5 日常生活を工夫して負担を和らげる（日常生活動作—股関節の摩耗や脱臼を防ぐ動作を覚える, 立ち座り—脚を内側にねじらず股関節を曲げ過ぎない ほか）

内容 筋力トレーニングほか、家庭でできる療法が満載！ 痛みの原因と対処法がわかる決定版！生活改善、運動療法から薬物、手術療法まで。原因を知り、納得して自分で治療法を選ぶ。

『股関節の痛みは治る！』 石部基実著　すばる舎　2013.1　220p　19cm〈文献あり〉
1400円　①978-4-7991-0211-4

目次 第1章 股関節はなぜ痛む？ まずは、その理由を把握する（股関節の痛みは、人生を暗くする, 股関節の「抜けないだるさ」が初期シグナル ほか）, 第2章 病院ではどんな治療が行われるのか？（整骨やマッサージ、鍼灸などもいいけれど、我慢しすぎず早めに整形外科を訪ねること, 病院では、3つの基本的な検査で痛みの原因を解明する ほか）, 第3章 痛みを和らげ、悪化を防ぐ生活の知恵（すぐに手術を受けない場合は、生活習慣の改善や運動療法に取り組む, 痛いからといって、安静にしすぎるのはかえって危険！ ほか）, 第4章 運動療法としてオススメ！「グッド体操」（関節を動かさない運動なら、病状が進んだ段階でも取り組める, 運動時の基本的な注意点は忘れずに！ ほか）

内容 股関節のスーパードクターがわかりやすく教える。痛みを取り除き、自在に動く体とストレスのない生活を取り戻す。

『本気で治したい人の股関節痛―最新版』 伊藤晴夫, 田中尚喜監修　学研パブリッシング　2013.11　158p　23cm　（明解！ あなたの処方箋）〈文献あり　発売：学研マーケティング〉　1200円　①978-4-05-800183-7

目次 1 チェック―「歩くと痛い」は体からのSOS（下半身が痛む原因は股関節にあることも, 日常生活に現れる異変に気づく ほか）, 2 運動―お尻と内ももを鍛えると股関節の負担は軽くなる（筋力低下が股関節の痛みをまねく, 有酸素運動で減量し、負担を減らす ほか）, 3 食事―規則正しい食生活が減量につながる（体重が増加するにつれ負担は倍増する, 肥満は股関節以外にも悪影響を及ぼす ほか）, 4 生活―しゃがむ動作を減らして痛みを起こりにくくする（和式生活から洋式生活に変えるとラク, 椅子に座るときは背筋を伸ばす ほか）, 5 基礎知識―関節痛の7割は子どもの頃からはじまっている（脚の複雑な動きを可能にする股関節, 関節のすき間がなくなると痛みが出る ほか）, 6 子ども―股関節の不具合のほか、風邪で痛みを生じることも（抱っこの仕方で股関節脱臼は避けられる, 子どもの様子をよく観察し、異変に気づく ほか）

内容 下半身の痛み＆変形チェック！ 病気を推測する。お尻・内もも・足裏の簡単運動で痛みを軽減。座り方・姿勢・血行改善で症状を抑える。この本があなたの処方箋になる！

『自分で治す！ 股関節痛』 銅冶英雄著　洋泉社　2015.12　174p　19cm〈文献あり〉
1400円　①978-4-8003-0804-7

目次 第1章 おさえておきたい！ 股関節痛のメカニズム, 第2章 自分でできる！ 股関節痛のタイプ診断, 第3章 痛みナビ体操で股関節痛を自分で治す！ , 第4章 医師がすすめる！ 股関節痛を予防・改善する生活習慣, 第5章 名医がズバリ回答！ 股関節痛のお悩みQ&A, 付録 あんなに悩んだ股関節痛がみるみる治った！―「痛みナビ診断」と「痛みナビ体操」体験談

内容 つらい変形性股関節症がみるみるよくなる！ 人気クリニックの院長が教える自力療法!!

『股関節痛の94%に効いた！ 奇跡の自力療法―整形外科医が効果を実証！』 大谷内輝夫著　マキノ出版　2016.1　175p　21cm　（ビタミン文庫）　1300円　①978-4-8376-1285-8

目次 第1章 変形性股関節症の痛みの主犯は「筋肉」ではなく「靱帯」だった, 第2章 股関節痛に著効！ ゆうきプログラム実践法, 第3章 股関節痛に併発する痛み別「ゆうきプログラム」, 第4章 ゆうきプログラムは術前・術後のリハビリにも有効, 第5章 日米の学会で大反響！「ゆうきプログラム」の有効性を実証する, 第6章 手術を回避！ 再発を予防！ 術後も安心！ 5人の症例, 第7章 Q&A―疑問・不安を解消すれば股関節痛は怖くない

内容 「股関節が痛い…」「手術をすすめられたけど、今は受けたくない…」そんなあなたに。痛みの真の原因は、骨でも軟骨でも筋肉でもありません。股関節周囲の靱帯と関節包をまずゆるめましょう。本書を読めば、手術を決める前に何をすべきかよくわかります。

『「びんぼうゆすり」で変形性股関節症は治る！―人工股関節にちょっと待った！ 脚を小刻みに動かすだけで股関節の激痛が消えて軟骨が再生した例が続出』 井上明生, 広松聖夫共著　エイチアンドアイ　2017.3　122p　21cm　1000円　①978-4-908110-05-4

目次 プロローグ 保存療法のかなめとなる治療法「ジグリング」―股関節のすき間を広げ、長期的に変形性股関節症の症状を改善する（私が推奨する治療法「ジグリング」は老若男女を問わず、誰でも簡単にできる, 八十歳の末期変形性股関節症でもジグリングで見事に軟骨が再生！ ほか）, 1 身体全体を支える関節「股関節」―股関節は、関節軟骨というクッションと、関節液という潤滑油のおかげで滑らかに動く（股関節は下半身だけでなく身体全体を支える重要な関節, 股関節の可動範囲が正常かどうかは脚の曲げ伸ばしなど、六つの動きで調べられる ほか）, 2 日本人に見られる変形性股関節症の原因は「臼蓋形成不全」「加齢」「過度な負益」―関節軟骨がすり減ると、衝撃を吸収する働きが低下して痛みが出る（変形性股関節症には二種類あり 日本では圧倒的に「二次性」が多い, 変形性股関節症の症状は鼠径部の歩行時痛ときに太ももの前面やひざが痛むことも ほか）, 3 ジグリングの正しいやり方―すり減った関節軟骨は、ジグリングで栄養を与えて再生させる！（股関節を小刻みに動かしつづけると軟骨が再生してくる, ジグリングの効果を上げるポイント ひざの角度・かかとの上げ具合などをチェック！ ほか）, エピローグ クセになるまで続けたいジグリング―日常生活で股関節に負荷をかけないよう、心がけてほしいこと（股関節の関節軟骨を再生させるにはジグリングをクセになるまで続けよう！, 股関節に負荷をかけない日常生活で気をつけたい五つの注意事項 ほか）, 付録 変形性股関節症に関する「Q&A」―股関節専門医の探し方から、日常生活の注意点、手術の要・不要まで

内容 「びんぼうゆすり（ジグリング）」で、杖なしで歩けた！ 階段をスタスタ昇れた！ 人工股関節の手術を受ける前の必読書！

股の障害―生活管理

【解説】 股関節痛を感じるようになってしまった場合、生活習慣を見直すことによって、痛みの軽減や病気の進行を遅らせることができます。股関節に過度な負担をかけないように注意しましょう。例えば和式生活では、股関節を深く曲げる場面が多くて負担がかかります。布団や和式トイレの生活から、ベッドや洋式トイレに変えたほうが無難でしょう。また歩くときにも股関節には大きな負担がかかると言われています。杖やシルバーカーなどを使い、関節への負担を和らげることが大切です。加えて靴選びも重要となります。サイズの合わない靴、つま先が極端に細くなっている靴、そしてハイヒールなどを履くと、姿勢に無理がかかり股関節に負担をかけてしまいます。そのため適度にクッション性のある運動靴などがよいとされています。さらには体重管理も重要になります。肥満気味の方は、減量によって股関節への負担を軽くすることが好ましいでしょう。

（結城俊也）

おすすめ書籍

『変形性股関節症の運動・生活ガイド―運動療法と日常生活動作の手引き』 松田達男, 田中尚喜, 武藤芳照編　第4版　日本医事新報社　2011.9　156p　26cm　2600円　①978-4-7849-6163-4

目次 変形性股関節症とは, 変形性股関節症の原因は, 変形性股関節症は遺伝するか, 骨粗鬆症と変形性股関節症との関係は, なぜ女性に変形性股関節症が多いのか, 肥満と変形性股関節症の関係は, 変形性股関節症における両側発症は, 変形性股関節症で生じる他の部位の不具合は, hip-spine症候群とは, 変形性股関節症と脚長差は〔ほか〕

『股関節の痛みをとると健康になる―痛みを再発させない、必ず効果が出る方法』 久野譜也著　PHP研究所　2011.12　111p　22cm　1300円　①978-4-569-80060-8

目次 プロローグ 痛みをとりたい人は、まずここだけを読もう！, 1 ここからは、始める1週間前に読もう！, 2 ここからは、始めるときに読もう！, 3 ここからは、1カ月続けられたら読もう！, 4 ここからは、3カ月続けられたら読もう！, エピローグ あなたが、日本が健康になるための秘訣, 使える付録 日常生活の中でも筋トレができる！

内容 食事と歩き、筋トレだけで股関節の痛みがとれる。続ければ10歳若返る。

『「老けない体」は股関節で決まる！』 石部基実著　すばる舎　2012.1　200p　19cm〈文献あり〉 1400円　①978-4-7991-0092-9

目次 第1章 関節の状態が、あなたの「見た目年齢」を左右する, 第2章 股関節を守る「正しい歩き方」を身につける, 第3章 ウォーキングを暮らしに組み込み、さらに健康で若々しく！, 第4章 やる気を維持して歩き続けるには？, 第5章「関節によい食事」を考える, 第6章 あてはまったら要注意！ 股関節リスクの高い人はこんな人

内容 テレビでもおなじみ股関節のスーパードクターが初伝授。痛まない！ 健康で若い体を維持する秘訣“グッド歩行”とは。

『じつはスゴい股関節』 深代千之著　ポプラ社　2013.5　158p　19cm　1200円　①978-4-591-13428-3

目次 1 なぜ「股関節」なのか, 2「股関節」を使ってラクに動く, 3 古の人の「腰を入れる」に学ぶ, 4「股関節」でスポーツがうまくなる, 5 ラクに動くために、身体を目覚めさせよう！, 6 身体を動かして、より豊かな人生を！

内容 オフィス、家の中…ついつい身体を動かしたくなるお手軽エクササイズを伝授します。

『その股関節痛、切らずに治せます！』 矢野英雄著　マキノ出版　2014.2　199p　19cm（ビタミン文庫）〈文献あり〉 1333円　①978-4-8376-1261-2

目次 第1章 手術をしても歩けない。軟骨がすり減っても痛くない（手術をしても痛くて歩けない人がいるのはなぜ？, レントゲン写真を見ただけで手術を勧める医師 ほか）, 第2章 痛みをコントロールする「股関節らくらく日記」（「どんなときに痛むのか」「何をすれば痛みが軽くなるのか」,「股関節らくらく日記」のつけ方 ほか）, 第3章 股関節の変形を直しても痛みが消えるとは限らない（「手術療法」と「保存療法」のポイント, 変形性股関節症は個人差が強く見られる障害 ほか）, 第4章 杖なし歩行を可能にする「ノルディックウオーク」（痛いから動かさないのは逆効果！, 痛みが改善し背も伸びる！「ノルディックウオーク」 ほか）, 第5章 股関節痛が改善した！ 喜びの体験談（変形性股関節症の痛みを自分で回避できる！「チクチク痛」も怖くない, ズキズキ痛む変形性股関節症が大改善！ 今や痛くない日も珍しくない ほか）, 第6章 自分の痛みと向き合うためのQ&A

内容 数々の症例が実証！ 重度でも死ぬまで歩ける！ 一生、痛まない股関節で過ごす秘訣を公開！

股の障害—手術

【解説】 股関節の代表的な手術には以下のものがあります。

・人工股関節置換術：傷ついた股関節面を取り除き、特殊な金属やセラミック、超高分子ポリエチレンなどでできた人工股関節に入れ替える手術です。この手術には、股関節を全部入れ替える人工股関節全置換術と、大腿骨頭部分を入れ替える人工骨頭置換術があります。これらの手術により、痛みの軽減や関節可動域が改善され、日常生活も過ごしやすくなることが期待されます。

・骨切り術：股関節近くの骨を切ることで関節の向きを調整し、残存している関節軟骨が荷重部にくるようにする手術です。骨切り術には骨盤の臼蓋側を切るもの、大腿骨側を切るものがあります。前者でポピュラーな手術としては寛骨臼回転骨切り術があげられます。これは寛骨臼の周りを球状にくりぬいて回転させることにより、骨頭全体を覆うようにして体重を受ける荷重面を多くしようというものです。

（結城俊也）

おすすめ書籍

『人工股関節がよくわかる本―いつまでも元気で歩くために』 別府諸兄監修　日本股関節研究振興財団　2012.8　117p　26cm　1600円　①978-4-9906402-1-7

『最新よくわかる股関節の病気―手術をすすめられた人のために』 長谷川幸治著　名古屋　名古屋大学出版会　2013.9　176p　21cm〈索引あり〉　2200円　①978-4-8158-0741-2

『1時間で股関節痛が嘘のように消える人生が変わる股関節手術』 狩谷哲著　幻冬舎メディアコンサルティング　2016.5　174p　19cm〈文献あり　発売：幻冬舎〉　1200円　①978-4-344-97497-5

目次 第1章 カラダの要！ 股関節を知る17のQ&A（股関節のキホン編, 病気・痛み編 ほか）, 第2章 若々しいカラダを取り戻す股関節手術のすべて（保存療法から手術へ。手術をやたらにすすめたいのではありません, 股関節の手術にはどのような方法がある？ ほか）, 第3章「手術を受けて人生が変わった」人たち（自分の力で歩ける素晴らしさを実感！ , 子どもと遊び、家族と外出する自由を満喫しています ほか）, 第4章 術後に痛みのない快適ライフを送る六つのポイント（筋力トレーニング・ストレッチを欠かさない, 体重維持・減量をする ほか）

内容 立つことも困難だった患者が10日後にはウォーキングを楽しめる。股関節手術のエキスパートが人工股関節置換術の全貌を一挙に紹介！

『いつまでも元気で歩くために人工股関節の手術を受ける人が読んでおきたい本』 日本股関節研究振興財団編　メディカルフィットネス研究所　2017.2　138p　21cm　1000円　①978-4-9908815-1-1

膝の障害―解剖・運動学

【解説】 膝の周囲には大腿骨、膝蓋骨、脛骨、腓骨という4つの骨があります。そして膝関節は、脛骨と大腿骨からなる大腿脛骨関節と、膝蓋骨と大腿骨からなる膝蓋大腿関節という2つの関節によって構成されています。大腿脛骨関節の関節面には、膝の適合性を高めて運動が円滑に行われるように半月板と呼ばれる軟骨組織があります。また膝蓋大腿関節における膝蓋骨は、膝関節の前面に位置しており、大腿四頭筋の力を効率よく脛骨に伝える役目を果たしています。膝関節は構造上不安定な状態にあるので、関節周囲には前、後十字靱帯、内側、外側側副靱帯という4本の靭帯で安定性を補っています。

膝関節の運動は屈曲と伸展、および内旋と外旋になります。膝の屈伸運動は、ころがり運動とすべり運動の複合運動によって起こります。膝の内旋運動は、膝を伸ばした状態から曲げ始める最初に脛骨が内旋します。また外旋運動は膝を曲げた状態から伸ばしていき、完全伸展位に近づくと脛骨の外旋は大きくなります。

（結城俊也）

おすすめ書籍

『よくわかる膝関節の動きとしくみ―「動き」と「痛み」のメカニズムを図解で学ぶ！身体支持と可動性』 伊能良紀著　秀和システム　2014.3　207p　21cm　（図解入門How-nual―Visual Guide Book）〈文献あり 索引あり〉　1600円　①978-4-7980-4068-4

目次 1 膝関節の解剖学と運動学, 2 膝関節と姿勢と動作, 3 膝関節の疾患とリハビリ, 4 膝関節と歩行, 5 日常生活と膝関節, 6 膝関節の運動とケア

内容 「動き」と「痛み」のメカニズムを図解で学ぶ！ 正しい姿勢・歩行、健康法の真実から筋トレ・ストレッチ、痛みの治療まで。解剖・運動学と疾患・リハビリがよくわかる。

膝の障害―基礎知識

【解説】 中高年の膝関節痛の多くは変形性膝関節症によるものと言われています。この疾患は、大腿骨と脛骨の関節面の軟骨がすり減ることにより起こります。すり減った軟骨は、関節を包む袋である関節包の内側にある滑膜を刺激して炎症を起こします。その結果、膝の痛みが生じるとされています。変形性膝関節症の症状は、膝のこわばりや違和感から始まります。症状が進むと、痛みのため屈伸運動や階段昇降がつらくなってきます。さらに進むと激痛や関節可動域の制限などが生じ、日常生活に多くの支障をきたすようになります。

変形性膝関節症の治療には、痛みや腫れなどの症状を緩和するための内服治療、軟骨の表面を保護して動きを滑らかにするヒアルロン酸注射、炎症を強力に抑えるステロイド注射、さらには物理療法、運動療法、装具療法など各種の保存療法があります。これらの保存療法を行っても症状が改善しない場合は、外科的治療として手術療法が検討されることになるでしょう。

（結城俊也）

おすすめ書籍

『ひざの痛みをしっかり治すコツがわかる本―最新版 生活習慣の改善と筋肉体操で、ひざ痛解消！』 黒澤尚監修　学研パブリッシング　2013.8　167p　21cm　（学研実用BEST―まいにちの健康BOOKS）〈文献あり　発売：学研マーケティング〉 1200円 ①978-4-05-800115-8

目次 1 ひざのしくみと痛みの原因を知る（どうしてひざが痛くなるの？ , ひざが痛くなりやすい人はいるの？ ほか）, 2 自己治療をしよう！（ひざ痛の治療は自己治療がメイン, 自分でできる治療の進め方 ほか）, 3 ひざ痛を遠ざける食べ方（太っている人は減量しよう, 目標を決めて少しずつ減量しよう ほか）, 4 病院での検査と治療（受診の意味とタイミング, 医師と上手につき合う ほか）, 5 ロコモを予防して健康長寿をめざそう（ロコモティブシンドロームを知っていますか？ , 足腰を鍛えて自立した生活を送ろう ほか）

『9割のひざの痛みは自分で治せる』 戸田佳孝著　カラー版　KADOKAWA　2013.12　190p　15cm　（中経の文庫 と−9−2）〈初版：中経出版 2012年刊　文献あり〉 533円 ①978-4-04-600126-9

目次 第1章 ひざの痛みの原因と自分でできる応急処置, 第2章 自分で治すには、まずサポーターを選ぼう, 第3章 運動でひざを支える筋肉を若返らせよう, 第4章 必ず成功する減量法を試してみよう, 第5章 足底板を使って、足の裏からひざを治す, 第6章 ひざを守る日常生活の工夫あれこれ, 第7章 こんな症状なら、必ず病院に行こう, 第8章 注射とリハビリで痛みの悪循環を断つ, 付録 ひざの痛みQ&A

内容 痛みの原因といった基本から、サポーターの選び方、ひざを支える筋肉の鍛え方、足の裏から痛みを和らげる足底板の活用法まで、開業以来、一貫して「手術をしない治療法」に取り組んできた著者が、その成果をわかりやすく解説！

『スーパー図解変形性股関節症・膝関節症―つらい痛みを解消し、自分で歩く力を保つ』 柳本繁監修　法研　2014.10　159p　21cm　（トップ専門医の「家庭の医学」シリーズ）〈文献あり〉 1400円 ①978-4-86513-009-6

目次 第1章 股関節の痛みと原因（股関節は体重を支える重要な関節, なぜ股間節が痛むのか ほ

か), 第2章 変形性股関節症の治療（検査結果で変形性股関節症と診断されたら, 病気の進行を防ぐ「保存療法」 ほか), 第3章 変形性関節症の痛みと原因（膝関節で地面からの衝撃を緩和し、スムーズな動作を行う, なぜ膝関節が痛むのか ほか), 第4章 変形性膝関節症の治療（検査結果で変形性膝関節症と診断されたら, 筋力アップと膝の可動域を維持させる「運動療法」 ほか), 第5章 健康寿命を延ばし明るい生活を過ごすために

『変形性ひざ関節症』 八木貴史著　主婦の友社　2017.3　175p　21cm　（よくわかる最新医学）〈「ひざの痛み」（2014年刊）の改題、改訂版　索引あり〉　1400円　①978-4-07-422557-6

目次 序章 これだけは知っておきたい 変形性ひざ関節症の基本, 第1章 ひざの基礎知識, 第2章 変形性ひざ関節症をよく知る, 第3章 変形性ひざ関節症の検査と診断, 第4章 変形性ひざ関節症の治療, 第5章 ひざを守るためのセルフケア1 動作の工夫, 第6章 ひざを守るためのセルフケア2 生活改善, 第7章 ひざを守るためのセルフケア3 運動療法, 変形性ひざ関節症Q&A

内容 ひざが痛くて歩けない、階段の昇り降りがつらい。今すぐできるひざを守る動作、運動、生活の工夫。人工関節置換術をする前に知っておきたいことのすべて。

膝の障害—運動療法

【解説】 変形性膝関節症における保存療法の一つに運動療法があります。激しい痛みがあるときは安静にして様子を見ますが、痛みが落ちついているときは、症状に合わせて運動を行うのがよいとされています。主な運動療法として、筋力トレーニング、ストレッチ、有酸素運動があげられます。筋力トレーニングの目的は、筋肉量を増やし膝への負担を軽くすることです。大腿四頭筋（膝を伸ばす筋肉）やハムストリングス（膝を曲げる筋肉）を中心に鍛えます。ストレッチの目的は、膝の柔軟性を向上させて関節可動域を広げることです。こわばった筋肉が柔らかくなって動きがよくなれば、血行の改善が促されます。有酸素運動の目的は、エネルギーを効率的に消費することによる肥満の解消です。また心肺機能や血管機能の向上による血行の改善が、膝の老化を遅らせることも期待できます。そのために軽めのウォーキングや水中運動などが推奨されています。医師や理学療法士の指導の下、症状に合わせた運動療法を継続することが大切になります。

（結城俊也）

おすすめ書籍

『痛み解消！ ひざ体操—あなたの症状に合わせてできる』 中川匠監修　NHK出版　2012.1　63p　26cm　（生活実用シリーズ—NHKきょうの健康）　905円　①978-4-14-199126-7

『ひざ痛を治す—正しく動かす元気に歩く』 宗田大総監修　NHK出版　2013.6　95p　26cm　（別冊NHKきょうの健康）〈索引あり〉　1143円　①978-4-14-794164-8

『変形性ひざ関節症の痛みを治す4週間プログラム』 黒田恵美子, 八木貴史監修, 主婦の友社編　主婦の友社　2015.8　127p　21cm　（徹底対策シリーズ）〈索引あり〉　1300円　①978-4-07-413274-4

目次 基礎知識編（整形外科医が教える変形性ひざ関節症の基礎知識（「変形性ひざ関節症」ってどんな病気？ , 変形性ひざ関節症の症状と進み方 ほか), ひざ痛を改善するセルフケアのポイント（ひざの大切な役割は3つ, 日本人に多いO脚はひざ痛の危険因子 ほか)), 実践編（簡単で効果的な体操で動かす（初期の人, 中期の人, 全身運動), 日常生活でひざにかかる負担を減らして守る（体重コントロール, 日常動作の改善), 身近なもので手軽にできる家庭療法で癒す（あたためる、冷やす 熱の刺激でケア, お風呂で血流促進 筋肉の緊張をほぐす ほか))

内容 毎日のゆるゆる屈伸&体操でひざの痛みを動いて治す。記録することで体や体重の変化がひと目でわかる。

『「関節」いきいき健康法―腰痛、ひざ痛、首の痛み、肩の痛み・こり』「きょうの健康」番組制作班,主婦と生活社ライフ・プラス編集部編　主婦と生活社　2015.9　95p　26cm　(生活シリーズ―NHKきょうの健康)　1000円　①978-4-391-63741-0

『ひざの激痛を自分で治す最強事典―ひざを復活させる22の秘策』内尾祐司監修　マキノ出版　2015.10　183p　19cm　(ビタミン文庫)　1300円　①978-4-8376-1283-4

目次 第1章 ひざを復活させれば人生が変わる(ひざに問題を抱える人は2500万人以上!,あなたのひざの疲労度チェックテスト ほか),第2章 ひざの激痛を自分で治す「体操」(ひざゆらし―1日20秒で股関節のゆがみが取れてひざ痛が解消,簡単筋トレ―手術せずにひざ痛を治す医師考案の簡単セルフケア ほか),第3章 ひざの激痛を自分で治す「生活習慣」(痛み取り呼吸―整形外科医が考案! 体となかよくなる呼吸で痛み解消,ショウガ風呂―優れた鎮痛効果と温熱効果でひざ痛を撃退 ほか),第4章 ひざの激痛を自分で治す「特効ポイント」(頭もみ―気・血・水の流れが改善! 患者が驚くほど即効性あり,瞬間消痛ポイント―押すだけで痛みが即消えるポイントを医師が発見 ほか),第5章 ひざの激痛を自分で治す「日用品」(靴下すり足―ひざの炎症が鎮まり痛みが取れると実験で判明,テニスボール療法―ひざ関節のすき間を押し広げて痛みが即解消! ほか)

『図解専門医が教える! ひざ痛の最新治療と予防法』黒澤尚監修　日東書院本社　2016.1　207p　19cm　1200円　①978-4-528-02055-9

目次 第1章 黒澤式ひざ体操は、ひざの炎症を抑え、関節をつよくして痛みをとる治療,第2章 変形性ひざ関節症治療の誤り,第3章 ひざが痛む原因を知ろう,第4章 ストレッチングの重要性,第5章 整形外科の治療と正しい利用法,第6章 元気なひざで100歳まで歩こう

内容 運動療法「黒澤式ひざ体操」の決定版。痛みがある人も! 80歳代でも! 今日からすぐ自分でスタートできる治療法を教えます。

『3万人のひざ痛を治した! 痛みナビ体操』銅冶英雄著　アチーブメント出版　2016.3　181p　18cm〈文献あり〉　1200円　①978-4-905154-93-8

目次 1 まず、痛みナビ診断で痛みの「型」を知ろう,2 さあ、自宅で実践! 痛みナビ体操,3 痛みの原因は「4つの部位」にあった,4 一生痛まないひざが手に入る生活習慣,5 ズバリ回答! ひざ痛Q&A,6 痛みナビ体操で人生を取り戻した人たち

内容 自宅でできるシンプルな体操で、病院で治らなかったひざの痛みが消える! 薬も手術も不要! ひざの痛みの原因を自分で見つけて自分で治せる。それが「痛みナビ体操」です。"国民病"の変形性膝関節症。激痛・はれ・きしみ改善率84%!

『5秒キープ! 痛みとりストレッチ―首・肩・腰・膝のしつこい痛みがラクになる』宗田大著　青春出版社　2016.9　94p　21cm　1200円　①978-4-413-11190-4

目次 1章 痛みをとるなら「かばう」よりも「ストレッチ」!,2章 5秒キープ! 痛みとりストレッチの基本ルール,3章 首こり・肩こりをまとめてリセット! 首・肩の痛みとりストレッチ,4章 手・腕の疲れとだるさを解消! 肘・手の痛みとりストレッチ,5章 腰痛・股関節まわりの痛みに効く 腰・骨盤の痛みとりストレッチ,6章 100歳まで歩ける脚をつくる 膝・足の痛みとりストレッチ

内容 我慢するのは逆効果。「かばう」よりも「動かす」からよくなる! 95%の痛みは体の伸ばし方ひとつで消える。首こり・肩こり・五十肩・腱鞘炎・腰痛・膝痛…やわらかい関節を取り戻せば、もう痛まない! 患者さんが実践して「本当に効果があった!」ストレッチを厳選。

『肩・ひざ・腰の痛みは動いて治す!―予防にも役立つカンタン運動・体操99』若野紘一著　日本文芸社　2017.4　175p　21cm〈「肩・ひざ・腰の痛みがなくなる体操」(2006年刊)の改題、再編集　文献あり〉　1200円　①978-4-537-21472-7

目次 1 痛みの原因を知って運動をはじめよう（慢性の痛みであれば運動で軽くできる，痛みのメニカズムを知っておこう ほか），2 首・肩の痛みをとるかんたん体操（症状で痛みの原因を自己チェック，肩関節はこのような構造になっている ほか），3 ひざの痛みをとるかんたん体操（症状で痛みの原因を自己チェック，ひざ関節はこのような構造になっている ほか），4 腰の痛みをとるかんたん体操（症状で痛みの原因を自己チェック，腰はこのような構造になっている ほか），5 その他の痛みをとるかんたん体操（肋骨の痛み，ひじの痛み ほか），付録 よく起こる主な病気の運動ダイジェスト（肩こり，五十肩 ほか）

内容 痛い・こる・しびれる・腫れる・重い・動かない。症状＆部位別にすぐできる運動と体操をイラスト紹介。

『ひざの痛みがスッキリ消える―ひざが“ちゃんと”動かせるひざちゃん体操 自力で治せる最短の方法』 野本聡著，黒田恵美子運動指導　日本文芸社　2017.9　127p　21cm　1200円　①978-4-537-21498-7

目次 第1章 ひざの痛みはこうして起こる（ひざが痛い！「変形性ひざ関節症」とは，ひざの役割としくみを知ろう ほか），第2章 変形性ひざ関節症の治療（ひざの痛みの進行状況のレベルチェック，変形性ひざ関節症の検査、画像診断 ほか），第3章 歩けるひざになるための「ひざちゃん体操」（ひざちゃん体操“基本”，ひざちゃん体操“準備” ほか），第4章 ひざにかかる負担を減らしてひざを守る（ひざに負担をかけない歩き方，イスからの立ち上がり方 ほか），第5章 ひざの痛みをスッキリ消すQ&A（ひざに水が溜まっていたり、ひざが熱っぽいときでも「ひざちゃん体操」をしても大丈夫ですか？，すでにひざの手術をした経験があるのですが、「ひざちゃん体操」をしても大丈夫ですか？ ほか）

内容 ひざ関節の状態をよくするためには、ひざを適度に動かすことが大切です。ひざをうまく動かすことで、ひざの炎症は治まり、痛みも改善します。その最善策が。本書で紹介している「ひざちゃん体操」です。毎日の生活に「ひざちゃん体操」を取り入れてみてください。

膝の障害―生活管理

【解説】 膝関節痛には生活習慣や環境が影響している場合があります。普段、何気なく行っている習慣を少し見直すだけで、膝の痛みが緩和されることがあります。例えば和式生活では、膝関節を深く曲げる場面が多くて負担がかかります。畳ではなく椅子に座る、布団や和式トイレからベッドや洋式トイレに替えるなどの見直しが必要です。また日常動作にも注意しましょう。急激な動作（勢いよく座る、急停止するなど）は膝に負担がかかるので、ゆっくりとした動作で行います。膝が少し曲がった状態で歩く「ひざ歩き」は負担がかかるので、膝を伸ばした状態で接地するほうが好ましいでしょう。階段昇降のときは、一段ずつ両足を揃えてから次の段に進む「1段2足方式」にすると膝への負担がかかりにくくなります。さらには荷物を持ったり肩に掛けたりするときは、同じ手や肩ばかり使わないようにするなどの配慮が大切です。

この他にも、適度にクッション性のある運動靴を選ぶ、膝サポーターや足底板を利用する、杖を使う、体重管理に注意するなどが必要です。膝にやさしい生活習慣を積み重ねることによって、できるだけ膝関節の機能を維持していくことが望まれます。

（結城俊也）

おすすめ書籍

『スーパー図解変形性股関節症・膝関節症―つらい痛みを解消し、自分で歩く力を保つ』　柳本繁監修　法研　2014.10　159p　21cm　（トップ専門医の「家庭の医学」シリーズ）〈文献あり〉　1400円　①978-4-86513-009-6

目次 第1章 股関節の痛みと原因（股関節は体重を支える重要な関節，なぜ股間節が痛むのか ほか), 第2章 変形性股関節症の治療 (検査結果で変形性股関節症と診断されたら, 病気の進行を防ぐ「保存療法」 ほか), 第3章 変形性関節症の痛みと原因 (膝関節で地面からの衝撃を緩和し、スムーズな動作を行う, なぜ膝関節が痛むのか ほか), 第4章 変形性膝関節症の治療 (検査結果で変形性膝関節症と診断されたら, 筋力アップと膝の可動域を維持させる「運動療法」 ほか), 第5章 健康寿命を延ばし明るい生活を過ごすために

『ウルトラ図解腰・ひざの痛み―つらい痛みを軽くする最新治療と暮らしの工夫』 柳本繁, 岡田英次朗監修　法研　2016.2　159p　21cm　(オールカラー家庭の医学)〈文献あり 索引あり〉　1500円　①978-4-86513-170-3

目次 1章 腰・ひざが痛くなったら (腰痛はなぜ起こる？ 腰の構造をチェックしよう, ひざ痛はなぜ起こる？ ひざの構造をチェックしよう ほか), 2章 腰の痛み 原因と症状 (腰痛は大きく2種類に分けられる, 急性腰痛 ほか), 3章 ひざの痛み 原因と症状 (ひざ痛の原因は4種類に分けられる, ひざ痛の発生する機序を探る ほか), 4章 腰・ひざの痛みを解消するために (腰・ひざの痛みを解消するための治療法の種類, 腰痛の治療で行われる手術 ほか), 5章 腰痛・ひざ痛に負けない身体へ (腰痛・ひざ痛を招きやすい生活習慣, サポートグッズを上手に活用しよう ほか)

『〈ひざの痛み〉変形性膝関節症を治すコツがわかる本』 竹川広三監修, 主婦の友インフォス編　主婦の友インフォス　2017.1　159p　21cm〈「図解ひざの痛みの治し方」(主婦の友インフォス情報社 2012年刊) の改題、追加、再編集　索引あり　発売：主婦の友社〉　1400円　①978-4-07-418840-6

目次 1 あなたを悩ます "ひざの痛み" 変形性膝関節症がなぜ起こるのかがわかる最新医学 (ひざの構造と働きとは, あなたのひざの痛みはなぜ起こっているのか ほか), 2 "ひざの痛み" を日に日に楽にするストレッチとらくらく動作 ("ひざ痛すっきり体操" ひざ関節の軟骨がすり減る変形性膝関節症の痛みには、ひざまわりの適度な運動が有効, 大腿直筋を鍛えて膝痛を緩和する "押し付けもも上げ"。痛みのある人でも座ったままできる ほか), 3 "ひざの痛み" をなんなく解消する日常生活の簡単なコツ ("生活のコツ" イスやベッド、洋式便器など、和式から洋式の生活スタイルにチェンジ！ , ひざが痛くても動ける!!守っていると改善してくる "日常動作のコツ" ほか), 4 "ひざの痛み" を根源から断ち切るために必要な栄養素と特効食品 (ひざ痛の解消には、すり減った軟骨を修復・再生することが必要。"4種の栄養素" が軟骨の再生に役立つ, ひざ痛予防・改善のカギ。骨・関節・筋肉への栄養を補給、体内吸収ばつぐんの "ひざ痛消しふりかけ" ほか), 5 押す・もむ・つかむ・ほぐす "ひざの痛み" をその場で楽にする簡単刺激法と特効漢方薬 (太ももの筋肉の衰えがひざ痛の原因に。"もも筋ぶるぶる" で太ももの筋肉を刺激することで血流がよくなり、水が抜ける, 歩くのが億劫になる膝のしつこい痛みには、前太ももをつかむ "太もも3点つかみ" が効く ほか)

内容 あなたを悩ます "ひざの痛み" 変形性膝関節症がなぜ起こるのかがわかる最新医学。"ひざの痛み" を日に日に楽にするストレッチとらくらく動作。"ひざの痛み" をなんなく解消する日常生活の簡単なコツ。"ひざの痛み" を根源から断ち切るために必要な栄養素と特効食品。押す・もむ・つかむ・ほぐす "ひざの痛み" をその場で楽にする簡単刺激法。

『膝の痛みは歩いて治す―関節外科の専門家が教えるいつまでも元気で歩けるためのアドバイス』 井上剛著　現代書林　2017.3　190p　19cm　1300円　①978-4-7745-1627-1

目次 第1章 いつまでも自分で歩けることが「健康長寿」への第一歩 (歩かない人は早く死ぬ!?, 歩かない人は骨折しやすい？ , 歩かない人は血液循環が悪い, 歩かない人は認知症になりやすい？ , 歩かない人は胃腸の調子が悪い？), 第2章 膝はなぜ痛むのか？ その原因と対処法 (体の痛みをどのようにとらえるか, 変形性膝関節症はなぜ痛い？ , 変形性膝関節症の治療, 人工膝関節置換術、メリットとデメリット), 第3章 変形性膝関節症は「そこそこ」良くなればOK (私が簡単に人工膝関節を勧めない理由, 変形性膝関節症は「そこそこ治ればOK」, 患者さんと二人三脚で「頑張りましょう！」), 第4章 通院と家庭で続けられる保存療法とフットケア (病院で行われるヒアルロン酸注射、物理療法, 足底板、サポーターなどを使う, なぜ膝の痛みにフットケアなのか, 足の病変は早めに治療して「いつまでも元気に歩く」！), 第5章 「それでも」歩いていれば、あとでご褒美がある！ (自然の流れに身を任せ、自分の運命を生きればいい, 先入観をどけて素直に試してみることが大事, 人と人とのつながりで行う医療を大切にしていきたい)

内容 痛くても、変形してしまっても、あなたはまだ歩ける！ 変形性膝関節症の保存療法と日常生活のポイントを紹介。

膝の障害―手術

【解説】 膝関節の代表的な手術には以下のものがあります。

- 関節鏡視下手術：内視鏡カメラを関節内に挿入し、モニターに映し出された画像を見ながら器具を操作して、破損した半月板や軟骨を取り除く手術です。関節の変形や痛みが軽度の方が適応となります。
- 高位脛骨骨切り術：O脚変形に対して行われます。脛骨（すねの骨）の一部を切り、加重される軸を変えることにより膝関節内側の負担を軽減させる手術です。膝関節外側が破壊されていない比較的若い方が適応になります。
- 人工膝関節置換術：重度に破壊した大腿骨、脛骨の関節面を切除して、特殊な金属製の部品（人工関節）をはめ込みます。金属と金属の間には超高分子ポリエチレンを挿入し、膝がスムーズに動くようにします。関節の変形が高度であり、日常生活に多大な支障がある場合が適応となります。

（結城俊也）

おすすめ書籍

『整形外科看護―2016年2月号　特集：やさしく解説！　整形外科ナースのための膝関節疾患と手術』　大阪　メディカ出版　2016.2　112p　26cm　1944円　①978-4-8404-5626-5

目次 【第1特集】やさしく解説！　整形外科ナースのための膝関節疾患と手術 見てみたかった手術動画つき！（手術動画の見かた, 膝関節のきほん, 手術を知ろう！ , 看護のポイント), 【第2特集】知っておきたい 整形外科の腫瘍（整形外科の腫瘍とは, 代表的な骨軟部腫瘍, 悪性骨軟部腫瘍患者への看護ポイントとリハビリ), 【施設訪問】編集部がおじゃまします!!―札幌徳洲会病院7階西病棟, 【連載】（先輩からあなたへ・「焦らず、1つひとつで大丈夫」, Report―第17回日本骨粗鬆症学会参加レポート, 日本運動器看護学会「学会認定運動器看護師」2期と学ぶ 患者支援 step up講座…第8回・人工股関節全置換術の患者さん―術後リハビリ期から退院準備の時期の患者さん～, Report―日本転倒予防学会・第2回学術集会, 片付けられない心に効く 整理整頓のありがた～いお言葉…第9回・家庭も職場と考える, まるっと脊髄損傷看護…第9回・急性期の看護（6）：食事・飲水介助, かわしまさんの日常外来…第14回・自己血採血を行う患者さんの看護, 整形外科ナースのための お悩み相談室・サルコペニアで腰椎圧迫骨折の肥満患者には、どのような栄養管理をすればよいのでしょうか？ , 整形外科の歴史…第224回・20世紀初期から中後期へ アメリカ整形外科の近代化（74） 整形外科的腫瘍学の発展（10））

『ひざ再生術で痛みを取って長生きする』 竹内良平著　彩流社　2017.4　189p　21cm　〈文献あり〉　1800円　①978-4-7791-2294-1

目次 第1章 ひざ痛の原因と治療法（ひざの痛みの種類, 初期症状が現れたら、病院で検査を受ける ほか), 第2章 「ひざ関節温存手術」と「ひざ関節再建手術」（「後悔しない治療」を受けるために, ひざ関節温存手術―ひざ骨切り術の特徴 ほか), 第3章 最先端医療を取り入れたひざの再生（骨格を治し、再生できるひざをつくる, 自分の骨になる魔法の消しゴム・代用骨「オスフェリオン」 ほか), 第4章 患者さんの体験談/ひざの手術とその後の生活（左ひざ骨壊死/野鳥撮影の旅を楽しむ, 右ひざ骨壊死、左ひざ骨壊死/夫とゴルフを楽しむ ほか), 付章 ひざの手術のよくある質問と回答（骨切り術について, 生活習慣について）

内容 テレビや雑誌でおなじみの竹内良平医師が教えます！ 人工関節を使わず、自分自身のひざを温存して再生する手術なら、仕事も趣味も思い切りできて人生イキイキ！

足の障害―基礎知識

【解説】足部の疾患として代表的なものに外反母趾があります。この疾患の特徴は、親指が外反（小指のほうに「くの字」に曲がる）しており、同時に第1中足骨が内反（内側に広がる）していることです。そして親指のつけ根の内側の突き出したところが痛むようになります。さらに外反母趾が進行すると、親指が人差し指や中指の下に入り込むような変形を呈することがあります。外反母趾の原因として考えられるのが、つま先の細い幅の狭い靴を履く機会が増えたことです。特にハイヒールはつけ根にかかる力が増え、親指は外反変形、小指は内反変形を生じます。また歩く機会の減少に伴う足の筋力低下による扁平足が、外反母趾の要因となっています。

治療は保存療法と手術療法に大別されます。前者には矯正用装具や足底板などを使う装具療法、ホーマン体操などの運動療法、炎症を鎮めるための薬物療法があります。また重度の場合は、中足骨を骨切りして矯正するなどの手術療法が適応となります。

（結城俊也）

おすすめ書籍

『女性の大敵！ 足のトラブル解消術』 塩之谷香, 五味常明監修　NHK出版　2011.2　71p　26cm　（生活実用シリーズ―NHKあさイチ）　857円　①978-4-14-187096-8

『足についての本当の知識―痛みや悩みを解決する！』 水口慶高著, 木寺英史監修　実業之日本社　2013.2　191p　21cm〈文献あり〉　1400円　①978-4-408-45423-8

目次 1 本当の足の話―「足」はただの「塊」ではない！ その緻密構造と働き, 2 外反母趾の話―外反母趾はカカトの病気！ , 3 体が悲鳴を上げる「足」の問題―「足」の問題は腰、肩、首などに波及するのか？ , 4 立つこと歩くことを考える―しっかり立つ、踏みしめて歩くが本当にいいの？ , 5 ランニングブームと足の問題―「歩く」と「走る」を分けているのは人間だけ！ , 6 「足」と「体」…おまけの話―「左足と右足の不思議」・「足」とアンチエイジグ？

内容 「立つ」「歩く」など、人間の動作の基点を作っている「足」。「体の動き」と「足の構造」の関係性を知り、足の環境を改善すれば、外反母趾や腰痛、肩こりなど体の痛みや悩みを改善することができる。

『放っておくと怖い「足の痛みと不調」を治す本』 桑原靖著　宝島社　2016.5　207p　19cm　1200円　①978-4-8002-5282-1

目次 第1章 足病学と足のお医者さん（「足病学」って知っていますか？ , 日本ははるかに遅れている ほか）, 第2章 「知られていない足の真実」（足ってどんな造りなの？ , 女性の大半が抱える足トラブル ほか）, 第3章 主な足のトラブル（親指の付け根の痛み（外反母趾・強剛母趾）, 巻き爪と爪の変形 ほか）, 第4章 健康な足を保つために（自分の足をチェックしよう, 足を守るストレッチ＆トレーニング ほか）

内容 外反母趾、タコ、巻き爪…「足のトラブル」の正しい解消法！

『外反母趾もラクになる！「足アーチ」のつくり方』 桑原靖著　セブン＆アイ出版　2016.8　111p　21cm〈文献あり〉　1200円　①978-4-86008-700-5

目次 序章 「足のお医者さん」って知っていますか？（日本で初の足専門クリニック, アメリカには歯科と同じように「足科」がある ほか）, 1 外反母趾の改善は「足アーチ」から（女性の足トラブルは男性の4倍！ もっとも多い悩みは外反母趾, 足の骨が形づくる「足アーチ」が体重を支えている ほか）, 2 健康な体をつくる足健診7（まずは足の健康状態をセルフチェック！ , 「足アーチ」で体重を支える正しい姿勢を知ろう！ ほか）, 3 人にいえないつらい足トラブルQ&A

（巻き爪が指に食い込んで痛い。きれいな爪に戻すには？，どうやら水虫になったみたい。市販の水虫薬を塗れば治る？　ほか）

内容 女性のくるぶしから先の足の痛みとトラブルを我慢させない！ 外反母趾を正しく知る、足アーチ復活！ のインソール選び、ふくらはぎストレッチ、セルフ足健診etc.

『名医が教える足のお悩み完全解決バイブル―痛み・不調の理由と治し方がよくわかる』 高倉義典著　誠文堂新光社　2016.9　191p　21cm　1300円　①978-4-416-71626-7

目次 1 知っておきたい足のしくみ（ヒトの足の進化と二足歩行，足のしくみを知っていますか？ほか），2 部位ごとに詳しくみる足の不調（前足部―指や指まわりの痛み・しびれ，中足部―土踏まず周辺の痛み ほか），3 不調にあったケアと正しい足習慣（足にやさしい歩き方，上手な靴の選び方 ほか），4 人には言えない足のお悩み（爪の周囲の痛み，タコ・魚の目 ほか）

内容 野球界、サッカー界などのトップアスリートが頼りにする名医。足が痛いときの治し方はもちろん、靴の選び方から正しい歩き方、毎日の足の手入れまで足のすべてを徹底解説。いわば足版の『家庭の医学』です。足についての正しい知識を身につけることは100歳まで元気に自分の足で歩けることにつながります！

『要は「足首から下」―足についての本当の知識』 水口慶高著，木寺英史監修　実業之日本社　2017.3　222p　18cm　（じっぴコンパクト新書 318）〈「足についての本当の知識」（2013年刊）の改題、再編集〉　800円　①978-4-408-02617-6

目次 1「本当の」足の話―「足」はただのかたまりではない！ その緻密構造と働き，2 外反母趾の話―外反母趾はカカトの病気！，3 体が悲鳴を上げる「足」の問題―「足」の問題は腰、肩、首などに波及するのか？，4 立つこと歩くことを考える―しっかり立つ、踏みしめて歩くが本当にいいの？，5 ランニングブームと足の問題―「歩く」と「走る」を分けているのは人間だけ！，6「足」と「体」…おまけの話―「左足と右足の不思議」・「足」とアンチエイジング？

内容 今まで知らされていなかった「足」についての本当の知識！「日常生活を快適に送る」「マラソンなどのスポーツを楽む」…etc.そんな人に役立つ「体の痛みや悩みを解決するヒント」が満載。体の土台から足を見直せば、痛みはなくなる！

足の障害―生活管理

【解説】 外反母趾の発症には少なからず生活習慣が影響しています。よって予防のためには、好ましくない習慣を見直す必要があります。例えば外反母趾の人は重心が踵に片寄る傾向にあるため、指で体重を支えなくなります。そうなると指を曲げる筋肉が衰えて浮き足になってしまいます。また歩くときも指を使わないため、筋力が低下して変形が生じるとされています。そうならないためには、姿勢や歩き方の改善が必要となります。また運動不足による足の筋力低下は変形を助長する要因です。グー・パーをするように足指を動かす体操や、両方の親指にゴムバンドをかけて、扇のように広げるホーマン体操などの運動療法も重要です。

一方、靴選び（後述）や装具などの利用も有用な対策となります。足の形を整えることで踏ん張って歩けるようにするテーピング、親指と人差し指の間に装具をはめて変形を予防する装具、つぶれた足のアーチを持ち上げて変形を矯正する足底版などを用いながら生活を送るのも方法です。なお症状の進行具合によって適応は異なります。専門家の指導に従って行うのがよいでしょう。

（結城俊也）

おすすめ書籍

『外反母趾は包帯1本で治せる―大学病院の専門医が考案した画期的セルフケア』 青木孝文著　マキノ出版　2013.3　148p　21cm　（ビタミン文庫）〈文献あり〉　1300円

Ⓘ978–4–8376–1251–3

目次 第1章 外反母趾は自分で治せる（外反母趾を自分で治す時代の到来,「手術より包帯」という革命 ほか）, 第2章 外反母趾治療における包帯療法の役割とは（外反母趾になったら, 注射で外反母趾を「治す」ことはできない ほか）, 第3章 ここまで進化した包帯療法の威力（包帯療法の発見, 弾性包帯だからこそ効く ほか）, 第4章 包帯1本で外反母趾の痛みが消えた！ 変形も改善した体験者の手記（六〇度も曲がった重症の外反母趾が四二度まで改善し痛みも消えて快適な毎日, 足の靭帯が切れたかと思うほどの指の激痛が半年でほぼ消えいまや完治といってもいい状態 ほか）

内容 包帯療法でどんなタイプの外反母趾でも有効率は85%！ 効果は比較写真で歴然。喜びの声が続出。

『巻き爪、陥入爪、外反母趾の特効セルフケア』 高山かおる著　マキノ出版　2014.3 199p　21cm　（ビタミン文庫）　1333円　Ⓘ978–4–8376–1263–6

目次 第1章 足のトラブルは人生を左右する, 第2章 自分でできるフットケア6つのポイント, 第3章 足の変形はこうして治す, 第4章 爪のトラブルはこうして治す, 第5章 皮膚のトラブルはこうして治す, 第6章 痛みが消えた！ 靴が履けた！ 喜びの体験談, 第7章 足のトラブルを防ぐ！ 治す！ フットケアQ&A

内容 巻き爪の痛みが即消える「テーピング法」、みんなが間違えている「爪の切り方」など、画期的セルフケア多数収録！

『足の痛みを正しくとる』 宇佐見則夫著　メディカルトリビューン　2014.8　133p 21cm　（病院で治す・自分でよくするシリーズ）　1500円　Ⓘ978–4–89589–458–6

目次 第1章 足の痛みを知る（あなたに起きている足の異変…どんな病気が原因？ , 放置してはダメ！ 足の痛みは医療機関へ ほか）, 第2章 こんな症状ではありませんか？ 足の痛みの原因となる病気（年齢が影響する足の痛みの原因, ハイヒールを履き続けると痛みが出やすい外反母趾 ほか）, 第3章 こんなときは受診が必須！ 医療機関で治す足の痛み（「痛みがあれば医療機関で治療すべき」と考えよう, まずは整形外科を訪れる ほか）, 第4章 自分でよくする・予防する足の痛み（履物&インソールで痛みの少ない歩行をアシスト, エクササイズ&ストレッチで足の柔軟性を高めよう ほか）, 第5章 足の痛みに関する疑問・質問Q&A（職場で決められた靴が合いません, 靴によっては痛みが出ます ほか）

内容 気になる足の痛みの原因から症状、治療、予防までを専門医が詳しく解説します。

『忙しい女性のための足の悩みまるごと解決バイブル―むくみ、タコ、外反母趾、巻き爪、がさがさ、靴が合わない…』 日経ヘルス編　［東京］　日経BP社　2015.6　98p 28cm　（日経BPムック）〈『日経ヘルス』別冊　発売：日経BPマーケティング〉　815円　Ⓘ978–4–8222–6181–8

足の障害―靴選び

【解説】 外反母趾の予防と対策において、足にやさしい靴選びはとても大切になります。例えばサイズの合わない脱げやすい靴を履くと、脱げないように足指を上げたり、丸めたりするため外反母趾の外因となります。また先の細い靴は、両サイドから親指と小指を圧迫し、足指で踏ん張る力が制限されるため、筋力が弱まる要因となります。特にハイヒールのように角度のついた先の細い靴の場合、通常よりも足指に過剰に負担がかかるため、親指が外側を向くような力が働いてしまうのです。

靴を選ぶときは自分のサイズに合ったものがよいでしょう。その際のポイントは、靴の中で足の横幅が広がらないように親指のつけ根はフィットしており、靴先は比較的ゆったりとしたものを選ぶことです。またクッション性の高い靴底のものがよいとされています。

（結城俊也）

おすすめ書籍

『足のトラブルは靴で治そう—ようこそ足と靴の外来へ！』 塩之谷香著 中央法規出版 2005.9 218p 21cm 1400円 Ⓘ4–8058–4618–6

目次 第1章 間違っていませんか？ あなたの靴選び（間違いだらけ!?「靴選びの常識」，足は一人ひとり違うのに…制靴、安全靴 ほか），第2章 いろいろな足と靴のトラブル（立っているのがつらい、疲れやすい…大人の扁平足，「成長痛」ですませないで…子どもの扁平足 ほか），第3章 靴医学先進国ドイツと整形靴マイスター（ドイツ靴との出会い，ドイツの整形靴に惹かれて ほか），第4章 病気や障害がある人のために（私の病院で行っている靴外来，膝が痛い人の足と靴 ほか），第5章 足と靴の相談室

内容 「なかなか会う靴がない」「どんな靴をはいても足が痛い」「外反母趾、扁平足、巻き爪をなんとかしたい」「足の変形や装具のせいではける靴がない」と悩んでいませんか？ どんな靴を選べばいいか、足と靴の専門医がお答えします。

『外反母趾は切らずに治せる—自分で治す「足の痛みとゆがみ」 手術が必要と言われた「重度の外反母趾」も靴を変えるだけで治った！』 内田俊彦著 現代書林 2009.7 126p 21cm 1300円 Ⓘ978–4–7745–1197–9

目次 第1章 「外反母趾」の本当の原因は？（女性の敵！ 外反母趾はなぜ起こる？，外反母趾になる理由は？ ほか），第2章 外反母趾の原因は「ゆったり靴」にあった！（ブカブカ靴こそが外反母趾の元凶！，ブカブカ靴とは幅広の靴のこと ほか），第3章 正しい靴を履けば、外反母趾はここまで治せる！（サイズの測り方、間違っていませんか？，つま先に合った靴を選ぼう ほか），第4章 子供を外反母趾にしないために（靴が足に合わないと、子供は歩かなくなる，子供の外反母趾が増えている！ ほか），第5章 DYMOCOが外反母趾を解決！（DYMOCOはこうして生まれた！，従来のインソールの問題点 ほか），DYMOCOインソールQ&A

内容 「窮屈な靴が悪い」は大間違い。本当は、幅広の靴こそ足に負担をかけ、外反母趾や痛みを引き起こしている！ 専門医が正しい靴の選び方をズバリ解説。

『外反母趾FAQ予防・治療の実践ガイド—正しい靴の選び方，履き方』 柴田義守著，松井宣夫，和田郁雄監修 診断と治療社 2011.8 153p 26cm〈文献あり 索引あり〉4200円 Ⓘ978–4–7878–1888–1

目次 A 外反母趾とは（疾患概要），B 外反母趾の原因（原因・疫学，検査・診断），C 外反母趾の予防（靴選びのポイント，小児の外反母趾予防，成人・高齢者の外反母趾予防，予防運動），D 外反母趾の治療（治療的介入の必要性，治療用靴・装具，その他の治療法）

『足と靴の科学』 アシックススポーツ工学研究所編著，西脇剛史監修 日刊工業新聞社 2013.6 171p 21cm （B&Tブックス—おもしろサイエンス）〈索引あり〉 1600円 Ⓘ978–4–526–07093–8

目次 第1章 足のサポートギア「靴」，第2章 身体の中における足の役割と動き，第3章 靴に必要な8つの機能，第4章 用途・目的別靴の機能設計の例，第5章 足と靴にまつわるトラブル，第6章 靴の選び方とお手入れの方法

『その靴、痛くないですか？—あなたにぴったりな靴の見つけ方』 西村泰紀著 飛鳥新社 2016.9 211p 19cm〈文献あり〉 1204円 Ⓘ978–4–86410–457–9

目次 第1章 あなたに合う靴が見つからない理由，第2章 「靴は売らない靴屋」に予約が殺到する理由，第3章 自分の足を測ってみよう チェックポイントはたったの3つ！，第4章 試着してみよう 靴を選ぶポイントはたったの3つ！，第5章 合う靴が見つからなかったら靴の調整あの手この手，第6章 ハイヒールは悪者ではありません！，第7章 「大きすぎる靴」が引き起こす足のトラブル

内容 これまでの靴選びは間違っていた!?ハイヒールが足に悪いなんてウソ！「大きい靴」がト

ラブルの原因だった！ 誰も教えてくれなかった、正しい靴の選び方。

関節リウマチ・膠原病―基礎知識

【解説】免疫の異常により全身の関節に腫れ、痛み、こわばりを起こし、やがて変形をきたす疾患です。最初は起床時に手指などの関節がこわばって動かしにくくなる「朝のこわばり」がみられますが、そのうちに左右対称性に関節の腫れや痛みが生じてきます。主な症状には以下のものがあります。

- 関節の変形：骨や軟骨が破壊されることにより起こります。手指が小指側に曲がる尺側偏位、外反母趾、肘や膝が完全に伸びなくなるなどの症状が生じます。
- 皮下結節：肘の外側や後頭部など、外部から圧迫されやすい部分にしこりができることがあります。
- 全身症状：疲労、脱力、食欲低下、体重減少などがみられます。
- 血管炎：心臓、肺、消化管、皮膚などに血管炎が生じ、発熱、心筋炎、胸膜炎などが起こります。

その他にも貧血や目の炎症など多様な症状が生じます。

（結城俊也）

おすすめ書籍

『患者さんが知りたいリウマチ・膠原病―専門医が語る完全ガイド』 香川英生著　現代書林　2011.4　206p　19cm　1300円　①978-4-7745-1302-7

目次 序章 膠原病・リウマチ専門医として―開業医として私が心がけていること（大学病院勤務医から開業医へ, 患者さんとの対話が最善の良薬になることもある ほか）, 第1部 膠原病と生活―膠原病に負けないための基礎知識（膠原病ってどんな病気？ , なぜ膠原病になるの？ ほか）, 第2部 私の診察室から―そこが知りたい「病気別・膠原病の診断と治療」（全身性エリテマトーデス（SLE）, 抗リン脂質抗体症候群（APS） ほか）, 終章 これからの膠原病治療―将来的な治療と、私が考える膠原病治療のあり方（再生医療や移植による治療の可能性は？ , クリニックにおける治療が困難なケースでの「病診連携」の重視 ほか）

内容 膠原病・リウマチでは、早期治療と、あきらめずに着実に治療を進めていくことが安定した生活へのレール。患者と対話する医師だから、正しい知識と治療がわかる本。

『関節リウマチのトータルマネジメント』 日本リウマチ財団リウマチのケア研究委員会RAトータルマネジメント研究会編, 日本リウマチ財団監修　医歯薬出版　2011.8　231p　30cm〈索引あり〉　4200円　①978-4-263-73137-6

目次 1 総論, 2 診断、症状, 3 治療, 4 リウマチ診療とケアの実際, 5 リウマチ患者に対する指導、教育の実際, 4 支援、制度、福祉など

『スーパー図解関節リウマチ―最新治療で症状を取り去る』 林泰史監修　法研　2013.9　163p　21cm　（トップ専門医の「家庭の医学」シリーズ）〈文献あり〉　1400円　①978-4-87954-958-7

目次 第1章 治療法が大きく変わった！ 関節リウマチはどんな病気か（進化する関節リウマチの治療, 関節リウマチとはどんな病気か, 関節リウマチの主な症状, 特殊な関節リウマチ, 症状が少なくなる「寛解」を目指して）, 第2章 関節リウマチの診断と基本的な4つの治療法（関節リウマチかな？ と思ったら…, 関節リウマチの診断―欧米の新分類基準, 関節リウマチの診断―検査から何がわかるか, 治療には、患者さんの積極的な参加が重要）, 第3章 関節リウマチ治療の実際 従来より進歩した薬物療法と手術療法（T2T―目標達成に向けた治療, 薬物療法―従来とはここが変わった, 外科手術療法の実際）, 第4章 関節リウマチと上手に付き合う（関節リウマチと診断

されたら…, リハビリテーションの実際, 関節リウマチと骨粗しょう症, 関節リウマチと妊娠・出産, 医療・福祉制度を活用して負担を軽減, 一人で悩みを抱え込まないで)

『関節リウマチのことがよくわかる本—イラスト版』 山中寿監修　講談社　2015.9　98p　21cm　(健康ライブラリー)〈文献あり〉 1300円　①978-4-06-259796-8

目次 1 リウマチ？ それとも別の病気？(症状—指の小さな関節の痛み、腫れに注意を, 症状が似ている病気—関節症状が現れる病気はいろいろある ほか), 2 知っておきたい関節リウマチのこと(関節に起きていること—免疫の異常で炎症が止まりにくくなっている, 関節リウマチの進み方—昔とは大違い。進行は止められることが多い ほか), 3 薬と手術で関節リウマチを治す(進化した薬物療法—治療薬は様変わり。炎症を効果的に止める, 薬物療法の進め方—効き方をみながら最適な薬を選ぶ ほか), 4 リハビリテーションで動ける体を保つ(リハビリの目的—関節を守り、日常生活を過ごしやすくする, チェックしてみよう—あなたの「暮らしやすさ」はどれくらい？ ほか), 5 よい状態を長持ちさせる暮らしの工夫(長期治療のために—治療の「最適化」をはかって負担を減らす, 長期的な見通し—「元気に長生き」が究極の目標になる ほか)

内容 進行を止める治療法はある！ 関節リウマチの正体から新しい薬物療法まで。正しい知識と動ける体を保つ生活術を徹底図解！

『図解膠原病がよくわかる最新治療と正しい知識』 橋本博史監修　改訂新版　日東書院本社　2016.8　191p　21cm〈文献あり〉 1400円　①978-4-528-02114-3

目次 序章 もしも「膠原病」と診断されたら、どうすればいいのでしょう？, 第1章 どんな症状でしょうか？—膠原病の種類と症状, 第2章 膠原病が起こるメカニズム—特性、要因、しくみ, 第3章 どこで受診するのか？—受診、診察・検査, 第4章 これからどうなるのか？—病気別の症状と経過・治療, 第5章 膠原病の治療法は？—治療の種類と、薬の副作用, 第6章 どこまでできる？—生活、仕事、妊娠・出産

内容 膠原病は9割以上が女性といわれます。結婚、妊娠、出産、育児…などの日常生活への不安を解消するとともに、社会復帰などへの対応の仕方を、図解イラストを交えて丁寧に解説しています！

『膠原病・リウマチがわかる本—最新版』 宮坂信之著　法研　2016.8　239p　21cm〈「膠原病がわかる本」(2007年刊)の改題、改訂〉 1700円　①978-4-86513-286-1

目次 第1章 膠原病とはどんな病気なのか, 第2章 膠原病の原因はどこまで解明されたのか, 第3章 膠原病が疑われるとき, 第4章 膠原病の症状と診断・治療, 第5章 膠原病の治療薬, 第6章 QOLを向上させるために, 第7章 膠原病と上手につきあう方法, 付録 用語解説

内容 関節リウマチ、全身性エリテマトーデス、多発性筋炎、シェーグレン症候群、ベーチェット病…etc.節々の痛みへの対処法、病気とのつきあい方。

『整形外科看護　2016年9月号　特集：こんなに変わった関節リウマチ最新知識』 大阪メディカ出版　2016.9　96p　26cm　1944円　①978-4-8404-5633-3

目次 【特集】○×クイズで学んじゃおう！ こんなに変わった関節リウマチ最新知識, 病態生理の○×クイズ5, 疫学の○×クイズ4, 診断・検査の○×クイズ5, 治療の考え方の○×クイズ5, 薬物治療の○×クイズ5, 合成抗リウマチ薬の○×クイズ5, 生物学的製剤の○×クイズ5, ステロイド・NSAIDsの○×クイズ5, 装具療法・手術治療の○×クイズ5, 妊娠・出産の○×クイズ4, 患者指導・リハビリの○×クイズ5, 【メディカの専門誌スペシャル合同企画】(“ドラえもん”キャラクタータイプ別新人教育術, おもしろイラスト 新人看護師あるある劇場), 【連載】(先輩からあなたへ・「患者さんに支えられて、看護が楽しくできます」, Topics・日本運動器看護学会認定運動器看護師(JSMNC)の4期が誕生しました！, 開講！ たとえで楽しい川名先生のおもしろ講座 すべてのナースに届けたい 子どもと家族の看護…第6回・デーテおばさんによる説明と同意—インフォームド・コンセント/アセント, Report・第29回日本臨床整形外科学会学術集会, ナースのためのお仕事整理術…第4回・冷蔵庫を整理しよう！, ANDOH UNDOH QUIZ…第4回・肩関節・肩甲帯・上腕骨近位部, 整形外科ナースのための お悩み相談室・前十字靱帯(ACL)損傷は女性に多いと聞きましたが、本当ですか？, 整形外科の歴史…第231回・20世紀初期から中後期へ アメリカ整形外科の近代化(81) 整形外科的腫瘍学の発展(17))

『膠原病—免疫が強いの？ 弱いの？ 自分の病気を知るために』 藤井隆夫著　京都　ミネルヴァ書房　2016.11　324, 10p　19cm　（シリーズ・骨の話 5　伊藤宣監修）〈文献あり 索引あり〉　2200円　①978-4-623-07724-3

目次 序章 病気に対する知識を蓄えておくこと, 第1章 膠原病とはどんな病気か, 第2章 膠原病と免疫, 第3章 膠原病ではどのような症状が出るのか, 第4章 膠原病における治療, 第5章 全身性エリテマトーデス, 第6章 強皮症、筋炎と混合性結合組織病, 第7章 その他の膠原病, 終章 自分の能力を高めるために

内容 シニア時代を「骨」から考える—患者と医師のやさしい関係。エピソードを織り交ぜて自己免疫異常による謎多き病に迫る。

『最新知識と事例がいっぱいリウマチケア入門—リウマチ治療はここまで変わった！』 神崎初美, 三浦靖史編集　大阪　メディカ出版　2017.4　223p　26cm〈索引あり〉　3200円　①978-4-8404-6163-4

目次 第1章 これだけは知っておきたいリウマチ最新知識（疾患概念・疫学, 病態 ほか）, 第2章 リウマチと多職種連携（リウマチ患者さんとかかわる必要のある医療職, 在宅療養中のリウマチ患者さんの注意すべきポイント ほか）, 第3章 リウマチ患者さんが必要としているケア（リウマチ患者さんの意思決定支援, リウマチ患者さんの抑うつと心理状態の把握・支援 ほか）, 第4章 患者会や各種制度・研究会の紹介（患者会の紹介—公益社団法人日本リウマチ友の会, 医療者の活動紹介—日本リウマチ財団登録リウマチケア看護師制度・日本リウマチ看護研究会）

関節リウマチ・膠原病—治療

【解説】 関節リウマチの治療には、薬物療法、手術療法、リハビリテーションなどがあります。中でも薬物療法は基本的な治療法であり、近年、急速に発展していると言われています。主な薬物には以下のものがあります。

- 非ステロイド性抗炎症薬：関節の腫れや痛みを緩和する効果があります。本薬だけでは関節破壊を抑えることはできませんが、動作が不自由で日常生活に支障がある場合には効果的です。
- ステロイド：強い抗炎症作用があり痛みや腫れを改善します。副作用として疫力が低下し、細菌やウイルスに感染しやすくなります。また骨からたんぱく質やカルシウムが流失して骨粗鬆症になる危険が指摘されています。
- 抗リウマチ薬：関節リウマチの原因である異常な免疫システムに働きかけ、病状の進行をコントロールする薬です。早い時期からこのタイプの薬を飲み始めると、進行を抑える効果があります。
- 生物学的製剤：バイオテクノロジー技術を使い、生体が作る物質を薬剤として使用するものです。関節リウマチを引き起こす炎症性サイトカインやT細胞と呼ばれる物質に作用して、症状を改善します。

（結城俊也）

おすすめ書籍

『リウマチを「な」「お」「す」—攻めの治療—チーム医療と新薬』 中島利博著, 中谷孝監修　出版芸術社　2014.12　151p　19cm　1400円　①978-4-88293-480-6

目次 序章 リウマチをなおす, 第1章 リウマチをなやまない, 第2章 リウマチをおそれない, 第3章 リウマチをすすませない, 第4章 わたしの家族—リウマチとの縁, 第5章 海里マリン病院の多角的な取り組み

内容 リウマチをなやまない、おそれない、すすませない。リウマチ医療研究の最前線にいる著

者が記した日本一わかりやすい、最新のリウマチ医療！ 読めば希望と力がわく！ リウマチはもはや治らない病気ではない！

『リウマチの最新治療』 吉野槇一監修, 主婦の友社編　主婦の友社　2015.1　159p　21cm　（よくわかる最新医学）〈索引あり〉　1300円　①978-4-07-293203-2

目次 関節リウマチのサインを見逃さないでください, 関節リウマチはどんな病気か—治療法は大きく変わった！, 関節リウマチの検査と診断, 治療の実際（薬物療法, 手術療法, リハビリテーション療法）, リウマチ体操（運動）, 関節リウマチの正しい知識, 治療にまつわるQ&A, 「笑う」と「泣く」は身も心も癒やしてくれる

内容 早く治療をスタートさせれば、関節の変形は止められる！ 40歳以上の女性は、発症のリスクが高い。朝、関節のこわばりが1週間以上続くようなら要注意。治療に効果的な最新の薬情報を充実。

『間違いだらけのリウマチ治療』 土田豊実著　幻冬舎メディアコンサルティング　2015.2　206p　19cm〈発売：幻冬舎〉　1400円　①978-4-344-97184-4

目次 第1章 騙されるな！ 間違いだらけのリウマチ治療（日本で関節リウマチに苦しむ人は70万人超, 「不治の病」といわれた関節リウマチ ほか）, 第2章 リウマチに苦しまないためにおさえておきたい基礎知識（関節リウマチは、全身性の自己免疫疾患, 発症の原因は、いまだに不明 ほか）, 第3章 痛みが改善する—リウマチ最新治療4つのステップ（基礎療法—「心の健康」が関節リウマチを克服する力になる, 薬物療法—最初から効果の高い薬を使い、炎症を抑える ほか）, 第4章 実例から学ぶ、リウマチに負けずに快適な生活を送る方法（日常生活は、工夫次第で過ごしやすく, 治療の中心となる薬をしっかり続ける ほか）

内容 鍼灸、漢方、ステロイド剤、温泉…どれも苦しみから解放してくれない。早期発見→投薬治療で手術不要。30万人の診療実績を持つリウマチ治療のエキスパートが実践する最新治療とは？

関節リウマチ・膠原病—運動療法

【解説】 関節リウマチにおける運動療法の目的は、関節拘縮や筋力低下を防ぐことにより、できるだけ生活機能を維持していくことにあります。よって無理のない範囲で全身の関節を動かすことが大切になります。ただし首の運動に関しては、環軸椎亜脱臼が懸念されるので、主治医に相談するのがよいでしょう。また筋力低下の予防も重要です。動かすと痛いときには、関節を動かさなくてもできる等尺性運動（関節を固定して、曲げる方向および伸ばす方向に同時に力を入れる運動）を行うのがよいとされています。

炎症が落ちついているときは、棒やゴムチューブを用いた軽めの運動や、温水プールでの運動などを行うこともあります。適度な全身運動によりストレスが軽減されれば、免疫力を高めることも期待されます。関節リウマチの運動療法の原則は、決して過負荷な運動は行わないということです。やり過ぎはかえって神経障害や腱断裂などを引き起こしかねません。専門医や理学療法士の指導のもと、適切な運動を行うように心がけましょう。

（結城俊也）

おすすめ書籍

『関節リウマチ』 西林保朗監修, 佐浦隆一, 八木範彦編集　改訂第2版　メジカルビュー社　2014.12　269p　26cm　（リハ実践テクニック）〈索引あり〉　4800円　①978-4-7583-1491-6

『リウマチが楽になる！—自分でできるリウマチ体操』 小泉茂雄著　自由国民社　2016.1　93p　21cm　1300円　①978-4-426-12048-1

目次 第1章 リウマチ体操を始める前に知っておきたいリウマチの基礎知識（「朝、手足がこわばる」「手足のふしぶしが腫れている」それ、もしかして関節リウマチかもしれません―。, 手指の腫れは関節リウマチのシグナル ほか）, 第2章 なぜ大事なの？ リウマチ体操（リウマチが「寝たきり」の原因になっている！ , ステージ1の段階から始めようリウマチ体操 ほか）, 第3章 気持ちよく体の機能を守る10分間リウマチ体操（寝てやる体操, 座ってやる体操 ほか）, 第4章 お風呂でやるリウマチ体操（天使のはね運動, 腕の曲げ伸ばし運動 ほか）, 第5章 空いた時間にぜひトライちょこっと体操（ちょこっと手指運動, ちょこっと足首運動 ほか）

内容 1日10分！ だれでもできる簡単体操。

関節リウマチ・膠原病―生活管理

【解説】 関節リウマチを悪化させないためには、日常生活において関節に負担をかけないように配慮することが重要です。例えばカバンなどの荷物は手で持たずに肩にかける、椅子に座りながらキッチンで家事をするなど、負担の少ない動作方法で行います。また柄を太くして握りやすくした自助スプーン、ボタンがはめやすくなるボタンエイド、靴下を履きやすくするためのソックスエイドなどの自助具を用いるのもよいでしょう。さらには関節にやさしい生活環境の設定も大切になります。布団や和式トイレよりもベッドや洋式トイレのほうが関節に負担がかかりませんので、交換するのも方法です。その他にも指の変形防止のための上肢装具、足関節痛や変形防止のためのリウマチ靴、さらには前腕で体重を支えるリウマチ杖などの使用も検討されます。

（結城俊也）

おすすめ書籍

『リウマチの治療と生活療法』 亀田総合病院リウマチ教育入院プロジェクト, 成田和子著　日東書院本社　2006.4　218p　21cm〈組み合わせ自由な新レシピ付き〉　1100円　①4-528-01387-8

目次 第1章 関節リウマチとはどんな病気か, 第2章 最新のリウマチ治療の実際, 第3章 症状を改善するリハビリテーション療法, 第4章 組み合わせ自由なメニューと食事療法, 主菜、副菜、もう1品のメニュー, 第5章 リウマチ教育入院

内容 痛みを和らげる。薬物、手術、リハビリテーション、生活、食事療法。

『関節リウマチ患者の在宅生活への支援―現在のリウマチ医療はルノワールを越えているか』 今野孝彦編著　メディカルトリビューン　2006.4　205p　26cm〈文献あり〉　3200円　①4-89589-325-1

目次 1 総論（現在のリウマチ医療はルノワールを越えているか, 関節リウマチのトータルマネジメントとは, 関節リウマチの経過と、リハビリテーション効果に関するエビデンス, リウマチ患者さんが、快適な在宅生活を送るために必要なニーズと必要な事項, リウマチ患者さんの介護保険下の状況（脳卒中患者さんとの比較）―介護保険はリウマチ患者さんに有効に機能しているか）, 2 各論（リウマチ患者さんの生命予後改善のために, 快適な在宅生活を送るために）, 3 患者さんとの対話（患者さんとの対話―患者さんの望むことと、それをいかに医療従事者が支えるか）, 付録（リウマチ患者さんの夏靴、冬靴の市販靴の応用, リウマチ患者さんに適応する手すりの研究, サービス、社会資源の利用法―介護保険の利用法）

内容 リウマチ医療の原点はトータルマネジメント。リウマチ患者が快適な在宅生活を送ることができるためには、どのような援助が必要か。本書は、薬物療法・手術療法・リハビリテーションそしてケアの4本柱のうち、どこに比重をかけて治療すべきかを解説している。

『リウマチと上手に付き合おう』 甲南病院加古川病院リウマチ膠原病センター編, 塩沢和

子監修　大阪　燃焼社　2009.2　198p　21cm　1200円　Ⓘ978-4-88978-087-1

目次 第1章 関節リウマチの特徴, 第2章 リウマチの症状, 第3章 リウマチの診断, 第4章 関節リウマチの診療に用いる検査, 第5章 関節リウマチの経過, 第6章 薬物療法, 第7章 手術療法, 第8章 リハビリテーション, 第9章 関節リウマチの合併症, 第10章 妊娠とリウマチ治療, 第11章 日常生活で役立つ情報, 第12章 食事, 第13章 社会支援

内容 「患者に知ってほしいこと」だけでなく、「患者の知りたいこと」を主眼に治療専門スタッフ30人が共同執筆。ふだん、実際にリウマチ患者さんに接しているスタッフ（内科医、整形外科医、薬剤師、看護師、検査技師、理学療法士、作業療法士、管理栄養士、医療ソーシャルワーカー等）30人が、それぞれの専門の立場から「どのようにリウマチと付き合うのがよいか」を中心に分担。

ロコモティブシンドローム—基礎知識

【解説】 ロコモティブシンドロームとは、運動器の障害により要介護になるリスクの高い状態のことです。運動器とは骨・筋肉・関節・靭帯・腱・神経などのことで、身体を動かすために必要な組織や器管をさします。この運動器に何らかの障害が起こると、立つ、歩くといった基本的な機能が低下し、最悪の場合は寝たきりなってしまいます。

ロコモティブシンドロームは、変形性膝関節症、骨粗鬆症、関節リウマチ、変形性脊椎症、脊柱管狭窄症、骨折、四肢・体幹の麻痺など様々な疾患が原因となって引き起こされます。また加齢に伴う運動器の機能低下により、歩行能力、バランス能力、持久力などが低下し、多くの日常生活において介助が必要となっていきます。そして要介護状態なると、身体を動かす機会が減り、それに伴ってさらに運動器の機能低下が進むという悪循環に陥ってしまうのです。ロコモティブシンドロームは、寝たきりや要介護状態となる主な原因です。予防や早期発見・早期治療が重要となるでしょう。

（結城俊也）

おすすめ書籍

『実践！ ロコモティブシンドローム—リハ・ケアスタッフ必携 自分の足で歩くためのロコトレ』 中村耕三著　第2版　三輪書店　2014.4　3, 129p　21cm〈初版のタイトル：ロコモティブシンドローム　文献あり 索引あり〉 2000円　Ⓘ978-4-89590-467-4

『ロコモティブシンドロームのすべて』 中村耕三, 田中栄監修, 大江隆史, 葛谷雅文, 星野雄一編集　日本医師会　2015.7　342p　26cm　（日本医師会生涯教育シリーズ　日本医師会編）〈索引あり　発売：診断と治療社〉 5500円　Ⓘ978-4-7878-2194-2

目次 カラー口絵 みてわかるロコモティブシンドローム, 1 ロコモティブシンドロームの概念と疫学, 2 ロコモティブシンドロームの基礎, 3 ロコモティブシンドロームの評価, 4 ロコモティブシンドロームを構成する疾患, 5 ロコモティブシンドロームの対策, 6 その他の疾患とロコモティブシンドローム, 7 ライフステージ・障害に合わせたロコモティブシンドローム対策, 8 リハビリテーションとロコモティブシンドローム

『ロコモに負けないために知っておきたい、予防と治療法』 梶川博, 森惟明著　幻冬舎メディアコンサルティング　2016.5　233p　19cm〈文献あり　発売：幻冬舎〉 1400円　Ⓘ978-4-344-97495-1

目次 第1章 ロコモとはなにか？ , 第2章 ロコモ度の評価・診断, 第3章 ロコモを評価するに際して高齢者の健康度を調べるための総合機能評価を知ろう, 第4章 ロコモと関連する病態を知ろう, 第5章 ロコモはどのように予防するの？ , 第6章 ロコモで高齢者が転倒するのを防ぐにはどうすればよいの？ , 第7章 ロコモの治療

内容 高齢者が自立した健やかな老後を送るために、予防、早期治療が重視されている三大疾患(脳梗塞、認知症、ロコモティブ症候群"ロコモ")を医師が徹底解説するシリーズ第3弾！ 高齢者に特徴的な体の変化から、ロコモの原因、症状、治療、予防(ロコモトレーニング)などまで、幅広く網羅。聞きなれない用語もわかりやすく解説しています。

ロコモティブシンドローム―運動療法

【解説】 ロコモティブシンドロームの予防の主眼は、「加齢に伴う運動器の機能低下をいかに抑えるか」ということになります。そのためには筋力やバランス能力を維持するための運動が必要になります。例えば片足立ちやスクワット、ダンベルを使用した軽い筋力トレーニングなどは、自宅でも簡単に取り組める効果的な運動でしょう。負荷のかけ過ぎに注意しながら継続することが大切です。

また日常生活の中でのちょっとした配慮が、ロコモティブシンドロームの予防に役立ちます。例えば散歩のときにややスピードを上げて歩いてみる、背筋を伸ばした良い姿勢をとるように意識する、食べ過ぎに注意して体重管理に留意するなど、わずかな心がけで予防対策になります。さらには無理のない範囲でスポーツ活動に参加するのもよいでしょう。ロコモティブシンドロームによる活動性の低下によって、様々な生活習慣病が引き起こされる可能性もあります。適度な運動を通して予防に努めましょう。

(結城俊也)

おすすめ書籍

『すぐ役に立つ介護予防フィットネス―ロコモティブシンドロームに対応したQOL向上運動・実践ガイド』 石井千惠, 竹尾吉枝, 小谷さおり, 芝﨑美幸著　誠文堂新光社　2012.4　191p　26cm　2800円　①978-4-416-81217-4

目次 第1章 介護予防フィットネス現場レポート(5年間続く自主教室「みっきい☆いきいき体操」, 1年で自立を目指す「元気アップトレーニング」 ほか), 第2章 高齢者のからだとロコモティブシンドローム(ロコモティブシンドロームとは, 運動器の障害とロコモ ほか), 第3章 介護予防フィットネスプログラム(心とからだのエクササイズ「基本プログラム」, 心とからだのエクササイズ(選択プログラム)「ふわふわ体操」 ほか), 第4章 現場で使える指導法(プログラムの組み立てかた, 動機付けのしかた ほか), 第5章 指導者が知っておきたい介護予防の基礎知識(介護予防の考えかた, 地域支援事業の中の「介護予防ケアマネジメント」 ほか)

内容 現場で使える目的別12プログラム145エクササイズを豊富な写真でわかりやすく解説。

『いますぐできるロコモ体操―肩・腰・ひざを強くする』 渡會公治著　新版　家の光協会　2013.6　127p　21cm　1200円　①978-4-259-56410-0

目次 第1章 ロコモは国民病―要介護につながる足腰の衰え, 第2章 自分の体を知る―体を上手に使うことは教養である, 第3章 ロコチェックとロコモ体操―体の状態を知り、基本の動作を学ぶ, 第4章 美しく立つ基本トレーニング―ゆがみを直し、美立習慣をつける, 第5章 体をほぐそう―体のつなぎ目をスムーズに動かす, 第6章 体の手入れをしよう―体のきしみをメンテナンス, 第7章 なめらかに歩こう―スイスイ歩くためのフォーム, 第8章 痛みと上手につきあうためのQ&A―体によいこと・悪いこと

『ロコトレ―ロコモ・トレーニング』 渡會公治著　アスコム　2013.6　175p　18cm　(予約の取れないドクターシリーズ)　952円　①978-4-7762-0783-2

目次 1章 何もしなければ寝たきりまっしぐら！(体のどこかに痛みがある、それは「ロコモ予備軍」のサイン, 体のどこか一カ所が痛くなるだけで、その後、全身にガタがくる ほか), 2章 ロコトレで脱ロコモ！ かべ体操のすすめ(あなたもロコモかもしれない 簡単セルフチェック1, あ

なたはすでにロコモ予備軍!?簡単セルフチェック2 ほか), 3章 ロコトレで体のあちこちが改善する!(71歳で要介護4から要支援1に! たった6カ月で大幅に回復, ひざがボロボロだった65歳の女性は2～3カ月で山登りができるまでに ほか), 4章 ロコトレ効果が倍増する美しい立ち方、歩き方(立ち方、歩き方が悪いままだとロコモ予備軍に逆戻り, 痛みをとるにはまずはちゃんと立つ ほか)

内容 腰痛、ひざ痛、股関節痛…そんなロコモな人は将来、寝たきりになる危険大! いますぐ1日3分のロコトレを! テレビで話題のロコモティブ・シンドローム対策に最適! 本書で紹介する「かべ体操」で、今日からあなたも医者いらずに。1000人が体験し、90%の人に効果があったメソッド。

『今日からできるロコモティブシンドローム対処法』 中村耕三監修　講談社　2013.9　96p　21cm　1300円　①978-4-06-218043-6

目次 すべての人がロコモになります!, 第1章 筋肉、骨、関節の状態をチェックする, 第2章 ロコモになりやすい人、なりにくい人, 第3章 運動器の寿命を延ばす 今日から始める実践! ロコトレ, 第4章 40代から対処が必須! ロコモ予防の食事法, 第5章 支えることの大変さ 親がロコモになったとき, ロコモに関する病気の知識

内容 寝たきりは40歳から始まります! 腰・膝が痛い。歩くのが遅くなった。すぐ息切れする。もしかしてロコモ? 危険です! 健康寿命を延ばす方法教えます。ロコモ対策第一人者が徹底レクチャー。

『「ロコモ」をとめよう』 松井康素著　大府　国立長寿医療研究センター　2015.3　124p　18cm〈発売:中日新聞社〉 600円　①978-4-8062-0681-1

目次 第1章「運動器症候群」あなたは大丈夫?, 第2章「ロコモ」で多い病気のお話その1(骨・筋肉編), 第3章「ロコモ」で多い病気のお話その2(変形性関節症・関節リウマチ編), 第4章「ロコモ」で多い病気のお話その3(背骨・肩編), 第5章「ロコモ」で多い病気のお話その4(肘・手・指編), 第6章「ロコモ」のまとめ―最近の動き, 実践編 ロコモ度テストを試してみましょう

内容 「運動器症候群」ロコモティブシンドローム。あなたは大丈夫? いつまでも元気で動けるように適度に筋肉を使っていきいきとした暮らしを!

ロコモティブシンドローム―栄養

【解説】 ロコモティブシンドロームにおける筋肉減少を抑えるためには、タンパク質やアミノ酸といった筋肉の材料となる栄養素を摂取することが重要です。高齢になると全体的な食事量が少なくなり、特に肉や乳製品を食べる機会が減ってしまう傾向にあります。これらの食品の中には、筋肉合成のための大切な材料である必須アミノ酸(体内で合成することができないアミノ酸)がバランスよく含まれているので、意識的に摂取することが推奨されています。

またビタミン類には骨を強くする働きがあるため、適度に摂取することが必要になります。特にビタミンDはカルシウムの吸収と骨への沈着を助ける作用があります。ビタミンDが不足すると骨粗鬆症のリスクが増大すると言われているので、心がけて摂取することが大切でしょう。さらには骨を形成するうえで不可欠なカルシウム摂取も忘れてはなりません。以上のことを踏まえたうえで、バランスの良い食事を取り予防につなげましょう。

(結城俊也)

おすすめ書籍

『骨力・筋力・血液力をあげるおいしい食事―老いに負けない体をつくる 栄養バランスのよい毎日の食事でじょうぶな体をつくる』 主婦の友社編, 福田千晶監修　主婦の友社　2011.4　191p　24cm　(主婦の友新実用books―Clinic)〈索引あり〉 1400円

①978-4-07-277397-0

目次 1 血液・骨・筋肉を丈夫にする食生活のポイント（あなたの血液・血管大丈夫？，あなたの骨・関節大丈夫？　ほか），2 これなら手軽に、毎日続けられる！ 献立の立て方と実践編（バランスのよい食事と献立の立て方，実践！ 1週間集中改善メニュー），3 高たんぱく・低脂肪の魚介、肉、大豆製品で低エネルギー 主菜（魚介，肉 ほか），4 食物繊維、カルシウム、ビタミン・ミネラルたっぷり！ 副菜＆汁物＆デザート（大豆・大豆加工品，豆類 ほか），5 健康・元気を支える血液力・骨力・筋力の知識と運動（血液力をあげると加齢が原因で起こるあらゆる病気に打ち勝つ体になる，骨力をあげると骨粗鬆症・腰痛・膝関節症・骨折を防ぐ自信が持てる ほか）

内容 じょうぶな体をつくる栄養バランスのよい毎日の食事を紹介。

『ロコモティブシンドロームと栄養』 日本栄養・食糧学会監修，田中清，上西一弘，近藤和雄責任編集　建帛社　2012.5　163p　22cm〈索引あり〉　2500円　①978-4-7679-6165-1

目次 序章 ロコモティブシンドロームと生活習慣，第1章 ロコモティブシンドロームの疫学―地域住民コホートROADより，第2章 ロコモティブシンドローム、メタボリックシンドロームとカルシウム摂取，第3章 食事リン摂取と骨健康およびQOL，第4章 ロコモティブシンドロームと遺伝子多型性，第5章 骨粗鬆症・骨折におけるビタミンDおよびビタミンKの重要性，第6章 ビタミンKの新しい作用メカニズムと骨における役割，第7章 水溶性ビタミンとロコモティブシンドローム，第8章 ロコモティブシンドローム予防のための栄養・食生活，第9章 ロコモティブシンドロームにおいて栄養療法の果たすべき役割，第10章 ロコモティブシンドロームの予後・将来展望

骨粗鬆症―基礎知識

【解説】 骨粗鬆症とは骨密度が低下して構造的に弱くなり、骨折しやすくなる疾患です。骨は常に新陳代謝を繰り返しており、古くなった骨を溶かして破壊し、新しい骨を作って再生しています。このとき破壊された骨の分を作り切れなくなると骨粗鬆症になるのです。この疾患は女性に多いのが特徴です。女性は閉経すると骨の新陳代謝に関わる女性ホルモン（エストロゲン）の分泌量が減少します。それが骨密度の低下を招き骨粗鬆症となってしまいます。その他にも年齢、体質、喫煙、過剰なアルコール摂取、極端なダイエットなどが原因として考えられています。

骨粗鬆症による骨折で多いのは、脊椎圧迫骨折、大腿骨頸部骨折、橈骨遠位端骨折、上腕骨近位部骨折です。したがって骨粗鬆症の治療の目的は、骨密度の低下をできるだけ抑えることにより、骨折を防ぐことにあると言えるでしょう。治療の中心は薬物療法になりますが、同時に食事療法や運動療法も並行して行うとより効果的です。

（結城俊也）

おすすめ書籍

『〜かかりつけ医でみる〜骨粗鬆症Q&A』 西沢良記，中村利孝編　先端医学社　2010.1　198p　26cm〈索引あり〉　4000円　①978-4-88407-612-2

『老いない体をつくる「骨の力（パワー）」―骨博士が語る「老いの覚悟」』 鄭雄一著　主婦の友社　2011.12　158p　19cm〈タイトル：老いない体をつくる「骨の力」　文献あり〉　1200円　①978-4-07-280608-1

目次 第1章 長生きは「骨」で決まる！，第2章 骨は、手入れ次第で100年もつ，第3章 なぜ、熟年は軟骨を気にするのか，第4章 歩く人ほど骨・軟骨は強く、寿命は延びる，第5章 骨と軟骨を長持ちさせる食事，第6章 早めの「骨仕度」が老いを先に延ばす

内容 早めの「骨仕度」が老いを先に延ばす。50歳を超えたら「がんと骨」に気を配る。「寝たきり長寿」では意味がない。軟骨とサプリメントの真実。骨博士が説く「骨の力」を長続きさせるコツ。

『骨粗鬆症の最新治療』 石橋英明監修, 主婦の友社編　主婦の友社　2013.9　159p　21cm　(よくわかる最新医学)〈文献あり〉　1380円　①978-4-07-289880-2

目次 第1章 骨についての基礎知識(骨格 人体の骨格は約200個の骨で形成されている, 脊椎 絶妙な弯曲で身体のバランスを保っている背骨 ほか), 第2章 骨粗鬆症のことを知ろう(骨粗鬆症って? 骨がもろくなり骨折しやすくなること, ふえる骨粗鬆症 推定1300万人。80歳代女性の約半数 ほか), 第3章 骨粗鬆症の検査・診断・治療(まず骨の状態を知る 自治体の検診を受けよう, 骨粗鬆症検診の医療面接 ほか), 第4章 骨粗鬆症の予防と改善のための栄養・運動(栄養, 運動), 第5章 子ども時代の栄養と運動が骨の一生を左右する(最大骨量 ピーク・ボーン・マスは成長期に決まる, 成長期の食生活 子どものときからカルシウムを十分に ほか)

『骨粗鬆症』 萩野浩, 折茂肇, 小松泰喜[著]　論創社　2015.10　187p　20cm　(シリーズ専門医に聞く「新しい治療とクスリ」 1)　2000円　①978-4-8460-1464-3

目次 第1章 まず治療とクスリの話から—骨粗鬆症治療は早く始めることが重要, 第2章 骨折の治療—治し方と予防法, 第3章 介護やケアのことも—家族や自分が骨粗鬆症になったら, 第4章 あらためて骨粗鬆症の診断基準と検査について—骨粗鬆症を早く発見するために, 第5章 どんな人が骨粗鬆症になるのか(原因), 第6章 骨粗鬆症はどんな病気なのか—私たちが知っておかなくてはならないこと, 第7章 骨粗鬆症を予防する—食事・運動・転倒予防

内容 専門医からの聞き書きで読みやすく編集された最新の家庭医学書。病気をこれ以上進行させないためにあなたが、今できることは…

『骨粗鬆症—「鬆」とはなにか、骨の中で起こっていること』 宮腰尚久著　京都　ミネルヴァ書房　2016.7　346, 7p　19cm　(シリーズ・骨の話 3　伊藤宣監修)〈文献あり 索引あり〉　2200円　①978-4-623-07722-9

目次 序章 骨粗鬆症という病気, 第1章 骨粗鬆症とはどのような病気か, 第2章 なぜ骨粗鬆症になるのか, 第3章 骨粗鬆症による症状と障害, 第4章 どのようにして骨粗鬆症を診断し管理するのか, 第5章 骨粗鬆症予防のための食事と運動, 第6章 薬による骨粗鬆症の治療, 第7章 手術による骨粗鬆症の治療, 終章 骨粗鬆症のトータルマネジメント

内容 シニア時代を「骨」から考える。病気だから治せる。食事・運動による健康維持の方法と薬・手術による治療を専門医が語る。

『骨は若返る!—骨粗しょう症は防げる! 治る!』 太田博明著　さくら舎　2016.10　224p　19cm　1400円　①978-4-86581-072-1

『あなたも名医! もう悩まない! 骨粗鬆症診療—あなたの疑問にお答えします』 竹内靖博編　日本医事新報社　2017.4　196p　26cm　(jmed 49)〈索引あり〉　3500円　①978-4-7849-6449-9

『脊椎圧迫骨折の病態理解と運動療法—骨粗鬆症を原因とした』 赤羽根良和著　名古屋　gene　2017.9.30　128p　26cm　3780円　①978-4-905241-98-0

目次 1章 骨粗鬆症に関する基礎知識, 2章 粗鬆症性脊椎圧迫骨折を理解するための解剖・機能解剖と疼痛機序, 3章 骨粗鬆症性脊椎圧迫骨折に関する基礎知識, 4章 骨粗鬆症性脊椎圧迫骨折に対する運動療法とADL

内容 増え続けるニーズに応えられるセラピストになる! 高齢者の3人に1人が罹患しているといわれる骨粗鬆症。これまで骨粗鬆症は老化現象とされてきましたが、最近では1つの疾患として捉え、適切な治療によって病態をコントロールすることが求められています。本書は、今後ますます患者数が増え続ける骨粗鬆症を原因とした脊椎圧迫骨折の知識と技術をまとめた一冊です。

骨粗鬆症—運動療法

【解説】 骨粗鬆症の治療や予防のためには、適度な運動を行うことが推奨されています。骨は物理的な刺激が加わるとマイナスの電位を帯びます。するとプラスの電位を帯びたカルシウムが骨に定着しやすくなり、強くなる性質があるのです。したがって骨粗鬆症の予防には、ウォーキングのように重力のかかる運動が効果的だと言われています。また筋力トレーニングも骨に刺激を与えるので効果が期待できるでしょう。

一方、日常生活の中に運動の要素を取り入れることも大切です。例えば散歩に出かける、階段を利用する、掃除や洗濯などこまめに動くことを心がける、良い姿勢をとる（背筋のストレッチをする）などです。骨を強くするためには負荷量を増やすことが重要ですが、弱めの負荷であっても、時間をかけて継続することで効果が期待できるとされています。生活の中に習慣として取り入れて、気長に続けましょう。

（結城俊也）

おすすめ書籍

『姿勢を正すだけで骨が強くなる！ 老けない体のつくり方—骨折リスク減！ ＆自律神経を整える生活習慣術』 山田豊文監修　宝島社　2017.2　95p　30cm　（TJ MOOK）　800円　①978-4-8002-6497-8

『骨活・筋活のススメ—骨はいくつになっても若返る！ 筋肉を鍛えて体を支える！』［太田博明］［監修］　主婦の友社　2017.5　81p　30cm　（主婦の友生活シリーズ）〈ゆうゆう特別編集〉　880円　①978-4-07-423019-8

『リハビリ病院の名医（スーパードクター）が教える太ももを鍛えれば骨は超強くなる』 林泰史著　三笠書房　2017.8　189p　19cm　1300円　①978-4-8379-2702-0

目次 1章 足腰のどこを鍛えると、体も心も若くなるのか？，2章 実践！ 足腰体操 血流アップ！ 第二の心臓「ふくらはぎ」をスイッチオン！，3章 実践！ 足腰体操 寿命を延ばす！ 生命力の源「太もも」をスイッチオン！，4章 実践！ 足腰体操気持ちにハリ！ 気力の源「腰」をスイッチオン！，5章 実践！ 足腰体操物忘れ防止！ 脳が冴える「足うら」をスイッチオン！，6章 転んでも折れない！ 骨を強くして「骨粗鬆症」を防ぐ！，7章 一生寝たきりにならない生き方10カ条

内容 ひざ痛、腰痛、骨粗鬆症、転んで骨折、認知症、寝たきり。10万人を治療したエッセンス。1日5分！「超スロー体操」で全身が10歳よみがえる。

骨粗鬆症―栄養

【解説】 栄養管理は骨粗鬆症の予防にとって欠かせないものの一つです。特にカルシウム、ビタミンD、ビタミンKなど、骨の形成に役立つ栄養素は必要量摂取することが推奨されます。日本人はカルシウムが不足しがちだと言われます。カルシウムが不足すると、骨に蓄積されたカルシウムが使われるため、徐々に骨粗鬆症が進行してしまいます。そこでカルシウムを摂取する必要があるわけですが、同時にビタミンDを取るとカルシウムの吸収を促進してくれると言われています。またビタミンKは骨の合成を促すとともに、骨が吸収されるのを抑制する作用があるため、摂取することが望ましいと言われています。さらにタンパク質不足は、骨密度の低下を助長するので積極的に摂取するのがよいでしょう。

一方、スナック菓子、インスタント食品を頻繁に食べていると、それらに含まれているナトリウムやリンを過剰に摂取してしまい、カルシウムの吸収を妨げてしまう危険があります。またアルコールの多飲や喫煙も要注意です。規則正しい食生活を堅持し、骨粗鬆症を予防しましょう。

（結城俊也）

おすすめ書籍

『骨粗鬆症の治療と食事療法』 林泰史, 小山律子著　日東書院本社　2006.7　218p　21cm　1100円　①4-528-01389-4

目次 第1章 骨粗鬆症の症状と検査（骨粗鬆症はどんな病気, 骨の基礎知識 ほか）, 第2章 診断と最新治療（骨粗鬆症の診断基準, 骨粗鬆症のタイプ・程度 ほか）, 第3章 骨を丈夫にする生活療法（転倒の基本知識と予防法, 骨を丈夫にする運動療法 ほか）, 第4章 カルシウムいっぱいの献立（主菜, 副菜 ほか）

内容 骨粗鬆症は、日常生活のちょっとした動作で骨折してしまうぐらいに骨が弱くなってしまう病気です。密度の低くなったスカスカな骨を強く丈夫にするには、カルシウムをたくさん食べる、運動などで体をよく動かす、そして日光浴の3つが生活療法の柱になります。特に運動は、画期的な新薬に匹敵するぐらい骨の強化に効果的なことがわかってきました。

『骨粗鬆症をらくらく予防・改善する100のコツ―強く丈夫な骨をつくって』 主婦の友社編　主婦の友社　2009.7　191p　18cm　940円　①978-4-07-266962-4

目次 1 骨粗鬆症の基本を知って、予防と改善に役立てるコツ（骨粗鬆症は年をとれば必ずかかる病気で、骨がスカスカになり寝たきりを招きかねません, 骨粗鬆症を防ぐには、定期的に骨密度をチェックし、その低下を防ぐ対策をとることです ほか）, 2 骨の材料となる成分、骨を丈夫に形づくる成分、骨量の減少を防ぐ成分のそれぞれを多く含む食品を知り、じょうずにとるコツ（日本人に足りない唯一の栄養素カルシウムは、骨粗鬆症の予防のためには800mgはとりましょう, あとたった300mgのカルシウムをふやせば、カルシウム貯金がふえて骨粗鬆症を予防できます ほか）, 3 骨量をふやすのにとても効果的で、簡単にできる手作り特効食品（"焼きいりこ"は、カルシウムたっぷりの健康食。骨粗鬆症が心配な女性や中高年におすすめです, 酢をかけるだけでカルシウムの吸収率がアップする "酢かけしらす"こそ、最強のカルシウム補充食 ほか）, 4 毎日のおかずにぴったり！ 骨密度をアップするための、おいしい健康料理（カルシウムが十分にとれる、朝食の献立におすすめの特選料理, 作っておけばいつでもカルシウムを補える、おいしくて重宝な常備菜5選 ほか）, 5 骨粗鬆症の予防と改善に効果的な運動法、簡単動作、生活法（骨へのカルシウム吸収には運動が不可欠。なかでもウォーキングこそが骨を丈夫にするうえで最もおすすめ, 閉経後の女性の骨量を維持し、骨粗鬆症を予防するには、ふだんの歩数の1.2倍歩くのが効果的です ほか）

内容 骨量の減少に歯止めをかけ、骨粗鬆症の予防と改善に役立つ最新情報とコツを満載。

『「老けない体」は骨で決まる』 山田豊文著　青春出版社　2012.12　173p　18cm　（青春新書INTELLIGENCE PI-382）　781円　①978-4-413-04382-3

目次 第1章 健康長寿の新常識 骨が全身の健康のカギを握っていた！（メタボに比べて知られていないロコモ（運動器症候群），寝たきりにつながる骨粗鬆症のリスク ほか），第2章 「カルシウムをとればいい」の大誤解！ 骨を強くする食、弱くする食（細胞レベルから健康を考える「分子栄養学」，血管がやわらかかったぎんさん ほか），第3章 コラーゲンが骨の質を左右する！ 老化の元凶「糖化」から骨を守る方法（骨の「量」よりも「質」を高める時代へ，ノーベル賞化学者が証明したシリカの重要性 ほか），第4章 メタボとロコモを防ぐ！ 老けない骨と体をつくる「穀菜食」のすすめ（「穀菜食」がもたらす7つのメリット，とるべきは「未精製」の「複合炭水化物」 ほか）

内容 私たちの体は約200個の骨と600以上の骨格筋によって、驚くべき体力、柔軟性、機敏さをつくり出している。さらに、生命活動を担うミネラルとも深くかかわっている。骨の健康を保つことは、全身の健康につながるのだ。本書では、長年トップアスリートの栄養指導にあたってきた著者が、「間違いだらけの骨の栄養学」を正すとともに、100歳まで歩ける体になるための健康長寿の秘訣を解説する。

『骨粗しょう症の人のおいしいレシピブック』 大越郷子料理監修，永井隆士医学監修　保健同人社　2013.5　159p　21cm　（やさしい食事療法）〈索引あり〉　1429円　①978-4-8327-1482-3

目次 1 骨を強くするために大切なこと，2 カルシウムたっぷりの主菜，3 野菜を中心とした副菜，4 ひと皿で骨をいたわる主食，5 骨にうれしい汁物・ドリンク，6 おいしくてヘルシーなデザート

神経疾患

脳卒中—基礎知識—全般

【解説】脳卒中とは脳血管障害とも言われ、脳の血管が閉塞したり破れたりすることによって、運動障害や言語障害などの後遺症を伴うものを言います。主に脳梗塞、脳出血、クモ膜下出血に大別されます。

- 脳梗塞：脳の細い動脈がつまり血流が途絶えるラクナ梗塞、動脈硬化を起こして血管内腔が狭くなり、そこに血栓がつまるアテローム血栓性梗塞、不整脈などの原因により、心臓から血栓が飛んできてつまる心原性脳塞栓症があります。
- 脳出血：もろくなった脳血管が、高血圧などの影響によって破れることで起こります。
- くも膜下出血：脳の表面を覆っている膜の一つであるくも膜の下に出血するものであり、多くが動脈瘤の破裂によって起こります。

（結城俊也）

おすすめ書籍

『「くも膜下出血」のすべて』 堀智勝著　小学館　2011.2　187p　18cm　（小学館101新書 103）　700円　①978-4-09-825103-2

目次 序章 他人事ではない脳の病気, 第1章 病魔の正体を知る, 第2章 発症を招く危険因子と外部環境, 第3章 もしも脳動脈瘤が破裂したら, 第4章 未破裂脳動脈瘤をどうするか, 第5章 知っておきたいその他の脳疾患, 第6章 いざという時に備える, 終章 信頼される脳外科医療を目指して

内容 脳卒中の中でも、近年増加傾向にあるのがくも膜下出血だ。脳梗塞や脳出血が中高年や高齢者に発症することが多いのに対し、くも膜下出血は30代、40代の働き盛りにも容赦なく襲いかかる。原因となる脳動脈瘤は破裂するまでほとんど無症状のため、この病魔に襲われた人の約半数は、心の準備もできないまま激しい頭痛とともに突然の死を迎える。くも膜下出血のメカニズム、発症を招く危険因子や環境、最新治療法など、常識として知っておきたい「くも膜下出血のすべて」を脳神経外科の権威が解説する。

『誰も教えてくれない脳と医療の話—脳神経外科の現場から』 名月論著　文芸社　2011.6　285p　19cm　1300円　①978-4-286-10413-3

『決定版 まるごと一冊！ 脳梗塞—発症のメカニズム、診断、治療、看護、そして予防、地域連携まで』 橋本洋一郎監修　大阪　メディカ出版　2012.8　304p　26cm　（ブレインナーシング 2012年夏季増刊）　4320円　①978-4-8404-3757-8

内容 脳梗塞にまつわる疑問はこれですべて解決。発症機序・病態生理から診断、治療、看護、地域連携、予防、患者指導、関連疾患と、脳梗塞診療に関するあらゆる内容を網羅！ 広範な知識の整理と理解に役立つため、脳梗塞患者をケアする脳外・神経内科ナースのバイブル！

『あなたも名医！ 脳卒中と一過性脳虚血発作を見逃すな！—時間が決め手！ 予防と治療の水際作戦』 内山真一郎編　日本医事新報社　2013.4　192p　26cm　（jmed 25）〈索引あり〉　3500円　①978-4-7849-6425-3

目次 第1章 脳卒中の診方, 第2章 脳梗塞の診方, 第3章 一過性脳虚血発作の診方, 第4章 脳出血の診方, 第5章 くも膜下出血の診方, 第6章 ジェネラリストが知っておきたい予備知識

『ゼロからわかる脳梗塞』 聖路加国際病院監修, 木村哲也著　世界文化社　2013.10　127p　21cm　(聖路加国際病院の健康講座)　1300円　①978-4-418-13442-7

目次 1 脳梗塞を知る(脳梗塞とはどんな病気？, 脳梗塞の症状を知る ほか), 2 脳梗塞の治療(治療の流れを知る, 脳梗塞の検査 ほか), 3 脳梗塞のリハビリ(脳梗塞の後遺症, 段階的なプログラム ほか), 4 退院後の生活と脳梗塞の予防(退院後の生活とケア, 脳梗塞を予防する生活 ほか)

内容 豊富な実例でわかりやすい！ 発作時の対処法、予防の秘策、リハビリなど、イラスト&チャートで完全図解！

『図解脳梗塞の予防がよくわかる最新知識―決定版』 内山真一郎監修　日東書院本社　2014.9　207p　19cm〈文献あり〉　1300円　①978-4-528-01073-4

目次 第1章 脳梗塞とはこんな病気(脳梗塞は脳卒中のひとつ脳血管が詰まることで起きる！,「高齢化」と「生活習慣病」の蔓延で増え続ける脳梗塞 ほか), 第2章 脳梗塞の危険因子を改善する(危険因子の管理で脳梗塞の8割以上は防げる！,「高血圧」は最大のリスク！ ほか), 第3章 脳梗塞を予防する生活習慣(節酒を守ればお酒には良い効果もある, 脳梗塞の予防に「禁煙」は絶対条件です！ ほか), 第4章 脳梗塞を予防する食事法(腹八分目の食事で適正体重をキープ, 1日の適正エネルギー量と栄養バランスを守る ほか), 第5章 脳梗塞の早期発見と最新治療(脳梗塞の予防・早期発見に脳ドックを有効利用しよう, 脳ドックで検査を受けるとどんなことが分かるのか ほか)

内容 全国で無くなる方の10%が脳卒中。その脳卒中の75%脳梗塞です！ このコワい脳梗塞の予防法を、生活習慣、運動、食事に分類してお教えします。さらに脳梗塞の早期発見のための脳梗塞の予兆も詳しく紹介します。

『脳梗塞・脳出血・くも膜下出血』 高木誠監修　高橋書店　2015.9　191p　21cm　(患者のための最新医学)〈索引あり〉　1200円　①978-4-471-40826-8

目次 第1章 脳梗塞(脳梗塞は脳の血管が詰まる病気, 脳梗塞の前ぶれ―TIA(一過性脳虚血発作) ほか), 第2章 脳出血(脳出血の種類と症状, 脳出血の最大の原因は「高血圧」 ほか), 第3章 くも膜下出血(くも膜下出血は動脈瘤が破れる病気, くも膜下出血の症状 ほか), 第4章 脳卒中の後遺症とリハビリテーション(後遺症は人によって異なる, 脳卒中でよく起こる後遺症1 神経症状 ほか), 第5章 脳卒中の再発予防と生活習慣の改善(脳卒中の危険因子を減らす, 高血圧・糖尿病・脂質異常症は3大リスク ほか)

内容 最新の薬物療法と手術療法。急性期・回復期・維持期のリハビリ。再発予防と生活習慣の改善。

『脳卒中―分かりやすい病態から治療まで』 楠正仁, 森川和要, 高橋務, 小枝英輝編著　改訂第2版　大阪　最新医学社　2016.4　405p　26cm〈索引あり〉　5000円　①978-4-914909-62-8

目次 総論(脳卒中とは？, 脳卒中の疫学について ほか), 各論 "診断"(脳血栓症の原因は？, 脳塞栓症の原因を知りたい ほか), 各論 "治療"(脳梗塞の治療について知りたい, 亜急性期～慢性期の治療(脳外科の観点から) ほか), 各論 "リハビリテーション"(リハビリテーションの動向は？, リハビリテーションが有効な科学的根拠(EBM)はあるか？ ほか)

脳卒中—基礎知識—予防

【解説】 脳卒中は脳の血管がつまったり、破れたりすることによって発症します。よって予防においては、いかに脳血管を健やかな状態に保てるかが重要なポイントとなります。そのためには脳血管や脳の血液に悪影響をおよぼす因子は取り除く必要があるでしょう。高血圧、糖尿病、高脂血症、心房細動などは代表的な危険因子です。またその他の生活習慣上の危険因子としては、食生活の乱れ、アルコールの過剰摂取、喫煙、運動不足、過労、ストレス、睡眠不足などがあげられます。

加えて脳卒中の予防では予兆を見逃さないことも大切です。例えば急なめまい、ものが二重に見える、うまくしゃべれない、手足がしびれる、足を引きずる、手足の脱力、歩行が不安定になるなどが主な前触れです。これら疑わしい症状が出たときは、たとえ一時的なものであったとしても、専門医を受診することが急務でしょう。

（結城俊也）

おすすめ書籍

『世界一やさしい脳卒中にならないための本』 伊藤建次郎監修, 永嶋信晴著　健学社　2007.9　210p　19cm　1500円　①978-4-7797-0083-5

目次 第1章 脳卒中って何ですか？ , 第2章 脳卒中の前触れってありますか？ , 第3章 脳卒中の検査・診断ってどんなことをするの？ , 第4章 脳卒中って、どうやって治すの？ , 第5章 脳卒中になっても、体は元にもどりますか？ , 第6章 脳卒中は予防できるの？

内容 元気な人こそ危ない。意外と知らない脳卒中のメカニズム。

『脳卒中予防と治療の最前線』 岡田芳和著　明治書院　2010.6　185p　19cm　（学びやぶっく 36—たいいく）　1200円　①978-4-625-68446-3

目次 第1章 ある日、突然目覚めてみると…！ , 第2章 血管が破れる脳出血、詰まる脳梗塞, 第3章 脳卒中の早期発見・治療のために, 第4章 脳卒中の治療最前線, 第5章 生活習慣改善で脳卒中をストップ！ , 第6章 早期リハビリテーションで回復をめざす

内容 脳卒中というと、脳の病気と思われがちですが、血管の障害によって起こる病気です。ですから、血管が詰まったり破れたりしないよう、日頃からリスクファクターを排除することが大切です。生活習慣病対策はそのまま脳卒中予防対策に繋がります。

『脳梗塞の治し方・防ぎ方—快速まるわかり』 岡田芳和著　法研　2011.12　202p　19cm　（専門医が図解するシリーズ）〈文献あり〉　1300円　①978-4-87954-851-1

目次 第1章 人体の司令塔「脳」と脳血流トラブル「脳梗塞」（全身の機能や知的活動をコントロールする「脳」, 脳血流トラブル（脳卒中）発生時に現れる症状 ほか）, 第2章 どう治す？ 脳梗塞（発作が現れたときの対応, 診断に必要な検査 ほか）, 第3章 失われた機能を改善し、残された機能を開発するリハビリ（安静第一から、リハビリの早期開始へ, 運動機能の回復を促すリハビリ ほか）, 第4章 脳梗塞を防ぐ暮らし方（血圧の管理, 肥満・糖尿病がある場合 ほか）

内容 通常目次のほかに、知りたいこと別の『テーマ目次』を完備。解説部分のポイントに引かれた“アンダーライン”を追っていくだけで内容がわかる。アンダーラインのリンクから必要な図版にジャンプが可能。各ブロックの最後には『まとめ』を付帯。『まとめ』を通読するだけで全体がわかる。『ドクターズ・アドバイス』でポイントをさらに深く理解できる。難しい言葉は巻末でわかりやすく解説。

『脳出血も脳梗塞も自力で防ぐ！ 知恵とコツ—高血圧をすんなり下げる！ 脳血管の破れや詰まりも解消！：オールカラー』 主婦の友社編　主婦の友社　2011.12　143p

21cm （主婦の友ベストbooks—目で見る健康ブックス） 1300円 ①978-4-07-280152-9

目次 1 脳出血と脳梗塞を知る（詰まるタイプ、出血するタイプがある脳卒中。死だけではなく、要介護や寝たきりをも招く！，血栓が詰まって起こる3種の脳梗塞。発症直後なら、血栓溶解療法も ほか），2 しなやかな血管とサラサラ血液を作る食材（こまめな水分補給で血圧ダウン。ビタミンC、クエン酸が豊富なレモン水はさらに効果大，古代中国で不老長寿の薬と珍重された黒豆茶。毛細血管を掃除し、脳卒中を防ぐ ほか），3 高血圧を改善する簡単動作（血管を丈夫にして、血流を促す"皮膚つまみ"。高血圧を改善して脳血管障害を防ぐ，"八大関節のツボ刺激"で邪気を払い、免疫力を高めて脳卒中を予防する ほか），4 ある日突然おそう恐怖、クモ膜下出血（脳動脈瘤の破裂によってあふれた血液がクモ膜下腔に流入して障害を起こす，"クモ膜下出血"の発症リスク、遺伝・高血圧・喫煙の3つのリスクを減らす！ ほか），5 いざというときのための救急術（自分のできる範囲で正しい処置を行うのが救命のカギ。家庭では"予防"も救命の一環，家族が自宅で倒れ、意識がない！ 救急車を呼ぶにはどうすればよい？ ほか）

内容 高血圧をすんなり下げる。脳血管の破れや詰まりも解消。

『脳梗塞の予防と再発防止』 日本脳卒中協会，循環器病研究振興財団監修，山口武典編 改訂3版 大阪 医薬ジャーナル社 2012.9 83p 28cm （インフォームドコンセントのための図説シリーズ）〈索引あり〉 4800円 ①978-4-7532-2575-0

目次 脳梗塞とは，脳梗塞の危険因子と予防，脳梗塞の前触れ（一過性脳虚血発作：TIA），脳梗塞の発症メカニズムと臨床カテゴリー，脳梗塞の症状・徴候，どんな検査をするか，急性期の治療と再発防止，リハビリテーション，言語障害と摂食・嚥下障害，慢性期の管理と長期予後，無症候性脳梗塞，医療連携

『脳梗塞の防ぎ方・治し方—イラスト版』 高木誠監修 講談社 2012.11 98p 21cm （健康ライブラリー）〈文献あり〉 1200円 ①978-4-06-259769-2

目次 1 4.5時間以内の治療開始がカギ。時間との勝負（前ぶれ—すぐに治まる「一過性」の段階で気づきたい，発症の傾向—「自宅」にいるとき「午前中」にやや多め ほか），2章 脳の血管が詰まり、血流が途絶える病気（脳梗塞とは—脳卒中のひとつで、脳の血管が詰まる病気，脳卒中とは—脳出血、くも膜下出血など、脳の血管の病気 ほか），3 薬物療法と手術療法で再発を防ぐ（再発—患者さんの半数は一〇年以内に再発，急性期の薬物療法1—血液のかたまりができないようにする ほか），4 全身の管理をしながらリハビリを始める（後遺症1—梗塞を起こした側と反対にマヒが現れる，後遺症2—高次脳機能障害という見えにくい後遺症 ほか），5 生活習慣の改善こそが根本治療（リスク管理1—血圧、血糖値、血中脂質を目標値に，リスク管理2—メタボを侮るなかれ。まず減量を ほか）

内容 体の半身に力が入らない、ろれつが回らない…見過ごされがちな症状は脳からのSOSサイン！ 前ぶれ症状から再発を防ぐ治療法まで徹底図解。

『隠れ脳卒中で死なないための心がけ—頭痛専門医からの緊急警告！ 年間で約100万人発症！ あなたも予備軍かも…。』 清水俊彦著 マガジンハウス 2013.8 199p 19cm 1400円 ①978-4-8387-2566-3

目次 第1章 若い人の間で「隠れ脳卒中」が増えている（30代、40代のあなたも危険！ 脳卒中は若年化している！，40代の3人に1人は見つかる「隠れ脳梗塞」って？，欧米型の食生活が隠れ脳梗塞を本格化させる ほか），第2章 脳卒中予備軍になる危険な行動と習慣（サウナを毎日利用していたら命を縮めるかも!?，ピルの常用は危険！ 脳卒中リスクが上がる，便秘が危険なのは、りきむことで血圧が上がるから ほか），第3章 脳卒中から身を守る正しい行動と心がけ（脳卒中には頭痛という予兆がある，一次性頭痛も放置しておけば脳卒中のリスクが高くなる，いつもの痛みと明らかに違う本当に危険な二次性頭痛 ほか）

『隠れ脳梗塞は自分で治す』 池谷敏郎著 SBクリエイティブ 2014.6 175p 18cm （らくらく健康シリーズ）〈文献あり〉 1000円 ①978-4-7973-7695-1

目次 第1章 隠れ脳梗塞とは何か？（脳梗塞を防ぐことは、元気な老後を送るうえで不可欠，隠れ脳梗塞は、重篤な血管病のサイン ほか），第2章 隠れ脳梗塞はなぜ起こる？（脳梗塞の原因とな

る血管障害は、生活習慣病から起こる，高血圧は血管老化の元凶 正しい管理でコントロールする ほか），第3章 食事で隠れ脳梗塞を予防する（脳梗塞の危険は軽減できる 生活習慣を改めて血管力をアップ，高血圧対策は、まず減塩 無理のない1日8gを目指そう！ ほか），第4章 生活習慣を改善して予防する（運動によって分泌されるNOが、血管を健康にする，効率よく運動効果を上げる5つのポイント ほか），第5章 脳梗塞の症状と対処法（障害を受けた脳の領域によって、現れる症状が異なる，とっさの正しい判断が命を取り留める ほか）

『図解脳梗塞の予防がよくわかる最新知識―決定版』 内山真一郎監修 日東書院本社 2014.9 207p 19cm〈文献あり〉 1300円 ①978-4-528-01073-4

目次 第1章 脳梗塞とはこんな病気（脳梗塞は脳卒中のひとつ脳血管が詰まることで起きる！，「高齢化」と「生活習慣病」の蔓延で増え続ける脳梗塞 ほか），第2章 脳梗塞の危険因子を改善する（危険因子の管理で脳梗塞の8割以上は防げる！，「高血圧」は最大のリスク！ ほか），第3章 脳梗塞を予防する生活習慣（節酒を守ればお酒には良い効果もある，脳梗塞の予防に「禁煙」は絶対条件です！ ほか），第4章 脳梗塞を予防する食事法（腹八分目の食事で適正体重をキープ，1日の適正エネルギー量と栄養バランスを守る ほか），第5章 脳梗塞の早期発見と最新治療（脳梗塞の予防・早期発見に脳ドックを有効利用しよう，脳ドックで検査を受けるとどんなことが分かるのか ほか）

内容 全国で無くなる方の10%が脳卒中。その脳卒中の75%脳梗塞です！ このコワい脳梗塞の予防法を、生活習慣、運動、食事に分類してお教えします。さらに脳梗塞の早期発見のための脳梗塞の予兆も詳しく紹介します。

『広南病院の減塩健康レシピ―脳卒中を予防する 脳神経疾患の専門病院』 広南病院著 宝島社 2014.12 95p 26cm〈索引あり〉 1100円 ①978-4-8002-3590-9

目次 冬のレシピ（おでんの献立，具だくさんオムレツの献立 ほか），春のレシピ（たらのしそ揚げの献立，五目ちらしずしの献立 ほか），夏のレシピ（豚肉の味噌焼きの献立，しいたけしゅうまいの献立 ほか），秋のレシピ（さんま塩焼きの献立，冷たい京風天ぷらそばの献立 ほか）

内容 お家ですぐできる！ 減塩&低くコロリー。栄養バランスがいい！ 季節のレシピ36献立+定番8品。

『すぐわかる脳出血・脳梗塞の防ぎ方―尊い命を未然に防ぐために今日からすぐできる知恵とコツ』 主婦の友社編 主婦の友社 2017.4 143p 21cm （実用No.1）〈「脳出血も脳梗塞も自力で防ぐ！ 知恵とコツ」（2011年刊）の改題、一部再編集した改訂版〉 1300円 ①978-4-07-423077-8

目次 1 脳出血と脳梗塞を知る（詰まるタイプ、出血するタイプがある脳卒中。死だけではなく、要介護や寝たきりをも招く！，血栓が詰まって起こる3種の脳梗塞。発症直後なら、血栓溶解療法も ほか），2 しなやかな血管とサラサラ血液を作る食材（こまめな水分補給で血圧ダウン。ビタミンC、クエン酸が豊富なレモン水はさらに効果大，古代中国で不老長寿の薬と珍重された黒豆茶。毛細血管を掃除し、脳卒中を防ぐ ほか），3 高血圧を改善する簡単動作（血管を丈夫にして、血流を促す"皮膚つまみ"。高血圧を改善して脳血管障害を防ぐ，"八大関節のツボ刺激"で邪気を払い、免疫力を高めて脳卒中を予防する ほか），4 ある日突然おそう恐怖、クモ膜下出血（脳動脈瘤の破裂によってあふれた血液がクモ膜下腔に流入して障害を起こす，"クモ膜下出血"の発症リスク、遺伝・高血圧・喫煙の3つのリスクを減らす！ ほか），5 いざというときのための救急術（自分のできる範囲で正しい処置を行うのが救命のカギ。家庭では"予防"も救命の一環，家族が自宅で倒れ、意識がない！ 救急車を呼ぶにはどうすればよい？ ほか）

脳卒中—基礎知識—脳動脈瘤

【解説】 脳動脈瘤とは、脳血管の一部がもろくなりコブのように膨らんだ状態のことです。脳動脈瘤の膨隆が進むと、まわりの神経や脳組織を圧迫してしまいます。そしてこれが破裂するとくも膜下出血を起こします。この出血が起こると、バットで殴られたような激しい頭痛や吐き気をもよおし、約3分の1から半数近くの方が生命の危機にさらされます。この脳動脈瘤は成人の2〜5%の割合で有していると言われています。

脳動脈瘤はMRA（磁気共鳴血管撮影）、CTA（CT血管撮影）などいくつかの検査方法によって診断することができます。治療法としては、脳動脈瘤の血流を遮断するため、金属クリップで動脈瘤の根元を留めるクリッピング術や、動脈から細いプラスチックチューブを脳動脈瘤の中に挿入し、そのチューブを通してプラチナ製の柔らかいコイルを埋め込んでしまうコイル塞栓術という方法があります。

（結城俊也）

おすすめ書籍

『破裂していない脳動脈瘤（未破裂脳動脈瘤）の手引き—患者さんとご家族のための生活ガイド』 野崎和彦, 中山健夫監修　特定非営利活動法人 ヘルスサービスR&Dセンター（CHORD–J）　2010.3.1　11p　30cm　442円　①978–4–9903481–1–3

目次 1 脳動脈瘤って何？，2 破裂するの？ 予防できるの？，3 どんな治療が必要？，4 生活する上で気をつけることは？

『脳動脈瘤がみつかったら』 上山博康監修　講談社　2011.6　98p　21cm　（健康ライブラリーイラスト版）〈文献あり〉　1200円　①978–4–06–259750–0

目次 1 脳ドックや別の病気で気づく（脳ドックで気づく 脳の画像検査で小さな影を発見, 画像でみる 脳ドックでみつかった「脳動脈瘤」 ほか），2 手術か様子見か、判断のポイントは（治療ガイドライン 日本では七〇歳以下・こぶ五ミリ以上が手術, 治療ガイドライン こぶの状態や位置しだいで方針は変わる ほか），3 手術をする場合1 開頭手術（クリッピング術）（開頭手術 開頭してこぶへの血流をクリップで止める, 開頭手術 全身麻酔の状態で数時間の手術を受ける ほか），4 手術をする場合2 血管内治療（コイル塞栓術）（血管内治療 血管を通じて、こぶにコイルを詰めこむ, 血管内治療 手術時の負担が軽いが、再発もある ほか），5 手術しない場合は定期的に検査を（保存的治療 一年に一回は画像検査で変化をみる, 保存的治療 血圧をコントロールし、無理はしない ほか）

内容 ワイドで見やすいひと目でわかる、手術か？ 様子見か？ あなたの命を守るベストな選択法がわかります。開頭手術（クリッピング術）か、血管内治療（コイル塞栓術）か。NO.1脳神経外科医・上山博康医師がくわしく解説。

『安心の脳動脈瘤治療—手術をしないカテーテル治療の最前線！』 桜の花出版取材班編　町田　桜の花出版　2016.8　141p　18cm　（希望の最新医療）〈発売：星雲社〉　790円　①978–4–434–22319–8

目次 第1章 命にかかわる脳の病気（脳卒中とは, こんな時は脳卒中を疑う, 脳卒中の症状は体の片側に ほか），第2章 吉村紳一医師へのインタビュー（開頭しない脳動脈瘤治療の最前線, 患者が知っておくべきこと, 海外との比較と今後の展望）

内容 脳外科の分野でも開頭手術をしない身体に優しい新治療の時代へ。

脳卒中—基礎知識—ボツリヌス治療

【解説】 脳卒中の随伴症状の一つに痙縮があります。痙縮とは筋肉の緊張が高まり、手足がつっぱったり、勝手に動いたりしてしまう状態のことです。例えば手指が握ったままで開かない、肘が直角に曲がっている、つま先が下を向き内反してしまうなどは典型例です。このような状態では手足をうまく動かすことができないため、日常生活に支障が生じてしまいます。そこで筋肉を柔らかくするために行われるのがボツリヌス治療です。

ボツリヌス治療とは、ボツリヌス菌が作り出すボツリヌストキシンと呼ばれるたんぱく質を有効成分とする薬を筋肉内に注射する治療方法です。ボツリヌストキシンには筋肉の活動を抑制する作用があるため、関節は動きやすくなり、異常姿勢の改善や運動機能の向上を図ることが期待されています。ボツリヌス治療をリハビリテーションにうまく取り入れながら、治療している医療機関も散見されるようになっています。

（結城俊也）

おすすめ書籍

『痙縮のボツリヌス治療—脳卒中リハビリテーションを中心に』 木村彰男編　診断と治療社　2010.12　111p　26cm　（シリーズボツリヌス治療の実際）〈シリーズの総監修者：梶龍兒　索引あり〉　4500円　①978-4-7878-1828-7

『脳卒中痙性麻痺のボツリヌス治療—フェノール神経ブロックを含めて』 千野直一編　金原出版　2011.11　173p　21cm　（実践リハビリテーション・シリーズ）〈索引あり〉　3400円　①978-4-307-75028-8

『脳卒中上下肢痙縮Expertボツリヌス治療—私はこう治療している』 木村彰男監修, 正門由久, 大田哲生編集　診断と治療社　2013.8　170p　26cm〈索引あり〉　4500円　①978-4-7878-2036-5
目次 総論（ボツリヌス治療の現状と課題）, 各論（上肢の治療, 下肢の治療, 上下肢同時治療の工夫, 装具の併用, リハビリテーション, 在宅患者の治療）, 付録

脳卒中—運動療法—全般

【解説】 脳卒中における運動療法とは、身体を自動的または他動的に動かすことを通じて、筋緊張の亢進や異常姿勢を制御しながら、随意運動を促通させることにより、目的とする運動や課題遂行能力を向上させる治療法です。例えば安定して立っていられるようになるために行う立位バランス練習は、代表的な運動療法と言えるでしょう。また必要に応じて各種補装具、トレッドミル、ロボット技術を導入した装着型スーツなども使用しながら行います。

運動療法はできるだけ早期から繰り返し行うことが重要であるとされていますが、その効果は脳科学の知見からも支持されています。集中的なリハビリテーション（運動療法）を行うと、損傷した脳神経に代わる新たな神経回路の形成がみられたという報告もあります。

今後さらなる研究が蓄積されていけば、脳の可塑性に立脚した運動療法はより発展的なものになる可能性があるでしょう。

（結城俊也）

おすすめ書籍

『大田仁史の脳卒中いきいきヘルス体操』 大田仁史著 新訂版 荘道社 2011.2 177p 26cm 1900円 ①978-4-915878-84-8

目次 1 脳卒中とリハビリテーション（寝たきりの原因疾患, 廃用症候群とリハビリテーション, 寝たきり老人ゼロ作戦, 元気がなくなる理由, 障害をおうことの苦悩 ほか）, 2 いきいきヘルス体操（いきいきヘルス体操―How to use, 椅子での体操, 床での体操, 寝てする体操, 起立での体操）

『脳がよみがえる脳卒中・リハビリ革命―NHKスペシャル』 市川衛著 主婦と生活社 2011.9 223p 19cm 〈文献あり〉 1200円 ①978-4-391-14106-1

目次 第1章 脳卒中の常識が変わった！, 第2章 あきらめていたマヒが改善！「川平法」の真実, 第3章 最新研究で見えてきた！ 脳の「回復メカニズム」, 第4章 新技術で、重度のマヒも改善可能に, 第5章 脳の回復が加速する「魔法の言葉」, 第6章 「脳卒中・リハビリ革命」のこれから

内容 10分で指が動きだす驚異のリハビリ「川平法」から、脳と機械をつないで重度患者を助ける「BMIリハビリ」まで、リハビリの最先端。なんと、脳卒中によって脳は若返っていた。脳の秘められた回復力を引き出す驚異の最新リハビリ法を徹底紹介。

『決定版！ 家庭でできる脳卒中片マヒのリハビリやさしい図解「川平法」』 川平和美監修 小学館 2012.7 99p 21cm 1300円 ①978-4-09-310794-5

目次 家庭用プログラム 日常生活動作を目標にしましょう（服の脱ぎ着が楽になる, 顔をふく, ドアノブを回す, コップをつかむ, 薬袋を持つ ほか）, 家庭用トレーニング 気持ちよく100回は繰り返しましょう（肩甲骨を動かす, 肩の関節を動かす, 肩とひじの動きを分離する, 腕を斜めに上げる, 腕を斜めに上げ下げする ほか）

内容 片マヒの手指がよみがえる促通反復療法。わかりやすいイラストで完全図解。

『脳・神経系リハビリテーション―ビジュアル実践リハ：カラー写真でわかるリハの根拠と手技のコツ』 潮見泰藏編集 羊土社 2012.12 364p 26cm 〈索引あり〉 5700円 ①978-4-7581-0788-4

『図解脳卒中家庭でできる簡単リハビリ―寝たきりにならずに早期社会復帰をめざす』 三好正堂著 実業之日本社 2014.2 221p 19cm 1500円 ①978-4-408-11046-2

目次 1 脳卒中はどういう病気なのか？, 2 リハビリについて知っておきたいこと, 3 さあ、リハビリをはじめよう, 4 急性期病院に入院中のリハビリ, 5 簡単で、効果抜群の万能の訓練、「起立-着席訓練」をはじめよう, 6 回復期病院でのリハビリ（自宅へ退院するまで）, 7 身の回りのことができるようになるリハビリ, 8 合併症があるときの対応, 9 退院後の生活のポイント, 10 心配な症状（言語障害、排尿障害、嚥下障害、痛みなど）に対応する方法

内容 間違いだらけの日本のリハビリ。リハビリ専門医が教える、早期回復、寝たきりなしの万能リハビリ！ 発症から、入院中、退院後の生活までリハビリのすべてがわかる！

『片麻痺の人のためのリハビリガイド―感じることで動きが生まれる』 中里瑠美子著 協同医書出版社 2017.2 100p 26cm 2200円 ①978-4-7639-2141-3

目次 第1章 脳卒中になる前の、脳とからだの関係性―リハビリテーションの目標地点（自由に動けるとはどういうことなのでしょうか, 脳はいつでも「学習」しています）, 第2章 脳卒中で傷ついた、脳とからだの関係性―リハビリテーションで考慮すべきこと（傷ついた脳が脳自身を守るための戦略―ネットワークの応急手当とその影響）, 第3章 片麻痺のリハビリテーションの基本ルール（感じることが自分にとって都合の良い動きを創ります）, 第4章 生活の中でできること―思い通りに動くからだを創るために（自分でできる練習の提案, 自分の文化としてのからだの動き）

『片麻痺回復のための運動療法—促通反復療法「川平法」の理論と実際』 川平和美, 下堂薗恵, 野間知一著　第3版　医学書院　2017.6　210p　26cm〈索引あり〉　6200円　①978-4-260-02216-3

脳卒中—運動療法—歩行

【解説】 歩行は極めて自律的な動作です。頭で考えなくても自然と足は振り出され、歩を進めることができます。しかし脳卒中を発症すると、歩行制御機構は崩壊してしまい、スムーズに歩くことができなくなってしまいます。そこで大切なのが専門知識に基づいた歩行練習です。自己流の練習だと歩容（見た目の歩き方）は乱れ、将来的には膝関節痛などの二次的障害を引き起こす可能性もあるので要注意です。

歩行練習にはセラピストによる徒手的介助練習、トレッドミルによる部分免荷歩行練習、そして装具を着用しての練習など様々なものがあります。その際、患者側に歩行のバイオメカニクスや下肢装具についてある程度の知識があれば、より効率的な練習が可能となります。歩行が自立しているか否かによって、日常の活動範囲は大きく違ってきます。良書で基礎的な知識を身につけておくことは、決して損にはならないでしょう。

（結城俊也）

おすすめ書籍

『決定版！ 家庭でできる脳卒中片マヒのリハビリやさしい図解「川平法」　歩行編　楽に立ち、なめらかに歩く』 川平和美監修　小学館　2014.2　99p　21cm〈文献あり〉　1300円　①978-4-09-310820-1

目次 トレーニングの前に知っておきたいこと（歩行の仕組み, 「二動作」と「三動作」歩行の違い）, トレーニングに取り組みましょう（楽に立つためのトレーニング, 体幹を動かすトレーニング, マヒを改善するトレーニング, 歩くトレーニング）

『脳卒中の下肢装具—病態に対応した装具の選択法』 渡邉英夫, 平山史朗, 藤﨑拡憲著　第3版　医学書院　2016.3　191p　21cm〈索引あり〉　4200円　①978-4-260-02488-4

『脳卒中片麻痺者に対する歩行リハビリテーション』 阿部浩明, 大畑光司編集　メジカルビュー社　2016.12　260p　26cm〈他言語標題：Gait Rehabilitation for Hemiplegia after Stroke　索引あり〉　5500円　①978-4-7583-1711-5

『歩行再建—歩行の理解とトレーニング』 大畑光司著　三輪書店　2017.5　265p　26cm〈索引あり〉　4000円　①978-4-89590-599-2

目次 第1部 歩行の基礎知識（歩行の基本的理解, 歩行の運動学, 歩行相の運動学）, 第2部 歩行の評価（歩行障害とその様態, 歩行障害の評価）, 第3部 歩行の再建（歩行再建における臨床的意思決定, 歩行再建のための基礎理論, 歩行再建の戦略論, 歩行再建の戦術論, 歩行再建のためのリハビリテーションロボット, HONDA歩行アシストによる歩行再建）, 巻末資料

内容 他にはない、歩行リハビリテーションの技術体系。歩行評価やトレーニング方法の紹介だけではない、再び歩くことをあきらめない人へのメッセージ。

脳卒中―運動療法―腕・指

【解説】医療現場におけるリハビリテーションでは、腕や指などの運動機能については主に作業療法士が担当しています。作業療法では様々な道具を用いて手指の巧緻性を高める練習や、食事や更衣動作などの具体的な日常生活活動の練習を行います。また患者が他人の援助を借りなくても動作が行えるような道具(自助具)を使っての練習も行います。例えば持ちやすい箸や握りやすいペンがそれにあたります。

しかし上肢、特に手指動作は細かな作業が多いので、回復に難渋する人も少なくありません。そこで随意運動介助型電気刺激装置という機器を用いての治療が行われることもあります。この装置は患者自らが随意的に手を動かそうとしたときにのみ、電気刺激が発生して筋肉を収縮させるというものです。上肢機能のより良い回復のために、今後も新たな治療法が開発されることが期待されます。

(結城俊也)

おすすめ書籍

『腕と指のリハビリ・ハンドブック―脳卒中マヒが改善する！』 安保雅博監修　講談社　2011.9　99p　21cm　(健康ライブラリースペシャル)　1400円　①978-4-06-259669-5

目次 1 スタート前準備編(マヒの程度―運動マヒの程度は6段階にわけられる, 上肢ステージ―自分の上肢のマヒの段階を知ろう, 手指ステージ―自分の手指のマヒの段階を知ろう, 訓練ポイント1―自分のマヒの段階にあった訓練をしよう, 訓練ポイント2―上肢と手指のステージが違うとき), 2 毎日チャレンジ実践編(腕と手の基本的な運動―上肢のステージを参考に, 物をつかむ・つまむ―手指のステージを参考に, 日常生活動作に応用―上肢と手指のステージを参考に), 3 リハビリを助ける最新治療編(最新治療1―磁気刺激と作業療法を組み合わせた最新治療, リハビリ体験記―慈恵式リハビリで使える手をめざして, 最新治療2―ボツリヌス療法, リハビリ体験記―重いマヒでもあきらめず訓練を)

内容 いますぐできるトレーニング法と画期的プログラムを全72メニュー一挙紹介。リハビリを助ける最新治療法も解説。

『エビデンスに基づく脳卒中後の上肢と手のリハビリテーション―慢性期でも機能は回復する』 ピーター・G・レビン著, 金子唯史訳　ガイアブックス　2014.4　256p　23cm　〈索引あり〉　2500円　①978-4-88282-915-7

目次 第1章 脳卒中後の回復に不可欠な必須事項, 第2章 回復のためのヒントと策略, 第3章 回復への事前投資, 第4章 お薦めの治療オプション, 第5章 回復に必至となるエクササイズ要素, 第6章 回復に向けた戦略, 第7章 痙性のコントロールと除去, 第8章 モチベーション：回復に必要な燃料, 第9章 回復をサポートするマシーン

内容 プラトー(停滞期)なんてあり得ない！ 最新の脳科学研究結果による完全機能回復マニュアル。

『脳卒中の重度マヒでもあきらめない！ 腕が上がる手が動くリハビリ・ハンドブック』 安保雅博監修　講談社　2014.11　99p　21cm　(健康ライブラリ――スペシャル)　〈他言語標題：Rehabilitation Handbook〉　1400円　①978-4-06-259689-3

目次 1 毎日実践リハビリメニュー 肩と腕の運動, 2 毎日実践リハビリメニュー 手と指の運動, 3 毎日実践リハビリメニュー 日常生活動作に取り入れる, 4 リハビリを助ける「ボツリヌス療法」と「補助療法」(治療の効果/リハビリのための下地をつくるボツリヌス療法, 治療のすすめ方/持続効果は数ヵ月。年に数回注射する, どこに打つのか1/マヒの状態と患者さんの目標から

決める, どこに打つのか2/重度マヒの改善のゴールを決めよう, 自宅でできる補助療法/振動刺激で筋肉の緊張をやわらげる, その他の療法/電気刺激療法とトレーニンググッズ, さらに次の段階へ/進化したリハビリ「NEURO」, 患者さんの声/重度マヒがここまでよくなった！ 2)

内容 重度のマヒでもボツリヌス療法と正しい訓練法で機能は改善していく!!基本のストレッチから日常生活動作に取り入れた訓練まで全60メニューを一挙紹介！

『HANDS therapy—脳卒中片麻痺上肢の新しい治療戦略』 藤原俊之, 阿部薫編著　医歯薬出版　2015.2　60p　26cm〈文献あり 索引あり〉　3000円　①978-4-263-21496-1

目次 第1部 HANDS therapyとは (HANDS therapyとはどんな治療法？ , HANDS therapyによって再建する機能は？ , HANDS therapyには何が必要？ , HANDS therapyはどんな効果があるの？ , HANDS therapyの治療機所は？ , HANDS therapyにあたって必要な理解は？), 第2部 HANDS therapyの方法 (患者さんの適応判断は？ , 随意運動介助型電気刺激装置の設定は？ , 装具の設定と作成は？ , HANDS therapyの治療プログラムは？ , 上肢近位筋に対する治療 (HANDS proximal) の方法は？ , 小児のHANDS therapy (HANDS Kids) の方法は？ , 外来でのHANDS therapy (HANDS - out) の方法は？ , 他の治療方法との組み合わせは？)

脳卒中—急性期リハビリテーション

【解説】 脳卒中の急性期リハビリテーションは、発症早期からベッドサイドで開始され、廃用症候群 (長期間の安静により生じる心身の機能低下) の予防と、セルフケアの自立を目指して離床を促していきます。その主な内容には、早期座位・立位訓練、装具を用いた早期歩行訓練、摂食・嚥下訓練などが含まれます。『脳卒中治療ガイドライン 2015』では、脳卒中発症直後から十分なリスク管理のもとで積極的なリハビリテーションを行うことが強く推奨されています。

一方において、2015年にLancet誌に掲載された研究 (脳卒中患者に対する発症から24時間以内の超早期リハビリテーションの効果を検証した研究) によると、急性期脳卒中患者に対するリハビリテーションの開始は早すぎても逆効果である可能性が示唆されました。しかし現在のところ、一律に早期からの介入を否定するのではなく、患者に合わせてリハビリテーションの開始時期や訓練内容、量などを慎重に調整するのが妥当と考えられます。

(結城俊也)

おすすめ書籍

『「脳卒中リハビリテーション」の要諦』 三好正堂著　悠飛社　2009.6　213p　19cm (Yuhisha hot-nonfiction—Yuhisha best doctor series)　1400円　①978-4-86030-130-9

目次 早期リハビリテーションはなぜ必要か, 脳卒中という病気と障害, 脳卒中・片麻痺のリハビリテーション, 片麻痺者が回復するメカニズム, 麻痺手のリハビリテーション, 日常生活動作の訓練, 慢性期・片麻痺者を回復させる方法, 嚥下障害と治療, 肥満の治療, 排尿障害・失禁の治療, 失語症・発語障害のリハビリテーション, 失認・失行・高次脳機能障害のリハビリテーション, 合併症がある場合のリハビリテーション, 介護保険の受け方, 障害を乗り越えて

内容 脳卒中リハビリテーションに伴う諸問題、特に薬物・手術以上に効果の大きい急性期リハビリテーションについて、脳卒中の最前線にいる患者・家族や一般臨床医の方々を念頭に置きながら解説。

『脳卒中リハビリテーションの要諦』 三好正堂著　改訂　現代書林　2012.12　215p　19cm〈初版：悠飛社 2009年刊〉　1400円　①978-4-7745-1379-9

目次 廃用症候群—リハビリテーションは早期に始めることが最も大切, 脳卒中という病気と「障

害」, 脳卒中・片麻痺のリハビリテーション, 片麻痺者が回復するメカニズム, 片麻痺手のリハビリテーション, 日常生活動作―評価と訓練, 慢性期片麻痺のリハビリテーション, 嚥下障害の治療, 排尿障害・失禁の治療, 肥満の治療, 失語・発達障害のリハビリテーション, 失認・失行・高次脳機能障害, 合併症がある場合のリハビリテーション, 介護保険の受け方, 障害を乗り越える

内容 わが国の脳卒中医療は、早期リハビリが不足し、欧米より回復が悪くなっている。患者、家族、医療専門家に知って欲しい時期を逸しない早期リハビリの実践。

『脳卒中急性期における看護ケアとリハビリテーション完全ガイド―離床への不安を自信に変える』 飯田祥, 黒田智也, 久松正樹, 野々村雅文他著, 曷川元編集　慧文社(発売)　2015.10　220p　26cm　(Early Mobilization Mook 3)〈文献あり 索引あり〉 3800円　①978-4-86330-167-2

目次 第1章 なぜ脳卒中患者に離床が必要なのか, 第2章 臨床の疑問からひも解く脳の解剖生理, 第3章 脳出血・脳梗塞・くも膜下出血の病態と基本的治療戦略, 第4章 臨床ですぐに役立つ脳画像の診かた, 第5章 異常所見からひも解く脳神経アセスメントの基礎, 第6章 使用薬剤からわかる患者の状態と治療方針, 第7章 脳出血・脳梗塞・くも膜下出血の離床開始基準とリハビリテーションの進め方, 第8章 片麻痺患者のポジショニング・体位変換・移乗動作・ADL介助, 第9章 離床に必須の車椅子・装具の知識

内容 脳卒中患者における早期離床のエビデンス、脳卒中各病型の病態・基本的治療戦略とケアのポイント、臨床ですぐに役立つ脳画像の診かた、異常所見からひも解く脳神経アセスメントの基礎、脳卒中各病型の離床・リハビリテーションのすすめ方ほか。

脳卒中―回復期リハビリテーション

【解説】 脳卒中発症後の生命の危機状態から脱し、症状が安定してきた時期に行われるのが回復期リハビリテーションです。この時期に集中的にリハビリテーションを行うことで、最も効果的に身体機能の回復が図られると考えられています。

この時期のリハビリテーションを効率的に行うための施設として、回復期リハビリテーション病棟があります。厚生労働省が定める回復期リハビリテーション病棟入院基準では、脳卒中の場合、発症から2か月以内に入院する必要があり、最大入院期間は180日となっています。この病棟では1日に最大3時間のリハビリテーションを行うことができ、症状に合わせて理学療法、作業療法、言語聴覚療法が施行されます。この病棟では自宅復帰を目指して様々なプログラムが組まれます。例えば患者の生活リズムに合わせて行われる日常生活動作トレーニング、病院外への外出練習、家屋改修等を提案する退院前訪問調査などです。各種専門技術を持った医療スタッフがチームを組んで、患者の自宅復帰に向けて取り組んでいます。

(結城俊也)

おすすめ書籍

『まんがでわかる脳卒中回復期リハビリ』 井林雪郎総監修, 誠愛リハビリテーション病院リハビリまんが研究会脚本, もとじろう作画　メディカルレビュー社　2016.6　124p　24cm〈文献あり〉 2200円　①978-4-7792-1722-7

『回復期リハビリ病院のスタッフが教える知って役立つリハビリのお話―西広島リハビリテーション病院 開院30周年企画』 西広島リハビリテーション病院編著　広島　南々社　2016.10　315, 12p　21cm〈年譜あり 索引あり〉 1200円　①978-4-86489-055-7

目次 第1章 回復期リハビリのお話―発症から自宅復帰まで, 第2章 疾患と障害のお話, 第3章 新しい治療・技術のお話, 第4章 自宅でのリハビリのお話1―生活習慣と環境編, 第5章 自宅でのリハビリのお話2―看護・介護編, 第6章 自宅でのリハビリのお話3―社会資源活用編, 西広島リハ

ビリテーション病院の案内

内容 再び、生き生きと暮らすためのヒント満載！ 70話。発症から自宅復帰までの手引書。

『患者様・ご家族のための回復期リハビリテーション』 丸石正治［著］ 東広島 ニューロエビデンス社 2016.10 146p 18cm 1250円 Ⓘ978-4-908916-01-4

目次 第1章 何故リハビリテーションの結果に差が出るのか？ , 第2章 回復期の心のケア, 第3章 回復期リハビリテーション病院に必要な医療, 第4章 リハビリテーション栄養学, 第5章 高次脳機能障害, 第6章 復職支援と自動車運転

脳卒中―生活管理

【解説】 自宅復帰した脳卒中患者は、しばしば環境の変化にとまどうことがあります。病院とは物理的環境がまったく異なる、入院前はできたことができない、などがその理由です。だからといってベッドで寝てばかりいたら、入院中に身につけた身体機能は衰えてしまいます。そこで大切なのが自宅における日常生活動作のやり方や工夫です。ちょっとしたコツで動作が自立すれば、患者のモチベーションもアップするでしょう。また家族の介護知識も重要です。まちがった介護方法では患者の潜在能力をつぶしてしまいかねません。できることは自分で行ってもらいながら、能力を引き出していくような介護が望ましいと言えます。

一方、家庭で行える身体機能を維持するためのトレーニングも忘れてはなりません。使わなければ関節はかたくなり、筋肉は衰えます。適切なトレーニングを継続したいものです。さらには再発を予防するために、食事、睡眠などの生活習慣の見直しも必須でしょう。

（結城俊也）

おすすめ書籍

『なんでもできる片まひの生活―くらしが変わる知恵袋』 藤原茂編著, 臼田喜久江著 青海社 2003.6 145p 21cm 2400円 Ⓘ4-902249-01-4

目次 第1部 生きがいへと誘うリハビリテーション―発症から料理教室を開くまで, 第2部 目で見る片まひ生活の知恵袋（料理編, 生活編）, 第3部 対話で明かす片まひの生活の知恵袋（料理編, 生活編）, 第4部 生活する力を育むリハビリテーション―考え方と実践への指標,「夢のみずうみ村」を訪れて

内容 生きていく喜びを生み出すくらしの知恵袋。本書の中にはリハビリテーションの真髄が随所に潜んでいる。理屈ではなく、事実として紹介している。

『イラストでわかる脳卒中ケア事典―再発予防・家庭介護・リハビリ』 千野直一監修, 高木誠, 里宇明元, 飯田達能, 在宅栄養アドバイザー「E-net」編著 中央法規出版 2007.10 335p 26cm 3200円 Ⓘ978-4-8058-2927-1

目次 第1章 まず脳卒中のことを知ろう, 第2章 脳卒中の原因を知り、発作を防ぐために, 第3章 発作が起きたとき、どうする？ , 第4章 病院で受ける検査・治療を理解する, 第5章 後遺症とリハビリテーション, 第6章 退院は準備が大切, 第7章 再発や悪化を防ぐ健康管理の秘訣, 第8章 家庭で生活するためのリハビリテーションと介護, 第9章 ポジティブに生きるために, 第10章 発作予防・嚥下障害のためのレシピ集

内容 介護地獄に落ちこまないために。病気や検査・治療の知識から介護、リハビリ、福祉制度、再発予防のレシピまで。療養生活に不可欠な情報を完全網羅。

『図解脳卒中のリハビリと生活―より質の高い暮らし（QOL）のために』 木村彰男監修, 主婦と生活社編 主婦と生活社 2008.5 191p 23cm 1400円 Ⓘ978-4-391-13495-7

目次 第1章 脳卒中とはどんな病気か, 第2章 家族が脳卒中で倒れたら, 第3章 病院でのリハビリ

テーションの実際, 第4章 退院後のリハビリテーションと暮らし, 第5章 言語障害への対処法, 第6章 介護保険と公的助成

『目からウロコ！ 三好春樹のまちがいだらけの片まひリハビリ—脳卒中で寝たきりにならない在宅介護のコツ』 三好春樹著　主婦の友社　2009.7　191p　19cm　（ほっとくるブックス）　1200円　①978-4-07-266465-0

目次 第1章 あなたのリハビリ常識はまちがいだらけ（病院の安静看護は看護を受ける人の大敵, 身体機能が悪くて寝たきりになることはまずない ほか）, 第2章 らくにできる、今日からできる「ステージ別・片マヒ介助法」（まずはマヒがどのステージにあるかを理解しよう, ステージ1の人の介助法 ほか）, 第3章 家族が知っておきたい後遺症の症状と的確な対処法（右片マヒと左片マヒはまったく違うことを理解しよう, 運動と感覚の障害 ほか）, 第4章 片マヒの人を寝たきりにしないために今すぐできること（寝返りを、自分でする場合と、介助つきでする場合, 起き上がりを、自分でする場合と、介助つきでする場合 ほか）, 第5章 普通の生活を自分でできる「生活リハビリ」（残された機能を使って「普通の」生活をおくるには, 家の中の環境づくり（ベッドまわりを中心に） ほか）

『誰でもなる！ 脳卒中のすべて』 植田敏浩著　集英社　2009.8　187p　18cm　（集英社新書 0504I）　680円　①978-4-08-720504-6

目次 第1章 脳卒中とはどんな病気なのか, 第2章 脳卒中の種類, 第3章 脳卒中の検査, 第4章 脳卒中の最新治療とは, 第5章「脳卒中？」と思ったらどんな病院へ行くべきか？ , 第6章 脳卒中の予防について, 第7章 脳卒中とリハビリテーション, 第8章 医療制度の改革とリハビリテーション

内容 全国で一三七万人が罹患し、二〇二〇年には患者数が三〇〇万人にもなると言われている脳卒中。食事や生活習慣の変化により、最近では若年層にも広がりを見せている。診断・治療法の進歩で、劇的な回復も可能になってはきたが、患者数の増加に伴い、寝たきりなど重い後遺症を抱える患者も増えている。大切な命を失わないために、また後遺症で苦しまないために日頃から何に気をつけ、どんな知識を身につけておくべきか。最新の治療法や予防策・リハビリテーションに至るまで、いざという時に役立つ脳卒中のすべてを網羅して紹介する。

『脳卒中になったその日から開く本』 中山博文著　保健同人社　2009.10　158p　21cm　（病後・手術後のすごし方シリーズ）　1500円　①978-4-8327-0640-8

目次 1 脳卒中を知る, 2 病院で, 3 自宅に戻ってから, 4 脳卒中後の人生, 5 脳卒中患者を支えるいろいろなシステム, 6 脳卒中をめぐる課題

内容 発症後1週間以内、1～4週間、1か月～半年、退院・転院後、それぞれの時期に必要な情報をドクターがやさしく解説します。

『介護者のための脳卒中リハビリと生活ケア—急性期から終末期までのトータルサポート』 稲川利光著　雲母書房　2010.9　157p　26cm　2200円　①978-4-87672-290-7

目次 序章 リハビリテーションの流れと寝たきりにならないための7カ条（脳卒中リハビリテーションの流れ, 寝たきりにならないための7カ条）, 第1章 急性期のリハビリとケア（急性期のリハビリが目指すもの, 脳卒中はどんな病気か ほか）, 第2章 回復期のリハビリとケア（回復期のリハビリが目指すもの, リハビリテーションの見方・考え方—プラス面を拾うことの大切さ ほか）, 第3章 生活期のリハビリとケア（生活期のリハビリが目指すもの, 嚥下障害をどう乗り越えるか ほか）, 第4章 終末期のリハビリとケア—緩和ケアを例に（終末期のリハビリが目指すもの, 終末期の嚥下障害と対策 ほか）

『写真で学ぶ新しいコンセプトによる脳卒中リハビリテーション—自立度向上と介助量軽減のために』 古田晃, 岡田公男, 隠明寺眞理著, 青木信彦監修　メディカルプレス　2011.10　149p　30cm　3600円　①978-4-944026-80-7

『イラストでわかる脳卒中—治療後・退院後の生活・リハビリ・食事：脳梗塞・脳出血・くも膜下出血から回復するために』 下正宗監修　法研　2012.6　159p　21cm　（手術後・退院後の安心シリーズ）〈索引あり〉　1400円　①978-4-87954-872-6

目次 第1章 脳卒中の治療（脳卒中の基礎知識, 急性期の治療 , 再発予防の治療）, 第2章 脳卒中後の家族のケア（家族の役割, 後遺症, 二次的な後遺症）, 第3章 後遺症を克服し再発をリハビリテーション（リハビリテーション, 拘縮予防のリハビリ, 日常生活のリハビリ）, 第4章 再発を防ぐ生活のしかた（病気の管理, 生活習慣, 再発を防ぐ食事, 支援制度）

内容 脳梗塞・脳出血・くも膜下出血から回復するために。イラストで解説する、見てすぐわかる本。入退院からその後の維持期における生活処方を時系列で紹介。後遺症に多い麻痺の改善を目的にしたリハビリテーションやマッサージの詳細。再発を防ぎ、認知症にならないための生活処方。本人に限らず、介護する家族が知っておくべき情報。

『脳卒中ケアブック—治療からリハビリまで』 田口芳雄, 北原和子編集　学研メディカル秀潤社　2012.10　259p　26cm〈索引あり　発売：学研マーケティング〉　2800円　①978-4-7809-1073-5

目次 1 脳卒中の基礎知識, 2 脳卒中の検査・診断, 3 脳卒中の治療, 4 脳卒中の主な症状とケア, 5 脳卒中患者のケア, 6 脳卒中患者のリハビリテーション, Appendix

内容 脳卒中の治療に携わる医療従事者へ。症状別ケアの実践を示す！ 最新の検査・治療からリハビリ、地域連携についても網羅。

『脳卒中後のおいしいリハビリごはん—自宅でできる食事プラン』 輝生会初台リハビリテーション病院, 輝生会船橋市立リハビリテーション病院著　女子栄養大学出版部　2013.3　120p　26cm　（100日レシピシリーズ）　1800円　①978-4-7895-1435-4

目次 序章 脳卒中のリハビリとは？（回復期リハビリ—入院中のリハビリでは、どんなことが行われるのでしょう？ , 生活期（維持期）リハビリ—退院後のリハビリは、どんなことを目標にするのでしょう？　ほか）, 第1章 食べる力をとり戻すために—再発を防ぐ食生活と嚥下リハビリ（再発を防ぐために食生活で注意することは？ , 1日にとりたい食品と目安量 ほか）, 第2章 実践！ リハビリ献立&1品料理—退院したその日から役立つ料理集（納豆/はんぺんとがんもどきとなすの田舎煮/モロヘイヤのおひたし/庄内麩とねぎのみそ汁/ごはん/ヨーグルトのフルーツソース添え, 挽き割り納豆/はんぺんとなすの煮物/モロヘイヤのおひたし/手まり麩とにんじんのみそ汁/ごはん（軟飯）/ヨーグルトのフルーツソース添え ほか）, 第3章 調理でリハビリ—生活期リハビリの主役として、うつの予防・改善にもおすすめ（食事作りは退院後のリハビリテーションに最適です, 食事作りで元気を回復した先輩たち）

内容 食事作りは最高のリハビリ。「おいしい！」と評判、リハビリ病院の食事メニューを初公開。献立には「普通食」→「やわらか食」の展開例を掲載、患者さんが料理を通してリハビリする方法も紹介。

『脳卒中リハビリガイド—生活の質を高める105のコツ』 田口芳雄監修　第2版　学研メディカル秀潤社　2014.2　172p　26cm〈初版：学研 2008年刊　索引あり　発売：学研マーケティング〉　3400円　①978-4-7809-1133-6

『身近な人が脳卒中で倒れた後の全生活術—誰も教えてくれなかった90のポイント』 待島克史著, 落合卓監修　［東京］　時事通信出版局　2016.7　277p　19cm〈文献あり　発売：時事通信社〉　1600円　①978-4-7887-1457-1

目次 序章 発症（地獄の日々の始まり, 脳卒中とはどのような病気か ほか）, 第1章 リハビリテーション病院に転院してからの30のポイント（リハビリテーション病院選びは一日でも早く, 杖や装具選びはリハビリの段階を見ないと失敗する ほか）, 第2章 自宅で続けるリハビリ生活30のポイント（退院直後の2週間が勝負！ , 装具屋の技術はどこも同じではない ほか）, 第3章 精神的な悩みを乗り越える30のポイント（発症前と比較しない, 「腹が立つのは当たり前」と開き直る ほか）, 終章 人生、これから（iPS細胞はもう少し時間がかかるらしい, 長嶋茂雄終身名誉監督との出会い ほか）

内容 バリバリの外資系コンサルだった著者。妻が突然、脳卒中で倒れた。職業癖で調べ尽くして分かったお金、公的支援、メンタルケアのあれこれ。こんなにもらえるお金があり、受けられるサービスがある！

『リハビリテーション・ADLトレーニング—患者さんに渡せる姿勢・動作指導71』 高橋仁美, 金子奈央編著　医歯薬出版　2017.5　108p　26cm　3600円　①978-4-263-21576-0

目次 第1章 ADLトレーニングの考え方, 第2章 基本動作のトレーニング, 第3章 疾患に応じたトレーニング（人工股関節全置換術後, 人口膝関節全置換術後, 下肢の骨折（松葉杖の使用）, 腰痛症, 腰部脊柱管狭窄症, 脳卒中片麻痺, 脊髄損傷, 関節リウマチ, 呼吸器疾患・心疾患）, 第4章 付録データの写真一覧

内容 介護予防にも最適!!退院時リハビリテーション指導に活用できる！ 531の写真を使って、指導プログラムを自在につくろう！ すぐに使える姿勢・ADLの指導例71項目付。

『身近な人が脳梗塞・脳出血になったときの介護と対策—備えて安心』 鈩裕和監修　自由国民社　2017.6　191p　21cm　1500円　①978-4-426-12260-7

目次 第1章 脳卒中について知っておきたいこと, 第2章 脳卒中の治療はこうして行われる, 第3章 自宅に戻ってからの家族による介護, 第4章 生活を再建するためのリハビリテーション, 第5章 再発を防ぐための日常生活の送り方, 第6章 介護保険やその他の公的サービスの利用法

内容 治療、介護、サービス、保険…「いますぐやる」こと、「知っておくべき」こと。

脳卒中—高次脳機能障害

【解説】 高次脳機能障害とは、脳が損傷を受けることによって、記憶や思考といった人間らしい高度な脳の働きが損なわれてしまった状態のことです。主な症状としては、記憶障害（発症前の過去のことが思い出せない、日付や居場所がわからなくなる等）、注意障害（集中力が持続せず注意が散漫となる、複数のことが同時にできない等）、遂行機能障害（計画を立ててものごとを実行することができない等）、社会的行動障害（意欲の低下、感情コントロール障害等）などがあげられます。

高次脳機能障害に対する治療は、症状に合わせてプログラムが組まれます。例えば記憶障害に対しては、反復的な練習を繰り返す、メモをとる、スケジュールを記入し確認するなどの習慣を身につける練習を行います。日常生活の遂行に支障がある場合は、食事、料理、洗濯、買い物など具体的な活動を通して練習していきます。さらには就労を希望する人に対しては、職業能力訓練や就労支援も行われます。

（結城俊也）

おすすめ書籍

『高次脳機能障害—どのように対応するか』 橋本圭司著　PHP研究所　2007.1　246p　18cm　（PHP新書）〈文献あり〉　740円　①4-569-65840-7

目次 第1部 高次脳機能障害を理解する（高次脳機能障害とは, 高次脳機能障害の診断と症状, 高次脳機能障害は精神病か, 高次脳機能障害者の社会的立場）, 第2部 日常生活の向上につなげるために（家族・周囲の心構え, 高次脳機能障害のリハビリテーション, 高次脳機能障害への対応法, 社会復帰までの道のり）

内容 「突然人が変わったように暴力をふるう」「誰かが促さないと何もしようとしない」「言われたことをすぐに忘れてしまう」—脳梗塞や脳出血、交通事故などで脳を損傷した後、さまざまな問題を引き起こす高次脳機能障害。しかし一見、障害とはわからないため、医療や福祉の専門家でもこの障害に対する理解は十分でない。高次脳機能障害とは何か？ 全国で三十万人にものぼる患者をどのように支援すべきなのか？ 正しい評価と診断、家庭と社会の適切な対応によって、症状は必ず改善する。

『高次脳機能障害がわかる本—対応とリハビリテーション』 橋本圭司著　法研　2007.6

190p　21cm〈文献あり〉　1700円　①978-4-87954-671-5

目次 第1章 高次脳機能障害とは？，第2章 脳を理解する, 第3章 リハビリテーションはどのように行われるべきか, 第4章 高次脳機能障害の症状と対応法, 第5章 実例集 オレンジクラブの効果, 第6章 社会が育てる高次脳機能障害

内容 年々増え続けている高次脳機能障害は、周囲の理解と支援があれば、必ず改善します。種類別にリハビリ方法を詳しく解説。

『高次脳機能障害と家族のケア—現代社会を蝕む難病のすべて』 渡邉修［著］　講談社　2008.8　206p　18cm　（講談社+α新書）　800円　①978-4-06-272520-0

目次 第1章 高次脳機能障害とは何か（何が原因で発症するのか,「高次」とは何か ほか），第2章 多様な症状を理解する（50歳の社長が脳梗塞になった, 高次脳機能障害の10種の症状 ほか），第3章 入院中に家族ができること（下校途中に車にはねられた, 急性期に家族が知るべきこと ほか），第4章 家族一丸となって臨むリハビリテーション（ダイビングの免許取得中に溺れた, 社会復帰するまでの3つの時期 ほか），第5章 地域で生活する（悠々自適な生活を送っていたのに, 社会のなかで生きる技術を磨く ほか）

内容 軽い転倒でも起こる！「他人事ではない」恐怖の病の全貌と社会復帰のためのリハビリ法。

『1人でもできるリハビリテーション—脳卒中・脳損傷・高次脳機能障害からの回復』 橋本圭司著　法研　2009.9　126p　21cm　1300円　①978-4-87954-773-6

目次 第1章 リハビリテーションの心得（リハビリテーションとは何か, 病院で行われるリハビリテーション ほか），第2章 自分でできるようにするために（適切な診断を受ける, ストレスのない環境を整える ほか），第3章 からだのリハビリテーション（効果が上がる方法, 気をつけたいこと ほか），第4章 こころのリハビリテーション（こころとは何か, 効果が上がる方法 ほか）

内容 こころとからだのリハビリを病院から退院したあとも、自宅で続けるためのイラストガイド。

『日々コウジ中—高次脳機能障害の夫と暮らす日常コミック』 柴本礼著　主婦の友社　2010.9　127p　21cm〈文献あり〉　1100円　①978-4-07-272253-4

目次 高次脳機能障害とは, 1章 入院とリハビリ, 2章 高次脳機能障害の症状, 3章 家族の支え, 4章 周りの理解, 5章 次のステップ, 6章 社会復帰, 7章 あれから6年

内容 見た目はなんともないのに、突然人が変わったように暴力をふるったり、無気力になったり、すぐに物忘れをしてしまう…もしかしたら高次脳機能障害かもしれません。この知られざる障害を抱えた夫と、リハビリを全力で支える家族との日々が赤裸々に、そしてちょっぴりユーモラスに描かれています。

『50シーンイラストでわかる高次脳機能障害「解体新書」—こんなときどうしよう!?家庭で, 職場で, 学校での“困った”を解決！』 名古屋市総合リハビリテーションセンター編著, 阿部順子, 蒲澤秀洋監修　吹田　メディカ出版　2011.12　253p　21cm〈索引あり　文献あり〉　2800円　①978-4-8404-4014-1

『日々コウジ中—高次脳機能障害の夫と暮らす日常コミック　続』 柴本礼著　主婦の友社　2011.12　127p　21cm〈文献あり〉　1100円　①978-4-07-280850-4

目次 高次脳機能障害とは, 第1章 最近のコウジさん, 第2章 高次脳機能障害ってこういうコト, 第3章 本が出てから取材が殺到！，第4章 夢見た就労の厳しい現実, 第5章 障害者が生きやすい社会を目指して, 第6章 私が出会ったコウジな人々, 第7章 行政にあーせい、こーせい, 第8章 これからのコウジさん

内容 見た目はなんともないのに、突然人が変わったように暴力をふるったり、無気力になったり、すぐに物忘れをしてしまう…高次脳機能障害の夫と暮らす日常を描いた『日々コウジ中』の続刊が出ました。ちょっぴりユーモラスなコウジさんが巻き起こすエピソードの数々は、すべて高次脳機能障害の真実の姿です。

『リハビリスタッフ・支援者のためのやさしくわかる高次脳機能障害―症状・原因・評価・リハビリテーションと支援の方法』 和田義明著　秀和システム　2012.3　168p　26cm〈イラスト：柴本礼　索引あり　文献あり〉 2200円 ①978-4-7980-3289-4

目次 1 高次脳機能障害の基礎知識, 2 高次脳機能障害の症状と診断, 3 失語症, 4 失行, 5 失認, 6 知能障害, 7 注意障害, 8 半側空間無視（方向性注意障害）, 9 記憶障害, 10 遂行機能障害前頭葉症状, 11 感情と行動の障害, 12 患者・家族への支援とアプローチ, 13 画像で見る高次脳機能障害と関連ある部位

内容 どんな症状が現れる？ なぜそうなる？ どう対応する？ 正しい評価、理解と支援。見た目にはわかりづらい「高次脳機能障害」を、豊富なイラストとともにわかりやすく解説。

『高次脳機能障害のリハビリがわかる本』 橋本圭司監修　講談社　2012.3　98p　21cm（健康ライブラリーイラスト版）〈文献あり〉 1200円 ①978-4-06-259760-9

目次 高次脳機能障害のリハビリ―できることから、はじめてみよう！, 1 リハビリの前に、深呼吸して体を動かす（ケースで知る本人の気持ち―いきなり障害なんて言わないで！, リハビリの前に―リハビリは低次脳機能、高次脳機能の順で ほか）, 2 リハビリで「機能の奏和」をめざす（リハビリの考え方―できるかぎり早く退院して地域社会へ, リハビリの考え方―各種機能が補い合う「奏和」をめざす ほか）, 3 リハビリするうちに自己理解が進む（ケースで知る本人の気持ち―忘れっぽいと自分で言えるように, 自己理解―症状がよくなっていくことを自覚する ほか）, 4 高次脳機能障害は脳の後遺症（高次脳機能障害とは―脳損傷後に現れる後遺症, 高次脳機能障害とは―医療と行政では定義が違う ほか）, 5 医療と福祉をどちらも利用する（医療と福祉―各種機関で包括的なリハビリを受ける, 医療―医療機関では急性期医療と薬物療法が中心に ほか）

内容 忘れっぽい、やる気がない、怒りっぽい、疲れやすい…脳損傷後に現れる後遺症にどう対応するか？ 効果的なリハビリのコツや注意点を徹底解説。

『生活を立て直す脳のリハビリ―みんなでわかる高次脳機能障害：家庭・老健・デイケアセンターで使えるドリル・リハビリ問題165問付き！　注意障害編』 中島恵子著　大阪　保育社　2012.7　169p　28cm〈「家庭でできる脳のリハビリ」（ゴマブックス 2002年刊）の改題、改訂　文献あり〉 1800円 ①978-4-586-08516-3

目次 解説編―高次脳機能障害を理解しよう（まずは「脳の障害」と向き合おう！―ささえがあってこそ向き合える,「注意障害」って何ですか？,「注意障害」のリハビリってどんなことをするの？）, 問題編―家庭でできるリハビリ問題（「続けられる力」と「見つけられる力」を強化する問題,「同時に見つけられる力」を強化する問題,「変えられる力」を強化する問題）, 解答編―リハビリ問題の答え合わせ（「続けられる力」と「見つけられる力」を強化する問題,「同時に見つけられる力」を強化する問題,「変えられる力」を強化する問題）

『生活を立て直す脳のリハビリ―みんなでわかる高次脳機能障害　記憶障害編　家族とできる目的別・弱点克服リハビリ問題付き！』 中島恵子著　大阪　保育社　2013.2　154p　28cm〈「やってみよう！ 記憶のリハビリ」（ゴマブックス 2003年刊）の改題、改訂　文献あり〉 1800円 ①978-4-586-08520-0

目次 解説編―高次脳機能障害を理解しよう（まずは「脳の障害」と向き合おう！―ささえあってこそ向き合える,「記憶障害」って何ですか？,「記憶」の状態をチェックしよう！ ほか）, リハビリ編―家庭でできる記憶のリハビリ（「気づき」を高めよう！,「覚える力」を高めよう！,「思い出す力」を高めよう！ ほか）, 解答編―リハビリ問題の答え合わせ（「気づき」を高めよう！,「覚える力」を高めよう！）

『高次脳機能障害のリハビリテーション―実践的アプローチ』 本田哲三編集　第3版　医学書院　2016.6　321p　26cm〈執筆：武田克彦ほか　索引あり〉 4200円 ①978-4-260-02477-8

脳卒中—失語症

【解説】失語症とは、脳の言語中枢が損傷を受けることによって、話す、聞く、読む、書く、計算するといった言葉にかかわるすべての作業が難しくなった状態のことです。失語症の症状には様々なものがありますが、いくつかのタイプに分けられます。例えばブローカ失語症というタイプでは、運動性言語中枢に障害があるため、言葉は理解できますが発語が困難になります。またウェルニッケ失語症は聞いた言葉が理解できなくなるタイプの失語症です。流暢に話しますが内容は空疎であり、多くの言い間違えがみられます。そして言葉の理解が困難になるのが特徴です。

失語症の治療は言語聴覚士が担当します。患者の症状に合わせて、絵カードなどを使って言葉と意味を結びつける練習、言葉を組み合わせて文章を作る練習、短い文章を声に出す練習、伝えたいことを説明する練習などを行います。失語症は長期間にわたる練習の積み重ねで少しずつ良くなることがあるので、根気よく続けることが大切です。

（結城俊也）

おすすめ書籍

『失語症のすべてがわかる本』 加藤正弘, 小嶋知幸監修　講談社　2006.7　98p　21cm（健康ライブラリー イラスト版）　1200円　①4-06-259407-2

目次 1 失語症とは—これだけは知っておきたい（ストーリー1—たいへん！ お父さんが倒れた!!, なぜ起こる？—脳卒中やケガで脳に障害が起こる ほか）, 2 障害のタイプを知る—検査と診断（ストーリー2—失語症ってひとつじゃないの？, 失語症の治療—言語聴覚士が診断・治療をする ほか）, 3 失語症から回復させる—治療と訓練（ストーリー3—いよいよ治療が始まった, 治療方針—症状、程度によって治療法が異なる ほか）, 4 家族の助け—すべきこと、すべきでないこと（ストーリー4—Aさん、ひさしぶりのわが家へ, 理解はいちばんの助け—患者さんの気持ちによりそって ほか）, 5 よりよい生活のために—社会資源を上手に使う（ストーリー5—悩みを分かち合いたい！, 多いトラブル—見えない障害は理解されにくい, 交流の場をもつ—趣味の集いや患者会などを活用する, 社会資源を使う—介護保険や福祉サービスを使う, コラム—言葉と脳の深い関係）

内容 専門医がくわしく解説。失語症の原因と治療、いますぐ役立つコミュニケーション法。

『全体構造法でとり組む失語症の在宅リハビリ』 道関京子編著　医歯薬出版　2007.6　155p　21cm　1800円　①978-4-263-20598-3

目次 1 失語症治療における全体構造法の考え方（失語症の本質へのアプローチを避けた訓練法, 徹底的な反省から出発した全体構造法 ほか）, 2 失語症の在宅リハビリの実際（身体運動, 話しことばの練習 ほか）, 3 タイプ別に行う訓練の実際（ブローカ失語症の全体構造訓練, ウェルニッケ失語症の全体構造訓練）, 4 全体構造法はこんな言語障害にも有効です（機能性構音障害, 口蓋裂構音障害 ほか）

『「失語症」と言われたあなたへ—対談集』 全国失語症友の会連合会監修, 大田仁史, 遠藤尚志, 失語症者家族著　木更津　エスコアール出版部　2008.2　215p　21cm　1500円　①978-4-900851-44-3

目次 第1部「焦らず、気長に、あきらめないで」失語症者家族対談（自己紹介, 突然の発病・その時何が起きたか, 急性期の病院からリハビリ専門の病院へ,「失語症」で困ること, 失語症友の会・失語症者のための社会資源, 失語症になったあなたへ、そしてご家族へ）, 第2部「失語症者の仲間作り」大田仁史・遠藤尚志対談（これまでの活動と失語症者へのかかわり, 全国失語症友の会連合会への質問より）

内容 大田仁史医師と遠藤尚志言語聴覚士が贈る熱いメッセージの数々…失語症者家族が今どのように支えあい生活しているのかを語ります。

『失語症の人と話そう―失語症の理解と豊かなコミュニケーションのために』 言語障害者の社会参加を支援するパートナーの会・和音編　改訂　中央法規出版　2008.7　207p　26cm〈文献あり〉 2400円　①978-4-8058-3044-4

目次 第1部 失語症についての基本的知識（失語症って何ですか？，リハビリテーションと社会資源の活用, 失語症から起こるさまざまな問題）, 第2部 会話のスキルアップ―失語症の人とのコミュニケーションの方法について（コミュニケーションの工夫や手段, コミュニケーションの実践）

『ことばの障害のケア・ガイドブック―失語症・脳卒中・神経難病の人のために』 西尾正輝編著　中央法規出版　2009.9　168p　26cm　2400円　①978-4-8058-3217-2

目次 第1章 まず、ことばを話す仕組みについて知ろう, 第2章 ことばの障害の原因となる主な病気（脳卒中, パーキンソン病 ほか）, 第3章 ことばの障害の種類と特徴について知ろう（失語症, ディサースリア（構音障害））, 第4章 失語症へのケア（ことばがうまく出てこない, ことばを聞いて理解できない ほか）, 第5章 ディサースリアへのケア（声が小さい, 発音がはっきりしない ほか）

内容 イラスト・写真でわかるコミュニケーションの方法。病気による言語障害のある人と意思疎通するための具体的な方法や便利な器具を解説。豊富なイラストや写真によって、介護・医療関係者はもちろん家族の方にも理解・活用できます。

『言葉と脳と心―失語症とは何か』 山鳥重著　講談社　2011.1　252p　18cm　（講談社現代新書 2085）〈文献あり〉 740円　①978-4-06-288085-5

目次 プロローグ―失語症を通して言葉を考える, 第1章 名前がわからなくなるふしぎ―健忘失語, 第2章 発話できなくなるふしぎ―ブローカ失語, 第3章 聞いた言葉が理解できなくなるふしぎ―ウェルニッケ失語, 第4章 言い間違いのふしぎ―伝導失語, 第5章 脳の右半球と左半球のふしぎ―空回りする言葉, エピローグ―言葉と心の関係を考えてきて

『失語症の理解とケア―個別リハビリから仲間作りのリハビリへ』 遠藤尚志著　雲母書房　2011.7　127p　26cm〈索引あり〉 2000円　①978-4-87672-308-9

目次 第1章 失語症とは（失語症の診断, 失語症とそれ以外の言語障害の区別, 失語症の症状, 失語症のタイプ分類）, 第2章 失語症の言語訓練（失語症の回復のステップ, 回復帰リハ病棟での6ヶ月, 失語症アセスメントの論理, 失語症の治療原理, 長い目で見た関わりの原則, 慢性期のリハビリテーション）, 第3章 地域での仲間づくり（仲間がいることのよさ, 男女の愛をめぐって）, 第4章 失語症デイサービス（社会保障を生かした失語症ケア, 「デイサービスはばたき」の取り組み, あなたが始める失語症デイサービス, 就労支援の場づくり）, 第5章 旅は最高のリハビリ（知的な刺激としての旅, 国際交流のための車椅子ツアー, 最も遠くにいる仲間と会うためのた旅, 少人数で行く国際交流のたび, 旅によって得られるもの）

内容 病院での言語訓練を終えた患者と家族をどのように支えていけばよいのか。「失語症デイサービス」「若い失語症者の就労支援の場」「国際交流のための車椅子ツアー」など、新しい道を切り開いてきた著者の集大成。もっと失語症の人を深く理解するために…。

『失語症の方のための言語訓練帳』 山本弘子著, 全国失語症友の会連合会編　木更津　エスコアール出版部　2012.2　32p　30cm　800円　①978-4-900851-61-0

『絵でわかる言語障害―言葉のメカニズムから対応まで』 毛束真知子著　第2版　学研メディカル秀潤社　2013.9　159p　26cm〈初版：学研 2002年刊　文献あり 索引あり　発売：学研マーケティング〉 2200円　①978-4-7809-1088-9

目次 第1章 言葉とは（動物の言葉（動物も“言葉”をもっている, 動物とコミュニケーションする試みが行われている）, 言語体系―音声言語だけが言葉ではない, 言語モダリティ――言葉は“聞

く”“話す”“読む”“書く”の4つの様式に分けられる ほか), 第2章 言語障害とその関連障害：種類と接し方(聴覚障害, 構音障害, 音声障害 ほか), 第3章 言語検査(聴力障害の検査—純音聴力検査と語音聴力検査を行う, 構音障害の評価—スクリーニング検査で異常がみられたら精密検査を行う, 構音障害の検査(発声発語器官—筋力、筋緊張、運動範囲、運動速度を調べる, 声—呼吸の状態、声のコントロールを調べる, 構音—単音節、単語、文レベルで検討する, プロソディー—発話速度、イントネーション、アクセント、リズムを評価する) ほか)

内容 基礎知識からコミュニケーション実践まで、簡潔な文章とイラストでわかりやすく解説。基礎知識と臨床知見が結びつき、よりわかりやすくなった改訂版。

『全体構造法でとり組む失語症の在宅リハビリ』 道関京子編著　補訂　医歯薬出版　2014.4(第3刷)　161p　21cm　1800円　①978-4-263-20598-3

目次 1 失語症治療における全体構造法の考え方(失語症の本質へのアプローチを避けた訓練法, 徹底的な反省から出発した全体構造法 ほか), 2 失語症の在宅リハビリの実際(身体運動, 話しことばの練習 ほか), 3 タイプ別に行う訓練の実際(ブローカ失語症の全体構造訓練, ウェルニッケ失語症の全体構造訓練), 4 全体構造法はこんな言語障害にも有効です(機能性構音障害, 口蓋裂構音障害 ほか)

『脳が言葉を取り戻すとき—失語症のカルテから』 佐野洋子, 加藤正弘著　［復刻版］　新興医学出版社　2014.6　285p　19cm〈初版：日本放送出版協会 1998年刊　文献あり〉　1800円　①978-4-88002-180-5

目次 第1部 脳が言葉を失うとき(脳が失うもの, 失語症を捉えなおす, 脳は言葉を取り戻せるのか), 第2部 脳が言葉を取り戻すとき～ある失語症者の長い旅路(脳は言葉をどのように取り戻すのか, 病院から外の世界へ, 社会復帰に向けて), 第3部 失語症者と共に生きる(失語症者と社会の関わり)

内容 私たちは失語症者の心やその後の長い人生に、どう向き合ったらよいのだろうか。言葉を失ったとき、人はどのような状態に追い込まれるのであろうか。脳と言葉、脳と心の計り知れない深い問題を知っていただきたいと願い、復刻版として本書を再度世に送ることとした。とりわけ言語聴覚士には、失語症を学ぶ最初の段階で、この問題に向き合っていただきたいと願っている。また失語症者のご家族をはじめ多くの人々に、人にとって言葉が持つ意味合いや、障害を得ても脳が再び回復して行く様を知っていただくことは、意義深いものと確信している。

『絵でわかる失語症の症状と訓練—言語障害メカニズムから考えよう!!』 種村純監修, 大塚裕一, 宮本恵美著　医学と看護社　2015.9　94p　26cm〈文献あり〉　3300円　①978-4-906829-60-6

『図解やさしくわかる言語聴覚障害』 小嶋知幸編著　ナツメ社　2016.1　239p　24cm〈索引あり〉　2000円　①978-4-8163-5944-6

目次 第1部 大人の言語障害(失語症—脳の中の言語障害, 運動障害性構音障害—発音の障害1, 音声障害—声の障害, 摂食嚥下障害—発音や声の障害に合併することの多い障害, 高次脳機能障害—コミュニケーションに影響する重要な問題), 第2部 子どもの言語障害(正常なことばの発達—言語獲得を支える基盤と初期言語発達, 聴覚障害—聴こえの障害, 機能性構音障害—発音の障害(2), 口蓋裂—発音の障害(3), 脳性麻痺—発音の障害(4), 学習障害—発達性読み書き生涯を中心に, 自閉症スペクトラム障害—社会性、コミュニケーション、および想像力の問題, 吃音—ことばの滑らかさが得られないための困りごと)

内容 言語聴覚障害、および高次脳機能障害や摂食嚥下障害など、その周辺障害の一つひとつを丁寧にわかりやすく解説した入門書。言語聴覚障害を通して見えてくる人間のしくみ。

『失語症の訓練教材—140の教材と活用法』 鈴木勉, 綿森淑子編　第2版　三輪書店　2016.3　239p　26cm〈文献あり〉　3800円　①978-4-89590-543-5

目次 第1章 名詞, 第2章 文, 第3章 文章, 第4章 書字・音読, 第5章 発語失行, 第6章 非言語的機能, 第7章 コミュニケーション, 付録

脳卒中—自動車運転

【解説】 脳卒中に罹患すると、手足の麻痺、視野狭窄、注意力低下などの様々な後遺症の影響により、自動車の運転に支障をきたす恐れがあります。警察庁の交通事故統計における把握が可能な「発作・急病による交通事故件数」によると、平成23年中は254件、そのうち脳血管障害によるものが58件であったと報告されています。一度重大な事故を起こしてしまうと、被害者、加害者ともに人生設計は大きく狂ってしまいます。そのため病気後の運転再開には十分な配慮が必要でしょう。

2016年10月17日付毎日新聞によると、脳卒中の元患者の運転再開のために、医療機関や教習所が行っている検査やテストなどの支援活動について、警察庁が初めて容認する考えを示したと報道されています。これまでは元患者の運転を認めるかどうかについては、否定的な考えが一般的でした。しかし今後は (1) 都道府県の「運転適性相談窓口」で相談する (2) 医療機関や教習所の運転再開支援活動を受ける (3) 運転免許センターで適性検査をする、という手順が認められるようです。今後の動向を注視していきたいところです。

（結城俊也）

おすすめ書籍

『高次脳機能障害者の自動車運転再開とリハビリテーション　3』 蜂須賀研二, 佐伯覚編著　京都　金芳堂　2016.5　102p　30cm〈索引あり〉　2800円　①978-4-7653-1673-6

『脳卒中・脳外傷者のための自動車運転』 林泰史, 米本恭三監修, 武原格, 一杉正仁, 渡邉修編集　第2版　三輪書店　2016.10　158p　26cm〈索引あり〉　3400円　①978-4-89590-578-7

脳卒中—闘病記

【解説】 「なぜ私が脳梗塞にならなければいけないのか…」このような理不尽な思いを抱く患者は少なくありません。そのようなとき、闘病記を読むと気持ちが楽になることがあります。闘病記とは患者や家族などによって書かれた病気の体験記です。患者や家族がその病気とどう向き合い、どのように生きたかを知ることによって、不安やいらだちが軽減することもあります。ここでは闘病記を上手に役立てるために、闘病記古書店の店主、星野史雄氏による『闘病記を読む』7か条を紹介します。

1. 患者さんが100人いれば100通りの闘病生活があります
2. 治療法は日々進歩しているので、闘病記中の特定の治療法にあまり目を奪われないようにしましょう
3. 闘病記が書かれた時期や住んでいる地域の特殊性に注意すること
4. 同じ病気の闘病記をできるだけ何冊か読み比べるとよいでしょう
5. 筆者が有名人か否かにこだわらないこと
6. 主治医になったつもりで客観的に読んでみる必要も
7. 宗教、健康食品がらみのPR本には要注意

（結城俊也）

おすすめ書籍

『壊れた脳生存する知』 山田規畝子［著］ 角川学芸出版 2009.11 313p 15cm （角川文庫 16002—［角川ソフィア文庫］［L–115–1］）〈講談社2004年刊の増補・加筆 発売：角川グループパブリッシング〉 743円 ①978–4–04–409413–3

目次 文庫版序文「あきらめないで！」, 序章 壊れた脳の中、教えます, 第1章 私は奇想天外な世界の住人, 第2章 脳に潜んでいた病気の芽, 第3章 病気を科学してみたら, 第4章 あわや植物人間, 第5章 世間はどこもバリアだらけ, 第6章 普通の暮らしが最高のリハビリ, 文庫版あとがき「脳の中のもうひとりの私」、そして「今の私」

内容 3度の脳出血で重い脳障害を抱えた外科医の著者。靴の前後が分からない。時計が読めない。そして、世界の左半分に「気がつかない」…。見た目の普通さゆえに周りから理解されにくい「高次脳機能障害」の苦しみ。だが損傷後も脳は驚異的な成長と回復を続けた。リハビリをはじめとする医療現場や、障害者を取り巻く社会環境への提言など、障害の当事者が「壊れた脳」で生きる日常の思いを綴る。諦めない心とユーモアに満ちた感動の手記。

『マンガ家が描いた失語症体験記—高次脳機能障害の世界』 渡邉修解説・監修, 福元のぼる, 福元はな著 医歯薬出版 2010.5 174p 21cm 2000円 ①978–4–263–21353–7

目次 第1章 はじめに, 第2章 発症から入院・退院まで, 第3章 リハビリの紹介, 第4章 こころとからだの変化, 第5章 SOSカード/できなくなったこと/苦手になったこと/楽しめなくなったこと/楽しんでいること/対人関係の変化/発症初期の夫婦, 第6章 四コマ漫画, 第7章 今に至るまでの心情, 参考資料

内容 脳梗塞による失語症と、その後に現れた様々な症状とリハビリテーションの内容を漫画と言葉で綴った体験記。

『再起する脳—脳梗塞が改善した日』 渡辺一正著 幻冬舎ルネッサンス 2010.5 165p 19cm〈文献あり〉 1200円 ①978–4–7790–0584–8

目次 第1章 脳梗塞発症（突然それはやって来た, とまどいの入院生活 ほか）, 第2章 右半身麻痺との戦い（職場復帰への不安, 通院開始 ほか）, 第3章 待ち続けた改善の兆し（積極的に外出しよう, 片麻痺ネットワークから得たもの ほか）, 第4章 本当の社会復帰に向けて（再び右手で字を書くための練習, 叶ったゴルフの約束 ほか）, 第5章 ホームページが生んだ絆（脳卒中患者同士の交流, Aさんとのメール交換）

内容 諦めてはいけない。脳梗塞は克服できる！ 半年で改善は止まるという医療の常識を覆し、発症から三年目、右手の親指が動き始めた—。脳の可塑性を信じ、重度の右半身麻痺から奇跡的な回復を遂げたエリート銀行員の記録。

『壊れた脳も学習する』 山田規畝子［著］ 角川学芸出版 2011.2 315p 15cm （角川文庫 16705—［角川ソフィア文庫］［L–115–2］）〈『それでも脳は学習する』（講談社2007年刊）の増補・加筆、改題 発売：角川グループパブリッシング〉 781円 ①978–4–04–409432–4

目次 はじめに—高次脳機能障害を生きる, “未来”は長くつづく, 第1章 「壊れた脳」、再び—脳が壊れた私の暮らし, 第2章 「生存する知」、そして「成長する知」—失敗の傾向と対策, 第3章 障害者に気づく「社会」へ—社会は私の敵？ それとも味方？ , 第4章 パンツとトイレとUDと—バリアリッチなバリアフリー, 第5章 生命力の源は…—命をくれた家族、そして友人たち, 第6章 障害を含めた私の未来—白衣への思い、新たに, 文庫版特別討議 未来のリハビリテーションに向けて—セラピストたちとの対話

内容 元外科医の著者が3度の脳出血で背負った高次脳機能障害。見た目は普通の人と思われがちなこの病は、身体機能や認知能力に様々な影響を及ぼす。しかし、彼女の脳は、今も驚異的な回復を続けている！ 自ら考案したリハビリ、同じ障害を持つ人びととのピアカウンセリング、そして、生きる勇気をくれたひとり息子との生活—。障害克服への挑戦をありのままに綴った感動の手記。ベストセラー『壊れた脳 生存する知』姉妹編。

『奇跡の脳―脳科学者の脳が壊れたとき』 ジル・ボルト・テイラー［著］, 竹内薫訳　新潮社　2012.4　350p　16cm　（新潮文庫 テ-23-1）　630円　①978-4-10-218021-1

目次 脳卒中になる前の人生, 脳卒中の朝, 助けを求めて, 静寂への回帰, 骨まで晒して, 神経科の集中治療室, 二日目あの朝の後で, GGが街にやってくる, 治療と手術の準備, いよいよ手術へ, 最も必要だったこと, 回復への道しるべ, 脳卒中になって、ひらめいたこと, わたしの右脳と左脳, 自分で手綱を握る, 細胞とさまざまな拡がりをもった回路, 深い心の安らぎを見つける, 心の庭をたがやす

内容 脳科学者である「わたし」の脳が壊れてしまった―。ハーバード大学で脳神経科学の専門家として活躍していた彼女は37歳のある日、脳卒中に襲われる。幸い一命は取りとめたが脳の機能は著しく損傷、言語中枢や運動感覚にも大きな影響が…。以後8年に及ぶリハビリを経て復活を遂げた彼女は科学者として脳に何を発見し、どんな新たな気づきに到ったのか。驚異と感動のメモワール。

『高次脳機能障害者の世界―私の思うリハビリや暮らしのこと』 山田規畝子編著　改訂第2版　協同医書出版社　2013.3　175p　21cm　2000円　①978-4-7639-1070-7

『まさか、この私が―脳卒中からの生還』 関啓子著　教文館　2014.2　178p　19cm　1400円　①978-4-7642-6978-1

目次 第1章 青天の霹靂（あっ、足が！，音のない右側の世界 ほか）, 第2章 急性期（ぶきっちょぎっちょ, 言われなければわからない感覚障害 ほか）, 第3章 回復期（転院珍道中, 365日リハビリ ほか）, 第4章 復職準備（持つべきものはいい友人, 認知運動療法の開始 ほか）, 第5章 復職（高齢者向け住宅への引っ越し, 高齢者向け住宅での暮らし ほか）, 第6章 退職後（講演と非常勤講師, 上肢のリハビリ ほか）

内容 突然襲った脳卒中、そこからの回復とは。脳卒中リハビリの専門家として治療する立場にあった著者（言語聴覚士）が、自ら体験した発症から職場復帰までを記した貴重な記録。当事者の立場から、リハビリのあり方を問い直し、障害（後遺症）からの回復の道筋を具体的に示す。

『奇跡の復活―脳卒中麻痺からの生還』 堀尾憲市著　名古屋　中部日本教育文化会　2014.12　250p　22cm　2000円　①978-4-88521-894-1

『「認知運動療法」日記―ボクは日々、変容する身体 リハビリテーション・レポート』 藤田貴史著　協同医書出版社　2016.3　51p　26cm　1500円　①978-4-7639-4011-7

『脳が壊れた』 鈴木大介著　新潮社　2016.6　233p　18cm　（新潮新書 673）　760円　①978-4-10-610673-6

目次 第1章 どうやら脳がまずいことになったようだ, 第2章 排便紳士と全裸の義母, 第3章 リハビリは感動の嵐だった, 第4章 リハビリ医療のポテンシャル, 第5章「小学生脳」の持ち主として暮らす, 第6章 感情が暴走して止まらない, 第7章 本当の地獄は退院後にあった, 第8章 原因は僕自身だった, 第9章 性格と身体を変えることにした, 第10章 生きていくうえでの応援団を考える

内容 41歳の時、突然の脳梗塞に襲われたルポライター。一命は取り留め、見た目は「普通」の人と同じにまで回復した。けれども外からは見えない障害の上に、次々怪現象に見舞われる。トイレの個室に老紳士が出現。会話相手の目が見られない。感情が爆発して何を見ても号泣。一体、脳で何が起きているのか？ 持ち前の探求心で、自身の身体を取材して見えてきた意外な事実とは？ 前代未聞、深刻なのに笑える感動の闘病記。

『にほんごがこんなふうにみえたのよ！―39歳で脳出血！ オレの片マヒ＆失語な日常』 山﨑明夫文・画　福山　QOLサービス　2016.7　150p　26cm　1200円　①978-4-905419-15-0

『こっちに、おいで…―可能性を信じて!! 失語症・右半身不随・高次脳機能障害との闘い手記』 吉村正夫著　新版　名古屋　風媒社　2016.12　102p　26cm　1238円　①978-

4-8331-5332-4

目次 吉村正夫の脳画像、前書き、等, 2007年1月23日倒れた…, 下呂温泉病院の様子, 『シクラメン』、『こころ』の様子, これでは、ダメだ!!, そら “が”、はれた。(助詞の使い方が分かった！書けた！), 2009年からの、目標を立てよう！(手記の始まり), (不安定ながら、杖なしで、) 歩けた！, 「手記ありがとう」の、締めくくり。, 中日新聞に載る, テイラー博士からのメッセージ, また、…, テイラー博士の本「奇跡の脳」, 中津高校での講演会, 終章, 捕足

『失語症・右半身不随・高次脳機能障害との闘い—脳卒中の方の気持ちが、よく分かる本。』 吉村正夫著　名古屋　風媒社(発売)　2016.12　105p　26cm　1800円　①978-4-8331-5317-1

目次 前書き等(この本は、『手記こっちに、おいで…』の続編です。), 全国版の本を出そう!!, 編集長さんに言われる。“これは、いけません!!”, 両手・両足のない方：中村久子(岐阜県高山市)の母親 “あや”の言葉。, 作業所に、行き始める。, 『手記こっちに、おいで…』が、発刊される。, 出版は、したけれども…, 同じ境遇な方、その家族等に、光を与えて下さい。, 岡山県の失語症を患っている方から、手紙が来ました。, 私の本が、学術研修会等に紹介される(熊本県、青森県、等)。, 「失語症等の、友の会」の元になるような物を、作りたい。, 失語症・半身不随・高次脳機能障害の苦しみは、分かりますか？ 本当に意味での失語症等の苦しみは、分かりますか？ それは、言葉等が出ないことによる、恐怖感、孤独感、そして、もう死にたいという絶望感です。よって、閉じこもってしまう。, 意思疎通ヘルパー、言語聴覚士、失語症友の会の役割について。, 高次脳機能障害について。, 母親が、脳梗塞(失語症等)になられてしまわれた方、菅麻莱美さん(岐阜県大垣市、中学3年生)の作文(総理大臣賞受賞)等。, 脳卒中の方は、退院してからが、勝負です。そして、「手紙による交流の場 失語症・高次脳機能障害友の会。」は？, 終章, 補足

脳外傷—高次脳機能障害

『交通事故で多発する”脳外傷による高次脳機能障害”とは—見過ごしてはならない脳画像所見と臨床症状のすべて』 益澤秀明著　新興医学出版社　2006.4　103p　26cm〈文献あり〉　3300円　①4-88002-652-2

目次 軽度から最重度まで、脳画像所見から読み解く “脳外傷による高次脳機能障害”—全般性脳室拡大がキーワード, 受傷直後の脳画像は “正常”のこともある, 急性期の迂回槽・中脳周囲槽出血, 急性期の脳室出血が意味するもの, 滑走性脳挫傷(傍矢状部白質剪断損傷)と脳梁損傷, 外傷性基底核損傷(外傷性基底核出血), 脳幹損傷、小脳損傷, 脳挫傷(局在性脳損傷)が目立つ症例, 外傷性水頭症と誤診されやすい脳室拡大, 受傷当日の脳画像は平常時の脳室サイズを反映している, 老年認知症(痴呆)(内因性認知症性疾患)と区別がつくのか, “脳外傷後の高次脳機能障害”を否定する—やはり脳画像所見が決め手

『Q&A脳外傷—高次脳機能障害を生きる人と家族のために』 日本脳外傷友の会編　第3版　明石書店　2010.6　203p　19cm〈文献あり〉　1500円　①978-4-7503-3212-3

目次 序章 脳外傷とともに(一人の親として, 日本脳外傷友の会 一人はみんなのために、みんなは一人のために ほか), 第1章 脳外傷とは何か(脳外傷とは何ですか, 脳外傷を起こす原因と患者の世代はどのようになっていますか ほか), 第2章 医療と社会保障(適切な病院はどのように探したらよいですか, 相談機関にはどのようなものがありますか ほか), 第3章 リハビリ・家族(リハビリテーションにはどのようなものがありますか, 家族でもできる高次脳機能障害の訓練方法を教えてください ほか), 第4章 世界の状況(イギリスの脳外傷に対する取り組みはどのようになされていますか, オーストラリアではどのような取り組みがありますか ほか)

脳外傷―軽度外傷性脳損傷

【解説】 軽度外傷性脳損傷とは、交通事故、スポーツ外傷、労働災害などにより頭部をぶつけたり、追突事故などで頭部が不意に大きく揺すられたりすることによって、微細な脳損傷が広範囲に起こることを言います。ここでいう「軽度」とは、衝撃を受けた後の意識障害の程度が軽度（30分以内の意識喪失や24時間未満の外傷後健忘症）という意味であって、その後の症状のことではありません。そのため様々な症状が起こることが報告されています。主な症状には、吐き気、めまい、頭痛、倦怠感、手足のしびれや痛み、かすみ目、味覚や嗅覚の異常、睡眠障害、注意力や記憶力の低下、過敏症、情緒不安定などがあげられます。

軽度外傷性脳損傷は脳の画像検査では写りにくいため、精神的な問題とされてしまうこともあります。そのため適切な治療が受けられない、十分な補償が受けられないといった問題が指摘されています。

（結城俊也）

おすすめ書籍

『軽度外傷性脳損傷』 石橋徹著　金原出版　2009.2　178p　21cm　（SCOM 035）〈文献あり 索引あり〉　3800円　①978-4-307-50535-2

『軽度外傷性脳損傷のためのリハビリテーション・ワークブック―高次脳機能障害の回復にむけて』 ダグラス・J.メイソン著, 篠永正道監訳, 藤野裕子訳　西村書店東京出版編集部　2010.9　159p　26cm〈文献あり〉　2200円　①978-4-89013-392-5

目次 軽度外傷性脳損傷とは, 脳の機能としくみ, 軽度外傷性脳損傷で、脳に何が起こるのか, 損傷の重さを測る, リハビリテーションの目標を決める, 医療の手助けをかりる, 身体的側面への影響を知る, 感覚の変化を知る, 注意力を向上させる, 記憶機能を向上させる〔ほか〕

脳外傷―闘病記

『オーバーマイヘッド―脳外傷を超えて、新しい私に』 クローディア・オズボーン著, 原田圭監訳, 草鹿佐恵子訳　京都　クリエイツかもがわ　2006.12　327p　21cm〈他言語標題：Over my head　発売：かもがわ出版〉　2000円　①4-902244-69-1

目次 一九八九年三月八日―ニューヨーク, 一九八八年七月八日金曜日―ミシガン州デトロイト, 一九八八年七月一一日月曜日, ねじれたレモン, 事故の日の夜, どうして、こんなにスコアが悪いの？ , 私の中にいるのは誰？ , 受け入れてもらえなかったらどうしよう, 一九八九年三月八日―ニューヨーク いっそ歯の治療にしてほしい, 洪水にモップをかける〔ほか〕

内容 自動車事故で脳外傷を負い、深い絶望、支離滅裂な状況から自律的な生き方、短絡的な思考から効果的な問題解決能力へ、貧弱になった知性へのいらだちから、新しい自分への共和へと変わってゆく感動の物語。

神経難病―全般

【解説】 日本神経学会のホームページによると、神経難病とは神経の病気の中で、はっきりした原因や治療法がないものとされています。具体的には運動ニューロン病（筋萎縮性側索硬化症、脊髄性筋萎縮症など）、脊髄小脳変性症（脊髄小脳萎縮症、多系統萎縮症など）、多発性硬化症、重症筋無力症、パーキンソン病、進行性核上性麻痺などがあります。神経難病は脳や脊髄といった中枢神経系や、運動や知覚を支配する末梢神経系が障害されるため、手足の運動や感覚が麻痺してしまい、自分の意思で動くことが難しくなることがあります。また重篤な場合は呼吸筋が麻痺し、人工呼吸器の管理下で生活しなければならないこともあります。神経難病の多くは進行性で予後が悪いものが多いので、患者や家族の精神的な支援やサポートが特に重要となります。

（結城俊也）

おすすめ書籍

『神経難病患者と家族のための相談援助―よくある相談によりよく応答するハンドブック』 坂野尚美著　京都　高菅出版　2010.5　69p　21cm〈文献あり〉 1500円 Ⓘ978-4-901793-44-5

目次 相談援助者としての姿勢（相談を受ける時に気をつける大切な事柄, 相談に応じる人のコミュニケーション能力）, 相談援助者の実践（実践Q&A, 実践から学んだもの）

『神経難病領域のリハビリテーション実践アプローチ』 小森哲夫監修, 田中勇次郎, 南雲浩隆, 望月久編集　メジカルビュー社　2015.12　319p　26cm〈他言語標題：Rehabilitation Practice Approach to Intractable Neurological Disease　索引あり〉 5600円　Ⓘ978-4-7583-1695-8

『神経難病在宅療養ハンドブック―よりよい緩和ケア提供のために』 成田有吾編著　改訂版　大阪　メディカルレビュー社　2016.3　227p　18cm〈索引あり　執筆：大達清美ほか〉 1600円　Ⓘ978-4-7792-1620-6

神経難病―脊髄小脳変性症―全般

【解説】 脊髄小脳変性症は運動失調を主症状とした神経変性疾患の総称です。小脳、脳幹、脊髄などの神経細胞が徐々に脱落することにより発症します。脊髄小脳変性症は非遺伝性と遺伝性に分けられます。非遺伝性は脊髄小脳変性症の約70%を占め、その中でも多くを占めるのが多系統萎縮症です。主な症状は歩行時のふらつきや手足の運動失調などの小脳症状、関節が動かしにくくなるなどのパーキンソン症状、立ちくらみや排便障害などの自律神経症状です。また遺伝性は脊髄小脳変性症の約30%を占めると言われます。

現在のところ脊髄小脳変性症に対する根治的な治療法は確立されていません。対処療法として、運動失調、パーキンソン症状、自律神経症状などの緩和が行われています。

（結城俊也）

おすすめ書籍

『脊髄小脳変性症マニュアル決定版！』 西澤正豊監修, 月刊『難病と在宅ケア』編集　松戸　日本プランニングセンター　2015.9　321p　30cm　2000円　①978-4-86227-013-9

目次 第1部 治療, 第2部 リハビリテーション, 第3部 在宅医療, 第4部 食事, 第5部 感染, 第6部 介護, 第7部 排泄

神経難病―脊髄小脳変性症―闘病記

『みぞれふる空―脊髄小脳変性症と家族の2000日』 米本浩二著　文藝春秋　2013.4　198p　19cm　1300円　①978-4-16-376300-2

目次 はじめに 死ぬまで自分のスタイルは変えない―妻の直筆メッセージ, 第1章 異変, 第2章 私は石になる, 第3章 急変, 第4章 月よりの使者, 第5章 再生

内容 「あなたの病気に医療は何もできません」。44歳の妻が告げられた病気は、脊髄小脳変性症。小脳の委縮により歩行困難や言語障害を引き起こし、一般的に5年以内に歩けなくなり、いずれは死に至る。根本的な治療法は見つかっていない。妻の発症当時、47歳の夫（著者）は、不規則な毎日を送る新聞記者、しかも単身赴任中だった。自宅に戻り、仕事と両立させながら、介護と慣れない家事に取り組む日々が始まった。働き盛りの夫が、介護と思春期の二人の娘に向き合った魂の記録。

『おーしゃん、またね！―脊髄小脳変性症の夫と家族の十七年』 高田佐知恵著　文芸社　2014.1　170p　20cm　1200円　①978-4-286-14476-4

神経難病―筋萎縮性側索硬化症―全般

【解説】 筋萎縮性側索硬化症（ALS）とは、脳や脊髄からの命令を筋肉に伝える運動神経細胞が侵される疾患です。そのため手足や顔など全身の随意筋（思いどおりに動かすことのできる筋肉）の萎縮と運動障害が起こります。しかし知覚神経や自律神経は侵されないので、知性や五感、心臓や消化器の働きには原則的に影響がないとされています。ALSの進行は極めて速く、最終的には呼吸筋がうまく働かなくなり、人工呼吸器が必要となります。

現在のところALSを根治する治療法は確立されていませんが、進行を遅らせる薬剤（リルゾール）が認可されています。症状に応じた対症療法を行いながら、できるだけ良好な状態を維持していくことが重要になります。例えば筋肉の痛みに対する鎮痛剤の使用、呼吸困難に対する気管切開や人工呼吸器の導入、そして嚥下障害に対する胃瘻の造設などについて慎重に検討しながら行っていきます。また関節拘縮や筋力低下を予防するためのリハビリテーションも大切です。ALSは運動機能が低下していきますが、意識、知性、知覚などは侵されないので、精神的なサポートは不可欠です。コミュニケーション手段を確保しながら、細やかなケアを行ってQOL（生活の質）をできるだけ高めていくことが必要でしょう。

（結城俊也）

おすすめ書籍

『新ALSケアブック―筋萎縮性側索硬化症療養の手引き』 日本ALS協会編　第2版　川島書店　2013.2　294p　26cm〈奥付のタイトル：新ALS（筋萎縮性側索硬化症）ケア

ブック　索引あり〉 3400円 ①978-4-7610-0892-5

目次 第1章 ALSとは, 第2章 治療研究の現状, 第3章 嚥下障害と栄養障害, 第4章 呼吸障害, 第5章 コミュニケーションの問題, 第6章 リハビリテーション, 第7章 心理的ケア, 第8章 日常生活におけるケア, 第9章 ケアネットワーク, 第10章 ALSとともに―日常生活の工夫・生き方・家族など

『ALSマニュアル決定版！　Part2』 中島孝監修, 月刊『難病と在宅ケア』編集部編集　松戸　日本プランニングセンター　2016.2　415p　30cm〈索引あり〉 2000円　①978-4-86227-014-6

目次 第1部 治療, 第2部 呼吸ケア, 第3部 リハビリテーション, 第4部 食事療法, 第5部 患者・家族の声, 第6部 福祉, 第7部 支援

『在宅人工呼吸器ケア実践ガイド―ALS生活支援のための技術・制度・倫理』 川口有美子, 小長谷百絵編著　医歯薬出版　2016.6　167p　26cm〈索引あり〉 2800円　①978-4-263-23677-2

目次 1 基本編（人工呼吸器を使って生活する, 呼吸のしくみと人工呼吸器のしくみ, 非侵襲的呼吸管理, 気管切開下人工呼吸（TPPV）, コミュニケーションの方法, 在宅における感染防止対策, 人工呼吸器装着者の吸引、栄養・口腔ケア）, 2 応用編（在宅人工呼吸器生活者の生活実態とケア, 在宅療養の受け皿, 当事者・介護者の思い, 「延命治療」と「尊厳死」をめぐる問題, ALS等の進行によって生じる倫理的課題, 人工呼吸器の決定？）

内容 在宅療養を応援したいすべての人に！ 人工呼吸器とともに安全・安心して暮らせるツボとコツが満載！ 医師、訪問看護師、介護職、PT、患者・家族に必読の書！

神経難病―筋萎縮性側索硬化症―闘病記

『逝（い）かない身体―ALS的日常を生きる』 川口有美子著　医学書院　2009.12　265p　21cm　（シリーズケアをひらく） 2000円　①978-4-260-01003-0

『わたしは目で話します―文字盤で伝える難病ALSのことそして言葉の力』 たかおまゆみ著　偕成社　2013.2　231p　19cm　1200円　①978-4-03-808250-4

目次 1章 ALSってどんな病気？ , 2章 言葉の障害との出会い―学生時代と日本聾話学校勤務時代, 3章 ドイツ語との出会い―スイス・チューリヒ滞在時代から翻訳者になるまで, 4章 ようこそ、文字盤の世界へ, 5章 文字盤をとおして考える「コミュニケーション力」, 6章 もう一度、「言葉が人間を人間にする」って？

内容 「文字盤」を知っていますか？ 口で話したり、手を動かしたりすることの難しい人が、目で言葉を発するための道具です。この本は全篇、その文字盤をつかって、目で書かれました。聾学校の教師から、ドイツ語の翻訳者へ、そして難病ALSを発症し、音声言語をうしなうまで―。一貫して言葉の問題にかかわり続けてきた著者が、病を得て、今あらためて思うこととは？ 話すことに悩みをもつ、すべての人々へ贈るメッセージ。中学生から一般向け。

『99%ありがとう―ALSにも奪えないもの』 藤田正裕著　ポプラ社　2013.11　207p　19cm〈他言語標題：99% THANK YOU..　英語併記〉 1500円　①978-4-591-13681-2

目次 1 0～13 years old, 2 13～18 years old, 3 18～24 years old, 4 24～30 years old, 5 30～XX years old

内容 30歳のある日、人生が狂った。突然の診断から3年、左手指と顔しか動かせなくなった広告プランナーが綴る喜怒哀楽の極致、そして希望のメッセージ。

『ワットさんのALS物語―ALS（筋萎縮性側索硬化症）の夫と歩んだ2200日』 ワット隆子著　ヴィゴラス・メド　2014.2　168p　19cm　1620円　①978-4-990755607

目次 はじめに, 第一章 慟哭, 第二章 運命, 第三章 執念, 第四章 生還, 第五章 永眠,「ありがとう お母さん、お疲れさまでした」, あとがき, 想い出のアルバム

内容 難病ALSにかかったイギリス人の夫アンドリュー・ワット氏の介護生活の6年間を綴ったもの(2005–2012)。著者は日本で乳がん患者団体「あけぼの会」の会長という職務をこなしながら、夫が加療していたイギリスへ何度も介護に出向き、その時その時感じたこと素直に記している。また著者の子供たち(長女、長男)の献身的な介護によって、発病当初、余命6ヶ月～1年と宣告されたが、QOLを保ちながら長期に生存。しかし、そんなアンドリュー氏も徐々に精神的肉体的に衰弱していくなか、"尊厳死"の問題などにも直面しつつ、それらを見事に乗り越え、最期を看取った。本書は難病患者家族の看病記でもあり、また家族愛に満ちたファミリーヒストリーともなっている。

『閉じこめられた僕―難病ALSが教えてくれた生きる勇気』 藤元健二著　中央公論新社　2017.3　262p　20cm〈他言語標題：Trapped〉　1500円　①978-4-12-004953-8

目次 第1章 悪夢のオンパレード開演―発症からALS確定診断まで(ある夜、手が震えはじめた, 一杯のかけうどんに泣く ほか), 第2章 拒絶と受容の日々―絶望の二〇一四年(残酷な難病とどう向き合うか, ついにiPhoneも使えなくなる ほか), 第3章 何かが大きく動きはじめる―ターニングポイントの二〇一五年(「笑う、つなぐ、生きる」覚悟を決める, 恐怖の尿意 ほか), 第4章 まさかの展開―希望の二〇一六年(確定から三年。「障害者」と「障がい者」について, 意識を失い、救急搬送される ほか), 第5章 ALS患者自身が語るALS―聖火ランナーの夢(あまり語られないALSのつらさ―プライバシー、かゆみ、痛み)

内容 大好きなうどんも食べられない。ディズニーランドも行けない。呼吸もできない。それでも僕は、前向きだ！ 家族と音楽を愛する男(53歳)が、ある日突然ALS(筋萎縮性側索硬化症)を発症。「永遠の金縛り」のなか、"眼"だけで綴った衝撃の「難病ノンフィクション」！

神経難病―多発性硬化症

【解説】 脳神経細胞からは、軸索という情報を伝えるための長い突起が伸びています。通常、この軸索はエミリンというカバー状のもので覆われており、そのため情報伝達がスムーズに行われています。しかし何らかの原因によって、脳や脊髄、視神経などのエミリンが障害されると、情報伝達に支障をきたして様々な症状が起こります。これが多発性硬化症です。多発性硬化症の症状は多様です。感覚障害、運動障害、視覚障害、疲労、疼痛、認知機能障害、排尿障害などが起こります。

多くの場合、多発性硬化症になると症状が一時的に改善する「寛解(かんかい)」と、症状が増悪する「再発」を繰り返し、徐々に悪化していきます。症状が激しく出ている再発期の主な治療法としては、病巣の炎症を抑えるためにステロイド剤を点滴注射するステロイドパルス療法が知られています。また症状が治まっている寛解期には、インターフェロンβという注射剤を用いて、再発や進行を抑える治療法があります。

(結城俊也)

おすすめ書籍

『よくわかる多発性硬化症の基本としくみ―いちばんわかりやすい難病の本』 岩本一秀著　エクスナレッジ　2010.7　159p　21cm〈文献あり〉　2800円　①978-4-7678-1016-4

目次 第1章 多発性硬化症(MS)とはどのような病気か, 第2章 多発性硬化症(MS)の診断法を知ろう, 第3章 多発性硬化症(MS)の治療法を理解しよう, 第4章 多発性硬化症(MS)患者の自己管理術を身につけよう, 第5章 多発性硬化症(MS)症状への対処法はこれだ！ , 第6章 多発性硬化症(MS)に関する基本的な疑問

内容 視野が欠ける、まっすぐ歩けない、手足が突っ張る、温冷感がない、ひどく疲れる…。女

性に多く、近年増えている難病“多発性硬化症”の基本から発症のしくみ、病気とのつき合い方、最新治療まで、一問一答形式の図解でわかりやすく解説します。

『多発性硬化症1年生のためのMS入門書—患者自身が書いた』 福冨崇史著, 蕨陽子監修
名古屋　ブイツーソリューション　2015.12　244p　26cm〈文献あり〉 1850円
①978-4-86476-365-3

『やさしい多発性硬化症の自己管理—よりよい毎日を過ごすためのQ&A』 深澤俊行編
改訂版　大阪　医薬ジャーナル社　2016.3　166p　30cm〈索引あり〉 3800円
①978-4-7532-2787-7
目次 1 多発性硬化症、視神経脊髄型多発性硬化症、視神経脊髄炎の関係, 2 多発性硬化症の基礎知識, 3 多発性硬化症の治療, 4 多発性硬化症のリハビリテーション, 5 多発性硬化症患者さんの日常生活・社会生活, 6 多発性硬化症で使える社会資源・社会支援・福祉制度, 付録 視神経脊髄炎（NMO）のエッセンス

神経難病—筋ジストロフィー

【解説】 筋ジストロフィーは骨格筋が徐々に衰弱し退行する遺伝性疾患の総称です。発生頻度が最も高いデュシェンヌ型筋ジストロフィーの場合、3〜5歳で発現し急速に進行します。多くの例では10歳前後で歩行不能になり、20歳頃までに呼吸機能が低下し、人口呼吸器が必要となります。筋ジストロフィーの主な症状は運動機能の低下ですが、その他にも関節の変形や拘縮、呼吸機能の低下、心筋障害、咀嚼や嚥下機能の低下、消化管症状、骨代謝異常、内分泌代謝異常、中枢神経障害などを伴います。

筋ジストロフィーの根治的な治療法は確立されていません。そこで治療は対症療法や合併症予防などが中心となります。例えばデュシェンヌ型筋ジストロフィーの場合、ステロイド療法を行うことで歩行可能な期間の延長や、呼吸機能の維持、心筋症予防にも効果があるとされています。また心機能の低下や側弯が進行したときには、薬物療法や手術を検討します。

（結城俊也）

おすすめ書籍

『筋ジストロフィーのすべて』 貝谷久宣監修, 月刊雑誌『難病と在宅ケア』編集　松戸
日本プランニングセンター　2015.5　399p　30cm　2000円　①978-4-86227-011-5
目次 第1部 医学・医療篇, 第2部 遺伝子診断篇, 第3部 人工呼吸療法, 第4部 感染症対策篇, 第5部 施設・福祉用具情報篇, 第6部 食事療法篇, 第7部 看護・介護・リハビリ篇, 第8部 1日も早く篇, 第9部 災害対策篇

『筋強直性ジストロフィー—患者と家族のためのガイドブック』 ピーター・ハーパー著, 川井充, 大矢寧訳　改訂第2版　診断と治療社　2015.12　110p　21cm〈文献あり 索引あり〉 2800円　①978-4-7878-2235-2

パーキンソン病―基礎知識

【解説】 パーキンソン病は中脳にある黒質という部分の神経細胞が破壊されることによって起こります。黒質ではドパミンという神経伝達物質を作っていますが、この物質は身体を動かす機能をコントロールするうえで重要な役割を担っています。したがって黒質の神経細胞が破壊されるとドパミンも減ってしまうため、身体を動かす情報が伝わらず、さまざまな不都合が生じます。主な症状としては、手足のふるえ（振戦）、筋肉のこわばり（筋固縮）、動作の緩慢、姿勢反射障害があげられます。その他にも便秘、頻尿、立ちくらみ、発汗、嚥下障害、睡眠障害、幻視、抑うつなどがみられる場合もあります。

パーキンソン病には大きく分けて3つの治療法があります。①薬物療法：パーキンソン病の本質は脳内のドパミン欠乏なので、ドパミン補充薬などを中心に症状によって組み合わせて使います。②リハビリテーション：できるだけスムーズに動けるように、関節運動、筋力訓練、バランス練習などを行います。③手術治療：脳外科治療として脳深部刺激療法があります。これは脳の深部にある視床下核や淡蒼球といった部位に電極を植え込み、そこに電気刺激を送ることによって、パーキンソン病の症状を抑える治療です。

（結城俊也）

おすすめ書籍

『パーキンソン病がわかる本―正しい知識で病気とつきあっていくために』 福永秀敏, 長谷川一子編著　最新版　法研　2010.1　223p　21cm　1500円　①978-4-87954-776-7

目次 第1章 パーキンソン病とパーキンソン症状, 第2章 なぜこのような症状がおこるのか, 第3章 治療にあたって, 第4章 薬による治療, 第5章 リハビリ、手術、日常での対策, 第6章 生活上の相談窓口や医療費について, パーキンソン病を専門に扱っている主な病院リスト

内容 新薬の出現、リハビリ、特定疾患認定による医療費補助、生活の注意点、精神的なケアなど…治療やケアの新しい展望。

『みんなで学ぶパーキンソン病―患者さんとともに歩む診療をめざして』 柏原健一, 武田篤, 前田哲也著　南江堂　2013.6　126p　26cm〈索引あり〉　2800円　①978-4-524-26831-3

目次 第1章 まずパーキンソン病のことを知ろう, 第2章 パーキンソン病の症状と対処法, 第3章 パーキンソン病の治療, 第4章 パーキンソン病のリハビリテーション, 第5章 症状が進んだ時に気をつけること, 第6章 患者をサポートする環境づくり, 第7章 これからのパーキンソン病診療

『パーキンソン病―ガイドラインに基づく最新の薬物療法 症状別対処法が詳しくわかる』 織茂智之監修　高橋書店　2013.9　191p　21cm　（患者のための最新医学）〈索引あり〉　1200円　①978-4-471-40820-6

目次 第1章 パーキンソン病についてよく知ろう, 第2章 パーキンソン病の検査と診断, 第3章 パーキンソン病の薬物療法, 第4章 パーキンソン病の運動症状をどう治療するか, 第5章 パーキンソン病の非運動症状をどう治療するか, 第6章 運動機能の回復と維持に役立つリハビリテーション, 第7章 患者と家族のための日常生活のケアとポイント, 第8章 療養生活を支える公的支援制度

内容 ガイドラインに基づく最新の薬物療法。運動症状・非運動症状に対する対処法。リハビリ・日常生活のケア・福祉制度。

『パーキンソン病とともに楽しく生きる』 水野美邦著　中外医学社　2013.12　217p　21cm〈索引あり〉　3000円　①978-4-498-22810-8

目次 パーキンソン病とは, パーキンソン病の原因, パーキンソン病の治療に使用される薬物とその副作用, 将来の治療, 治療の実際, 治療の経過中起きるかもしれない諸問題, パーキンソン病の非運動症状, 検査所見, 日常生活はどのように送ったらよいでしょうか？ , パーキンソン病についてもっと知りたい方へ〔ほか〕

『スーパー図解パーキンソン病―すみやかな改善を目指す最新知識』 村田美穂監修　法研　2014.8　167p　21cm　(トップ専門医の「家庭の医学」シリーズ)〈文献あり〉　1400円　①978-4-86513-001-0

目次 第1章 パーキンソン病とはどんな病気か(パーキンソン病を正しく理解しよう, パーキンソン病の特徴 ほか), 第2章 パーキンソン病の診断から治療へ(パーキンソン病の診断は神経内科で, パーキンソン病の診断 ほか), 第3章 パーキンソン病治療の実際(最新のパーキンソン病「ガイドライン」と治療, パーキンソン病の主な治療薬 ほか), 第4章 パーキンソン病と上手につきあう(リハビリとサポート情報)(規則的な生活リズムが生活のコツ, リハビリテーションの実際 ほか)

『順天堂大学が教えるパーキンソン病の自宅療法―パーキンソン病の日本一の名診療所 よく効く最新の薬から、簡単にできるリハビリ、話題の水素水まで』 服部信孝, 順天堂大学医学部脳神経内科著　主婦の友インフォス情報社　2014.8　191p　19cm〈発売：主婦の友社〉　1300円　①978-4-07-294591-9

目次 第1章 パーキンソン病になっても、寿命まで元気に生活できる！ , 第2章 パーキンソン病とはどんな病気なのか？ , 第3章 新薬が続々登場！ 薬の使い方、効果についてくわしく知る, 第4章 意外と知らない人が多いパーキンソン病の外科手術「DBS」, 第5章 最新の話題！ 水素水と遺伝子治療・iPS治療の可能性, 第6章 リハビリテーションの重要性と家庭でできる簡単ケア, 第7章 短い時間でも、満足できる診察を受けるコツ

内容 1948年、パーキンソン病の脳の外科手術を初めて成功、その後、薬物治療を大きく発展させるなど、日本の治療をリードしてきた「順天堂大学医学部脳神経内科」。日本を代表する名診療所が教えるパーキンソン病の最新知識。

『パーキンソン病のことがよくわかる本―イラスト版』 柏原健一監修　講談社　2015.2　98p　21cm　(健康ライブラリー)〈文献あり〉　1300円　①978-4-06-259789-0

目次 1 運動障害だけじゃないパーキンソン病の症状(運動症状―四つの特徴的な運動症状がみられる, 非運動症状―不快な症状もじつはパーキンソン病の一部 ほか), 2 なぜ起きる？ これからどうなる？(なにが起きているのか―脳の黒質が減少。ドパミン不足に陥る, なにが起きているのか―病変部にレビー小体が現れる ほか), 3 薬や手術で上手にコントロール(薬物療法の基本―困った症状のコントロールが治療の基本, 薬物療法の進め方―ドパミン補充療法で体の動きをよくする ほか), 4 運動と前向きな気持ちが改善の鍵(リハビリテーション―運動で体と脳の力をアップさせる, 取り組むコツ―前向きな気持ちが生活の質を上げる ほか), 5 困った症状も工夫しだいで乗り切れる(心がまえ―パーキンソン病との関係を疑うことが大切, 元気がない―うつや意欲低下、疲れには動ける体づくりを ほか)

内容 進み方はゆっくり。困った症状も工夫しだいで乗り切れる。動きづらさ、不眠、幻覚、うつ…様々な症状にどう対処するか。前向きに楽しく暮らすための最新治療と生活法を徹底解説！

『患者さんとご家族のためのパーキンソン病のすべて―症状と薬治療の解説から生活環境での訓練まで』 宮﨑雄二著　［東京］　日本図書刊行会　2015.10　316p　22cm〈文献あり　発売：近代文藝社〉　2000円　①978-4-8231-0926-3

目次 パーキンソン病が一つの病気として知られるようになったいきさつ, パーキンソン病の頻度、年齢分布, パーキンソン病と生活習慣、環境、ストレス、性格との関係, パーキンソン病の症状の現れ方, パーキンソン病の症状, パーキンソン病の重症度分類, パーキンソン病のために他界しませんし、突然死もありません, パーキンソン病発生のしくみ, 初めて医師を受診する時の準備と行われる検査, パーキンソン病と診断された“あの日”の不安〔ほか〕

『図解よくわかるパーキンソン病の最新治療とリハビリのすべて』 作田学監修　日東書

院本社　2016.4　207p　21cm　1500円　①978-4-528-02071-9

目次 序章 パーキンソン病セルフチェックリスト, 第1章 パーキンソン病の正しい知識, 第2章 パーキンソン病の検査と診断, 第3章 パーキンソン病の治療は薬物療法が基本, 第4章 リハビリテーション, 第5章 症状別対処法, 第6章 日常の生活方法, 第7章 療養生活を支える支援制度や団体

内容 必読・最新薬情報！ 寝たきりにならないための運動療法アドバイスが満載！

『パーキンソン病を知りたいあなたへ』 髙橋良輔著　NHK出版　2016.9　127p　21cm（NHK出版病気がわかる本）　1200円　①978-4-14-011348-6

目次 1 早期発見が何より大切！ ～パーキンソン病ってどんな病気？（もしかして？ パーキンソン病を疑うとき, 症状は徐々に進行していきます ほか）, 2 パーキンソン病でも長く元気に！ ～薬を中心とした治療法を徹底解説（運動症状には薬が効く, 2種類の薬でドパミンを補充 ほか）, 3 自分でできること、周りができること～リハビリテーションと周囲のサポート（リハビリテーションはすぐ開始, リハビリテーションで大切なこと ほか）, 4 パーキンソン病治療の最先端とこれから（iPS細胞への期待, 再生医療の道のり ほか）

内容 病気の進行は？ 最新の治療法は？ 正しいリハビリテーションは？ 第一人者が丁寧にやさしく説明。

パーキンソン病―生活管理

【解説】 パーキンソン病は初期段階では薬物が奏功しますが、長期間服用していくうちに薬効は低下していきます。そこで大切なのが、活動的な毎日を送ることにより、できるだけ自立した生活を維持していくことです。日常生活においては、規則正しい生活、身体をよく動かす、生活環境の工夫、この3つが重要になります。

パーキンソン病患者は睡眠障害になりやすいので、不規則な生活は要注意です。起床、就寝、食事などは定時に決めて、リズムある生活を送ります。また筋力や心肺機能などの維持のため、全身の関節運動、筋力訓練、バランス練習、散歩などの有酸素運動を無理のない範囲で行います。そして生活環境を工夫することにより、自立した生活を維持していきます。例えば廊下やトイレの照明は明るくする、風呂場には滑り止めマットやシャワーチェアを用意する、持ちやすいスプーンやフォークを使う、服はボタンよりファスナーやテープのものにするといった工夫です。より良い生活のためには、小さなことであっても、できることから継続していくことが大切でしょう。

（結城俊也）

おすすめ書籍

『こうしよう！　パーキンソン症候群の摂食嚥下障害』 山本敏之, 村田美穂編著　アルタ出版　2014.10　123p　28cm〈執筆：臼井晴美ほか　文献あり〉　3200円　①978-4-901694-74-2

目次 1 パーキンソン症候群について知ろう（神経変性疾患とは, パーキンソン病、レビー小体型認知症, 進行性核上性麻痺, 大脳皮質基底核変性症, 多系統萎縮症）, 2 パーキンソン症候群の摂食嚥下障害の特徴（正常な嚥下, 嚥下造影検査による評価, パーキンソン症候群で注目すべき7つの所見, パーキンソン病、レビー小体型認知症の摂食嚥下障害の特徴, 進行性核上性麻痺の摂食嚥下障害の特徴, 大脳皮質基底核変性症の摂食嚥下障害の特徴, 多系統萎縮症の摂食嚥下障害の特徴）, 3 パーキンソン症候群の摂食嚥下障害への対応（嚥下障害のスクリーニング, 服薬時の観察点、対処法, 歯科学的な問題への対応, 食形態の調整, 食事からみるパーキンソン症候群, 摂食嚥下障害のリハビリテーション）, 4 進行期のパーキンソン症候群患者への対応（摂食嚥下障害を原因とした身体への問題, 在宅療養での注意点, 胃瘻造設の有効性と問題点, 誤嚥防止術）

『パーキンソン病・パーキンソン症候群の在宅ケア―合併症・認知症の対応、看護ケア』 佐藤猛編集代表, 佐藤猛, 服部信孝, 村田美穂編集　中央法規出版　2016.5　311p 26cm〈他言語標題：Caring at home for patients with Parkinson's disease and Parkinsonism　索引あり〉　3600円　①978-4-8058-5368-9

目次 第1章 パーキンソン病・パーキンソン症候群の医学知識, 第2章 合併症とケア―在宅でのポイント, 第3章 パーキンソン病・パーキンソン症候群の薬の使い方と副作用, 第4章 リハビリテーションと在宅環境, 第5章 在宅におけるアプローチの実際, 第6章 在宅で安心して暮らすための諸制度

『パーキンソン病は自分で治せる！―パーキンソン病に効果のある食事や運動から、生活習慣まで自分で試せる新療法が満載！』 水嶋丈雄著　主婦の友社　2016.7　191p 19cm〈「パーキンソン病は自宅で治せる」(2010年刊) の改題、改訂版〉　1300円 ①978-4-07-416255-0

目次 第1章 パーキンソン病とはどんな病気か？(パーキンソン病患者は急増している, パーキンソン病になっても、死亡率は変わらない, パーキンソン病はなぜ起こるのか ほか), 第2章 パーキンソン病の最新治療法 (パーキンソン病の治療について, パーキンソン病で使われる薬, その他の薬 ほか), 第3章 自分でできるパーキンソン病の家庭療法 (なぜパーキンソン病は、年をとると発症しやすくなるのか, 自宅でできるパーキンソン病の簡単チェックテスト, パーキンソン病とリハビリ ほか)

内容 パーキンソン病に効果のある食事や運動から、生活習慣まで自分で試せる新療法が満載！最新治療と自宅ケアのすべてがこの1冊でわかる！

『やさしいパーキンソン病の自己管理』 村田美穂編著　改訂3版　大阪　医薬ジャーナル社　2017.3　123p　30cm〈索引あり〉　2800円　①978-4-7532-2836-2

目次 1 パーキンソン病の基礎知識 (パーキンソン病とは, パーキンソン病の原因と診断, パーキンソン症候群, 認知症状, 精神症状), 2 パーキンソン病の治療 (薬物療法, 薬物治療における副作用・注意点, 外科治療, 心理療法), 3 パーキンソン病のリハビリテーション (自宅でできる運動, 飲み込み・しゃべり方の障害), 4 自宅での介護の要点 (住宅改修・整備, 看護の立場から, 社会支援)

パーキンソン病—薬

『パーキンソン病の薬の本　2015』 武田篤監修　アルタ出版　2015.3　94p　26cm〈索引あり〉　1000円　①978-4-901694-75-9

目次 パーキンソン病の基礎知識, パーキンソン病マンガ 夢の競演パーキンソン病薬者 (役者) オールスターズ, パーキンソン病治療薬一覧 (レボドパ, COMT阻害薬, MAO‐B阻害薬, ドパミンアゴニスト, アマンタジン, ゾニサミド, ノルアドレナリン補充薬, アデノシンA2A受容体拮抗薬, 抗コリン薬), パーキンソン病マンガ やさしい勉強コーナー・脳の働きとドパミンの役割

内容 パーキンソン病治療薬を一挙掲載 (写真・薬価つき)。

『パーキンソン病の薬の本　[2017]改訂版』 武田篤監修　アルタ出版　2017.7　106p 26cm〈索引あり〉　1000円　①978-4-901694-94-0

パーキンソン病—闘病記

『僕の神経細胞―パーキンソン病歴20年の元毎日新聞記者の手記』 杉浦啓太著　三和書籍　2009.4　156p　20cm　1600円　①978-4-86251-057-0

目次 パーキンソン病の最初の報告, 得体の知れぬ不定愁訴, パーキンソン病と診断, 劇的な「L‐ドーパ」登場, パーキンソン症候群, ドーパミンとアセチルコリン, 食の大きな意味, 「まるで、

お殿様のようね」, 病気に悪い緊張関係, 老化と活性酸素〔ほか〕

内容 著者は現在六十歳。三十九歳でパーキンソン病と判定された。患者になって分かったことは、パーキンソン病は健常者が考えるほど単純ではなく、むしろ意外なほど多様性に富むということだ。パーキンソン病に向き合うすべての患者、ご家族の皆様を勇気づける一冊―難病と折り合いつつ生きる、知的で軽快なエッセイ。

『ぴんくのハート―パーキンソン病と明るく向き合う実録体験記』 ごとう和著　秋田書店　2009.5　156p　21cm　800円　①978-4-253-10542-2

『オン・オフのある暮らし―パーキンソン病をしなやかに生きる』 あとうだとしこ, おかだよしこ, きたむらともこ著　アルタ出版　2010.4　159p　21cm　1500円　①978-4-901694-37-7

『若年性パーキンソン病を生きる―ふるえても、すくんでも、それでも前へ！』 秋山智編著　長崎出版　2011.6　390p　19cm〈文献あり〉　2000円　①978-4-86095-457-4

目次 序章 若年性パーキンソン病を持つ人々の世界, 第1章 病と共に生きる（私が私らしく生きるために, パーキンソン病と子育て, 病気と向き合うということは ほか）, 第2章 患者をつなぐ輪（若年性パーキンソン病患者の患者組織, Apple, HOPE ほか）, 第3章 若年性パーキンソン病の基礎知識（若年発症のパーキンソン病, 若年性パーキンソン病とDBS, 若年パーキンソン病患者と社会保障）, 終章 若年性パーキンソン病患者の生活の現状と諸問題

『肝っ玉母さんも楽し！―パーキンソン病の夫を寝たきりにはさせまいぞ』 橋爪綾美著　大阪　パレード　2013.7　143p　22cm　（Parade Books）〈発売：星雲社〉　1200円　①978-4-434-18033-0

目次 はじめに 難病の夫を支えて十余年, シニアハウスに入居して六年, 施設介護と在宅介護の特色―夫のケース, バリアフリー旅行, 一難が去らない中、二回もがんに見舞われた, リハビリテーションの効果, されど車いす, 私のがん体験と病院ボランティアが介護に生きる, 七十代でヘルパー二級に挑戦, ブレインバンク、献脳同意登録をして―ひとつの決意がだれかの希望に

内容 介護との闘いと共存の日々。ホームの選び方、リハビリの重要性、バリアフリー旅行など…。肝っ玉母さんの介護応援エッセイ。

『団塊オヤジのパーキンソン病体験記―パーキンソン病は怖くない』 外山貞文著　名古屋　ブイツーソリューション　2016.10　160p　19cm〈文献あり　発売：星雲社〉　1000円　①978-4-434-22506-2

目次 第1章 団塊オヤジのパーキンソン病, 第2章 団塊オヤジの生い立ちと歩み, 第3章 ヤマハへ入社して, 第4章 M社へ転職、パーキンソン病の発症, 第5章 脳深部刺激（DBS）療法とは, 第6章 これからどうする団塊オヤジ

内容 著者は団塊世代に生まれ、モーレツ社員と言われたほどに粉骨砕身、日本の高度成長期を支えた企業戦士の一人であった。ところが働き盛りの50歳でパーキンソン病を発症し、59歳で「脳深部刺激（DBS）手術」を受ける。その結果病状は改善し、70歳の現在、健常者と同様の自立した毎日を過ごしている。本書はその闘病体験を克明に描いたノンフィクションであり、パーキンソン病患者やそのご家族に刺激と希望を与えることであろう。

『漫画家、パーキンソン病になる。』 島津郷子著　ぶんか社　2016.12　252p　21cm　（BUNKASHA COMICS）　1000円　①978-4-8211-7954-1

目次 異変, 精神科, パーキンソン・ノイローゼ, 精神科病棟, 恋？, 疑念, 母, 脳神経内科, 帰りたい, 折り鶴〔ほか〕

内容 名作「ナース・ステーション」の作者が震える手でペンを握りしめる！ みずからの発病から脳への電極植え込み手術までを描く渾身のエッセイ。手術療法の効果など解説付き。

脊髄損傷—治療

【解説】

・再生医療：脊髄は再生能力の乏しい組織のため、完全損傷の場合には再び機能を取り戻すことは困難とされています。しかし近年、iPS細胞などを使った神経細胞の移植研究が進んでいます。iPS細胞を神経の元になる細胞に育て、脊髄の損傷部分に移植し、手足などの機能回復を目指すというものです。

・機能的電気刺激療法（FES）：コンピュータ制御の電気刺激装置で筋肉に刺を与えることによって、失われた手足の機能を再建する治療法のことです。例えば下半身麻痺の患者にFESを行うことにより起立や歩行機能の再建を目指すものです。

・髄腔内バクロフェン投与：痙縮に効果のある薬を髄腔に投与することで、症状を緩和する治療法です。関節が動かしやすくなることで、日常生活の活動範囲が広がることが期待されます。

（結城俊也）

おすすめ書籍

『総合リハビリテーション　2015年 4月号　特集 脊髄損傷—最近の話題』　医学書院　2015.4.1　1冊　26cm　2484円

目次 特集 脊髄損傷—最近の話題（疫学, 慢性期脊髄損傷への再生医療応用を目指して—併用療法に関する最近の知見を中心に, 機能的電気刺激, 性機能障害, 自動車運転）, 巻頭言 リハビリテーションマインドを持った医師の育成, 入門講座 ICF：国際生活機能分類 ICF–CY 今後の展望, 実践講座 経頭蓋直流電気刺激の臨床 失語症, 研究と報告）地域在住高齢者に対するリハビリテーションに関する達成動機尺度の構造的妥当性の検討, 急性期脳卒中患者におけるStroke Unit IndexとFunctional Independence Measure（FIM）—多施設データベース研究）, 短報 片麻痺患者における歩行自立度と下肢荷重率の関係, 集中講座 臨床研究倫理ことはじめ 実践編（その4, 連載 障害者の競技スポーツ振興への道–東京パラリンピックを目指して 東京パラリンピックへのカウントダウン, Sweet Spot 文学に見るリハビリテーション 武田泰淳の『幻聴』—働く精神障害者, Sweet Spot 映画に見るリハビリテーション 「サウンド・オブ・ミュージック」—ADHD的性質の長所と可能性を歌い上げる, 学会印象記（第9回日本リハビリテーション医学会専門医会学術集会, 第44回日本臨床神経生理学会学術大会）学会報告 第39回中国四国リハビリテーション医学研究会

内容 近年の脊髄損傷のリハビリテーションは, 再生医療, 髄腔内バクロフェン投与, 機能的電気刺激, 対麻痺装具などの治療医学の進歩を取り込みながら発展しています。しかし, 病院の機能分化が進む現在の医療のなかでは, 脊髄損傷患者はマイノリティとして入院治療やリハビリテーションに大きな制限を受けています。それとともに, 脊髄損傷リハビリテーションに対する医療者側のポテンシャルや興味も低下している現状も指摘されています。本特集では, 脊髄損傷治療・リハビリテーションへの啓発にも役立てるよう, 最近の脊髄損傷に関するトピックスを取り上げました。

『CLINICAL REHABILITATION　26巻5号　エビデンスに基づく脊髄損傷リハビリテーション』　医歯薬出版　2017.4.26　100p　26cm　2592円

目次 呼吸障害への対応, 褥瘡予防と対応, 自律神経障害への対応, 機能的電気刺激による四肢機能再建, 下肢機能再建, コラム：脊髄損傷の評価, コラム：脊髄損傷者へのBMI技術の利用, 連載（巻頭カラー 知っておきたい 特殊車椅子 座位保持装置 歩行器 5.多機能電動車椅子, 地域医療の最前線！　リハ科クリニック7days ひろせ整形外科リハビリテーションクリニック, 熊本地震支援活動レポート/災害時のリハビリテーション医療を考える 5.自分の地域で発災した時のために—大阪府での取り組み, コラム：JRATとの出会い, リハビリテーションにおけるエビデンス

の今 5.心臓リハビリテーションにおける早期リハビリテーションの意義, ニューカマー リハ科専門医, リハビリテーション用語の起源を訪ねる Schwann cell, 家族もできるリハビリテーション―リハ医が行う家族指導のポイント 4.呼吸・排痰困難, リハ医・リハスタッフのための 腎臓リハビリテーションの実際 II.運動療法の実際 5.透析患者の運動療法, 歴史への誘惑 第41回 キリスト教伝来とイエズス会の適応主義), TOPICS 頸部電気刺激療法の展望, 学会報告 第1回自動車運転に関する合同研究会, 臨床経験（Japan Rehabilitation Assistance Team (JRAT)の活動において避難所コミュニティは重要であった, 中心性頸髄損傷を合併した, 頸静脈孔症候群の1例）

脊髄損傷―リハビリテーション

【解説】 脊髄損傷は、脊髄がどのレベル（部位）でどのくらいの損傷を受けたのかによって、出現する症状は異なります。そのためリハビリテーションも損傷レベルに合わせて行われます。一般的には、脳に近いレベルで脊髄が損傷されるほど症状は重篤になります。頸髄が上位レベルで損傷されると、横隔膜の麻痺による呼吸困難や腹筋が働かないことによる痰づまりが起こるため、人工呼吸器の使用や呼吸訓練が必須となります。手足に麻痺がある四肢麻痺では、上肢の残存機能の程度に合わせて日常生活訓練が行われます。また胸髄損傷で両足に麻痺が生じる対麻痺患者では、車椅子での日常生活自立を目指して、上肢の筋力訓練やプッシュアップ動作（両上肢で体を垂直方向に挙上して、お尻を引き上げる動作）による床上移動や車椅子への移乗の練習が必要となります。

脊髄損傷患者はしばしば精神的に不安定な状態に陥り、リハビリテーションが思うように進まないこともあります。十分にメンタルケアに配慮しながら進めていくことが大切でしょう。

（結城俊也）

おすすめ書籍

『動画で学ぶ脊髄損傷のリハビリテーション』 田中宏太佳, 園田茂編　医学書院　2010.5　132p　26cm〈索引あり〉　5700円　Ⓘ978-4-260-00778-8

目次 第1編 評価法（脊髄損傷の標準神経学的分類法, 関節可動域（ROM）の評価, FIM）, 第2編 訓練方法（総論, 各論（マット上動作, ベッド上動作, 移乗, 車いす, 起立・歩行, 日常生活）, 損傷高位別到達可能ADL）, 第3編 治療・管理法（主な合併症の医学的評価と管理）, 各論（褥瘡, 痙縮, 呼吸）, 第4編 車いす・機器・自助具（車いす, 移乗介護機器, EXS（環境制御装置）, 自助具, 家屋改造）

『頸髄損傷のリハビリテーション』 二瓶隆一, 陶山哲夫, 飛松好子編著　改訂第3版　協同医書出版社　2016.12　331p　30cm〈索引あり〉　5500円　Ⓘ978-4-7639-0040-1

目次 第1部 頸髄損傷の病態, 第2部 急性期の治療, 第3部 回復期（入院）リハビリテーション, 第4部 退院準備, 第5部 頸髄損傷者の心理, 第6部 社会で生きる, 第7部 頸髄損傷研究の現状と今後

『脊髄損傷の理学療法』 武田功編著, 羽田晋也, 水野智仁, 川村和之, 奥田邦晴, 岩﨑洋著　第3版　医歯薬出版　2017.2　241p　26cm　（PTマニュアル）〈他言語標題：Physical Therapy for Spinal Cord Injury　文献あり 索引あり〉　4500円　Ⓘ978-4-263-21483-1

目次 第1章 脊髄損傷の基礎的知識, 第2章 理学療法評価, 第3章 呼吸理学療法, 第4章 理学療法（治療指導）, 第5章 車いす処方と練習, 第6章 精神・心理的適応とアプローチ, 第7章 排尿・尿路障害, 第8章 性機能障害への援助, 第9章 脊髄損傷とスポーツ, 第10章 脊髄損傷と自動車運転

『メディカルリハビリテーション　No.209 2017年5月号　特集：脊髄損傷のリハビリテー

ション最前線』　全日本病院出版会　2017.5.16　82p　26cm　2700円　①978-4-86519-411-1

目次 特集 脊髄損傷のリハビリテーション最前線, 外傷性脊髄損傷の疫学, 脊髄損傷者の予後予測, 脊髄損傷急性期リハビリテーションのマネージメント, 脊髄損傷慢性期リハビリテーションのマネージメント―回復期から維持期のリハ医療で知っておきたいこと, 脊髄損傷による神経因性膀胱(脊損膀胱)に対する尿路管理の実際, 脊髄損傷に対するロボットリハビリテーション, 脊髄損傷に対する機能的電気刺激, 脊髄損傷に対する再生医療の進歩, 脊髄損傷者のスポーツ参加, 脊髄損傷者の社会参加

脊髄損傷―生活管理

【解説】 脊髄損傷は退院後の生活管理が重要とされています。本人及び家族は管理方法について熟知しておく必要があります。損傷レベルが高位の場合、排痰方法や誤嚥防止のための食事への配慮は必須でしょう。また損傷レベルにかかわらず、褥瘡(じょくそう：床ずれのこと)予防は不可欠です。定期的な体位変換、皮膚の保湿、栄養管理を心がけます。加えて排泄管理も重要です。排尿管理においては用手排尿(手で腹圧を高めて排尿する方法)や自己導尿(カテーテルを挿入して尿を出す方法)の方法について、排便管理では座薬の使用や摘便について心得ておくことが大切でしょう。その他にも起立性低血圧や体温調節障害などの自律神経障害への対処、感覚障害による熱傷への注意、痙縮や手足の痛み、しびれに対する緩和方法など配慮すべき点が多々あります。

退院後、仕事や学校に復帰する、スポーツをはじめとした趣味活動を楽しむなど、充実した毎日を送るためには、生涯にわたる健康管理が望まれます。

(結城俊也)

おすすめ書籍

『脊髄損傷―日常生活における自己管理のすすめ』　徳弘昭博著　第2版　医学書院　2001.6　235p　21cm　3400円　①4-260-24395-0

目次 脊髄損傷とは, 日常生活上の注意点, 身体の機能を維持するには, 車いす, 社会での自立, 社会福祉制度, 職業復帰, 社会活動への参加, 食事と栄養, よく使われる薬剤と副作用, 健康管理, 自己管理の知識のチェックリスト

内容 本書では、脊髄損傷による麻痺という障害を持った人が社会生活を続けていく上でどのようなことに気をつけるべきか、どのような生活を心がければよいのかを述べ、さらに複雑な社会福祉制度の窓口、受けられるサービスなどを紹介している。

『脊髄損傷の看護―セルフケアへの援助』　神奈川リハビリテーション病院看護部脊髄損傷看護編集委員会編　医学書院　2003.4　162p　26cm〈文献あり〉　3200円　①4-260-33267-8

『頚髄損傷者のための自己管理支援ハンドブック』　国立別府重度障害者センター頚髄損傷者自己管理支援委員会編　中央法規出版　2008.3　193p　26cm　2800円　①978-4-8058-4797-8

目次 脊髄損傷と脊髄性麻痺, 頚髄損傷者の健康管理, 褥瘡の予防, 食生活, 車いす, 更衣, 排尿, 排便, 入浴, 家庭でできるリハビリテーション, 頚髄損傷と性, 自助具

脊髄損傷—闘病記

『再起可能—脊髄損傷、両下肢完全麻痺からの生還』 木村和也著 ［熊本］ 熊本日日新聞社 2004.11 242p 19cm〈発売：熊本日日新聞情報文化センター（熊本）〉 1143円 Ⓘ4-87755-191-3

『命の授業—30万人が泣いた奇跡の実話』 腰塚勇人著 ダイヤモンド社 2010.5 166p 19cm〈他言語標題：A Lesson on Life〉 1200円 Ⓘ978-4-478-01240-6

内容 30万人が泣いた奇跡の実話。「一生、寝たきり」と宣告され、自殺未遂までした中学校の教師が、家族や生徒の応援と、感謝の心により、復活を遂げる奇跡の実話。

『ワラをも摑め!!—頸髄損傷を生きる』 出口臥龍著 ブックコム 2012.9 191p 21cm 1500円 Ⓘ978-4-903935-85-0

『キャッチ！—JR福知山線脱線事故がわたしに教えてくれたこと』 岡崎愛子著 ポプラ社 2015.4 239p 19cm 1400円 Ⓘ978-4-591-14453-4

目次 第1章 小さな一歩、大きな自信, 第2章 あの日起こったこと, 第3章 「できる」を見る, 第4章 未来をあきらめない, 第5章 自由を選ぶ覚悟, 第6章 自分の限界を決めない

内容 JR福知山線脱線事故で重傷を負った著者が自分らしく生きると決めて走り続けた10年を綴った感動のノンフィクション！

心疾患

解剖・生理―心臓の構造

【解説】心臓は握りこぶしほどの大きさで前面を胸骨、底面を横隔膜、後面を脊椎にそれぞれ囲まれ、緩やかに固定され、真ん中より約2/3左側に位置します。他の臓器と密接していないので、隣接臓器からの悪性腫瘍の進展や炎症の波及が抑えられています。心臓の内部は、2つの壁と2つの弁に仕切られた左右4つの部屋からなり、これらの部屋と部屋あるいは部屋と血管の間に「弁」という構造があります。そしてこの弁は、血液が一定の方向に流れるために「扉」の役割をしています。また、それぞれの部屋が一定のリズムで収縮と拡張を繰り返し、全身に血液を送るポンプの役割をしています。全身から戻って来た血液を受け取って肺へ送る役割をしている右心系（肺循環）と肺から帰ってきた血液を全身に送る左心系（体循環）とに分かれます。肺に血液を送る右心室に比べ左心室は3倍ほどの厚さを持ち、大動脈を経て全身に血液を送ります。それぞれの部屋を栄養する血管を冠動脈といいます。動脈硬化などで冠動脈が狭くなる狭心症、血管内が詰まり血液が完全に途絶えることで心筋が壊死すると心筋梗塞となります。

（鈴木光司）

おすすめ書籍

『臓単』 河合良訓監修, 原島広至文・イラスト　エヌ・ティー・エス　2005.11　146, 16p　22cm　（語源から覚える解剖学英単語集 内臓編）〈他言語標題：Zoutan　文献あり〉　2600円　①4-86043-095-6

『カラー図解人体の正常構造と機能』 坂井建雄, 河原克雅総編集　改訂第2版 全10巻縮刷版　日本医事新報社　2012.1　879p　26cm〈他言語標題：STRUCTURE, FUNCTION AND MATERIALS OF THE HUMAN BODY　索引あり〉　18000円　①978-4-7849-3179-8

目次 1 呼吸器, 2 循環器, 3 消化管, 4 肝・胆・膵, 5 腎・泌尿器, 6 生殖器, 7 血液・免疫, 8 内分秘, 9 神経系1―中枢神経系の構造・高次神経機能・運動系, 10 神経系2―末称神経系の構造・自律神経機能・感覚系, 11 運動器

『心臓外科医が描いた正しい心臓解剖図―透視図→心カテ 断面図→心エコー 見たいところが見える 心臓の立体構造を細密画で理解する』 末次文祥著, 池田隆徳監修　大阪　メディカ出版　2014.4　199p　21cm　（CIRCULATION Up-to-Date Books 01）〈索引あり〉　4500円　①978-4-8404-4903-8

『病気がみえる　vol.2　循環器』 医療情報科学研究所編集　第4版　メディックメディア　2017.3　410p　26cm〈背・表紙のタイトル：Medical Disease：An Illustrated Reference Guide　索引あり〉　3600円　①978-4-89632-643-7

解剖・生理―脈拍、心拍数、血圧

【解説】 心拍数は、心室の収縮頻度であり、通常1分間当たりの拍数として示されます。成人の安静時の心拍数は60～100回で、それ未満を徐脈、それ以上を頻脈と言います。心拍数に対し、前腕で触れる橈骨動脈、あるいは頸動脈・大腿動脈を触れ測定する脈拍の頻度を脈拍数と言います。通常、脈拍数は心拍数と同等ですが、不整脈がある時、心臓の動きと血管の拍動が同調しないため、脈拍が触れないことがあります。心房細動が代表的です。

また、心臓はポンプのように血液に圧力をかけ血管へ送り出します。血液は動脈を通って全身に酸素と栄養分を運びます。次に、静脈を通って二酸化炭素や老廃物などを回収する役割を担い、再び心臓へ戻ってきます。こうした心臓による血液循環で生命は維持されています。血圧は血液の圧力によって血管の壁に押される力のことで、心臓から送り出される血液の量（心拍出量）と、血管の硬さ（血管抵抗）によって決まります。高血圧患者は約4000万人おり、医療現場で最も診る機会の多い疾患です。高血圧は、動脈硬化を促進し、脳・心血管・腎疾患の要因となると言われます。血圧を測定すると2つの値が記録されます。いわゆる「上」は収縮期血圧（最大血圧）、「下」は拡張期血圧（最小血圧）といいます。心臓が縮むことで、血液を大動脈に送り出し、血管に高い圧力がかかります。これが収縮期血圧です。反対に、血液を送り出した後に心臓が膨らんで、静脈から血液を吸い込みます。このときに血圧が最も低くなり、これを拡張期血圧と言います。

（鈴木光司）

おすすめ書籍

『ナースがこたえる心臓の病気―200の質問』 上田裕一監修　大阪　メディカ出版　2004.4　264p　26cm　（ハートナーシング 2004年春季増刊）　4320円　①978-4-8404-0893-6

目次 1 心臓の生理についての質問, 2 診察・診断・検査についての質問, 3 心不全についての質問, 4 心筋梗塞についての質問, 5 狭心症についての質問, 6 高血圧・低血圧についての質問, 7 不整脈についての質問, 8 弁膜症についての質問, 9 動脈硬化についての質問, 10 腹部大動脈瘤についての質問, 11 先天性心疾患についての質問, 12 心筋症についての質問, 13 感染性心内膜炎についての質問, 14 手術についての質問, 15 日常生活についての質問, 16 その他の質問

内容 患者からよく尋ねられる心疾患の200の質問を取り上げ、的確な答え方を明示。心臓の解剖・生理、診断・検査方法、各疾患の治療法・手術などについてわかりやすく解説している。インフォームド・コンセントや患者指導に即役立つ一冊。

『血圧の科学』 毛利博著　日刊工業新聞社　2017.2　139p　21cm　（B&Tブックス―おもしろサイエンス）〈文献あり〉　1600円　①978-4-526-07671-8

目次 第1章 血圧のメカニズムを知ろう！ , 第2章 血圧は人間の身体を支えている, 第3章 血圧を正しく測るのは結構難しい, 第4章 血圧と血液はどのように関係しているのか, 第5章 血圧をコントロールするには生活習慣病の克服が最優先です, 第6章 高血圧で怖い動脈硬化をどう予防するか

不整脈—基礎知識

【解説】心臓は1分間に60～100回程度拍動し、体中に血液を送るポンプです。頭で考えて動かしているわけではなく、心臓自体が自動的に動き続けています。心臓には刺激伝導系と呼ばれる心臓右上部に存在し洞房結節から弱い電気が出るところがあます。それは心臓のペースメーカーと言える機能です。電気は洞房結節から房室結節・His（ヒス）束・左脚・右脚・Purkinje（プルキンエ）線維と心臓の中を流れ、その刺激によって心臓は収縮しています。洞結節は規則正しく電気を出し続けます。この心臓の中の電気の乱れを総称して不整脈といいます。不整脈は、心臓に病気がある場合に起き、心筋梗塞・狭心症・心不全などが原因となることがあります。逆に、これらの心臓病を治療する薬の副作用で不整脈が生じることもあります。その他、風邪・脱水などの全身状態の悪化や、加齢、体質的なものがあり、原因として最も多いといわれています。また、最も多い症状は、ドキドキする、脈が飛ぶ感じがするというようなものです。その他に、胸の痛み・圧迫感を感じることもあります。このような症状は、脈が速くなることで生じることが多く、逆に、遅くなりすぎると、脳や体の血液の循環が悪くなり、全身の倦怠感、めまい、ふらつき、時には失神することもあります。しかし、無症状の場合も多く、健康診断で初めて見つかることもあります。

（鈴木光司）

おすすめ書籍

『心臓の病気—不安と疑問に答える診断・治療の最新情報』 小川聡総監修　日本放送出版協会　2004.1　143p　26cm　（別冊NHKきょうの健康）　1000円　①4-14-794136-2

『不整脈・心臓病の治療と暮らし方—快速まるわかり』 伊東春樹著　法研　2011.7　230p　19cm　（専門医が図解するシリーズ）〈文献あり〉　1300円　①978-4-87954-812-2

目次 第1章 心臓のしくみとトラブルの原因（心臓は、休みなく全身に血液を送る生体ポンプ，こんな自覚症状を見逃さないで！，心臓のトラブルはこうして起こる！，心臓病を発見するためのさまざまな検査方法），第2章 不整脈とさまざまな治療法（心臓の規則的な心拍リズムが乱れる「不整脈」，不整脈のさまざまなタイプとその特徴，危険な「不整脈」と心配のいらない「不整脈」，不整脈の薬物療法，不整脈の非薬物療法），第3章 心筋梗塞・狭心症とその他の心臓病（冠動脈のトラブルで心筋がSOS、心筋梗塞・狭心症，冠動脈が狭くなる「狭心症」，血流が途絶えた部分が壊死する「心筋梗塞」，再発も予防できる、心筋梗塞・狭心症の薬物療法，心筋梗塞・狭心症の非薬物療法，その他の心臓病と治療），第4章 心臓を守る生活＆自己管理（治療効果に影響する、日常の自己管理，発症と再発を防ぐ運動，心臓を守る食事，心臓をいたわる生活術）

不整脈―徐脈、頻脈

【解説】心臓は刺激伝導系により動きを制御しています。何らかの原因で刺激が多くなることや伝わりにくくなること、その他の場所より刺激が加わることで不整脈が生じます。不整脈の種類には、大きく分けて「徐脈」、「頻脈」があります。徐脈では、様々な原因により洞結節のリズムが低下したり、止まったり、またリズムが正常でも心房への中継がうまく行われなくなり脈拍数は低下します。このように洞結節の機能が低下することにより脈拍数が低下するものを洞機能不全症候群といいます。また、心房と心室間にある房室結節やそれに続くHis束に何らかの障害が起きると、洞結節の正常なリズムが心室へ伝わらなくなります。この現象が重症になると心房のリズムが全く心室に伝わらなくなり、場合によっては生命に危険を生じる事もあります。脈が不規則になる不整脈である心房細動でも重度の徐脈を合併することがあります。失神・痙攣・めまい・目の前が暗くなる・息切れ・疲労感などが症状として現れます。通常規則正しいリズムで拍動している心臓の脈が速くなる不整脈を頻脈性不整脈といいます。その中で、心房や房室結節という刺激を発する場所や中継する場所に原因のある不整脈を上室性の不整脈といい、代表例として心房粗動・心房細動があります。また、心室に原因のある不整脈を心室性の不整脈といい、代表例として心室頻拍・心室細動があります。これらは不整脈の中でも最も重症で、急激に血圧が低下し、直ちに心臓マッサージなどの心肺蘇生と心臓電気ショックが必要となります。こういった不整脈の原因となる心臓の病気としては、急性心筋梗塞や狭心症などの虚血性心疾患が最も多く、その他として心筋症・心筋炎・弁膜症などでも起こることがあります。これらの不整脈が1度でも起これば致命的となるため、薬物療法と共に突然死を予防する植え込み型除細動器（ICD）による治療が勧められます。また、電気的に不整脈の原因部位がわかるような場合は、カテーテル治療や外科手術による治療も併せて考慮されます。

（鈴木光司）

おすすめ書籍

『不整脈―突然死を防ぐために』　小川聡総監修　日本放送出版協会　2009.8　95p　26cm　（別冊NHKきょうの健康）　1000円　①978-4-14-794152-5

『不整脈の不安と疑問に答えます』　山下武志著　メディカルトリビューン　2011.12　166p　21cm〈索引あり〉　1400円　①978-4-89589-375-6

目次 第1章 不整脈を感じたら…不整脈といわれたら…（「不整脈」は「犬」と同じ？，不整脈はいろいろ、9割は怖くない，症状は多彩で、あったり、なかったり… ほか），第2章 あなたの不整脈はどれですか？（期外収縮，心房細動，心房粗動 ほか），第3章 簡単にわかる不整脈の検査と治療（不整脈診断のための主な検査，生活習慣の是正による治療，薬による治療 ほか）

内容 "不整脈"とはひとつの病気ではありません。さまざまな病気を含んだ"総称"のようなものです。不整脈のなかでも安全なものと、そうでないものがあります。なんとなく知っているけど、よく分からない「不整脈」を本書が明快に解説。

『ストーリーでよくわかる！　頻脈性不整脈』　一色高明著　エクスナレッジ　2013.8　131p　21cm　（マンガ循環器疾患シリーズ）　1300円　①978-4-7678-1651-7

目次 プロローグ そんなことがあるのか!?―脳梗塞の原因が心臓病！，1 ご主人は心原性脳塞栓です！―心房細動は脳梗塞の主要な起因，2 ドキドキを薬でコントロール!?―心房細動の薬物治療について知る！，3 ドキドキ ドキンドキン 動悸にもいろいろある！―上室性頻拍と心室性期外収縮、心臓神経症の特徴，4 アブレーション!?―不整脈の原因部位を焼き切る治療法，5 生活改善で再発予防！—ポイントは禁煙と適度な運動、それに減量，エピローグ 負けずに頑張るか！—薬はずっと飲み続けることが必要！

内容 危険性の高い不整脈を見逃さない！ 命に直結する頻脈性不整脈の治療法と予後の過ごし方とは!?

不整脈—治療法—ペースメーカー

【解説】 ペースメーカー（デバイス治療）は、心臓の電気回路が何らかの原因により刺激が遅くなったり、途絶えた時に本来の心臓の電気回路に代わって心筋を刺激し続け、必要な心臓の収縮を発生させることで全身の循環を安定させる治療法です。失神等の症状を伴う徐脈の方の体内に取り付けます。この治療は、徐脈に対する唯一の治療法で、心臓のリズムをモニタリングし、徐脈が発生した時や、活動状況に応じて、より多くの拍動が必要な時にそれらを補います。頻脈には「カテーテルアブレーション」という治療法があり、カテーテルを足の血管から入れその先端から電気（高周波）を流し、頻脈の起源となる部位や異常な電気の通り道となっている心臓の筋肉の一部を焼くことによって不整脈を起こさないようにします。また、植え込み型除細動器（ICD）といったデバイス治療があり、致死的な不整脈がおきても、それを自動的に感知して電気刺激を加え制御する機器です。また、外科的治療としては、心房細動に対する異常な電気伝導を遮断するメイズ手術、心室頻拍に対する電気的異常部位の切除、凍結凝固が行われています。

（鈴木光司）

おすすめ書籍

『心臓力ふたたび私のいきいき体験—先進医療機器で始まる新しい生活』 杉本恒明監修，日経メディカル開発編 ［東京］ 日経メディカル開発 2007.5 254p 19cm〈発売：日経BP出版センター〉 1800円 ①978-4-931400-39-9

目次 第1章 増える日本人の心臓病—一方で有力な治療法が続々と実績，第2章 私の心臓病体験（サトウサンペイさんの心臓病体験—ペースメーカー植込みは“神様のアレンジメント”，植込み型除細動器（ICD）植込み治療を受けた牛田尊さん—ICDに支えられ、明るく前向きな生き方で乗り越えた突然死の不安 ほか），第3章 座談会 心臓病と長く付き合う，第4章 調査リポート 心疾患患者が求める医療政策

内容 もういちど、家族と。のびやかに暮らす明日へ。

『不整脈—突然死を防ぐために』 早川弘一［著］ 祥伝社 2007.6 203p 18cm （祥伝社新書） 740円 ①978-4-396-11071-0

目次 第1章 不整脈とは何か，第2章 心臓と不整脈，第3章 不整脈の種類と症状，第4章 不整脈の検査，第5章 不整脈の治療，第6章 不整脈の薬物治療と副作用，第7章 不整脈に対応するための日常的な注意，付録 いざというときの救急法

内容 突然死を避ける正しい方法とは何か。突然死の原因になるのが不整脈。不整脈には、脈のリズムが不規則になる「期外収縮」、極端に遅くなる「徐脈」、逆に極端に速くなる「頻脈」などいくつかの種類がある。突然死につながる不整脈は、徐脈や頻脈のなかにある。自覚症状があったり、健康診断や人間ドックで不整脈を指摘されたら、それが「とりあえず心配のない不整脈」か、それとも「危険な不整脈」かを病院で検査してもらおう。診断さえつけば、たとえ危険な不整脈であっても、薬による継続治療や、「カテーテルアブレーション」という根治療法、小型軽量化している埋め込み式の除細動器やペースメーカーによる治療などの効果的な対処法がある。

『ハート先生の心臓ペースメーカー講座』 市田聡著，心臓病看護教育研究会編集 昭島 医学同人社 2017.6.20 110p 21cm 2160円 ①978-4-904136-37-9

目次 1 ペースメーカーとは, 2 洞調律とは, 3 洞結節を管理する者, 4 洞性徐脈, 5 洞結節の号令, 6 正常洞調律とは, 7 洞房ブロックと洞停止, 8 両者の区別, 9 洞不全症候群, 10 徐脈頻脈症候群〔ほか〕

内容 この本では心臓が本来有するペースメーカーとしての機能を分かりやすく解説しています。まず基本を改めてつかむことから人工のペースメーカーに搭載されている、さまざまな機能が何故必要となるのかが理解しやすくなります。また、こうして基本を正しく理解しますと人工のペースメーカーが、うまく仕事ができなくなった状態の見抜き方も分かりやすくなります。

不整脈—治療法—薬物療法

【解説】 不整脈に対する薬物療法には抗不整脈薬と呼ばれる薬が使用されます。抗不整脈薬とは、不整脈治療に用いる薬で頻脈性の不整脈に使われることが多く、また、その種類も多く存在します。心臓の筋肉を動かすためには電気刺激が必要なのですが、そのほかに筋肉が伸び縮みを行うためにはカリウム、ナトリウム、カルシウムという電解質と呼ばれるイオンが必要です。心臓は筋肉の細胞一つ一つにカリウム、ナトリウム、カルシウムが特定の部位に接合すること（イオンチャネル）で筋肉が伸び縮みする仕組みになっています。抗不整脈薬を使った薬物療法はこれらの作用を利用して、心臓の拍動を制御する治療方法です。心臓内は場所ごとに活動するイオンが異なり、また時間も異なります。不整脈の薬として、ナトリウムチャネル遮断薬、カリウムチャネル遮断薬、カルシウム拮抗薬、ベータ遮断薬、ジゴキシン製剤などがあります。ナトリウムチャネル遮断薬やカリウムチャネル遮断薬は、障害を起こしている心臓内の電気興奮や刺激伝導を抑制して、脈拍のリズムを適切に維持します。カルシウム拮抗薬は、血管を拡張し、血圧を降下させる効果があり、心拍数を少なくし、心臓の酸素消費量を抑制するため、心臓にかかる負担を緩和することができます。ベータ遮断薬は、心臓を盛んに働かせる交感神経を鎮めることで心拍数を少なくし、心臓の酸素需要量も少なくして、心臓にかかる負担を緩和するものです。ジゴキシン製剤は、心臓の働きにアプローチし、心臓の収縮力を高めることで、脈拍の速度を減少させる効果を得られます。薬は不整脈の種類や頻度、症状に合わせ処方されます。また、副作用もある為慎重に検討することが必要です。

（鈴木光司）

おすすめ書籍

『徹底図解不整脈と心臓病—動悸・息切れ・胸痛を解消する最新治療と生活』 伊東春樹監修　法研　2004.2　231p　19cm　（目でみる医書シリーズ）〈背の責任表示（誤植）：伊藤春樹〉　1200円　①4-87954-515-5

目次 第1章 心臓にトラブルが生じるとき（他人事じゃない！ はたらき盛りをおそう“心臓性突然死”, 心臓のしくみとはたらき ほか）, 第2章 心臓の拍動リズムが乱れる「不整脈」（規則的な心臓の拍動リズムが乱れる「不整脈」, 不整脈を調べる心電図検査 ほか）, 第3章 「虚血性心疾患」とそのほかの心臓トラブル（心臓病の大部分を占める「虚血性心疾患」, 冠動脈の一時的な異常がもたらす病気「狭心症」 ほか）, 第4章 再発を予防する生活法（治療・予防に不可欠なライフスタイルの改善, 禁煙を成功させるコツ ほか）

内容 日本人の死因の第2位を占める「心臓病」。心臓病が恐ろしいのは「何の前ぶれもなく、ある日突然命をうばわれる」こと—。その心臓病と、健診などで注意されることが多い「不整脈」のメカニズムを徹底図解。危険な前ぶれの見分け方から治療法、日常生活の処方までわかりやすく解説します。

『ここが知りたい循環器の薬と使い方』 佐藤幸人編著　中外医学社　2017.3　345p　21cm〈索引あり〉　5000円　①978-4-498-13430-0

目次 1 リスク管理（高血圧, 脂質異常症, 糖尿病, 禁煙）, 2 慢性期疾患別（狭心症, 慢性心不全,不整脈, 肺高血圧, 閉塞性動脈硬化症), 3 緊急疾患(急性心筋梗塞, 急性心不全, 致死性心室性不整脈, 急性肺血栓塞栓症, 大動脈解離)

内容 予防から急性期まで、知りたいことがここにある！ 機序に関する基礎知識、投薬根拠となる代表的臨床試験、副作用と処方のポイント。

虚血性心疾患―基礎知識

【解説】 心臓を栄養する血管は冠動脈と呼ばれ、左冠動脈と右冠動脈とがあり、大動脈の根元から枝分かれします。左冠動脈は、短い主幹部を経て左前下行枝と左回旋枝の2本の大きい枝に分枝します。右冠動脈は、心臓の右側の右心房(洞結節・房室結節)・右心室・左心室の下および下部心室中隔を栄養します。左前下行枝は、心室中隔の全体と左心室前面、左回旋枝は、左心房・左心室側面・後面をそれぞれ栄養しています。栄養している部位の広さは左前下行枝が左心室全体の40%、右冠動脈・左回旋枝がそれぞれ25～35%です。また、絶え間なく働き続ける心臓のエネルギー需要は高く、安静時、活動時に関わらず心臓の拍出した血液量のおよそ5%が冠動脈に分配されます。冠動脈が何らかの原因で閉塞・狭窄をしてしまうと、酸素需要に見合った血液が心筋に送ることができなくなり、心筋が虚血状態に陥るこのような状態を虚血性心疾患といいます。狭窄や閉塞の原因の多くは、動脈硬化によるもので、血管の内側が閉塞すると栄養している領域は栄養不足となり心臓の筋肉が死んでしまいます(壊死)。内側の狭窄がゆっくりと進行した場合には、完全な閉塞に至っても壊死に至らずに済む十分な循環に必要な迂回路が発達すると言われています(側副血行路といいます)。

(鈴木光司)

おすすめ書籍

『狭心症・心筋梗塞―あなたの家族が病気になったときに読む本』 福井次矢, 川島みどり, 大熊由紀子編, 林田憲明, 大島一太, 山口悦子, 佐原まち子執筆　講談社　2006.6　233p　21cm　(介護ライブラリー)　2200円　Ⓘ4-06-282403-5

目次 第1ステージ 症状―こんな症状があらわれたら狭心症・心筋梗塞です, 第2ステージ 受診―近くの病院から心臓専門医がいる病院へ行きます, 第3ステージ 検査―心臓を徹底的に検査します, 第4ステージ 服薬治療―社会生活をしながら薬を飲んで治療します, 第5ステージ 発作―発作が出たときの対応しだいで生死を分けることになります, 第6ステージ 治療と手術―カテーテル治療とバイパス手術を受けます, 第7ステージ リハビリテーション―リハビリテーションは社会復帰を可能にします, 第8ステージ 社会復帰―心臓をいたわりながら社会復帰します, 第9ステージ 再発―適切な日常生活の管理で再発を防ぎます, 第10ステージ ターミナル―再発した場合、心臓が弱り回復が難しくなります, 第11ステージ グリーフワーク―家族がとりくむ自分たちのケアについて学びます

内容 心臓を病んだ家族を抱える人にとって、なにより心配な「どうやって治すのか」(病気の知識)、「正しい看病はどうするのか」(看護の仕方)、「毎日の暮らしはどうなるのか」(生活の保障)が、これ1冊ですべて解決できます！ 病気別治療・看護・生活のための徹底お役立ちガイド。

『心臓病を治す生活読本―名医の図解』 半田俊之介著　主婦と生活社　2007.10　159p　23cm　1400円　Ⓘ978-4-391-13483-4

目次 1章 こんな症状が発病を知らせるサイン(「息切れ・動悸・胸痛」の3大自覚症状に注意, こんな症状にも心臓病が隠れている ほか), 2章 心臓病はこうして起こる(心臓病はがんよりもこわい？, 「心臓」という臓器を理解する ほか), 3章 検査・診察の流れを知っておこう(心臓病はこうして診断される, 問診などの診察で病気の9割まではわかる ほか), 4章 心臓病の治療はこのようにおこなわれる(心臓病治療の基本的な考え方, 心臓病の治療法には5つのタイプがある ほか), 5章 食事・生活療法で再発を防ぐ(適切な食習慣を維持しよう, 摂取エネルギーを適正化

して肥満を解消する ほか)

内容 狭心症・心筋梗塞の発作はこう起こる。カテーテル治療、バイパス術、弁膜症の手術、不整脈へのカテーテル焼灼術、心臓ペースメーカーなど、心臓病の最新治療から検査、薬、日常の注意まで、心臓病を克服するための知恵と知識がわかる本。

『心臓が危ない』 長山雅俊[著] 祥伝社 2009.4 236p 18cm (祥伝社新書 155) 〈並列シリーズ名：Shodensha shinsho〉 780円 ①978-4-396-11155-7

目次 序章 心臓の基礎知識, 第1章 血圧とは何か, 第2章 働きざかりと心臓病, 第3章 突然死, 第4章 心臓と性生活, 第5章 心臓リハビリテーション, 終章 心臓病にならないために

内容 日本人の死因の三分の一は、心臓病。三人に一人は心臓病で亡くなっている。世界に類をみない超高齢化社会、食の欧米化、徹底的な自由競争に転じた企業内のストレスなどが、その原因だ。特に働き盛りの中高年が、ある日突然、心臓病に見舞われるケースが急増している。高血圧、高脂血症、肥満、動脈硬化などは、心臓病の大敵。放っておけば、狭心症や心筋梗塞、さらには大動脈瘤解離などに発展し、とりかえしのつかないこととなる。著者は「今、日本人の心臓が危ない！」と警鐘を鳴らし、注意を促している。本書では、あなたの命を守るため、一生涯休むことなく働き続ける心臓について、学校の授業のようにわかりやすく解説していく。

『スーパー図解狭心症・心筋梗塞―安心の日々を送るための治療と知識』 川名正敏監修 法研 2013.6 163p 21cm (トップ専門医の「家庭の医学」シリーズ)〈文献あり〉 1300円 ①978-4-87954-957-0

目次 第1章 心臓の働きと動脈硬化の正体(あなたの狭心症・心筋梗塞の危険度は？ ,心臓のしくみと働きを理解しよう ほか), 第2章 狭心症・心筋梗塞を正しく理解しよう(狭心症・心筋梗塞の正体, 狭心症とはこんな病気 ほか), 第3章 狭心症・心筋梗塞の診断のための検査(狭心症・心筋梗塞の診断にはこんな検査がある), 第4章 狭心症・心筋梗塞の治療法(狭心症・心筋梗塞の薬物療法, 心筋梗塞の発作に襲われたら ほか), 第5章 狭心症・心筋梗塞の発症、再発を防ぐ暮らし方(再発予防のための心がけ, 運動を習慣化する ほか)

虚血性心疾患―心筋梗塞

【解説】 心筋梗塞は心臓に血流(酸素と栄養)を送っている冠動脈が動脈硬化などにより血管内が狭まり血栓(血の固まり)により閉塞し血流が途絶え、心筋細胞が壊死するものです。発症からの時間の経過で治療法、重症度も異なるので、発症2週間以内を急性、1カ月以上経過したものを陳旧性とするのが一般的です。心筋梗塞では心筋が壊死に陥ってポンプ機能が障害されます。壊死が広範囲に及べば心不全やショックを合併することもあります。陳旧性心筋梗塞の重症度は心機能と狭窄の病変がある冠動脈の数で規定されます。この段階になると心筋の保護と動脈硬化の進展を抑えて次の心筋梗塞の発症を防止することが重要です。動物性脂肪をひかえる、禁煙、運動などの生活習慣の改善が大きな意味をもってきます。心筋梗塞は、ある日突然、胸を激痛が襲う症状が一般的です。呼吸が苦しい、冷や汗・脂汗が出る、吐き気がする、胃が痛む、肩や首がこるなどの症状を訴える人もいます。急性心筋梗塞の半数には前駆症状として狭心症がありますが、残りの半数はまったく何の前触れもなしに突然発症するので、予知が難しいことが問題です。心筋梗塞の一般的な治療法は、初期治療・再灌流(かんりゅう)療法(カテーテル治療・外科的治療)・薬物療法があります。

(鈴木光司)

おすすめ書籍

『ストーリーでよくわかる！ 心筋梗塞』 一色高明著 エクスナレッジ 2012.8 195p 21cm (マンガ循環器疾患シリーズ) 1500円 ①978-4-7678-1431-5

目次 プロローグ 死ぬのか!?, 1 ゴールデンタイム！—生死の分岐点は素早い対応と処置, 2 合併症を乗り越えろ！—CCUで第2の生命危機と闘う, 3 俺は戻りたい！—心臓リハビリで社会復帰をめざす, 4 油断大敵！—"再発しない自分"をつくる, 5 再出発！—再発予防の鍵は受診と服薬, エピローグ 生きている！—心筋梗塞を克服する

内容 最初の判断が生死を分ける。初期治療から再発予防法まで心筋梗塞のすべてを網羅。

『ゼロからわかる狭心症心筋梗塞』 聖路加国際病院監修, 川副浩平著　世界文化社　2013.9　127p　21cm　(聖路加国際病院の健康講座)　1300円　①978-4-418-13435-9

目次 1 狭心症・心筋梗塞とは？(狭心症・心筋梗塞を知る, 心臓の仕組みと働き, 狭心症・心筋梗塞の特徴, 心臓病の原因は動脈硬化, 病気の前兆と対処法, 狭心症・心筋梗塞の検査), 2 狭心症・心筋梗塞の治療法(狭心症・心筋梗塞の治療法, 薬物療法, カテーテル治療, 冠動脈バイパス手術), 3 心臓リハビリテーション(治療後のリハビリ), 4 日常における再発予防(生活習慣の改善, 食事療法について, 運動療法について), お悩み解決Q&A

内容 心臓外科の名医が対処法から最新治療までやさしく解説。不安と悩みを解決！ 心臓病対策の決定版。狭心症・心筋梗塞をきちんと知ろう。治療法とプロセスについて。日常生活における再発予防。お悩み解決！ セカンドオピニオン。

『マンガで身につく 急性心筋梗塞パーフェクトブック—受け入れから退院まで』 四津良平監修　大阪　メディカ出版　2013.10　248p　26cm　(ハートナーシング 2013年秋季増刊)　4320円　①978-4-8404-4237-4

目次 はじめに, 登場人物の紹介, マンガで理解！ 急性心筋梗塞の受け入れから退院まで ハート病院に急性心筋梗塞の患者さんが搬送されてきた！ , 第1部 急性心筋梗塞ってどんな病気？(急性心筋梗塞を知るために, ACSのおさらいから始めよう—急性心筋梗塞のホントの意味、理解してる？ , 心電図はAMI治療のカギ—梗塞部位と心電図波形は必ずつながっている), 第2部 急性心筋梗塞が起こったらどうする？(救急室での処置 急性心筋梗塞の患者さんが搬送されてきた！—あれも心筋梗塞 これも心筋梗塞 心筋梗塞の判断スイッチは誰が押す!?, カテーテル室での処置 スピード勝負！ 急性心筋梗塞の検査・初期治療—患者さんの予後を予測して素早く次の行動に移そう, ICU・CCUでの処置 どうしよう！ 合併症が起こった!!—予後を左右する緊急時にナースはどう対応する？ , 病棟での処置 いよいよ退院！ 退院指導は最後の難関—"備えあれば憂いなし"急変時に自己対応できる管理力を付けさせよう), 執筆者一覧, 索引

内容 これ1冊で急性心筋梗塞のすべてが分かる！ 病態がめまぐるしく変化し、搬送から検査・治療への展開が早い急性心筋梗塞。クリニカルパスに込められた、「なぜこのケアが必要なのか？」という理由と根拠を理解し、治療・看護についてマンガで楽しくポイントを押さえよう！

虚血性心疾患―狭心症

【解説】心筋に酸素と栄養素を運ぶ冠動脈の内側が部分的に細くなると、心筋への血流が悪くなるために一時的な胸の痛みを感じるようになります。このような状態が起こることを狭心症といい、それに伴う胸の痛みを狭心症発作といいます。冠動脈の内径が狭くなる最大の原因は、血液中のコレステロールが血管に沈着することによる動脈硬化です。動脈硬化が進行するとコレステロールの塊が血管壁内にでき、それが大きくなることで血管内腔が狭くなっていきます。冠動脈の内腔のふさがりが増すと、胸の痛みなどの自覚症状を感じるようになってきます。狭心症発作は前触れなく突然に起こり、数十秒から数分間続きます。狭心症が起こる場所や程度によって、痛みの強さや持続時間は異なります。狭心症は冠動脈の狭窄状況や発作の程度、頻度によって細かく分類されており、安定狭心症、不安定狭心症、労作性狭心症、冠攣縮（かんれんしゅく）性狭心症が代表的です。安定狭心症とは、発作の起きる状況や強さ、持続時間などが類似しており、いつも一定の範囲内で治まるものをいいます。血管内部を調べると、動脈硬化によって血管内腔が狭くなってはいても、プラーク（コレステロールなどの固まり）が崩れにくくなっていることが多くあります。このため、急に心筋梗塞に移行する可能性は低いと考えられています。一方、不安定狭心症とは発作の回数や強さが一定しておらず、以前は問題なかった軽い運動や安静時に発作が起きたりする狭心症です。冠動脈内部を調べると、血管内腔が狭くなっている事に加えて、プラークが崩れやすい状態になっていたり、血栓や血管のけいれんが起きやすくなっていることがあります。労作性狭心症とは、運動したり興奮したりすることで心臓に負担がかかると胸痛が起こる狭心症です。運動をしたり、階段を上ったりすると、身体の筋肉はたくさんの酸素を必要とします。心臓が激しく動いて全身の血流量を増やし、酸素を送り届けようとします。しかし、冠動脈の内部が動脈硬化のプラークなどによって細くなっていると、心臓自体が酸欠状態となってしまい胸痛が起こります。この狭心症は安静にすると症状が落ち着くのが特徴で、発作自体も5分以内に治まります。冠攣縮性狭心症は冠動脈が急にけいれんして細くなり、心筋への血流が不足するために胸痛発作が起きるものです。これは夜に寝ている時や早朝の起きがけ、アルコールを飲んだ後などに安静時狭心症として現れます。冠動脈硬化性狭心症と冠攣縮性狭心症が同時に起こる場合も多くあります。

（鈴木光司）

おすすめ書籍

『図解心筋梗塞・狭心症を予防する！ 最新治療と正しい知識』 三田村秀雄監修　日東書院本社　2015.7　207p　19cm〈文献あり〉　1200円　①978-4-528-01190-8

目次 第1章 虚血性心臓病による心臓突然死, 第2章 心臓のはたらきと、動脈硬化の正体, 第3章 心筋梗塞と狭心症を正しく理解する, 第4章 心筋梗塞、狭心症を予防するための検査と診断, 第5章 心筋梗塞、狭心症の最新治療法, 第6章 心筋梗塞、狂心症を予防する日常生活, 第7章 命を救う！ 心臓発作の応急手当

内容 突然死につながる！ 胸痛、息切れ、動悸の3大ポイント。こんな症状があったら要注意!! 急性心筋梗塞と不安定狭心症のトラブルは即生命にかかわります。時間との勝負です!!自分でする！ 周囲の人が行う！ 心筋梗塞、狭心症のリハビリと再発予防の注意事項など、日常生活に役立つ項目が満載！

『心臓病はもう怖くない―高血圧や動脈硬化も』 岡本洋著　文芸社　2015.9　281p　19cm〈文献あり〉　1400円　①978-4-286-16323-9

『狭心症・心筋梗塞—発作を防いで命を守る』　三田村秀雄監修　講談社　2017.9　98p　21cm　(健康ライブラリー—イラスト版)〈文献あり〉　1300円　①978-4-06-259817-0

目次 1 心臓発作を招く狭心症・心筋梗塞とはどんな病気？(症状1—代表的な症状は胸の痛みと息苦しさ, 症状2—胸以外の場所が痛むこともある ほか), 2 狭心症・心筋梗塞が起こるしくみを理解する(心臓の構造—冠動脈とは心筋に血液を供給する血管, 発作のしくみ—冠動脈の血流が途絶えることによって起こる ほか), 3 薬物療法—発作を鎮め、予防するために(治療方針—狭心症はタイプに応じて治療法を選択, 薬の種類1—発作が起きたら「ニトロ」で鎮める ほか), 4 カテーテル治療、バイパス手術—血流を確保(狭心症では—冠動脈の状態によってはカテーテル治療や手術が必要, 心筋梗塞では—心筋梗塞は診断がつきしだいすぐに治療を開始 ほか), 5 これまでの生活を見直し、自己管理を(水分補給—こまめな水分摂取で血栓を防ぐ, 体調管理—高血圧・高血糖・脂質異常症・肥満は改善を ほか)

内容 動脈硬化がなくても油断は禁物！ もしものときに備えて自分でできる対処法。発作を防ぐ暮らし方と最新治療を徹底解説！ ひと目でわかるイラスト図解。

虚血性心疾患—治療法—冠動脈バイパス術・カテーテル治療

【解説】 細くなった冠動脈の血流をよくするための「抗血小板療法」「抗凝固療法」が薬物治療の基本です。その他にも冠動脈を拡張させるように作用する拡張薬や、血圧を下げる、血糖を下げるといった薬物療法があります。軽い狭心症では、薬物治療だけでよいケースもあります。冠動脈バイパス術は、狭くなっている冠動脈の場所の末梢へ、迂回路となる血管を繋ぐ手術です。カテーテル治療が難しい狭窄病変や、狭窄している血管が3本以上ある場合などに行います。カテーテル治療は、カテーテルという細い管を冠動脈まで入れて、狭くなった血管や、完全にふさがってしまった血管を広げて血流を回復させる治療法のことです。経皮的冠動脈インターベンション(PCI)と呼ばれています。カテーテル治療には、カテーテルの先につけたバルーン(風船)をふくらませて狭くなっている血管を押し広げる「バルーン療法(冠動脈形成術・PTCA)」、バルーンで押し広げたあとに金網状の筒を置いて血管が狭くならないようにする「ステント治療」、完全に詰まってしまった血管をドリルやレーザーで削って開通させる「ロータブレーター治療」など、さまざまな方法があります。いずれも、狭くなったり塞がってしまった血管を元のように広げる治療法です。

カテーテル治療の優れている点は、身体への負担が少なく短時間で治療が終わることです。また、必要であれば再度行えることですが、放射線被爆も多く造影剤を大量に使うので腎臓が悪くなることがあります。再狭窄が起こりやすい難しい病変には向かないなどの問題があります。また、ステントが入ってしまうと血栓ができないようにする抗血小板剤を一生涯使用する必要があります。一方、バイパス手術が優れている点は、細い血管にも吻合(ふんごう)でき一度の手術で血行が完全に回復するということですが、開胸手術であるため体への負担が大きく合併症に注意する必要があります。

(鈴木光司)

おすすめ書籍

『狭心症・心筋梗塞の最新治療と発作を防ぐ安心読本—名医の図解』　相澤忠範著　主婦と生活社　2008.6　159p　23cm　1400円　①978-4-391-13572-5

目次 第1章 狭心症・心筋梗塞とは？(心臓のしくみと主なはたらきを知ろう, 狭心症には2つの種類がある ほか), 第2章 狭心症・心筋梗塞の治療法(発作がおきたときの対処法, からだへの負担が少ない冠動脈インターベンション ほか), 第3章 これ以上進行させないための食事療法(1日の塩分は6g未満にする, 健康的にやせるための食べ方 ほか), 第4章 発作を防ぐ、病気をよくす

る生活法（健康的にやせることがいちばん, 病気を抱えた人の運動習慣のつけ方 ほか）

内容 冠動脈インターベンション、冠動脈バイパス手術・薬物療法、心臓リハビリテーション…治療の最前線から食事改善、運動法、発作回避の心得まで。

『図解でわかる心臓病―最新治療が手に取るようにわかる』 主婦の友社編, 中村正人監修 主婦の友社　2011.12　159p　21cm　（徹底対策シリーズ）〈索引あり〉　1300円 ①978-4-07-278735-9

目次 1 よくわかる心臓病の検査と診断, 2 大きく進化する心臓病の治療, 3 急性冠症候群・狭心症・心筋梗塞（虚血性心疾患）からいかに身を守るか, 4 「完全図解」狭心症、心筋梗塞を切らずに治す最新カテーテル治療, 5 カテーテル治療後、手術後に心臓病を再発させないために行う治療, 6 心臓病治療に使われるおもな薬, 7 心臓病によい食べ物, 8 あなたの心臓をしっかり守る365日の生活習慣

内容 「急性冠症候群」「アテローム血栓症」など動脈硬化・狭心症・心筋梗塞のホットな情報、最先端治療をあますところなく解説。狭心症・心筋梗塞を未然に防ぐ食事から二度と再発させない、発作を起こさせないための24時間の日常生活対策までふんだんに紹介。

血管疾患―基礎知識

【解説】 動脈は太い大動脈と細い末梢動脈に分けられます。動脈は3層の壁の構造になっていて、その内腔が血液で満たされ、酸素を運搬しています。高血圧、脂質異常症、高血糖などにより動脈の壁が固くなる、脆くなると様々な疾患が起こります。大動脈では心臓から出た直後の圧の高い血流を受け止める役割があるので、高血圧性は壁に負荷がかかります。負荷のかかり具合で血管壁が固く、厚くなり、裂けることもあります。胸部や腹部の大動脈で瘤状に膨らむ大動脈瘤や壁が裂ける大動脈解離という疾患が生じます。末梢の動脈では、脂質異常症や高血糖などで血液がよどむことで、アテロームと呼ばれる血液の屑が動脈壁に沈着し、血流が阻害されやすくなります。進行すると血流が完全に遮断され、梗塞を引き起こします。更にアテロームが壁から剝がれ落ち、更に下流の血管を塞ぎ、別の場所で梗塞を引き起こします。頸動脈でアテロームが形成されると、それが脳血管や心臓冠動脈へ飛び、脳梗塞、心筋梗塞を引き起こします。腹部や太ももの血管でアテロームが形成されると、足先の動脈が閉塞し、足壊疽（えそ）を引き起こし、足切断となることもあります。血圧、中性脂肪、LDLコレステロール、血糖値などを正常化させることが予防として大切です。

（鈴木光司）

おすすめ書籍

『心臓・血管の病気―診断と治療が詳しくわかる』 小川久雄総監修　NHK出版　2011.12　111p　26cm　（別冊NHKきょうの健康）　1048円　①978-4-14-794159-4

『「血管の病気」と言われたら…―お医者さんの話がよくわかるから安心できる：検査 診断 治療・手術』 重松宏編著　保健同人社　2012.6　167p　21cm　1500円　①978-4-8327-0673-6

目次 1章 血管の病気とは, 2章 大動脈瘤の原因・症状・検査・治療, 3章 閉塞性動脈硬化症の原因・症状・検査・治療, 4章 静脈血栓塞栓症の原因・症状・検査・治療, 5章 下肢静脈瘤の原因・症状・検査・治療, 6章 リンパ浮腫の原因・症状・検査・治療, 付録 血液透析を行うための血管手術

内容 血管の病気である大動脈瘤、閉塞性動脈硬化症、静脈血栓塞栓症、下肢静脈瘤、リンパ浮腫などの症状や検査、治療法、生活上の注意まで詳しく解説。

血管疾患―大動脈瘤・大動脈解離

【解説】大動脈瘤は加齢や動脈硬化などにより血管壁の構造が弱くなり、圧が掛かり続けることで、壁の一部が飛び出すように膨らむ、または血管全体が膨らむ病態です。瘤ができる位置により胸部大動脈瘤、腹部大動脈瘤と呼ばれます。瘤ができるだけであれば症状はありません。瘤自体は弱くなった壁の一部ですから破けてしまうこともあります。瘤が破裂し大動脈から大量に出血することで一気に血圧が下がり、意識消失（ショック状態）に陥り、死に至る危険性が高くなります。大動脈瘤は明らかな自覚症状がないので、健診やほかの疾患でエコー検査を受けた際に発見されることが多いです。好発年齢は72～73歳とされています。

大動脈解離は血管の壁が大動脈瘤と同じように負荷がかり、膨らむのではなく裂けてしまう状態です。血管壁は内膜、中膜、外膜という3層構造になっていて、このうち内膜、中膜の一部が裂けて外膜との間に偽腔（ぎくう）と呼ばれる新たな血液の通り道ができてしまいます。血管壁が裂ける時に激痛が伴うことがあり、意識消失する危険性があります。緊急性が高いA型、経過観察とするB型に分かれ、A型は心臓から出た直後の大動脈（上行大動脈）で生じる解離のことです。B型は主に腹部大動脈での解離を言います。A型の解離は偽腔が心臓へ向かい生じるため、心臓を覆う薄い膜（心膜）に血液が溜り、心臓を血液で圧迫され、心タンポナーデと呼ばれる心臓が拡張できなくなる危険な状態に陥ることがあります。どちらの疾患も破裂すると非常に危険な状態ですので、血管の病気は放置しないことが重要となります。

（鈴木光司）

おすすめ書籍

『大動脈瘤・大動脈解離診療のコツと落とし穴』 田林晄一, 栗林幸夫編　中山書店
2006.3　276p　26cm　（Pitfalls & knack）　9500円　①4-521-67431-3

血管疾患―末梢動脈疾患

【解説】下肢の動脈硬化が生じると痺れや痛みが生じます。重症化すると血流が閉塞し、壊疽（えそ）を起こすこともあります。以前は血管自体の炎症が原因の下肢動脈の閉塞が殆どでしたが、現在では動脈硬化性の末梢動脈の閉塞が殆どです。下肢末梢血管の閉塞の初期は、足先の冷感、痺れですが、進行すると歩くと足が痛くなり、しばらく休むと再び歩き出せる間欠性跛行（かんけつせいはこう）と呼ぶ症状が現れます。さらに重症となると安静時の足の痛み、足の指の変色などの血流障害が生じ、足壊疽を引き起こします。歩行時の足の痛みがあるにも関わらず、未受診の方が多く、足壊疽になるまで放置していたというケースがあるように、重症化してからの受診になることが多い疾患です。原因は動脈硬化が原因ですが、動脈硬化は全身性の病気です。首の動脈で動脈硬化すると脳梗塞、心筋梗塞の原因にもなります。これらの動脈硬化の原因は多岐に渡り、脂質異常（中性脂肪、LDLコレステロールの高値、HDLコレステロールの低値）、高血糖、高血圧、加齢、喫煙、飲酒、運動不足などです。日常生活で気を付けられることが殆どですので、動脈硬化にならない生活習慣や現在治療している方は、治療をリタイアせず、定期的な受診が大切です。

（鈴木光司）

おすすめ書籍

『やさしい閉塞性動脈硬化症の自己管理』 松尾汎編　大阪　医薬ジャーナル社　2004.12　106p　30cm　950円　①4-7532-2120-2

目次 1 閉塞性動脈硬化症とは？（閉塞性動脈硬化症を知る, どんな症状があるか？ , どう治療するか？）, 2 生活習慣病と関連する：生活習慣病があるときの注意点（なぜ糖尿病があると、閉塞性動脈硬化症が重症化しやすい？ , 生活習慣病があると、どのように閉塞性動脈硬化症を予防したら良い？ , 閉塞性動脈硬化症は生活習慣の面からどのように管理する？）, 3 全身の動脈硬化とも関連がある（心臓の病気とどの様に関連するか, 脳卒中とは関連するか？ , 腎動脈硬化との関連は？）

『閉塞性動脈硬化症（PAD）診療の実践―間欠性跛行に対するアプローチ』 飯田修編, 南都伸介監修　南江堂　2009.2　163p　26cm〈索引あり〉　5000円　①978-4-524-25339-5

『ストーリーでよくわかる！ 閉塞性動脈硬化症』 一色高明著　エクスナレッジ　2012.8　127p　21cm　（マンガ循環器疾患シリーズ）　1300円　①978-4-7678-1440-7

目次 プロローグ 切断!?―命にもかかわる足の動脈硬化, 1 足の狭心症!!―大腸がんや乳がんより怖い, 2 足が痛い!!―痛みの原因をしっかり検査して診断, 3 治るのか!?―適切な治療をすれば元の生活ができる, 4 フットケアチーム!!―さまざまな医療スタッフが連携して, 5 命を取るかタバコを取るか!?―再発予防 メタボ対策とフットケアがポイント, エピローグ 大変だ～ぁ!!―早期発見が何より重要

内容 足の痛みは危険信号です。死にもつながる「足の狭心症」の治療法と再発予防法とは？

血管疾患―治療法―保存療法、人工血管置換術

【解説】 血管疾患の治療は保存療法の場合、原因となっている血管への負担の緩和が第一選択となります。高血圧性に血管壁を痛めている場合、血圧を下げる薬の処方や生活指導となります。血流が悪い閉塞性の場合、血栓（けっせん）を形成させない血液の流れを良くする薬が処方されます。末梢動脈疾患の場合は糖尿病や脂質異常症や喫煙が原因ですので、治療のほとんどが生活習慣の指導になります。また、動脈の状態により手術を検討することもあります。大動脈瘤や大動脈解離の場合、手術は人工血管置換術が多く選択されます。また、状態にもよりますが、ステント治療でも可能なものもあり、手術侵襲の少ない治療として注目されています。大動脈の手術を検討する際は、緊急性が高い場合が殆どです。待ったなしでの決断が必要になろうかと思います。末梢動脈疾患の場合の手術療法は、人工血管や自家静脈（自分の静脈）を使いバイパス術を行います。末梢動脈疾患でもステント治療も可能な場合もあります。末梢動脈疾患は重症化してからの受診率が多いため、手術適応外となるケースも存在するようです。どの疾患でも、早期に受診する必要性があります。

（鈴木光司）

おすすめ書籍

『最新よくわかる心臓病―心筋梗塞・狭心症・不整脈・弁膜症・大動脈瘤 本気で知りたい・治したい患者のための本』 天野篤著　誠文堂新光社　2013.11　287p　19cm〈索引あり〉　1400円　①978-4-416-61301-6

目次 第1章 心臓の仕組みと主な病気, 第2章 心筋梗塞と狭心症の治療, 第3章 動脈硬化・心臓病のリスクの高い人とその予防, 第4章 検査と診断, 第5章 弁膜症の治療, 第6章 増えてきた大動脈

の病気, 第7章 不整脈とそのほかの心臓病, 第8章 リハビリと再発予防, 第9章 病院の選び方と治療費

内容 天皇陛下の執刀医が教える、心臓病の予防から診断・最新治療・リハビリまで。

心臓弁膜症―基礎知識

【解説】 心臓はポンプの役割があり、左心室⇒大動脈⇒全身循環⇒大静脈⇒右心房⇒右心室⇒肺循環⇒左心房⇒左心室⇒…という流れで全身に血液供給しています。心臓の4つの部屋には血液が逆流しないよう弁があります。右心房と右心室の弁は「三尖弁」、右心室と肺動脈の弁は「肺動脈弁」、左心房と左心室の弁は「僧房弁」、左心室と大動脈の間は「大動脈弁」とそれぞれ呼びます。これらの弁が本来の機能を果たせなくなる状態を弁膜症と呼びます。4つの弁のうち、大動脈弁と僧房弁に多く起こる病気です。弁膜症の症状は、息切れ、動悸、疲労感、呼吸困難感などです。弁膜症の初期は弁の動きだけの問題で、特に症状はないことが多いですが、進行していくと、心臓自体に負担がかかるようになり、心臓がうっ血し心臓自体が大きくなる、不整脈がでる、胸痛が頻回に出るなどの症状が現れることがあります。家事をしていると息切れや胸が苦しい、会話しているだけで息切れがするなど日常生活に影響がでることがあります。また、徐々に進行する病気なので、体が慣れてしまい、自覚していない場合があるため、家族や周囲の方々の観察点が重要です。気になった場合は早期の受診を勧めることが必要です。弁膜症は自然回復が難しいので、治療には進行予防が大切です。状態により手術を選択することもあります。

（鈴木光司）

おすすめ書籍

『完全図解よくわかる心臓弁膜症』 加瀬川均著　講談社　2011.4　198p　19cm　（健康ライブラリー―図解シリーズ）　1400円　①978-4-06-259659-6

目次 第1章 心臓弁膜症の常識・非常識, 第2章 弁膜症って何ですか？ , 第3章 病気の基本的なことを簡単に, 第4章 心臓弁膜症とわかったら, 第5章 なぜ手術しなければならないのか, 第6章 手術の方法で人生が変わる, 第7章 弁膜症と不整脈, 第8章 どうすればよいのか, 第9章 手術の後は, 手術を受けた人からのメッセージ

内容 日本で初めて書かれた心臓弁膜症の入門書。近年、患者数が急激に増えている心臓弁膜症。自覚症状がないケースでも症状が進行し、突然死になるケースも少なくない。最新の手術法などニーズの高い情報を網羅。

『真っ向勝負の大動脈弁狭窄症・閉鎖不全症―6人のエースがすべてを語りつくす』 大西勝也編集　大阪　メディカ出版　2016.4　223p　21cm　（CIRCULATION Up-to-Date Books 11）〈索引あり〉　3600円　①978-4-8404-5783-5

『ザ・ベスト・トリートメント！ 心臓弁膜症―ガイドラインを深読み・先読みする』 伊藤浩編集　文光堂　2017.3　155p　26cm〈索引あり〉　7000円　①978-4-8306-1934-2

目次 1 僧帽弁閉鎖不全症（MR）のThe Best Treatment（MR患者の臨床経過を理解しよう, 手術適応となる重症MRをどのように診断する？―一次性MRと二次性MRで異なる重症度診断, primaryMRの手術適応と術式, secondaryMRの手術はいつどのように施行する？）, 2 大動脈弁狭窄症（AS）のThe Best Treatment（重度ASの生命予後はいわれているほど悪いのか？ , 重症ASを診断する, ASの手術はいつどのように施行する？）, 3 大動脈弁閉鎖不全症（AR）のThe Best Treatment（重症ARの生命予後はそんなに悪いのか？ , 重症ARの診断はどうする？ , ARの手術はいつどのように施行する？ , para - valvular leakの診断と手術適応）, 4 三尖弁閉鎖不全症（TR）のThe Best Treatment（手術の判定に必要なTRの重症度評価とは？ , 他の心臓手術

に合わせて行うTRの手術適応と術式), 5 感染性心内膜炎 (IE) のThe Best Treatment (IEの手術適応—その決め手となる所見は？ , IEの外科治療, 術後の抗菌薬管理はどうする？)

心臓弁膜症—狭窄症・閉鎖不全症

【解説】 弁膜症は心臓の弁の機能不全の状態ですが、機能不全の種類には大きく3つに分類されます。第1に弁の開きが悪くなり、血液の流れが阻害される「狭窄」です。第2に弁の閉まりが不完全となり血液の逆流が生じる「閉鎖不全」です。第3に「狭窄」と「閉鎖不全」の両方が混在する状態です。僧房弁の閉鎖不全が生じると、血液の逆流が生じるため、血液が左心室または左心房内で淀んでしまい、血栓と呼ばれる血液の屑が形成されてしまいます。心臓の部屋の中で形成される血栓は大きいため、血栓が大動脈に流れて細い血管を塞いでしまうことがあります。また、大動脈弁狭窄症が生じると左心室から大動脈へ血液を押し出す力が強くなり、左心室の筋肉が発達して、慢性的な高血圧を招く原因となります。弁膜症の原因は、先天的な原因と後天的な原因があります。先天的には弁の形成不全があり、新生児の際に見つかることも多く、手術や自然経過で回復することもあります。一方、後天的 (動脈硬化、心筋梗塞、リウマチ熱、細菌感染など) で発症することが多く、特に動脈硬化は危険因子として予防すべき事項の一つです。

(鈴木光司)

おすすめ書籍

『こどもの心臓病』 門間和夫著　改訂第6版　日本小児医事出版社　1999.4　138, 7p　19cm　(お母さんシリーズ 4)　1300円　①4-88924-119-1

『心臓病の子どもたち』 山城雄一郎, 茂木俊彦監修, 石澤瞭, 難病のこども支援全国ネットワーク編, 稲沢潤子文, オノビン, 田村孝絵　大月書店　2000.9　35p　21×22cm　(難病の子どもを知る本 2)　1800円　①4-272-40392-3

内容 心臓病は、血液を送るポンプの故障です。あなたの理解がいのちを支えます。

『こどもの心臓病と手術—患者説明にそのまま使える 不安なパパ・ママにイラストでやさしく解説』 立石実著, 黒澤博身, 中西敏雄, 平松健司監修　吹田　メディカ出版　2011.8　111p　26cm〈索引あり〉　2400円　①978-4-8404-3694-6

目次 1章 心臓のきほん, 2章 先天性心疾患のきほん, 3章 心臓手術の流れ, 4章 先天性心疾患の手術で大切なこと, 5章 いろいろな先天性心疾患, 6章 心臓手術の合併症, 7章 入院から退院までの流れ

『弁膜症—知識を習得し, 実践で活かす最強のメソッド』 山本一博編集　メジカルビュー社　2017.10　221p　26cm　(循環器診療ザ・ベーシック　筒井裕之編集主幹)〈索引あり〉　6500円　①978-4-7583-1439-8

目次 大動脈弁狭窄, 大動脈弁の器質的異常によらない大動脈弁逆流, 器質性僧帽弁逆流, 機能性僧帽弁逆流, 僧帽弁狭窄, 機能性・器質性三尖弁逆流, 感染性心内膜炎, 弁腫瘍, Fallot四徴症術後患者 (成人) の肺動脈弁膜症, Fontan術後弁膜症

内容 超高齢化社会で激増する弁膜症患者を救う方法がここにある。治療選択肢が増える1冊。

心臓弁膜症—治療法—手術療法、カテーテル治療

【解説】 弁膜症の治療には、進行予防と根治療法があります。進行予防では薬物療法・食事療法・運動療法など生活習慣の改善を行います。一方、根治療法では手術療法を行います。手術療法には弁置換術が一般的です。弁の入れ替えは生体弁と呼ばれるブタの心臓の弁やウシの心膜を使う手術と、機械弁と呼ばれる人工的に作られた弁と入れ替える2種類が一般的です。生体弁は生物由来の心臓弁で、経年劣化による再置換術（おおよそ15年程度）をする必要がありますが、ヒトの心臓弁に近い素材なので、ワーファリン等の血液が固まりにくくなる薬を服用する必要性はありません。このような観点から妊娠希望の女性や胃潰瘍や肝機能障害、腎機能障害のある方は一般的に生体弁の手術を選択されることがあります。機械弁はチタン合金やカーボンなどの素材で作られた人工弁です。経年劣化は少なく、半永久的に使用可能な反面、血栓が付着しやすいため、何らかの重大な事情の時以外は、生涯に渡りワーファリン等の血液を固まりにくくする薬の服用が必要になります。

弁膜症の手術には上記のような弁置換術を開胸術で行うことが一般的なのですが、体力低下などで開胸術に耐えられない方などではカテーテルで治療を行う方法もあります。カテーテルでの手術は開胸せずに低侵襲で行えるメリットがあります。

（鈴木光司）

おすすめ書籍

『弁膜症, 心膜疾患, 心内膜炎』 吉田清編　メジカルビュー社　2006.10　178p　26cm（新目でみる循環器病シリーズ 12）〈文献あり〉　9000円　Ⓘ4-7583-0134-4

心不全—基礎知識

【解説】 心臓には血液を心臓内に貯める、全身に送り出すというポンプの役割があり、心臓は絶え間なく全身に血液を循環させています。循環させるための血管は全身に張り巡らされていて、心臓は1分間に約5L（1回量約70ml×1分間に約70回の拍動＝4900ml）もの血液を供給しています。何らかの原因で、心臓のポンプとしての機能に不具合が生じることを心不全といいます。症状としては息切れ、むくみ、動悸、疲労感、食欲不振、寝ている姿勢で呼吸苦が起こるなどの症状が出現します。心臓が弱ると、全身に血液が送り出せなくなるため、心臓が血液を貯めようとして拡張します。動脈、静脈は心臓を中継しているため、心臓で血液を貯めようとすると、静脈ではうっ血、動脈では充血といって、血液の渋滞が生じます（むくみの原因）。貯めた血液を一度に出す力が弱くなるので、回数を打つことで代償します（頻脈になる）。血液を効率よく心臓に貯めるようにするために、手足の血管の内径を狭くし、心臓に血液を返しやすくします（血圧が高くなる）。腎臓での尿の生成も抑えられてしまうため、尿量や回数が少なくなります。一時的にはこれらの代償機能は有効ですが、慢性的に続くことで、心臓が大きくなりすぎてしまいます。心臓が拡張しすぎると不整脈（動悸）が生じる、肺に血液がうっ血するため息切れがするなど日常生活に支障を来し、動けなくなることがあります。重篤化しないためにも、軽い症状のうちに早めに診察することが必要です。

（鈴木光司）

おすすめ書籍

『心不全の基礎知識100』 佐藤幸人著　文光堂　2011.9　222p　24cm〈索引あり〉 4500円　①978-4-8306-1909-0

『心不全クルズス』 三田村秀雄編・著　メディカルサイエンス社　2016.3　191p　21cm（臨床クルズスシリーズ 3）〈編集協力：百村伸一ほか　索引あり〉 2900円　①978-4-903843-85-8

目次 第1章 考えながら診断力を養おう（今日は心不全について学びます, 病歴のとり方 ほか）, 第2章 もっとフィジカルを。雑音ありだけで済ませるな（症例2 81歳男性 下腿浮腫、労作性呼吸困難, どんな心雑音なのか？　ほか）, 第3章 心不全をもっと深く考える（心不全とは何か, どうやって心不全を評価すべきか ほか）, 第4章 クリニカルシナリオCS2の心不全（症例3 57歳女性 息苦しさを主訴に受診, ヒストリーとフィジカルを確認する ほか）, 第5章 エビデンスを応用する！（急性心不全, 慢性心不全 ほか）

心不全―治療法―薬物療法

【解説】 急性心不全と慢性心不全とで治療法が変わります。急性心不全はもともと心疾患を持っている方が、何らかの原因で心機能が急激に低下して心不全状態に陥ることを言います。急性心不全は貧血、ストレス、高血圧、風邪、薬の自己中断などが引き金で生じ、数日～数週間の入院安静、点滴治療、酸素吸入などで引き金となった原因に対する治療が主体となります。慢性心不全の場合、心機能が悪くならないように治療することが一般的です。薬物療法としては、慢性的に心臓がうっ血しやすいため「利尿薬」で排尿を促す、「強心薬」で血液を押し出す力を補助する、不整脈が原因で血液を押し出せない場合は「抗不整脈薬」、不整脈や極度に心臓の働きが悪い場合は、心臓内や血管内に血栓ができやすくなるため「抗血液凝固薬」などで行うことが一般的です。この他に、脂質異常や高血圧、高血糖の症状があれば、それぞれに対応する薬が処方されます。高血圧の薬の中でよく使用される薬剤「アンジオテンシン変換酵素阻害剤（ACE阻害剤）」は副作用で“から咳”が出ることがあります。害のない咳ですが、激しくなり、辛い場合は代替薬も考慮されますので、医師への相談が必要です。慢性心不全は悪化、進行させないことが重要なので、処方された薬の用法・用量は必ず守り、怠薬といって自己中断などしないことが肝要です。

（鈴木光司）

おすすめ書籍

『ストーリーでよくわかる！　心不全』 一色高明著　エクスナレッジ　2014.7　127p　21cm　（マンガ循環器疾患シリーズ）　1300円　①978-4-7678-1845-0

目次 Prologue 心不全で入院！―元気だったあの人がなぜ？ , 1 息が息が苦しい…―心不全の症状を見逃すな！ , 2 なぜ心不全になったのか!?―心不全の原因1 「高血圧性心疾患」とは, 3 心臓の収縮力が半分に！―心不全の原因2 原因不明の難病「拡張型心筋症」, 4 心不全との戦い！―治りにくい心不全には特殊な治療法も, 5 そろそろ手術が必要です！―心不全の原因3 弁膜症で血液が逆流, 6 心臓リハビリテーションはすごい！―日々の体調管理で再発予防, Epilogue みんな頑張ろう！―毎日10万回動き続けるために

内容 心不全は心臓のポンプ力が低下したサイン！ 原因によって異なる心不全の起こり方や治療法とは？

『薬がみえる　vol.1　神経系の疾患と薬 循環器系の疾患と薬 腎・泌尿器系の疾患と薬』

医療情報科学研究所編集　メディックメディア　2014.10　469p　26cm〈他言語標題：Pharmacology：An Illustrated Reference Guide　索引あり〉　3600円　①978-4-89632-549-2

『誰も教えてくれなかった循環器薬の選び方と使い分け―薬理学的な裏付けもわかる本』　古川哲史著　総合医学社　2017.3　147p　21cm〈索引あり〉　2500円　①978-4-88378-895-8

『非薬物療法で心不全をコントロールして癒す』　瀬尾由広編集　文光堂　2017.5　127p　26cm〈索引あり〉　6000円　①978-4-8306-1937-3

目次 1 総論―非薬物療法, 2 心臓を再同期させる, 3 不整脈をコントロールする, 4 心室リモデリングへの対応, 5 自律神経をコントロールする, 6 再生医療に期待する

心筋症―基礎知識

【解説】 心筋症は何らかの原因で心臓の筋肉に異常が生じる疾患で、心機能障害を伴う疾患です。難病指定されている疾患の1つでもあります。心筋症は肥大型(閉塞型、非閉塞型)、拡張型、拘束型、不整脈原性に分類されますが、この他にも分類できない心筋症があります。肥大型閉塞型心筋症は、心臓のポンプの役割の中で、血液を送り出す左心室の筋肉が肥大してしまい、大動脈を塞いでしまう心筋症です。非閉塞型心筋症は大動脈を閉塞させないタイプの肥大型心筋症です。拡張型心筋症は血液を押し出す力が弱くなり、心臓が血液を多く取り込もうとした代償が慢性的に続き、結果、心臓全体が大きく拡張した状態(うっ血)となるうっ血性心不全のような状態の心筋症です。拘束型心筋症は心筋の拡張や肥大を伴わず、動きも正常のように動きますが、心臓自体が固くなり、拡張と収縮のポンプの力が弱くなり、心不全のような状態に陥るタイプの疾患です。不整脈原性心筋症は、不整脈(特に心房細動や心室細動)が原因で、頻脈となり、心筋の伸び縮みがうまくできなくなる心筋症です。重篤な不整脈で亡くなる方もいます。その他、分類できない心筋症としては、狭心症や心筋梗塞が原因で心筋に血液不足が生じ、一定の部分だけ心筋が壊死し、心筋の伸び縮みの機能不全を生じる心筋症があります(たこつぼ型心筋症が代表的です)。心筋症の種類により治療方法は変わり、保存的に薬物療法や生活指導で経過観察する、手術で心筋の一部を切り取る、カテーテルで血管を治療する、ペースメーカーや埋込型除細動器を入れるなど様々です。心筋症自体では明らかな症状がでることが少ないのですが、心不全を合併しやすく、心不全(特にうっ血)が生じると、全身のむくみ、息切れ、胸痛、不整脈の誘発、倦怠感、食欲不振、睡眠障害などの症状が現れます。心筋症の方は心不全を予防するか、陥ったら早く脱却するようにすぐに治療することが必要です。

(鈴木光司)

おすすめ書籍

『心筋症の話』　河合忠一著　中央公論新社　2003.11　219p　18cm　(中公新書)　760円　①4-12-101722-6

目次 序章 心臓について, 第1章 心筋症とは, 第2章 肥大型心筋症, 第3章 拡張型心筋症, 第4章 拘束型心筋症, 第5章 催不整脈性右室心筋症, 第6章 分類不能心筋症, 第7章 特定心筋症

内容 一九世紀の終わり頃から、原因不明で心臓が大きくなる病気が報告されはじめた。以後、類似の心臓疾患を一括して心筋症と呼ぶようになる。原因が分からないため、治療法もなかったが、劇的な起死回生をもたらす心臓移植が登場し、急速になじみ深い病名となった。多くの病型をもつ心筋症だが、正確に診断し、適切な治療を行えば、心臓移植は回避可能である。患

者さんやその家族、そして医師の方々に最新の知識を提示する。

『肥大型心筋症ハンドブック―life–long diseaseとしてのマネジメント』 古賀義則編, 今泉勉監修　日本医事新報社　2007.1　317p　21cm〈文献あり〉　6200円　①978-4-7849-5416-2

心筋症―治療法―保存療法、手術療法

【解説】 心筋症は心不全を合併しやすい疾患です。そのため予防や治療は心不全の予防や心不全になった時の治療に準じて行われます。薬物療法としては利尿剤で体内の水分を排尿して管理する、血圧を上げ過ぎないように降圧剤を使用する、脂質を適正に保つための薬を使用する、糖尿病がある方は血糖降下薬の使用、心臓の血液を押し出す力を補助する強心剤を使うなどです。心筋症の種類や症状にもよりますが、運動制限がかかることがあるため、リハビリテーションによる生活指導、動作指導、筋力低下の予防、歩行能力の維持を行います。保存的に治療を行っていても、心筋症の症状が進行し、手術で改善が期待される場合は手術療法が検討されます。手術は壊死や肥大した心筋を切り取ることで心筋の伸び縮みを改善させる、動脈を塞いでいた筋肉や組織を取り除くことが行われます。熟練した医師の技術やサポート体制が必要ですので、専門的な医療機関で行われることが多く、広く一般的とは言えない状況です。また、患者側も体力が低下している方が殆どですので、手術を行うかどうかは専門医と十分に相談の上、行われることが望ましいです。その他の手術としては、不整脈で亡くなる可能性もある疾患ですので、ペースメーカーを埋め込み、不整脈を防ぐ、重篤な不整脈が出現した際に、AEDのように心臓にショックを与える除細動器を埋め込む手術もあります。

（鈴木光司）

おすすめ書籍

『特発性心筋症』 織田敏次ほか編集　大阪　永井書店　1981.12　279p　21cm　（内科セミナー）　①4-8159-1340-3

『心筋炎・心筋症』 和泉徹編著　大阪　永井書店　2000.7　202p　26cm　8000円　①4-8159-1585-7

目次 A 心筋炎（心筋炎の概念とその変遷, 急性心筋炎, 遷延する心筋炎）, B 心筋症（特発性心筋症の概念とその変遷, 拡張性心筋症, 肥大型心筋症, 拘束型心筋症, 不整脈源性右室異形成症, 特定心筋症）

内容 かつて心筋炎と心筋症は遠く離れた存在であり、この二つの疾患を同時に議論することは無謀に思えた時代があった。しかし、今日では、病態の類似性より、むしろ病因の特定とその病理解明に多くの精力が費やされはじめている。これが今日の心筋炎・心筋症臨床における到達段階であろう。今回の編集に当たってはこの到達段階に最も留意した。病因論を踏まえた心筋症・心筋症臨床の一助となる本である。

『心筋症』 松森昭編　メジカルビュー社　2007.3　342p　26cm　（新目でみる循環器病シリーズ 15）〈文献あり〉　9500円　①978-4-7583-0137-4

リハビリテーション―基礎知識

【解説】心疾患領域のリハビリテーションは、心疾患をもつ方に対して行われます。心疾患を患っているかたは、心臓をいたわって生活している（していた）ため、安静にしていることが多く、体力や筋力が低下してしまっていることが多く、例えばその様な方が手術などで更に体力を消耗してしまうと日常生活を送ることが難しくなってしまいます。そこで手術などの治療の後、理学療法士などの専門的な医療スタッフが早期から歩行訓練や筋力トレーニングを行うことで、日常生活に戻っていけるように援助する必要性があります。ただ単に運動機能のみを取り戻すのではなく、筋肉や心臓以外の臓器も歩行などの運動を行うことで血液を要求する生理学的な仕組みがありますので、心臓もそれに応答して血液を送ろうと本来の機能を取り戻そうと動き出します（心臓リモデリングといいます）。また、早期からリハビリテーションを行うことは、筋力低下、関節拘縮、肺炎、排尿障害、便秘、血栓（エコノミークラス症候群）、血圧異常の予防に対しても効果が高いため、全身状態が許す限り取り組む必要があります。リハビリテーションに関しては、医師、看護師、理学療法士、作業療法士、言語聴覚士、栄養士、薬剤師、臨床検査技師、ソーシャルワーカーなど様々な職種がチームとして協力し、対象者を援助します。

（鈴木光司）

おすすめ書籍

『呼吸・心臓リハビリテーション―ビジュアル実践リハ　カラー写真でわかるリハの根拠と手技のコツ』 居村茂幸監修, 高橋哲也, 間瀬教史編著　改訂第2版　羊土社　2015.6　243p　26cm〈索引あり〉　4600円　①978-4-7581-0794-5

目次 第1章 呼吸・心臓リハビリテーションに共通した評価方法（胸部の観察, 呼吸困難の評価, 運動耐容能の評価）, 第2章 呼吸障害のリハビリテーション（慢性閉塞性肺疾患（COPD）, 間質性肺炎, 外科手術後の急性呼吸不全 ほか）, 第3章 循環障害のリハビリテーション（心筋梗塞, 慢性心不全, 冠動脈バイパス術（CABG）後の急性期リハビリテーション ほか）

内容 効果的なリハを目で見てマスターできる定番書！ 疾患や手術ごとに「知識の整理」「リハビリテーションプログラム」の2部構成で解説。病態や画像所見を理解したうえで、適切なリハの手技が学べる！ 豊富なカラー写真とイラストで、手技のコツを視覚的に理解できる！ COPDや肺炎、心筋梗塞などの現場でよく出会う疾患のリハと、CABGなどの術後リハを厳選。改訂にあたり気管支喘息の項目を追加するとともに、最新の情報にあわせて全体を更新。

『心不全患者に寄り添う包括的心臓リハビリテーションを極める』 絹川真太郎編集　文光堂　2016.3　160p　21cm　（Management of Heart Failure　松﨑益徳監修, 伊藤浩, 筒井裕之責任編集）〈索引あり〉　6000円　①978-4-8306-1963-2

目次 1 全身管理としての心臓リハビリテーション（心不全の病態と運動療法の身体的効果, 心不全の病態と運動療法のQOLや精神面に及ぼす効果 ほか）, 2 運動耐容能と運動処方（心不全における運動耐容能規定因子, 心肺運動負荷試験（CPX）を用いた心不全における運動耐容能指標 ほか）, 3 さまざまな心不全の病態に対する心臓リハビリテーション（左室駆出率が保持された心不全（HFpEF）, サルコペニアを合併した心不全 ほか）, 4 多職種からみた心不全に対する心臓リハビリテーション（看護師, 理学療法士 ほか）

『眼でみる実践心臓リハビリテーション』 安達仁編著　改訂4版　中外医学社　2017.3　371p　26cm〈索引あり〉　5400円　①978-4-498-06713-4

目次 心臓リハビリテーションプラン, 入院中の心臓リハビリテーション―離床と患者教育, 外来心臓リハビリテーションの骨格, 運動処方, 運動療法, 患者教育, 栄養指導, 虚血性心疾患, 心臓手術, 心不全, 大血管術後, 冠危険因子, 健康増進と運動

『国循心臓リハビリテーション実践マニュアル―オールカラー』 後藤葉一編著　大阪　メディカ出版　2017.8　263p　26cm〈索引あり〉　5800円　①978-4-8404-6150-4

目次 1章 心リハについて知っておくべき基本知識, 2章 心リハ実施の流れを見てみよう, 3章 運動負荷試験や身体機能検査法について知ろう, 4章 運動トレーニングの実際を見てみよう, 5章 患者教育・カウンセリングはどのように行うか？ , 6章 疾病管理プログラムとしての心リハをどのように行うか？ , 7章 ケースでみる疾患別の心リハ：実施上の注意点と運動処方, 8章 特別な患者に対する心リハの実際, 9章 心リハチームの運営と連携

内容 エビデンスと豊富な経験に基づいて国循で実施されている心リハの実際を医師・看護師・理学療法士らが明快に解説！

リハビリテーション―運動療法

【解説】 心疾患領域のリハビリテーションで行われる治療としては、運動療法が一般的です。運動というとエアロバイクやトレッドミルなどの機器を用いた運動がイメージしやすいですが、手術直後はそれらの運動を行うことは難しいです。そのため、医師の指示のもと、起き上がる、座る、立つ、歩くといった基本的な運動から始めます。手術直後は点滴や心電図、血抜きの管（ドレーン）、場合によっては人工呼吸器などで管理され、様々な医療機器が患者に付属していることがありますので、医師立会いのもと、看護師、理学療法士がベッドから起き上がる、歩くなどの運動を行います。そのような基本動作ができるようになるとトイレや入浴などの日常生活動作の練習（ADL練習）を作業療法士と看護師が行い、退院に備えます。手術後は飲み込み能力や呼吸状態も不安定ですので、言語聴覚士、看護師、放射線技師が飲み込み能力を評価し、呼吸機能は臨床検査技師と理学療法士が評価し、適切な食事や呼吸ができるように援助します。また、運動の効果として、身体が楽になる、手術前にはできなかった動作ができるようになり、自信がつくというような心理面への影響も多くあり、初めは辛いかもしれませんが、その先にある効果は多大なものがあります。

（鈴木光司）

おすすめ書籍

『狭心症・心筋梗塞のリハビリテーション―心不全・血管疾患の運動療法を含めて』 木全心一監修, 齋藤宗靖, 後藤葉一編　改訂第4版　南江堂　2009.4　340p　26cm〈執筆：後藤葉一ほか　文献あり〉　7000円　①978-4-524-24724-0

『イラストでわかる患者さんのための心臓リハビリ入門』 上月正博, 伊藤修編集　中外医学社　2012.7　122p　26cm〈索引あり〉　1800円　①978-4-498-06710-3

『CPX・運動療法ハンドブック―心臓リハビリテーションのリアルワールド』 安達仁編著　改訂3版　中外医学社　2015.7　296p　26cm〈索引あり〉　6200円　①978-4-498-06716-5

リハビリテーション―社会復帰、家族指導

【解説】心疾患領域のリハビリテーションは手術後のみだけでなく、退院後の就労や家事などの強度に耐えうる体力を取り戻すために、エアロバイクやトレッドミルといった運動機材を使用し、体力向上のフィットネスを行うことが多いです。特に就労に関しては、患者のみでなく就労する部署、会社の協力も必要になり、医師、ソーシャルワーカー、地方自治体などと協力し、就労支援を行う必要があります。場合によっては障害者手帳を申請する制度の利用を検討することもあります。また、再発予防のために、患者のみでなく、取り巻く家族や協力者に対して指導を行うことがあります。特に再発予防に関しては患者一人に任せることはかなりの負担になりますので、協力者、支援者が必ず必要です。一般的なこととしては、生活指導、食事指導、服薬指導、動作指導です。患者は介助、協力されることに対して申し訳なさ、情けなさ、不甲斐なさなどを感じ、塞ぎ込み、抑うつ的となってしまうことがあります。心理的なサポート体制も早期から退院後、就労後などもできるように医療スタッフが関わっていきます。

（鈴木光司）

おすすめ書籍

『動いて治そう心臓病』 安達仁著　中外医学社　2011.5　83p　26cm〈索引あり〉 1600円　①978-4-498-07650-1

『イラストでわかる心臓病―退院後の食事、生活、リハビリテーション 運動療法・日常生活でのリハビリと心臓に良い食生活の実際』 伊東春樹監修　法研　2013.3　159p　21cm　（手術後・退院後の安心シリーズ）〈索引あり〉 1400円　①978-4-87954-949-5

目次 1 心臓のしくみと心臓病（心臓の役割, 心臓病のいろいろ, 心臓病の治療, 心臓病の危険因子）, 2 心臓リハビリテーションで再発を防ぐ（心臓リハビリテーションとはどういうものか？, 運動療法によるリハビリテーション, 日常生活でのリハビリテーション, 心臓に良い食生活のしかた）

内容 イラストで解説する、見てすぐわかる本。リハビリテーションを広義に、運動療法と日常生活の対処、食生活改善の視点から解説。狭心症や心筋梗塞などの再発を防ぐためのリハビリテーションを解説。家庭で行う運動療法を詳しく紹介―有酸素運動、レジスタンストレーニング、ストレッチトレーニングなど。経済的な支援制度、団体サイトなど。

『心臓リハビリ―心臓病の悪化、再発を防ぐ イラスト版』 長山雅俊監修　講談社　2014.7　98p　21cm　（健康ライブラリー）〈文献あり〉 1300円　①978-4-06-259783-8

目次 1 リハビリで心臓病の再発、突然死を防ぐ（ケース1―手術を機に禁煙し、生活を一変させたAさん, ケース2―術後すぐに元の生活に戻り、息切れして恐怖を感じたBさん ほか）, 2 いつからどこでリハビリをはじめるのか（チェック自分はリハビリ対象者？―急性心筋梗塞や狭心症、慢性心不全などが対象, チェック自分はリハビリ対象者？―手術直後の人も、退院後の人もリハビリをする ほか）, 3 リハビリ1 運動療法―「第二の心臓」ふくらはぎを鍛える（運動療法の原則―心臓病になっても、運動を上手にとり入れる, 運動をはじめる前に―骨格筋・姿勢・関節可動域・歩行動力を確認 ほか）, 4 リハビリ2 カウンセリング―重労働や性生活への不安を解消（身体ケアの原則―生活機能評価を受け、自分にできることを知る, 身体ケア1―治療後は、いままでどおりにバリバリ働けるのか ほか）, 5 リハビリ3 生活改善―いま健康でも食習慣を変える（生活改善の原則―症状がなくても栄養指導・生活指導を受ける, 食事療法1―血圧管理のため、ほどほどに減塩する ほか）

内容 心臓が悪くても元気に長生きできる！ 再発率、死亡率を下げる最新リハビリ法を図解。発作の恐怖や日常生活への不安を解消できる！

生活管理―栄養―食事内容

【解説】 心疾患の管理として重要なことの一つに食事を含めた栄養指導があります。高血圧、脂質異常、高血糖は心臓自体、血管、血液に対して不具合を生じやすいため、再発・悪化の予防として日ごろからの栄養の管理が大切です。食事は減塩を基本として、ビタミン（野菜など）、炭水化物（米飯、パン）、たんぱく質（肉、魚）、脂質（油、乳製品）などバランスが大切です。心疾患をもつ方は偏食、濃い味が好みの方が多いため、慣れるまではかなりの負担となります。ストレスなく食事ができるように様々なレシピ集も出版されています。病院食のレシピ集や健康機器企業のレシピ集も参考になります。テレビ等のメディアで紹介された減塩食なども参考にできます。また、食事は空腹を満たすための手段ではなく、補給という側面もあります。心疾患領域ではリハビリテーションとして運動療法を行います。運動療法は他の治療と違い、身体に負荷をかけて治療を行うことで体を強くする側面があります。負荷をかけた後に適切な栄養補給を行うことで効率よく筋肉を回復させることができます。マラソン選手も競技中に水分に塩分、ミネラル、たんぱく質を含有した特性ドリンクを飲むなど、脱水予防や運動中の疲労回復を期待して栄養補給しています。学びながら栄養を考えると楽しみが増します。

（鈴木光司）

おすすめ書籍

『心臓病の治療と食事療法』 天野恵子, 小山律子著　日東書院　2005.10　235p　21cm〈組み合わせ自由な新レシピ付き〉　1100円　①4-528-01385-1

目次 第1章 心臓の仕組みと心臓の病気, 第2章 心臓病はこうして発見される, 第3章 虚血性心疾患は生活習慣病のなれのはて, 第4章 検査と診断の手順, 第5章 最新の治療の実際, 第6章 心臓リハビリテーションと日常生活の注意, 第7章 組み合わせ自由なおいしいメニュー, 第8章 心臓疾患の人の食事療法の基本

内容 "生活習慣病のなれのはて"心臓病を改善する最新の治療と生活療法。内臓脂肪型肥満の人で、糖尿病、高血圧、高脂血症などの生活習慣病が重なる疾病をメタボリック症候群と呼び、心臓病のリスクを増大させる疾病として注目されています。40歳以上の男性の4人に1人が該当するとのデータも発表されています。この疾病の恐ろしいところは、たとえ一つ一つの疾病が、異常とまではいかない症状の範囲内でも、複数の要因が重なることで、動脈硬化を急速に進展させるリスクが飛躍的に大きくなる点です。"生活習慣病のなれのはて"ともいえる心臓病を改善するには、あなたの食事と生活リズムを今日から変えるしかないと考えましょう。

『奥薗壽子の超かんたん！〈極うま〉減塩レッスン』 奥薗壽子著, 伊藤貞嘉医学監修　PHP研究所　2012.5　159p　24cm　（PHPビジュアル実用BOOKS）〈文献あり 索引あり〉　1300円　①978-4-569-80359-3

『聖路加国際病院の愛情健康レシピ―100歳まで動けるからだをつくる』 聖路加国際病院著　3版　永岡書店　2012.6　95p　24cm〈索引あり〉　1200円　①978-4-522-43103-0

『塩分一日6gの健康献立―減塩するならこの一冊』 女子栄養大学栄養クリニック監修, 小川聖子, 斉藤君江, 高城順子料理　女子栄養大学出版部　2013.2　191p　26cm　1900円　①978-4-7895-4743-7

目次 朝食(ごはんが主食の朝食献立, パンが主食の基本献立, パンのエネルギーカタログ ほか), 昼食(ごはんが主食の昼食献立, パンが主食の昼食献立, めんが主食の昼食献立 ほか), 夕食(肉(牛肉)が主菜の夕食献立, 肉(豚肉)が主菜の夕食献立, 肉(鶏肉)が主菜の夕食献立 ほか), 間食(100kcalのお菓子, くだもの80kcal分の重量カタログ, 市販のお菓子のエネルギーカタログ ほか)

内容 すべての献立に減塩ポイントつき。減塩のヒントや食品の塩分についてのコラムが満載。主菜に組み合わせる副菜と汁物を2例ずつ紹介。一日分1600kcal塩分6g台の朝昼夕の献立例を紹介。春夏秋冬の1か月献立カレンダーつき。

『亀田総合病院の「血圧が高め」の人のためのおいしい減塩レシピ』 亀田総合病院栄養管理室著　PHPエディターズ・グループ　2013.3　95p　26cm〈発売：PHP研究所〉1500円　①978-4-569-80920-5

目次 Prologue「血圧が高めですよ」といわれた人のための基礎知識─減塩と生活習慣の改善で血圧を下げましょう, Recipe「血圧が高めですよ」といわれた人のための減塩レシピ─塩分1日6gを実現できる30献立(ボリューム満点 お肉の定食1～10, 旬の時季にはおいしさアップ お魚定食1～11, 栄養満点でヘルシー 卵・豆腐・納豆の定食1～5, 塩分控えめ ヘルシー丼定食1～4)

内容 合計30セットの定食メニューで、もう組み合わせに悩まない。塩分1日6gでもこんなにおいしい定食メニュー。TV「カンブリア宮殿」でも紹介された超人気病院初のレシピ本。

生活管理─体重管理─肥満、水分(むくみ)

【解説】 心疾患の生活管理で大切なのが体重管理です。体重は脂肪の量なども反映しますが、心疾患領域では水分量を多く反映しています。特に心不全患者は、水分制限が厳重にかけられるため、1日のなかで決まった時間に毎日計測することがあります。水、お茶など食事以外に摂取する水分には気を付ける方がいますが、食事の際に出る水分も少なくありません。飲水量の他に、食事の記録と併せて体重測定することが必要です。定期受診している方はそれらを医師や看護師に見せると、治療がより濃密になり効果的に進みます。体重で重要なこととして、肥満対策も重要です。肥満は食べ過ぎによる過剰栄養や動かなすぎによる消費エネルギー不足により成り立ちます。皮下脂肪と内臓脂肪の蓄積が問題視されていて、皮下脂肪は膝、腰などの関節系に負荷となり、痛みを引き起こすこともあります。内臓脂肪の多くは腸管周りに蓄積することが殆どですが、心臓周囲にも蓄積することがあります。心臓周囲に脂肪が蓄積すると心臓の伸び縮みを阻害して心不全を引き起こします。また、食事内容にもよりますが、脂質異常(中性脂肪やLDLコレステロールの過剰)、高血糖により脂肪肝となり、脂肪が体に蓄積しやすい体質になると、肥満を引き起こし、血管内部にも血液の屑が蓄積することもあります。心筋梗塞などの血管を塞ぐ原因となりますので、肥満にならないためには体重管理がとても大切です。

(鈴木光司)

おすすめ書籍

『患者さんの「ハテナ」にナースが答える！　心臓病まるごとQ&A230─患者指導にそのまま使える説明シート付き』 上田裕一監修　大阪　メディカ出版　2011.10　320p　26cm　(ハートナーシング 2011年秋季増刊)　4320円　①978-4-8404-3430-0

目次 はじめに, 執筆者一覧, 1章 心臓についてのQ&A 1～5, 2章 診察・診断・検査についてのQ&A 6～17, 3章 心筋梗塞についてのQ&A 18～33, 4章 狭心症についての Q&A 34～48, 5章 心不全についての Q&A 49～63, 6章 不整脈についての Q&A 64～82, 7章 弁膜症についての Q&A 83～96, 8章 腹部大動脈瘤についての Q&A 97～111, 9章 心筋症についてのQ&A 112～127, 10章 感染性心内膜炎についてのQ&A 128～138, 11章 高血圧についてのQ&A 139～151,

12章 動脈硬化についてのQ&A 152〜164, 13章 先天性心疾患についてのQ&A 165〜180, 14章 手術についてのQ&A 181〜199, 15章 日常生活について（退院時）の Q&A 200〜215, 16章 心臓リハビリテーションについてのQ&A 216〜222, 17章 その他のQ&A 223〜230, 患者さん説明シート, コラム, Question索引, 索引

内容 患者さんから受ける心臓病についての質問に、「分かりやすく」かつ「明確な」説明ができず困ったことがあるすべてのナース必読！ 患者さんが理解しやすい説明の仕方とともに、イラストたっぷりの説明シートや知識が深まる用語解説など、説明上手なナースを目指せる一冊となっている。

『疑問解決！ らくらく理解！ 心臓病の生活・退院指導—説明シートで患者さんのハートをつかむ・まもる』 川合宏哉監修, 山名比呂美編著　大阪　メディカ出版　2015.7　202p　26cm〈索引あり〉　2700円　①978-4-8404-5387-5

目次 第1章 心臓病患者が知っておきたい検査（理学的所見, 心電図 ほか）, 第2章 心臓病の病態・治療と患者指導（心臓病の危険因子, 心不全 ほか）, 第3章 心臓病の薬物療法と患者説明（心不全の薬, 高血圧の薬 ほか）, 第4章 心臓病の食事療法・運動療法・心臓リハビリテーションと患者指導（食事療法, 運動療法 ほか）

生活管理—血圧管理—全般

【解説】 血圧は心臓の血液を一度に送り出す力と血管の内径の広さ、柔らかさで決定されます。心臓の押し出す力が弱くなると、一回量が少なくなるので、心臓の拍動を多くして一回で送り出す量を賄おうとします。そのため、心臓には多くの血液が必要となるので、心臓が血液を貯めこもうとして、手足の血管を細くし、血圧が高くなります（ゴムホースを押し付けると水が勢いよく飛び出すようなイメージ）。血管内が高血圧状態になると、血流が早く、強くなるので、血管が固くなり動脈硬化を引き起こします。心臓に送られる血流も強くなり、心臓自体にも負担が掛かります。高血圧はこのような病態ですので、血圧を高くしないように生活管理することが大切です。血圧を高くする要因には、塩分の過剰摂取、喫煙、飲酒、脂質異常、ストレスなどがあります。しかし、減塩の食事（1日6g以下が推奨）、動物性脂質（バター、ラード等）を控えめにする、禁煙する、厳酒・断酒する、ストレスを発散するよう適度な運動をするなどの生活習慣対策で高血圧は予防できます。また、高血圧症として薬等で治療されている方は、薬の飲み忘れや自己中断、自己判断などで用法・用量を変えないことがとても大切です。薬の種類によっては食べてはいけない食品（納豆やグレープフルーツなど）がありますので、指示に従いましょう。体は睡眠などで休めますが、心臓や血管は常に動いており、負担にさらされてしまいます。どのように心臓、血管を守るかを考えることが必要です。

（鈴木光司）

おすすめ書籍

『心臓病の予防と治療のコツがわかる本—自分で、すぐできる！ 生活習慣リセット法』 青野治朗総監修, 板倉弘重特別監修, 李昇昊監修, 山本祥子料理制作　永岡書店　2006.5　191p　21cm　1200円　①4-522-42373-X

『心臓にいい話』 小柳仁著　新潮社　2006.9　188p　18cm　（新潮新書）　680円　①4-10-610181-5

目次 はじめに 今なぜ「心臓にいい話」なのか, 1 意外に知られていない心臓の知識, 2 心臓外科の歩み, 3 心臓はどんな病気になるか, 4 心臓の状態を知るために, 5 心臓病はこうやって治す, 6 健康な心臓をつくる, 7 もしも心臓病にかかったら, 8 どうしても伝えておきたいこと, おわりに「40歳の成人式」のすすめ

内容 狭心症に心筋梗塞、大動脈瘤—、がん・脳血管疾患と並んで日本人の三大死亡原因である心臓病。高齢化によりさらに増えつつある心臓の病気で死なないための知識を、四十年以上の臨床経験を誇る心臓外科の権威がやさしく説く。ダ・ヴィンチやリンドバーグも登場する心臓の歴史、機能とトラブル、心臓にいい生活、治療の最先端、そして患者の心得など。心臓に不安のある人もない人も、胸がすっきりする一冊。

『図解生活習慣病がわかる本—健診結果と自覚症状からチャートでわかる治し方・防ぎ方』 福井次矢総監修　法研　2006.9　511p　26cm　3500円　①4-87954-623-2

目次 口絵 人間ドック・見てわかる検査ガイド, 第1部 あなたの健康状態をみきわめる, 口絵 健太と康子の「がん予防島の旅」, 第2部 生活習慣改善のポイント, 口絵 ダイエット体操と運動で健康に, 第3部 心と体のトラブルとその治し方

内容 「人間ドック」をはじめとした、いろいろな検査の実態と受診の流れをイラストと写真を多用したカラー口絵でわかりやすく紹介。健診結果からわかる健康状態と自覚症状をもとにチャートで簡単診断。そこから、あなたの要注意症状の該当ページが一目瞭然。食生活・運動・休養・心の健康といった項目から、さまざまな生活習慣病を予防するポイントをわかりやすく解説。糖尿病、痛風、高血圧、虚血性心疾患など、生活習慣に原因がある病気を詳しく解説。解説ページは、現代人に必要な最新情報を網羅しつつ、図解を駆使して目で見てすぐに理解可能。

『やさしい心臓病の自己管理』 野原隆司監修　改訂3版　大阪　医薬ジャーナル社　2008.3　95p　30cm　1600円　①978-4-7532-2301-5

目次 心臓病とは, どんな検査をするのでしょう？ , 弁膜症, 狭心症・心筋梗塞, 心筋症, 不整脈(アブレーションを含む), 心不全, 血管の病気, 先天性の心疾患(大人), 手術はこわくない, 発作時・救急時の対応, 特殊な緊急治療, 薬物療法, 運動療法, 食事療法, 日常生活の注意, さあ、一緒に歩みましょう！

『未来へ向かう心臓治療—最先端医療の現場から 2』 森田敏宏著　平凡社　2010.8　203p　18cm　(平凡社新書 542)　760円　①978-4-582-85542-5

目次 第1章 心臓病と動脈硬化の加速(急増する心臓病と、その原因, 不整脈とその治療 ほか), 第2章 生活習慣病とストレス(糖尿病, 脂質異常症 ほか), 第3章 負の連鎖を断ち切るために(負の連鎖が生じる要因, 甘いものは食べてはいけない？　ほか), 第4章 虚血性心疾患の発症から治療へ(虚血性心疾患の起こりやすい時間帯とその誘因, 狭心症の発症と対応 ほか), 第5章 心機能の再始動と社会復帰に向けて(リハビリテーションの開始と再検査, 退院後の通院と、医師の問診、Q&A ほか)

内容 心臓病をまねく食生活やストレスなど、人びとの生活改善の方法と緊急時の対応、そして、最先端の治療法から退院後の生活の仕方に至るまで、第一線の臨床医が、患者や家族の立場に立って、わかりやすく解説。「心臓病」について、気鋭の臨床医が最新医療の内容をあまねく紹介する。

『心臓病の予防・治療とリハビリ—狭心症・心筋梗塞の最新治療法：運動・食事リハビリで心臓を守る日常生活』 伊東春樹著　最新改訂版　主婦と生活社　2012.8　223p　21cm〈初版のタイトル等：心臓病の予防・治療と生活のしかた(2002年刊)　索引あり〉　1400円　①978-4-391-14201-3

目次 第1章 心臓のしくみとトラブルの起こり方, 第2章 心臓病の検査と受け方の注意, 第3章 心臓の病気・症状と治療の進め方, 第4章 心臓病の最新の治療法, 第5章 心臓リハビリと薬物療法, 第6章 心臓を守る日常生活の過ごし方, 第7章 血液をサラサラにして血管を丈夫にする食事とは

内容 心臓病について知っておきたい基礎知識、最新の検査法や治療法を紹介。また、日常生活での注意点や心臓リハビリテーションについてもわかりやすく解説する。

『心臓を使わない健康法』 池谷敏郎著　マガジンハウス　2014.6　188p　19cm〈文献あり〉　1200円　①978-4-8387-2679-0

目次 第1章 心臓を使わない健康法・朝の過ごし方, 第2章 心臓を使わない健康法・昼の過ごし

方, 第3章 心臓を使わない健康法・夜の過ごし方, 第4章 心臓を使わない健康法・休日の過ごし方, 第5章 心臓を使わない健康法・池谷式食事法, 第6章 心臓を使わない健康法・心臓の天敵！

内容 心臓をうまく休ませることが、長生きの秘訣！「トイレは我慢しない」「寝る前に水は飲まない」「車の追い越し禁止」など、突然死を防ぎ、心臓をムダ使いしない61の生活習慣。

『心臓病そのあとに…―手術以後のすごし方』 渡橋和政著　保健同人社　2014.9　142p　21cm〈「心臓手術後の生活ガイド」(2008年刊) の改題、大幅加筆・修正〉　1200円　①978-4-8327-0689-7

目次 1 食生活 (塩分制限, エネルギー管理 ほか), 2 日常生活 (帰宅して, 手術の傷 ほか), 3 薬の知識 (お薬手帳, 薬の管理 ほか), 4 手術後の経過と注意 (冠動脈バイパス手術後, 弁置換術後 ほか), 5 健康管理と異常時の対処 (血圧の管理, 発熱した ほか)

内容 心臓手術以後のQOL (生活の質) 向上のために…食事制限は？ 仕事への復帰は？ 性生活は？ 再発を防ぐには？ 異常時の対処は？ こんな疑問にドクターが親身に答えます！

『図解中高年のための生活習慣病を予防する検査数値の見方がわかる本』 阿久澤まさ子, 小池弘人監修　日東書院本社　2015.1　157p　19cm　1200円　①978-4-528-01012-3

目次 序章 検査数値の落とし穴グレーゾーン, 第1章 生活習慣病の予防と治療に必要な健康診断の正しい理解 (検査を受ける目的をしっかり理解しよう, 知っておきたい健康診断の種類, 対策型の健診 (住民健診・職域健診) ほか), 第2章 生活習慣病の検査数値の読み方と対処法 (肥満症―ここをチェックしよう：BMI・腹囲, 脂質異常症―ここをチェックしよう：脂質, 動脈硬化症―ここをチェックしよう：頸動脈超音波 (エコー) ほか), 第3章 中高年の生活習慣病を予防する健康プログラム (検査数値だけではわからない未病にどう対処するのか, 生活習慣病を予防するキーワードは「温・食・動・想」, 検査の基本的な進み方)

『図解でわかる心臓病―心臓を守るおいしいレシピつき』 中村正人監修, 秋山里美, 大越郷子, 伊藤玲子料理・レシピ作成, 主婦の友社編　主婦の友社　2015.10　191p　21cm　(徹底対策シリーズ)〈2011年刊の改訂、新たに食事療法のページを加え、再編集　索引あり〉　1300円　①978-4-07-401621-1

目次 1 よくわかる心臓病の検査と診断, 2 大きく進化する心臓病の治療, 3 急性冠症候群・狭心症・心筋梗塞 (虚血性心疾患) からいかに身を守るか, 4 「完全図解」狭心症、心筋梗塞を切らずに治す最新カテーテル治療, 5 カテーテル治療後、手術後に心臓病を再発させないために行う治療, 6 心臓病治療に使われるおもな薬, 7 心臓病によい食べ物, 8 あなたの心臓をしっかり守る365日の生活習慣

生活管理―精神心理

【解説】 心疾患を持つ方は、息切れ、呼吸困難感、胸ぐるしさ、疲労感、安静による運動機能の低下などが原因で、自身の体が思うように動かない、家事ができない、働けないなどで塞ぎ込む傾向にあります。適切な治療により息切れなどの心疾患の症状を緩和させることが治療目標の一つです。薬や食事、運動などのリハビリテーションにより医学的な治療は病院、診療所などで可能ですが、日常にあるストレスや介助などの間接的な心理面の問題は家族、支援者、協力者などのサポートが必ず必要です。また、家族や支援者、協力者のみでも抱えきれない問題も生活の中でみえてくることもあります。そのような場合は、地方自治体には相談窓口が設置されていますし、民間団体にもピアカウンセリングやピアサポート、患者会が設立されています。うまく活用することで患者本人のみでなく、家族、支援者も参考になるはずです。病院や診療所などでも心理士が在籍している医療機関がありますので、抱え込まず、積極的に利用することが大切です。

(鈴木光司)

おすすめ書籍

『たばこ・ストレス・性格のどれが健康を害するか―癌と心臓病の有効な予防法を探る』 H.J.アイゼンク著, 清水義治他訳・監訳　星和書店　1993.7　210p　20cm〈文献：p193〜210〉　2400円　①4-7911-0257-6

目次 第1章 喫煙の健康影響に関する議論, 第2章 喫煙を止めれば命は救えるか？ , 第3章 喫煙と病気との関わり, 第4章 喫煙に関する疫学研究の問題点, 第5章 喫煙の原因, 第6章 成人病のリスクファクターとしてのパーソナリティとストレス, 第7章 癌及び冠動脈心疾患における介入研究, 第8章 要約と結論

内容 本書は、喫煙が癌や心臓病の主な原因であるという見解の大きな根拠となっている疫学的研究の問題点や誤りを克明に指摘したうえで、癌や心臓病のリスクとしては喫煙よりもストレスやパーソナリティの方がはるかに重要であり、しかもそれらのリスク要因をコントロールすることによって癌や心臓病の予防が可能であることを先駆的な研究に基づき明らかにしている。

『ハートをむしばむ性格と行動―タイプAから見た健康へのテザイン』 福西勇夫, 山崎勝之編　星和書店　1995.11　268p　19cm〈執筆：木村一博ほか〉　2400円　①4-7911-0308-4

目次 第1部 タイプA行動の発見と心臓病（現代のストレス人間像―タイプAの発見と特徴, ストレスをものさしで測る―タイプAの評価, タイプAは心臓発作を起こす―タイプAと病気の関係, 死への暴走のメカニズム―タイプAから身体の危機へ, こうすれば突然死が防げる―タイプAの修正）, 第2部 タイプA性格の意味と広がり（悲劇はとめどなく広がる―日常生活のタイプA, ストレス人間の誕生―タイプAの形成過程, 無意識の世界を探る―無意識の世界から覗くタイプA, 日本社会のストレス―日本と欧米のタイプA）

内容 本書は、虚血性心疾患のリスクファクターとして注目されているタイプA行動パターンに関する日本で初めての学術書である。内容は、臨床、予防、リハビリテーション、看護、心理学等多方面にわたり、重要で興味深い項目を網羅している。内科医、精神科医、企業の安全衛生担当者、公衆衛生関係者など幅広い領域の専門家と実地担当の方々にとって必携の書。

『健診・健康管理専門職のための新セミナー生活習慣病』 田中逸著　日本医事新報社　2013.7　161p　26cm　3200円　①978-4-7849-5397-4

目次 1 肥満と肥満症, 2 糖尿病と耐糖能異常, 3 脂質異常症, 4 高尿酸血症と痛風, 5 高血圧症, 6 動脈硬化症, 質疑応答

『健康行動理論を活用した心不全患者のセルフケア支援』 三浦稚郁子監修, 角口亜希子編集　中山書店　2014.10　151p　26cm〈奥付の責任表示（誤植）：三浦雅郁子　索引あり〉　2750円　①978-4-521-73994-6

呼吸器疾患

解剖・生理―肺の構造

【解説】 肺は、心臓を挟んで左右に1つずつ位置します。心臓がある関係で左肺は右肺よりも小さくなっています。肺の内側中央は肺門といい、気管支や肺の動脈、静脈、リンパ管、神経が出入りしています。肺から見て上方には鎖骨、後面は頚椎、胸椎、肩甲骨、前面は肋骨、胸骨、底面は横隔膜で箱のように仕切られており、肺が存在するこの仕切りの中の空間を胸郭と呼びます。また、左右の肺に挟まれた胸腔の正中部分を縦隔といい、心臓、胸腺、気管、気管支、食堂、大動脈、大静脈、神経などの器官が存在しています。肺自体は、右肺が上葉、中葉、下葉の3つ、左肺が上葉、下葉の2つの領域に分かれています。この領域に左右の気管支が枝分かれを繰り返して、終末気管支と呼ばれる細かい気管支が入り組んで存在します。この細かい気管支は、気道と呼ばれ、口や鼻へ酸素と二酸化炭素を行き来させる道となっています。この気道は空気の通り道のみではなく、痰が排泄される時には痰の通り道となります。疾病による気管の閉塞、破綻は窒息する危険性もあり、早期の治療や疾病対策の予防を講じる必要があります。

（鈴木光司）

おすすめ書籍

『病気がみえる　vol.4　呼吸器』 医療情報科学研究所編集　第2版　メディックメディア　2013.3　352p　26cm〈背・表紙のタイトル：Medical Disease：An Illustrated Reference Guide　索引あり〉　3500円　①978-4-89632-461-7

目次 解剖と生理, 症候, 呼吸器診察, 呼吸機能検査, 画像検査, 呼吸不全, 呼吸器感染症, 免疫・アレルギー性肺疾患, 間質性肺疾患, 閉塞性肺疾患〔ほか〕

内容 解剖生理・検査から、肺癌、COPD、喘息まで、呼吸器の全てを徹底ビジュアライズ。イラスト・画像を大刷新。最新ガイドライン準拠。新章・新規項目を多数追加。

解剖・生理―呼吸運動―呼吸様式

【解説】 呼吸には呼気（吐く）、吸気（吸う）の運動で酸素と二酸化炭素を交換する仕組みがあります。これを換気と言います。呼吸時は、肋骨が蛇腹のように上下に動きます。横隔膜の上下運動で胸郭の大きさを変えて換気します。吸気時、肋骨が広がり、横隔膜が下降して胸郭を広げ、酸素を取り込みます。反対に呼気時は肋骨同士の距離が近づき、横隔膜が上昇して胸郭が元の大きさに戻ることで、肺を収縮させ、二酸化炭素を吐き出します。口や鼻でのこの空気の入れ替えを外呼吸といいます。外呼吸には腹式、胸式、胸腹式呼吸の様式がありますが、通常は胸腹式呼吸で外呼吸を行っています。肺の中には気管支が細かく枝分かれした終末気管支というものが左右の肺の中にあります。この終末気管支の先端には肺胞と呼ばれるドーム状のブドウの房の様な組織が約3億個存在します。肺胞には肺動脈と肺静脈という毛細血管が入り込んでいて、これらの血管は網目状になっているので、血圧で押し出されたり、空気圧で押し戻されたりして酸素と二酸化炭素の交換をしています。これを内呼吸といいます。中で効率よく酸素と二酸化炭素の受け渡しが可能となっています。

（鈴木光司）

おすすめ書籍

『肺が危ない！』 生島壮一郎著　集英社　2010.6　201p　18cm　（集英社新書）　700円　①978-4-08-720545-9

目次 第1章 意外に知らない呼吸のメカニズム, 第2章 こんなときは、呼吸器科へ―いつもの外来診察から, 第3章 息切れ外来とCOPD, 第4章 重症COPDの患者さん, 第5章 タバコと禁煙外来, 第6章 呼吸器の病気あれこれ, 第7章 よい呼吸のために、できること

内容 喫煙が主な原因である「COPD（慢性閉塞性肺疾患）」の患者は、最初は密かに進行する病魔に気づかず、肺がんなどの合併症によって初めて気がついた時にはすでに手遅れとなっていることも多い。呼吸困難に苦しみ、喫煙を後悔しても、その後悔の思いを言葉で伝える機会もないまま最期を迎える。本書は、知られざる「喫煙がもたらす本当の怖さ」に改めて警鐘を鳴らすと共に、生きる上で必要不可欠でありながら、意外に知られていない「呼吸」の仕組みや「肺」の働きについて、これからの日常生活にも活かせる話を紹介する。

『ねころんで読める呼吸のすべて―ナース・研修医のためのやさしい呼吸器診療とケア　やさしい呼吸入門書』 倉原優著　大阪　メディカ出版　2015.7　170p　21cm　2000円　①978-4-8404-5432-2

目次 1章 病棟編（うがいのエビデンス―水道水でいいのだ, 体位ドレナージは有効？―痰を転がすテクニック ほか）, 2章 症状編（最も効果のある鎮咳薬―早く咳を止めたい, 去痰薬の種類が多すぎる―医者泣かせの薬剤 ほか）, 3章 診察編（呼吸数、どうやって数える？―数より重要なこと, 聴診用語はウィーズとクラックルだけ！―シンプルイズベスト ほか）, 4章 疾患編（いまさら聞けない呼吸器疾患―気管支喘息とCOPDの違い, 明解！ 吸入薬の使い方―患者さんの指導にそのまま使えるイラスト付き！ ほか）, 5章 治療編（なぜCO2ナルコーシスに酸素を投与すると危ないのか？―COPDの患者さんへの酸素投与, 世界一簡単な胸腔ドレーンの原理―水封だけ覚えろ！ ほか）

内容 人気ブログ「呼吸器内科医」でもおなじみ、新進気鋭のDr.倉原による、目からウロコのエッセンスが満載！ 呼吸を忘れるぐらい夢中になる本。100分で読める身につく呼吸のキホン。

『まるごと図解呼吸の見かた―オールカラー』 長尾大志著　照林社　2016.12　134p　26cm〈文献あり 索引あり〉　2100円　①978-4-7965-2397-4

目次 1 呼吸のしくみ（正常な呼吸, 低酸素血症）, 2 呼吸アセスメントのしかた（視診のしかた,

触診のしかた ほか), 3 疾患別呼吸と肺の見かた(呼吸困難時のアセスメント, 気胸を疑ったときのアセスメント ほか), 4 人工呼吸器装着中のアセスメント(人工呼吸器装着中の合併症のアセスメント)

内容 キホンがわかって、現場で活かせる。解剖&基本のアセスメントをマスター! 11疾患+α の所見がまるわかり!

肺炎―基礎知識

【解説】 肺炎の症状は咳や痰、発熱等、風邪と類似していて、症状から見分けることが困難です。風邪は鼻や喉などの上気道や気管支に炎症が起こるのに対し、肺炎は肺胞に炎症が起こる病気です。肺胞は酸素を取込み、二酸化炭素を吐き出す役割を果たしているので、炎症が生じると酸素不足となり、呼吸困難が生じたりします。しかし、特に高齢者では咳や痰などの自覚症状が乏しいことがあり、肺炎に気が付かないケースもあり、重症化してしまうことの多い病気です。高齢者が肺炎になると、治癒するまでの期間、安静や食事制限をする必要があるため、足腰の筋力が低下する、認知症が生じる・進行する、体力が低下するなど、寝たきり、要介護状態に陥りやすくなります。また、脳梗塞などの他の疾患の発生頻度が高くなりますので、高齢者で発熱、食欲低下、元気がないなどの症状が現れていたら、早めの受診が必要です。

(鈴木光司)

おすすめ書籍

『高齢者の肺炎―治療・リハビリテーション・予防』 松本慶蔵総監修, 佐々木英忠, 福地義之助監修, 山谷睦雄編　改訂版　大阪　医薬ジャーナル社　2017.10　305p　26cm　〈索引あり〉　7000円　①978-4-7532-2848-5

目次 1 序説(高齢者肺炎の歴史, 高齢者誤嚥性肺炎予防法開発の経緯 ほか), 2 高齢者誤嚥性肺炎(総論(疫学と病態, 診断 ほか), 各論(高齢者の肺炎原因微生物と口腔内衛生状況, 高齢者肺炎の病態と対応 ほか)), 3 誤嚥性肺炎以外の高齢者肺炎(細菌性肺炎, 高齢者結核 ほか), 4 インフルエンザウイルス感染(総論, 季節性インフルエンザ ほか)

肺炎―感染症

【解説】口腔内雑菌やインフルエンザ、肺炎球菌、マイコプラズマ、鳥インフルエンザなどのウイルスが原因で生じる肺炎を総じて感染性肺炎と呼びます。症状は風邪に類似していますが、感染力が強く、一度発症すると急激に進行し、呼吸困難や食事摂取ができず、寝たきりになることが多い疾患です。先行して風邪や他の疾患により免疫力が低下している際に患いやすく、体力がある時には何でもない口腔内の雑菌などに対しても対抗する力がなくなり肺炎になることもあります。感染性肺炎の治療は薬物療法が行われます。抗菌薬といって、ある特定の細菌・ウイルスに効果を発揮する薬ですが、細菌・ウイルスの種類が多いので、薬もターゲットの病原菌に対して複数回の投薬を行うことも多く、根治するまで時間がかかることが多いです。感染性肺炎は病原菌が肺に入らないように予防することが先決です。ウイルスは飛沫感染といってくしゃみ・咳により飛び散り、飛んでくるため、気密性の高いマスクは有効でしょう。うがい・手洗いも非常に有効とされています。更に、流行しやすい時期が決まっていることが多いので、インフルエンザや肺炎球菌は地方自治体から予防接種の案内もありますので、予防接種を行うことも大切です。体力が落ちないように定期的な運動や食事を摂ることも重要です。

（鈴木光司）

おすすめ書籍

『ガイドラインをふまえた成人市中肺炎診療の実際』 河野茂編　医学書院　2001.6　223p　26cm　4600円　①4-260-11979-6

『あなたも名医！ 侮れない肺炎に立ち向かう31の方法―非専門医のための肺炎診療指南書』 山本舜悟編　日本医事新報社　2013.10　280p　26cm　（jmed 28）〈索引あり〉　3500円　①978-4-7849-6428-4

『呼吸器感染症』 藤田次郎専門編集　中山書店　2017.9　354p　26cm　（呼吸器疾患診断治療アプローチ 2　三嶋理晃総編集）〈索引あり〉　11000円　①978-4-521-74526-8

目次 1章 呼吸器感染症診療の基礎知識（呼吸器感染症とは―その動向, 呼吸器感染症の分類と特徴 ほか）, 2章 呼吸器感染症の診断・検査―確定診断までのアプローチ（呼吸器感染症の診断ポイント, 呼吸器感染症を疑った場合に行う検査―手順とポイント）, 3章 呼吸器感染症の診断と治療（かぜ症候群, インフルエンザ ほか）, 4章 特殊病態下（免疫抑制患者）の呼吸器感染症（HIV感染者における呼吸器感染症, 免疫不全者の呼吸器感染症 ほか）, 5章 抗菌薬の使い方のポイント（抗菌薬使用の原則―de - escalation therapy（DET）, PK/PDに基づく抗菌薬の使い方 ほか）

肺炎—誤嚥性肺炎—基礎知識

【解説】 食べ物を食べる時には、その食べ物の形、硬さ、大きさなどを認識する（先行期）、食べ物の状態に応じて噛み砕き、飲み込みやすい形にする（準備期）、舌で喉へ送る（口腔期）、送られた食べ物を食道へ送り込み、気管に入らないよう蓋が閉まる（咽頭期）、食道から胃に送り込む（食道期）という過程を踏んで食べ物が胃に送られます。高齢者や脳卒中、他の疾患で飲み込む力が弱くなってしまい、上記の5つの時期のどれか一つでも障害されることで、唾液や飲食物などが誤って気管に入りこんでしまうことがあります。誤嚥性肺炎は、それと一緒に口の中の細菌や外部からの細菌も取りこまれてしまい、肺炎が生じるという病気です。食事などで生じるのみではなく、寝ている時や座ってテレビを見ている時などの何気ない日常生活でも唾液の垂れ込みで生じることもあります。一度誤嚥性肺炎が生じると治りにくく、再発を繰り返すといった悪循環に陥りやすいので、予防が重要となります。対策としては、肺炎に準じた薬物療法、食事をするときの姿勢、食事の形態、飲み込む力、認知機能の改善等が必要です。

（鈴木光司）

おすすめ書籍

『介護する人のための誤嚥性肺炎こうすれば防げる！ 助かる！』 稲川利光監修　主婦の友インフォス情報社　2013.11　159p　21cm〈文献あり 索引あり　発売：主婦の友社〉 1400円 Ⓘ978-4-07-289800-0

目次 1 誤嚥性肺炎はなぜ起こる, 2 誤嚥性肺炎を防ぐ介護とは, 3 口腔ケアで誤嚥性肺炎を防ぐ, 4 嚥下機能を高めて誤嚥性肺炎を防ぐ体操, 5 誤嚥性肺炎の治療, 巻末特集 誤嚥性肺炎のケアに役立つ情報集

『嚥下障害のことがよくわかる本—食べる力を取り戻す イラスト版』 藤島一郎監修　講談社　2014.9　98p　21cm　（健康ライブラリー）〈文献あり〉 1300円 Ⓘ978-4-06-259786-9

目次 1 口からうまく食べられない、飲み込めない（考えておこう—食べることには栄養摂取以上の意味がある, 摂食嚥下とは—じつは複雑で精巧な「食べる」しくみ ほか）, 2 状態をつかんで対策を立てる（かかわる人—チームでのサポートが必要になる, 状態をつかむ—誤嚥の有無と嚥下の状態を調べる ほか）, 3 基礎訓練と治療で機能アップ（嚥下障害のリハビリ—食物を使わない基礎訓練と食べながら進める摂食訓練がある, やってみよう—顔のマッサージで口の動きを改善する ほか）, 4 誤嚥を防いで安全に食べるために（口から食べる—水が飲めれば摂食訓練を始められる, 毎日の習慣—食べ続けるために習慣づけが必要 ほか）, 5 十分に食べられなくなったら（経管栄養とは—口から十分に食べられないときの選択肢, 管を入れたら—「口から食べられなくなる」とはかぎらない ほか）

内容 「口から食べること」をすぐにあきらめない！ 家庭でもできる訓練法、口腔ケア、安全な食べ方・調理法…誤嚥を防ぎ、食べる力を取り戻すリハビリ術を徹底解説。

『誤嚥性肺炎の予防とケア—7つの多面的アプローチをはじめよう』 前田圭介著　医学書院　2017.9　134p　26cm〈索引あり〉 2400円 Ⓘ978-4-260-03232-2

肺炎―誤嚥性肺炎―薬物療法

【解説】誤嚥性肺炎を起こした直後には、肺炎の原因である細菌に対しての抗菌薬の投与が選択されます。肺炎が安定してきた時期には、誤嚥を繰り返さないように、嚥下機能改善を目的とした投薬が選択されます。誤嚥性肺炎の原因菌としては、黄色ブドウ球菌、緑膿菌、肺炎球菌、インフルエンザ菌などがあります。これらの菌・ウイルスに対して、効果のある抗菌薬が使われます。重症度により投薬される薬剤が変わってきます。代表例としては、ユナシン、ダラシン、タゾバクタム、ピペラシリン、セフェピム、メトロニダゾールなどの抗菌薬を急性期に状態によって投薬されることが多いです。嚥下機能改善の薬剤の代表例はタナトリル、シンメトレルがあります。また、患者の腎機能や肝機能により投薬できる薬剤に制限がかかることもあります。

（鈴木光司）

おすすめ書籍

『ねころんで読める抗菌薬―やさしい抗菌薬入門書』 矢野邦夫著　大阪　メディカ出版　2014.8　150p　21cm〈文献あり〉　2000円　①978-4-8404-4614-3

目次 第1章 抗菌薬処方のための17の心得（抗菌薬は環境問題である, 刺身を買うために、本屋に行くな！ , 犬小屋には犬が住み、馬小屋には馬が住む ほか）, 第2章 おもな抗菌薬の特徴（抗菌薬を学ぶ＝自動車の運転を学ぶ, 第1段階：抗菌薬のイメージ, 第2段階：各系統の抗菌薬）, 第3章 敵を知るおもな病原体の特徴（戦う相手の性格や生息場所を熟知する, ア行ではじまるばい菌, カ行ではじまるばい菌 ほか）

内容 ねころんで読めるから、アタマに入る抗菌薬のキホンと処方のポイント。100分で読めて今日から役立つ！

『ステロイドがわかる本―病気別使い方と副作用の正しい知識』 宮坂信之編著　新版　法研　2016.6　206p　21cm〈初版のタイトル：ステロイド薬がわかる本〉　1600円　①978-4-86513-275-5

目次 第1章 ステロイドについて知りましょう（基礎知識）（ステロイドの歴史, ステロイドとはどんな薬, ステロイドはどうして効くのか？　ほか）, 第2章 ステロイドの副作用（ステロイドの適切な使い方, ステロイドの副作用と対処法）, 第3章 ステロイドを使うおもな病気（膠原病・リウマチ内科, 呼吸器内科, 耳鼻咽喉科 ほか）

内容 膠原病・リウマチ内科、呼吸器内科、耳鼻咽喉科、皮膚科、腎臓内科、眼科、その他の内科疾患―第一線で活躍中の7つの診療科目の専門医が、病気別にステロイドの最新情報を解説し、不安を解消！

肺炎―誤嚥性肺炎―排痰法

【解説】 肺炎により安静臥床していると、患者自身で痰を出すことが難しくなってきます。仰向けで寝ていると、背中側、胃に近い側に貯留している痰が固くなり、肺実質にへばりついてしまうことが多いです。対策としてはまずは水分補給やネブライザーなどで痰自体を柔らかく保ち、流動しやすい形態にします。また肺胞の構造上、高低差をつけることで痰が気管へ流動するので、寝返りのように横向き、うつ伏せ、座位、前屈運動、捻り運動などを行い、胸郭、横隔膜を動かすことが必要になります。これを体位ドレナージといいます。また、深呼吸などの安静呼吸よりも深い呼吸をすることで、肺実質が大きく拡張、収縮しますので痰が出しやすく有効です。呼吸状態が不良で人工呼吸器などを装着している患者でも非常に有効とされていますので、状態が許せば急性期から行うことが重要です。

（鈴木光司）

おすすめ書籍

『動画でわかるスクイージング―安全で効果的に行う排痰のテクニック』 宮川哲夫編著 中山書店 2005.2 160p 26cm〈付属資料：DVD-Video1枚（12cm） 文献あり〉 3800円 ①4-521-01811-4

肺炎―誤嚥性肺炎―口腔ケア

【解説】 口腔内には常に数億個の口腔内雑菌が存在しますが、唾液に含まれる消化酵素により必要以上の増殖が防がれています。しかし、唾液や胃液が気管を通じて肺に入ってしまうと、肺には消化酵素などの予防する術がないため、口腔内雑菌や食物等に含まれる細菌が肺内で異常に増殖し、肺炎を引き起こしてしまいます。嚥下能力の低下の他に、嚥下障害のある方では、唾液の分泌量も低下しており、口腔内の乾燥や食べ物を適切な大きさにまとめる力が低下しています。予防として重要となってくるのが、口腔ケアです。食後の歯磨き、入れ歯の洗浄のほかにも、舌や頬の裏側、歯茎へのブラッシングで舌苔と呼ばれる垢を細目に取り除く必要があります。舌苔が付着したりすると唾液が舌や頬の裏側などの口腔内を潤すことができず、乾燥してしまいます。ブラッシングのみでなく、舌の体操や頬の筋肉のマッサージ、口の開け閉め、咳払いの練習などの体操も効果的な口腔ケアと言えるでしょう。

（鈴木光司）

おすすめ書籍

『介護現場で今日からはじめる口腔ケア―楽しくできる健口体操と正しいケアで誤嚥・肺炎予防』 山田あつみ著，飯田良平監修 大阪 メディカ出版 2014.10 111p 26cm （もっと介護力！ シリーズ―FOR BEGINNERSはじめてでも迷わない）〈文献あり〉 1800円 ①978-4-8404-4975-5

目次 1章 やってみよう！ 介護職が今日からできる健口体操（食事がおいしくなる！ 健口体操のすすめ，自立している人・軽度の人向け健口体操で楽しくおいしく！ ，介助が必要な人向け健口体操でおいしく食べるお手伝い！ ，楽しいアクティビティでゲームしながら口腔機能アップ！），2章 知らないと損をする口腔ケアの基本のキ（口腔ケアが重要な理由―細菌を減らし全身の健康に貢献，「食べて飲み込む」―その複雑な動きと働き，口腔内細菌と全身の病気との関係, 誤嚥性肺炎予防と口腔ケア, 適切な食事介助でむせや誤嚥を予防する, 口腔ケア・口腔機能訓練と介護保険), 3章 教えて！ 困ったときの対処法Q&A（口腔ケア編, 食事介助編）

内容 はじめての口腔ケアに！ ゲーム感覚で楽しくできる口腔機能向上プログラム満載！

『死ぬまで元気で楽しく食べられる・話せる最強の「お口ケア」—歯だけではない口の中の乾燥・炎症・痛み・雑菌、唾液の減少、嚥下障害、睡眠時無呼吸症候群 内科医がすすめる60歳からの口腔ケア』 周東寛著　コスモ21　2017.4　169p　19cm　1400円 ①978-4-87795-352-2

目次 1 すべての病気は「口の中」とつながっている（口に現われる変化はすべて体の中とつながっている, 口の中のことに意外と無関心, 口の機能をチェックしてみましょう ほか）, 2 こんなにある！ お口の役割（お口の大切な仕事, 器官ごとの役割, 健康を守るためのお口の働き）, 3 今すぐ実践！ 口の健康にいい4つの習慣（お口の健康を保つ4つの習慣, 構造が複雑な口の中は雑菌がたまりやすい, 正しい歯磨きの方法 ほか）

内容 口の中を徹底して清潔に。口の中を乾燥させない。鼻呼吸を意識する。お口まわりの筋力づくり。たった4つの習慣で口の機能低下を防げる！ 歯だけではない、口の中の乾燥・炎症・痛み・雑菌・唾液の減少、嚥下障害、睡眠時無呼吸症候群。内科医がすすめる60歳からの口腔ケア。

『肺炎がいやなら、のどを鍛えなさい』 西山耕一郎著　飛鳥新社　2017.6　229p　18cm 1111円　①978-4-86410-554-5

目次 第1章 「最近、よくムセる」は老化のサインだった！ , 第2章 「のど」を鍛えれば、寿命は10年のびる！ , 第3章 飲み込み力がアップする8つの「のど体操」, 第4章 誤嚥を防ぐ「食べる」ルール九か条, 第5章 「のど」の大問題・小問題お悩み解決Q&A, 第6章 人間は「のど」から衰え、「のど」からよみがえる！

内容 肺炎は“老化現象”と、あきらめていませんか？ あまり知られていませんが、じつは、「のどの筋肉」を鍛えるだけで、簡単に防げるのです。1万人を治療した名医が教える、寿命を10年のばす1日5分の「のど体操」。

咳—基礎知識

【解説】 咳の原因は様々ですが、長引く咳や、呼吸困難感、痰の排出は、換気障害という酸素と二酸化炭素の交換機能の不具合の場合があります。換気障害には大きく2つあり、①閉塞性換気障害（気道が狭くなり息を吐き出せない）、②拘束性換気障害（肺が拡がらず息が吸い込めない）に大別されます。閉塞性障害の代表疾患としては慢性閉塞性肺疾患（COPD）、気管支喘息などが挙げられます。拘束性障害としては間質性肺炎が代表的です。どの疾患も自覚症状が風邪と似ていて、軽症時は放置され重篤な状態での受診となることが多いです。労作性に息切れがしたり、呼吸困難感により日常生活が制限されるため、早期発見・治療が重要です。先に挙げた代表疾患は、どれも肺や肺胞、気道自体が壊れてしまい、回復することが難しい疾患です。一度壊れた肺は元通りに回復しないので、発病予防が最大の対策となります。特に喫煙は最大のリスクファクターですので、禁煙は最大の予防と言えるでしょう。

（鈴木光司）

おすすめ書籍

『びまん性肺疾患と特発性間質性肺炎』 東田有智編　大阪　医薬ジャーナル社　2014.5 135p　29cm　（インフォームドコンセントのための図説シリーズ）〈索引あり〉 4800円　①978-4-7532-2670-2

目次 1章 総論（病態, 診断, 治療）, 2章 各論 特発性間質性肺炎（IIPs）各疾患の診断と治療（特発性肺線維症（IPF）, 特発性肺線維症（IPF）の急性増悪, 非特異性間質性肺炎（NSIP）, 急性間質性肺炎（AIP），特発性器質化肺炎（COP），剝離性間質性肺炎（COP），呼吸細気管支援関連性間質性肺疾患（RB - ILD），リンパ球性間質性肺炎（LIP）とIPPFE）

『レジデントのためのやさしイイ呼吸器教室―ベストティーチャーに教わる全27章』 長尾大志著　第2版　日本医事新報社　2015.4　500p　24cm〈索引あり〉　4500円　Ⓘ978-4-7849-4373-9

目次 第1章 主要症候，第2章 検査，第3章 画像診断，第4章 治療，第5章 閉塞性疾患・拘束性疾患，第6章 肺炎，第7章 その他の感染症

『長引くセキはカゼではない』 大谷義夫著　KADOKAWA　2016.1　190p　19cm〈文献あり〉　1300円　Ⓘ978-4-04-894755-8

『ポケット呼吸器診療　2017』 林清二監修，倉原優著　シーニュ　2017.2　204p　18cm〈他言語標題：Pocket book of respiratory medicine　文献あり〉　1800円　Ⓘ978-4-9907221-9-7

目次 基礎知識，感染症（肺炎），閉塞性肺疾患，間質性肺疾患，肺悪性腫瘍，免疫・アレルギー性肺疾患，じん肺，慢性咳嗽，呼吸不全，睡眠時無呼吸症候群，肺高血圧症，薬品名一覧，略語一覧

『咳のみかた，考えかた』 倉原優著　中外医学社　2017.4　249p　21cm〈索引あり〉　4000円　Ⓘ978-4-498-13034-0

咳―間質性肺炎―概要

【解説】 間質性肺炎は、肺胞の壁に炎症や損傷が生じ、壁が厚く硬くなり（線維化）、酸素を取り込みにくくなる病気です。肺胞はブドウの房のような構造で、その一つ一つで酸素と二酸化炭素の交換を行っています。肺胞と肺胞の間を「間質」と呼び、ここに炎症が起こることを間質性肺炎と呼びます。原因は様々ですが、その大半は原因不明の特発性間質性肺炎と呼ばれるものが占めています。炎症が一度生じると、肺胞の構造が崩れ、線維化といってブドウの房同士が結合してしまい、肺胞が厚く硬くなり、膨らみにくくなります。肺胞の炎症や線維化が更に進展すると、肺自体も硬くなります。肺実質が機能しなくなるので、肺が膨らみにくくなり、十分に息が吸えなくなります。息を吐くことはある程度可能ですが、本来の機能よりは低下してしまいます。そのため、人工呼吸器など外部から補助換気する必要があります。間質性肺炎の症状ですが、初期には痰の絡まない咳、息切れ、深呼吸による咳き込みなどが特徴的です。診断には胸部レントゲン、血液検査、呼吸器機能テストなどで診断します。治療としては薬物療法で炎症や線維化を抑えたり、人工呼吸器で肺を休ませたりすることが一般的です。会話や日常生活で息切れや空咳が出ているようであれば、出来るだけ早期に医師の診察を受けることが大切です。

（鈴木光司）

おすすめ書籍

『間質性肺炎・肺線維症』 長井苑子著，泉孝英監修　改訂版　大阪　最新医学社　2011.8　171p　18cm　（最新医学新書 6）〈索引あり〉　1000円　Ⓘ978-4-914909-49-9

目次 間質性肺炎・肺線症を理解するために（肺の構造と働き，肺の病気と診断、管理・治療 ほか），間質性肺炎・肺線維症（総論）（概念・定義，疫学 ほか），主な間質性肺炎・肺線維症（各論）（急性間質性肺炎，特発性肺線維症 ほか），患者さんからの質問に答える（症状・治療・合併症，予防接種 ほか）

『白夜―余命二カ月・間質性肺炎との共生』 大和田道雄著　名古屋　風媒社　2015.12
154p　19cm　1200円　①978-4-8331-5300-3

目次 楽観視, そもそも間質性肺炎とは？, セカンドオピニオンの大切さ, 入院のための保証人, 余命を告げられた日, ボロな服でも汚くない, 一度は死んだ身, 親の死に目に会えない親不孝, 進学のため上京, 気管支肺胞洗浄の苦しさ〔ほか〕

『気づきと対応がわかる！ びまん性肺疾患の診かた治しかた』 喜舎場朝雄編著　南江堂
2016.8　156p　21cm〈他言語標題：Management of Diffuse Parenchymal Lung Disease–Practical Clue–　索引あり〉 4200円　①978-4-524-25972-4

咳―COPD―概要

【解説】 有害な粒子やガスなどの有害物質を吸入することで、肺では炎症が生じます。これらの有害物質はサイズが小さいため、終末気管支や肺胞に到達しやすく、肺胞での炎症も生じます。炎症が生じた部位では細胞を修復しようと、新たに細胞が形成されますが、この過程が慢性的に続くと、気管支の壁が厚く硬くなり、狭窄します。肺胞では弾性力が失われ、空気を吸う機能はある程度温存され、肺・肺胞を膨らますことが可能ですが、膨らんだ肺胞を元に戻す収縮力が失われるため、十分に息が吐けなくなります。このように換気が制限され呼吸困難感が生じます。COPDの最大の原因は喫煙です。「タバコ病」とも呼ばれ、COPD患者の90%は喫煙歴があります。喫煙者のうち10～20%がCOPDを発症します。また、大気汚染も要因で、PM2.5もCOPDの発症リスクとされます。COPDの症状は、慢性的な咳や痰が続き、労作時に呼吸が苦しくなります。口をすぼめて呼吸する、肺が過膨張して胸郭が大きくなるなどの症状が特徴です。COPDは一度発症すると元には戻りません。治療としては炎症を抑える薬物療法、在宅酸素療法、呼吸リハビリテーションなどの進行予防となります。重症になるまで症状が出現しないことが多いため、空咳が続き呼吸困難感が少しでもあれば、早期に受診すべきです。

（鈴木光司）

おすすめ書籍

『やさしいCOPD（慢性閉塞性肺疾患）の自己管理』 北村諭著　大阪　医薬ジャーナル社
2001.9　38p　30cm〈背のタイトル：やさしいCOPDの自己管理〉 950円　①4-7532-1913-5

目次 1 COPDとは, 2 COPDの危険因子, 3 COPDが起こるメカニズム, 4 COPDにより肺はどのように変化するのか, 5 COPD患者はどのくらいいるのか, 6 COPDの自覚症状, 7 どのようにして診断されるのか？, 8 治療―最初の治療は「禁煙」だ！, 9 どのようなときに入院が必要か？, 10 悪化防止と予防

『COPDは、肺気腫と慢性気管支炎が合体したような肺構造破壊病―健康カラオケ』 周東寛著　アイシーアイ出版　2011.4　192p　19cm〈奥付のタイトル（誤植）：肺気腫と慢性気管支炎が合体したようなCOPDは、肺構造破壊病　『肺気腫と慢性気管支炎が合体したようなCOPDは、肺構造破壊病』（2011年刊）の改訂版　発売：星雲社〉
1300円　①978-4-434-15563-5

目次 第1章 「健康カラオケ」で、患者さんがどんどん元気になっていく, 第2章 COPDは「肺構造破壊病」, 第3章 COPDよりも古くて新しい肺の病気 肺炎、肺結核, 第4章 カラオケの腹式呼吸が、健康無病への扉を開く…, 第5章 深い質のよい眠りが大切, 第6章 最先端検査機器が進化し続けている

『「COPD〈慢性閉塞性肺疾患〉」と言われたら…—検査 診断 治療・手術：COPDの自己管理票付。』 木田厚瑞著　保健同人社　2012.9　126p　21cm　（お医者さんの話がよくわかるから安心できる）　1500円　①978-4-8327-0674-3

目次 1章 COPDってどんな病気（COPDとは？ , COPDは全身の病気 ほか）, 2章 COPDの検査と診断（肺の働きを知る検査, 診断の決めてとなる検査 ほか）, 3章 COPDの治療（大切な禁煙, COPDの薬物療法 ほか）, 4章 快適な生活を送るために（必要な日常生活の注意, 軽症のCOPDの日常生活 ほか）

内容 COPDは喫煙で肺が壊れていく病気です。咳、痰、息切れの症状は、COPDの特徴。検査・治療法を詳しく解説。COPDの自己管理票付。

『ケアスタッフのためのよくわかるCOPD〈慢性閉塞性肺疾患〉』 日本呼吸ケア・リハビリテーション学会「ケアスタッフのためのよくわかるCOPD」作成委員会・ワーキンググループ編集　日本呼吸ケア・リハビリテーション学会　2014.4　46p　26cm〈発売：メディカルレビュー社〉　2500円　①978-4-7792-1228-4

『長生きしたけりゃ「肺活」しなさい』 奥仲哲弥著　小学館　2014.8　175p　19cm　1300円　①978-4-09-388372-6

目次 第1章 大きな誤解, 第2章 たばこの本性, 第3章 「COPD」を知る, 第4章 COPDと闘った人たち, 第5章 すぐできる検査と治療, 第6章 今日から始められる「肺活」

内容 駅の階段で息切れするならいますぐ「肺活」スタート！—で、10年寿命を長らえる可能性も。禁煙して20年たっても、自分は吸っていなくてもじわじわやってくる“恐怖の病”に備えろ！

『COPDの教科書—呼吸器専門医が教える診療の鉄則』 倉原優著, 林清二監修　医学書院　2016.4　331p　21cm〈索引あり〉　4200円　①978-4-260-02429-7

『一歩先のCOPDケア—さあ始めよう、患者のための集学的アプローチ』 河内文雄, 巽浩一郎, 長谷川智子編集　医学書院　2016.10　228p　26cm〈索引あり〉　2700円　①978-4-260-02839-4

咳—気管支喘息—概要

【解説】 何らかの原因で、発作性に気管や気管支が急につまると、息苦しくなり、呼吸の度にゼーゼー、ヒューヒューという音（喘鳴）が聴診できます。さらに呼吸困難感が強くなると、横になっていられず、座らないと呼吸ができなくなります（起坐呼吸）。激しい咳や粘着度の強い吐き出しにくい痰も出るようになります。このような喘息発作症状は、炎症を起こした気道がタバコの煙や冷気など様々な刺激に対して過敏に反応し、誘発されます。慢性的にこの炎症が続くと、気道壁が厚く硬くなり、狭窄してしまいます。また、発作は夜間から明け方にかけて生じることが多く、空咳が長い時間続き、呼吸困難となることもあります。重い発作の場合、咳が長く続いたり、十分に息が吸えなくなることで、血液中の酸素が不足し、意識障害、チアノーゼ等の重篤な状態になってしまうこともあります。治療としては、吸入薬が多く用いられます。吸入薬には種類がありますが、気管支の炎症を抑える、気管支を広げることが目的です。喘息症状が抑えられている時には、適度な運動や食事によって呼吸機能を正常に保ち、日常生活が支障なく送れるようにすることが最大の目標です。

（鈴木光司）

おすすめ書籍

『やさしい小児ぜんそくの治し方―ドクター＆ナースがおはなしする』 山本淳, 小林晴美著　主婦と生活社　2008.9　183p　21cm　1300円　Ⓘ978-4-391-13647-0

目次 1 ぜんそくはどうやって治すのか, 2 ぜんそくはどうして起こるのか, 3 ぜんそくに使う薬, 4 ぜんそくをもっとよくする環境整備, 5 ピークフローメーターとぜんそく日記を使ったぜんそくの管理, 6 薬の上手な使い方, 7 ドクター&ナースが答える小児ぜんそくQ&A, 8 小児科となかよくして、もっともっとよくなろう！―医療機関と上手におつきあいする方法

内容 ボクのぜんそく、なおるのかなあ…ぜんそくをラクにするいろいろなわざがあるんだよ。

『ウルトラ図解ぜんそく―咳ぜんそくから重症ぜんぞく、COPDまで』 足立満監修　法研　2015.8　159p　21cm　（オールカラー家庭の医学）〈文献あり 索引あり〉　1500円　Ⓘ978-4-86513-167-3

目次 長引く咳や息苦しさはぜんそくのサイン？（その咳は本当にかぜですか？ , ぜんそくは命を落とすこともある怖い病気 ほか）, 1章 ぜんそくとはこんな病気です（ぜんそくは気道に炎症が起きている病気, 咳の分類 ほか）, 2章 ぜんそくの治療（ぜんそくは薬物療法が中心, ぜんそくの治療目標 ほか）, 3章 ぜんそくとCOPD（高齢者に多いCOPD, COPDの原因は喫煙 ほか）, 4章 ぜんそく発作を起こさないための自己管理（自分の悪化原因を知ろう, 生活環境の整備 ほか）

『気管支喘息バイブル―成人気管支喘息を診療するすべての人へ』 倉原優著　日本医事新報社　2016.4　262p　26cm〈索引あり〉　4800円　Ⓘ978-4-7849-5700-2

『ナース・患者のための喘息マネージメント入門―喘息ガイドライン準拠のやさしい解説』 宮本昭正監修・編集, 森田寛, 灰田美知子, 保澤総一郎, 庄司俊輔著　技術評論社　2017.1　207p　21cm　（初歩からのメディカル）〈索引あり〉　2480円　Ⓘ978-4-7741-8649-8

目次 第1章 喘息を理解する（アレルギーとは？ , 喘息はどのような疾患か？ ほか）, 第2章 喘息の予防（喘息予防の根拠, 自己管理と予防 ほか）, 第3章 喘息の世代別マネージメント（高齢者喘息, 成人喘息 ほか）, 第4章 薬物によるコントロール（薬剤の種類, 長期管理薬（コントローラー）ほか）, 第5章 喘息の自己管理（発作治療薬と長期管理薬の違いを理解する, 喘息増悪の予防と治療（ピークフローの使い方を含む）ほか）

『気管支喘息』 井上博雅専門編集　中山書店　2017.7　369p　26cm　（呼吸器疾患診断治療アプローチ 1　三嶋理晃総編集）〈索引あり〉　11000円　Ⓘ978-4-521-74525-1

目次 1章 気管支喘息の現況, 2章 気管支喘息の危険因子と病態生理, 3章 気管支喘息の検査・診断・評価, 4章 気管支喘息の発症予防, 5章 気管支喘息の管理・治療, 6章 気管支喘息患者の教育・指導, 7章 特殊な喘息

『小児気管支喘息の患者教育―子どもと家族への健康心理学的アプローチ』 飯尾美沙著　早稲田大学出版部　2017.8　268p　22cm　（早稲田大学エウプラクシス叢書 005）〈索引あり〉　3600円　Ⓘ978-4-657-17803-9

目次 第1章 慢性疾患における患者教育, 第2章 小児気管支喘息の患者教育, 第3章 小児喘息の患者教育効果を評価する心理指標の開発, 第4章 小児喘息の長期管理行動に影響を与える要因, 第5章 小児喘息テイラー化教育プログラムの開発, 第6章 テイラー化教育プログラムの効果の検証, 第7章 テイラー化教育プログラムの改良修正および評価, 第8章 小児喘息患者に対する患者教育の成果および課題, 第9章 本書のまとめ

『「ぜんそく」のことがよくわかる本』 松瀬厚人監修　講談社　2017.10　98p　21cm　（健康ライブラリー―イラスト版）〈文献あり〉　1300円　Ⓘ978-4-06-259818-7

目次 1 ぜんそくの正しい知識を得る（どんな病気か―空気の通り道に炎症が起こり、息苦しく

なる, 原因—アレルギー性と非アレルギー性がある ほか), 2 検査から重症度を診断する(問診—生活サイクルや症状をしっかり伝える, 検査(1)—呼吸の状態からわかることは多い ほか), 3 治療は油断せずに続けていく(治療は二本柱—薬物療法と生活改善の両方が大事, 治療方針—重症度に合わせて、治療のしかたを決める ほか), 4 薬でぜんそくをコントロールする(薬物療法の効果—ステロイド革命で死亡者数が激減した, 薬の作用と注意点—予防薬と発作止めの薬の二種類がある ほか), 5 発作を起こさない生活のコツ(ぜんそく日誌—記録からみえてくることは多い, 前ぶれを知る—発作の前の小さな変化をキャッチする ほか)

内容 発作の前の小さなサインをキャッチして。症状がない時期こそしっかりケアを！ 治療を中断すると炎症が進み、発作をまねく。正しい治療の進め方と発作を防ぐ生活のコツ。ひと目でわかるイラスト図解。

咳—咳の治療—薬物療法

【解説】 薬物療法は呼吸器疾患の治療の中核を担う治療方法です。呼吸器疾患で取り扱う薬剤には大きく5つの種類の薬剤があり、症状によって処方されます。1つ目は気管支拡張薬で、投与により気管支を拡張させ空気の通り道を拡げる薬です。発作・予防どちらにも使え、持続時間も長いので、例えば、夜間・早朝に多い気管支喘息発作の予防にも使われます。吸入薬、経口薬、注射、貼付薬のいずれかの形で処方されます。2つ目は鎮咳・去痰薬で、咳の中枢へ直接働きかける薬と気道などの末梢部に働きかける薬があります。気胸や肺がんなど咳による疼痛や安楽が得られない方には中枢性の鎮咳薬の適応があります。気管支喘息、COPDなどでは末梢性の鎮咳薬や去痰薬が適応となります。3つ目は副腎皮質ステロイドで、大きくは炎症を抑える薬です。少量で強い効果を示しますが、副作用も強いです。使用方法をきちんと守れば安全で有効性があるので、処方を遵守することが肝要です。ステロイド吸入薬使用後は、口腔内に潰瘍ができたり味覚障害を引き起こす可能性がありますので、うがいが必要です。4つ目は抗アレルギー薬です。アレルギーが原因で引き起こされる気道の閉塞や咳、痰などを抑える薬です。アトピーやハウスダストに対するアレルギー反応に有効とされています。5つ目は抗生物質・抗菌薬です。ウイルス性の肺炎や風邪症状、インフルエンザ、間質性肺炎などの疾患に対する治療薬で、特定のウイルスに対して効果を発揮する薬剤が数種類あるため、どの薬を用いるかは医師の判断によります。いずれの薬も作用と副作用があり、決められた用量・用法に従い、療養することが重要です。副作用が強く現れた場合は早急に医師の診察をしましょう。

(鈴木光司)

おすすめ書籍

『呼吸器内科薬のルール73！—皆が本当に知りたい薬の疑問に答える』 杉山温人, 吉澤篤人編著, 村松弘康, 國松淳和, 宇留賀公紀, 小暮啓人著　中山書店　2013.9　154p　21cm　(レジデントのための薬物療法)　3000円　①978-4-521-73773-7

目次 第1章 吸入療法をきわめよう！(吸入療法は効く？ , 吸入薬はどのように肺に届く？ ほか), 第2章 疾患別薬のルール コツと落とし穴(気管支喘息, COPD ほか), 第3章 肺がんと生きる 抗がん剤をどう使うか(抗がん剤とは？ , 殺細胞性抗がん剤の副作用とは？ ほか), 第4章 ここが知りたい！ 呼吸器薬の使い方(かぜの予防にうがいは有効？ , 肺炎球菌ワクチンは何回まで打てる？ ほか)

『呼吸器の薬の考え方, 使い方』 林清二監修, 倉原優著　中外医学社　2014.4　371p　21cm 〈索引あり〉　4800円　①978-4-498-13014-2

『ステロイドのエビデンス—ステロイドの使い方の答えはここにある』 川合眞一編集

羊土社　2015.12　373p　21cm〈索引あり〉　4600円　①978-4-7581-1783-8

『もう悩まない！　喘息・COPD・ACOSの外来診療―名医が教える吸入薬の使い分けと効果的な指導法』　田中裕士編　羊土社　2016.4　204p　26cm〈索引あり〉　4800円　①978-4-7581-1785-2

『ステロイドがわかる本―病気別使い方と副作用の正しい知識』　宮坂信之編著　新版　法研　2016.6　206p　21cm〈初版のタイトル：ステロイド薬がわかる本〉　1600円　①978-4-86513-275-5

目次 第1章 ステロイドについて知りましょう（基礎知識）（ステロイドの歴史, ステロイドとはどんな薬, ステロイドはどうして効くのか？　ほか）, 第2章 ステロイドの副作用（ステロイドの適切な使い方, ステロイドの副作用と対処法）, 第3章 ステロイドを使うおもな病気（膠原病・リウマチ内科, 呼吸器内科, 耳鼻咽喉科 ほか）

内容 膠原病・リウマチ内科、呼吸器内科、耳鼻咽喉科、皮膚科、腎臓内科、眼科、その他の内科疾患―第一線で活躍中の7つの診療科目の専門医が、病気別にステロイドの最新情報を解説し、不安を解消！

人工呼吸器―基礎知識

【解説】人工呼吸器は呼吸不全を生じた方に使用されます。大気は高い側から低い側へ気流として流れますが、ヒトの呼吸も同じで胸腔内が陰圧に保持され、大気圧よりも低圧のため肺に空気が入る構造になっています。息を吐くときは肺が元に戻る力と腹圧で吐き、大気圧よりも高い圧で押し出す形で呼吸が成立しています。一方、人工呼吸器の場合は、陽圧といって、高い空気圧で強制的に肺や気道を膨らませ、酸素を送り込みます。人工呼吸器の場合でも、特別なモードでない限り、自身の肺の元に戻る力で息を吐く仕組みになっています。人工呼吸器の管理の方法にはマスク型の人工呼吸器（NIPPV）と気管切開や気管内挿管をする人工呼吸器（IPPV）に使用方法が分かれますが、意識障害の程度や呼吸状態をから、主治医の治療方針により決定します。また、モードといって、どのように呼吸を補助するかを設定する事が可能です。例えば、肺を休めて人工呼吸器で呼吸を行う設定、自身の呼吸に併せて補助的に使う設定など様々なモードがあります。どれだけ呼吸を補助したいかによって決定されます。長期的な人工呼吸器での管理は、肺炎や肺損傷などの人工呼吸器関連疾患を引き起こす可能性がありますので、呼吸状態によりますが、最終的には人工呼吸器の離脱が必要です。

（鈴木光司）

おすすめ書籍

『写真でわかる人工呼吸器の使い方―電源の入れ方から、機種ごとのモードや数値の設定の仕方まで』　釘宮豊城監修, 西村欣也編　医学芸術社　2005.8　298p　26cm　（クリニカル・ナースbook）　2700円　①4-87054-247-1

『酸素吸入・人工呼吸器のホームケア』　林泰史, 青木民子監修　中央法規出版　2006.3　82p 図版4p　26cm　（安心・安全の療養生活ガイドシリーズ）　1800円　①4-8058-2654-1

目次 第1章 どうして酸素吸入・人工呼吸器が必要になるのでしょうか, 第2章 酸素吸入を行っている人へのケア, 第3章 非侵襲的人工呼吸器（密着酸素マスク型）を使用している人へのケア, 第4章 侵襲的人工呼吸器（気管切開型）を使用している人へのケア, 第5章 呼吸器の働きが低い人の日常生活・ケアの注意点, 第6章 呼吸器の働きを低下させる病気について, 第7章 社会保障サービス

内容 家庭で酸素療法・人工呼吸療法を行っている人のケアを安全に行うために、日頃のケアで注意すること、緊急時の対処法などをわかりやすく解説します。

『人工呼吸の考えかた―いつ・どうして・どのように』 丸山一男著　南江堂　2009.7　271p　21cm〈文献あり 索引あり〉　3200円　①978-4-524-24277-1

『在宅人工呼吸器ポケットマニュアル―暮らしと支援の実際』 川口有美子, 小長谷百絵編著　医歯薬出版　2009.8　201p　19cm〈索引あり〉　2600円　①978-4-263-23529-4

『人工呼吸器とケアQ&A―基本用語からトラブル対策まで』 岡元和文編集　第2版　総合医学社　2010.11　304p　26cm　(ナーシングケアQ&A No.35)　3456円　①978-4-88378-435-6

目次 1.人工呼吸器の役割, 2.人工呼吸器の基本構成, 3.人工呼吸器の基本表示, 4.人工呼吸器に関連したやさしい呼吸生理学, 5.人工呼吸法の基本種類, 6.基本的な換気モード, 7.新しい領域の人工呼吸法, 8.呼吸器回路の組み立てと注意点, 9.人工呼吸器の点検法, 10.人工呼吸の開始とケア, 11.気管挿管のケア, 12.気管チューブとケア, 13.口腔（オーラル）ケア, 14.人工呼吸中の肺炎とケア, 15.人工呼吸と呼吸理学療法, 16.人工呼吸と精神ケア, 17.人工呼吸中の鎮静・鎮痛とケア, 18.病態からみた人工呼吸とケア, 19.人工呼吸器からの離脱（ウィーニング）とケア, 20.人工呼吸器とリスクマネジメント

『呼吸管理に活かす呼吸生理―呼吸のメカニズムと, 人工呼吸器のモード選択・設定から離脱まで』 瀧健治著　改訂版　羊土社　2012.1　227p　26cm〈索引あり　文献あり〉　4000円　①978-4-7581-1717-3

『人工呼吸に活かす！ 呼吸生理がわかる、好きになる―臨床現場でのモヤモヤも解決！』 田中竜馬著　羊土社　2013.4　285p　21cm〈索引あり〉　3300円　①978-4-7581-1734-0

『誰でもわかるNPPV―オールカラー』 濱本実也編集, 長谷川隆一医学監修　照林社　2014.7　135p　26cm〈別タイトル：誰でもわかる非侵襲的陽圧換気　索引あり〉　2200円　①978-4-7965-2328-8

目次 1 NPPVって何？ , 2 NPPV準備, 3 NPPV導入, 4 NPPV設定, 5 NPPV実施, 6 つなげよう在宅NPPV

内容 挿管しないで人工呼吸管理。急性期から在宅までますます増える！ NPPV。

『新人工呼吸ケアのすべてがわかる本―オールカラー 1冊でまるごと理解』 道又元裕編集　照林社　2014.12　421p　26cm〈索引あり〉　3200円　①978-4-7965-2338-7

目次 人工呼吸器の原理と使い方, 呼吸生理とアセスメント, ウィーニング, NPPV, 酸素療法, 気道確保, 気道ケア, 人工呼吸中の鎮痛・鎮静・せん妄, 人工呼吸中の合併症, 呼吸リハビリテーション, 人工呼吸と栄養, 小児の人工呼吸管理, 在宅人工呼吸ケア

内容 Q&Aで日ごろのギモンをスッキリ解決。

『在宅人工呼吸器ケア実践ガイド―ALS生活支援のための技術・制度・倫理』 川口有美子, 小長谷百絵編著　医歯薬出版　2016.6　167p　26cm〈索引あり〉　2800円　①978-4-263-23677-2

目次 1 基本編（人工呼吸器を使って生活する, 呼吸のしくみと人工呼吸器のしくみ, 非侵襲的呼吸管理, 気管切開下人工呼吸（TPPV）, コミュニケーションの方法, 在宅における感染防止対策, 人工呼吸器装着者の吸引、栄養・口腔ケア）, 2 応用編（在宅人工呼吸器生活者の生活実態とケア, 在宅療養の受け皿, 当事者・介護者の思い, 「延命治療」と「尊厳死」をめぐる問題, ALS等の進行によって生じる倫理的課題, 人工呼吸器の決定？）

内容 在宅療養を応援したいすべての人に！ 人工呼吸器とともに安全・安心して暮らせるツボ

とコツが満載！ 医師、訪問看護師、介護職、PT、患者・家族に必読の書！

『ゼロからわかる人工呼吸器ケア』 小谷透監修 成美堂出版 2017.5 239p 26cm〈付属資料：16p：復習!!要点チェック 索引あり〉 1500円 ①978-4-415-32101-1

目次 第1章 呼吸のメカニズム（呼吸器系の構造とメカニズム, 呼吸不全とその治療）, 第2章 人工呼吸器の仕組み（人工呼吸器の仕組み, 人工呼吸器の準備と管理 ほか）, 第3章 アセスメントとケアの流れ（人工呼吸器ケアの流れ, 超急性期のケア ほか）, 第4章 人工呼吸器装着時の看護のポイント（人工呼吸器装着時の看護のポイント, 気管チューブ・回路管理 ほか）, 巻末（用語集, 索引）

内容 マンガと図解でスッキリわかる。まったくのゼロからでも、人工呼吸器ケアの基礎、超急性期から回復期までのケアの流れ、看護のポイントを無理なく理解できる。本冊で取り上げたテーマの中から、特に重要な、絶対押さえておきたいことだけを抽出し別冊にまとめました。覚えやすい赤シート対応。

人工呼吸器—睡眠時無呼吸症候群—基礎知識

【解説】 睡眠時無呼吸症候群（SAS）は、何らかの理由で、睡眠時に10秒以上の呼吸停止、または低呼吸（呼吸はしているがもう少しで止まりそうな呼吸状態）を繰り返す疾患です。原因として、閉塞性無呼吸・低呼吸症候群（OSAS）という肥満による気道の狭窄や舌の沈下による気道の閉塞が多いとされています。また、別の理由では、脳卒中や重症心不全などによる呼吸中枢の抑制により呼吸が止まってしまう中枢性睡眠時無呼吸症候群（CSAS）もあります。無呼吸や低呼吸の他の症状として、睡眠中の大きないびき、頻回の中途覚醒、日中の傾眠、集中力の低下、起床時の頭痛、月経不順、インポテンツなどがあります。特に日中の傾眠や集中力の低下では交通・人身事故を起こす恐れもあり、適切に早期に治療するべき疾患です。治療には、舌が沈下しないような体位、減量、アルコールや睡眠剤の禁止などの生活指導、マウスピースの装着が行われますが、最も効果的なのが持続的陽圧換気（CPAP）という鼻マスクを装着して睡眠することです。吸気時に適切な空気圧をかけて気道が狭窄しないように管理することが可能です。

（鈴木光司）

おすすめ書籍

『在宅人工呼吸（気管切開開口/鼻マスク）/在宅持続陽圧呼吸療法』 大谷玲子, 笠井秀子, 輪湖史子著 医歯薬出版 2004.4 201p 26cm （在宅療養指導とナーシングケア 退院から在宅まで 4 宮崎歌代子, 鹿渡登史子編）〈シリーズ責任表示：宮崎歌代子, 鹿渡登史子編 文献あり〉 3000円 ①4-263-23294-1

目次 在宅人工呼吸—気管切開口在宅人工呼吸器（概要と適応, 診療報酬と費用負担, 療法の実際 ほか）, 在宅人工呼吸—鼻マスク（非侵襲的陽圧換気療法）（概要と適応, 診療報酬と費用負担, 療法の実際 ほか）, 在宅持続陽圧換気療法（概要と適応, 診療報酬と費用負担, 療法の実際 ほか）

内容 編者らは医療機関からの訪問看護を通し、在宅療養指導管理の視点から、療養・処置の概要、退院に向けて指導される内容や在宅で行われる看護ケアが一冊に整理されたものがあればと常日頃より考えてきました。そのような意図でまとめたのが本書です。本書の特徴は、在宅療養指導管理の各療法・処置に対する看護ケア内容を充実させるために、また関心のある療法から読んでいただけるように系統別に在宅療養指導とナーシングケアシリーズ（6冊）としました。また、本書は各療法・処置の「概要と適応」「診療報酬と費用負担」「療養の実際」「退院計画と退院指導」「在宅看護」「発生しやすい問題」「社会資源」「ケーススタディ」の8項目から構成されており、それぞれの療法がトータルに理解できること、さらにそれぞれの項目に写真・イラストなどを多く取り入れ具体的にわかりやすいように工夫をしました。

『チェアーサイドの睡眠時無呼吸症候群ガイドブック―歯科における睡眠時無呼吸症候群の診査・診断・治療法』 植野公雄, 犬上牧著　デンタルダイヤモンド社　2005.7　63p　26cm〈文献あり〉 2800円　Ⓘ4-88510-970-1

『「睡眠時無呼吸症候群」(SAS)のすべて―21世紀の国民病』 赤柴恒人著　同友館　2005.8　147p　21cm〈文献あり〉 1800円　Ⓘ4-496-04014-X

目次 第1章 睡眠時無呼吸症候群(SAS)とは(異常な日中の眠気, 正常の睡眠とは, 睡眠中の呼吸・循環はどうなっているのか, SASはどうして起こるのか), 第2章 睡眠時無呼吸症候群(SAS)が及ぼす身体への影響(呼吸の働き, 呼吸が止まるとどうなるのか, 心不全を呈した重症SAS例(ピックウィック症候群)の場合, 高血圧がなかなかよくならなかった58歳のRさんの場合, SASは、他の循環系疾患とも直接関連する), 第3章 睡眠時無呼吸症候群(SAS)が及ぼす社会への影響(SASの特徴は、昼間の耐え難い眠気, SAS患者は、良質な睡眠をとることができない ほか), 第4章 睡眠時無呼吸症候群(SAS)の診断(SASの診断には睡眠検査(ポリソムノグラフィー)が必須, 睡眠障害の判定には、脳波測定が、どうしても必要 ほか), 第5章 睡眠時無呼吸症候群(SAS)の治療(治療の対象となるのは、どんな患者さんか, 原因が明らかなSASの場合は、完治可能 ほか)

内容 SASは、高血圧、心筋梗塞、脳梗塞、糖尿病などの発症にも関連し、居眠りによる交通事故をはじめ災害事故など、社会的に大きな影響を及ぼす可能性が高い。すぐに生命を失ってもおかしくない危険性を伴うSASのメカニズムと治療をやさしく解説。

『睡眠時無呼吸症候群診療ハンドブック』 榊原博樹編　医学書院　2010.7　314p　26cm〈執筆：榊原博樹ほか　索引あり〉 5400円　Ⓘ978-4-260-01025-2

目次 第1部 SASの概念・疫学・発症機序(睡眠障害の新しい分類とSAS, 睡眠呼吸障害の分類と概念・診断基準 ほか), 第2部 SASの病態と臨床的諸問題(SASと肥満・肥満症, SASと循環器疾患 ほか), 第3部 SASの診断と治療(病歴・症状・身体所見, セファロメトリー ほか), 第4部 症例から学ぶSAS(典型的な重症OSASとCPAPの効果, REM関連睡眠呼吸障害 ほか)

内容 肥満、循環器系の多くの合併症、昼間の眠気、交通事故など医学的にも社会的にも大きな問題を抱えた疾患である睡眠時無呼吸症候群(SAS)について包括的にまとめた待望の書が誕生。医師のみならず多くのヘルスケア・プロフェッショナルによる適切な対応が必要なSASの概念・疫学・病態・診療をエビデンスに基づく記述でまとめた。

『図解睡眠時無呼吸症候群を治す！ 最新治療と正しい知識』 白濱龍太郎監修　日東書院本社　2015.9　207p　19cm　1200円　Ⓘ978-4-528-02045-0

目次 序章 睡眠時無呼吸症候群の危険度をチェックする！, 第1章 睡眠時無呼吸症候群は、突然死をまねく怖い病気, 第2章 睡眠時無呼吸症候群のメカニズムと「いびき」の関係, 第3章 睡眠時無呼吸症候群は検査で見つけて治す―最新検査と治療法, 第4章 睡眠時無呼吸症候群が及ぼす「交通事故」「労働災害」, 第5章 睡眠時無呼吸症候群がもたらす合併症―循環器疾患、子どもの発育障害, 第6章 睡眠のメカニズム―心身と生活を守る眠り, 第7章 病気を治したければ「良質な睡眠」をとろう―白濱流：睡眠マネジメント10か条

『Monthly Book ENTONI(エントーニ)―191　睡眠時無呼吸症候群におけるCPAPの正しい使い方』 宮崎総一郎編　全日本病院出版会　2016.4　94p　26cm　2700円　Ⓘ978-4-88117-982-6

目次 CPAP導入のポイント―医師の立場から, 閉塞性睡眠時無呼吸症候群に対するCPAP導入のポイント―技師の立場から, 耳鼻咽喉科診療所におけるCPAP管理のポイント, CPAP患者への睡眠指導, CPAPと鼻治療, 周術期のCPAP管理, CPAP患者への減量指導のポイント, 小児へのCPAP治療, 高齢者のCPAP治療の適応と問題点, 心不全のCPAP治療, 神経筋疾患とCPAP治療

内容 睡眠時無呼吸症候群に対して保存的治療の第一選択として広く導入されているCPAP治療の最新の情報を網羅！

『睡眠時無呼吸症候群の診療メソッド―睡眠呼吸障害の集学的治療』 佐藤公則著　中外

医学社　2016.9　179p　26cm〈索引あり〉 4800円　①978-4-498-06274-0

在宅酸素療法―基礎知識

【解説】在宅酸素療法はHome Oxygen Therapyの頭文字をとって「HOT」と称される治療で、呼吸不全があり、酸素の補助がないと十分な換気ができない方々のために在宅でも酸素ボンベ等の医療機器を使用して生活を送る治療方法です。HOTは息苦しさに対する酸素投与による呼吸状態改善の他、COPDのように息が吐きだしにくい方に対しても、低濃度の酸素を投与することで吐き出しやすくし、体内に二酸化炭素が蓄積しないようにするなど、酸素吸入による運動能力の改善が見込めるなど様々な効果があります。HOTを行うことの最大の目的は、生活の質の向上です。例えば在宅だけでなく外出、旅行先でも息苦しさが緩和し、良質な睡眠を摂ることができます。HOT導入には病状により適応がありますので、医師に相談してください。また、導入に際して検査・教育入院やトレーニングもある場合があります。機器の種類としては、酸素濃色装置と液体酸素装置の2種類があり、据え置き型からポータブル型など機器の種類もあり、ライフスタイルに合わせて選ぶことが可能です。

（鈴木光司）

おすすめ書籍

『在宅酸素療法/在宅肺高血圧症患者』 小田有紀, 鹿渡登史子, 宮崎歌代子著　医歯薬出版　2001.12　137p　26cm　（在宅療養指導とナーシングケア 退院から在宅まで 1　宮崎歌代子, 鹿渡登史子編）〈シリーズ責任表示：宮崎歌代子, 鹿渡登史子編　奥付のタイトル（誤植）：在宅酸素療法在宅肺高血症患者〉 2400円　①4-263-23291-7

『在宅呼吸ケア白書』 日本呼吸器学会在宅呼吸ケア白書作成委員会編　文光堂　2005.6　82p　29cm　1600円　①4-8306-1723-3

『在宅酸素療法マニュアル―新しいチーム医療をめざして』 木田厚瑞著　第2版　医学書院　2006.8　342p　21cm　4300円　①4-260-00153-1

目次 慢性疾患と在宅呼吸ケアのあり方, チーム医療と包括的呼吸リハビリテーション, 医療連携のあり方と問題点, 在宅酸素療法の医学的効果, 医療倫理とインフォームド・コンセント, 在宅酸素療法の導入基準, 在宅酸素療法の手順, 在宅酸素療法で用いられる機器と取り扱い上の注意点, 日常評価と指導, 外来受診のチェック・ポイント, 在宅酸素療法における副作用、事故とその対処法, 在宅人工呼吸療法, 薬物療法の考え方, 急性憎悪の対策, 在宅酸素療法における将来の課題

『在宅酸素療法』 谷本普一編著　改訂第2版　克誠堂出版　2006.11　240p　26cm〈文献あり〉 6000円　①4-7719-0314-X

目次 1 在宅酸素療法の対象疾患の病態と酸素療法の意義（在宅酸素療法の対象となる疾患, 長期酸素療法の生理学的意義 ほか）, 2 在宅酸素療法の準備と実施（適応基準と禁忌, 酸素供給装置ほか）, 3 各疾患における在宅酸素療法の実際（肺結核後遺症, COPD ほか）, 4 在宅酸素療法の現状と展望（わが国の現状, 将来の展望）

『賢者のためのCOPD「タバコ病」バイブル―在宅酸素療法という選択』 D-マネジメント研究会著　幻冬舎メディアコンサルティング　2007.9　127p　21cm　（治す！ シリーズ 1）〈折り込2枚　発売：幻冬舎〉 1200円　①978-4-344-99597-0

目次 1 こんな症状が出たら要注意！―COPDを正しく知ろう, 2 病院へ行く前に。―COPDかな？ と思ったら, 3 病院に行ったら。―COPDかどうか調べよう, 4 COPDだとわかったら。―在宅酸素療法を始めるにあたって, 5 在宅酸素療法を始めよう―COPDと上手に付き合っていく

ために, 6 私たちの充実ライフ！―COPD患者ストーリー

内容 肺がんよりオソロシイCOPDというタバコ病を知っていますか？ COPDと在宅酸素療法のすべてがわかる。

『在宅酸素療法ケアマニュアル―病棟・外来・訪問HOTスタッフ必携：今すぐ使える！これでカンペキ！』 大阪府立呼吸器・アレルギー医療センター編, 石原英樹, 竹川幸恵, 荻野洋子監修　吹田　メディカ出版　2012.3　342p　21cm〈索引あり〉 3600円 ①978-4-8404-3723-3

在宅酸素療法―社会制度、管理

【解説】 在宅酸素療法（HOT）は保険適応の治療です。利用には医療保険が利用できます。また年間の医療費が10万円を超えると確定申告で還付されます。高額医療費制度も利用可能です。社会保障制度も利用でき、先述した医療保険の他、身体障害者福祉制度、介護保険制度が経済的社会支援制度として利用可能です。身体障害者福祉制度として呼吸障害の認定を受けることができます。呼吸機能障害は1級、3級、4級があり、等級により受けられる援助が異なります。更に介護保険を利用することができます。介護保険も要支援1～要介護5の区分の中で受けられるサービスが変わります。日常生活上での注意点としては、酸素は引火しやすいため、火器の付近での使用はしない、喫煙は絶対不可です。航空機を利用する際には、航空機への持ち込みは原則不可ですので事前の申請が必要です。

（鈴木光司）

おすすめ書籍

『酸素療法ガイドライン』 日本呼吸器学会肺生理専門委員会, 日本呼吸管理学会酸素療法ガイドライン作成委員会編　日本呼吸器学会　2006.7　106p　28cm〈共同刊行：日本呼吸管理学会　文献あり　発売：メディカルレビュー社〉 3500円 ①4-7792-0003-2

目次 第1章 酸素療法について, 第2章 急性呼吸不全への対応方法, 第3章 慢性呼吸不全への対応方法, 第4章 酸素療法の実際, 第5章 在宅酸素療法, 第6章 酸素療法の合併症, 第7章 酸素療法のモニタリング, 第8章 安全管理, 第9章 用語の説明

『救急から在宅までとことん使える！ 酸素療法まるごとブック―急性期の酸素投与からHOT患者の生活サポートまで全部おまかせ！/ハイフローセラピーと在宅酸素機器の20機種 性能総まとめ！』 石原英樹, 竹川幸恵編著　大阪　メディカ出版　2016.12　216p　26cm　（呼吸器ケア 2016年冬季増刊） 4320円 ①978-4-8404-5666-1

目次 第1章 酸素療法の基本を知ろう！, 第2章 呼吸不全の病態を理解しよう！, 第3章 急性期の巻：酸素療法が行われる場面を見てみよう！, 第4章 急性期の巻：低流量システムの特徴を理解してケアをマスターしよう！, 第5章 急性期の巻：高流量システムの特徴を理解してケアをマスターしよう！, 第6章 急性期の巻：ハイフローセラピーの特徴を理解してケアをマスターしよう！, 第7章 慢性期の巻：酸素療法が行われる場面を見てみよう！, 第8章 慢性期の巻：酸素供給装置について理解しよう！, 第9章 慢性期の巻：在宅酸素療法の導入をおさえておこう！, 第10章 慢性期の巻：酸素療法が行われる場面を見てみよう！

内容 酸素の機器と看護がやさしくわかる入門書！ 身近な酸素マスクから最新のハイフローセラピーまでデバイス別にケアがわかる「急性期の巻」。HOTの導入はもちろん退院後の継続看護まで解説が充実の「慢性期の巻」。院内外で酸素療法を必要とする患者にオールマイティに対応できる解説書はこれだけ！

リハビリテーション―基礎知識―運動療法

【解説】 安静時や労作時に呼吸困難感や息切れが生じると、思うように動けなくなり、十分満足のいく日常生活が送れず、筋力低下や引きこもりになり寝たきりになってしまいます。寝たきりなどを予防する目的でリハビリテーションが行われます。呼吸器疾患に対するリハビリテーションの目的は呼吸困難感の緩和と体力の向上、呼吸指導により日常生活に耐えられるように身体機能を改善させることです。その手段として運動療法が選択されることが多いです。運動療法では、胸郭の柔軟性を保つ関節可動域運動や筋肉のストレッチ、呼吸筋の筋力強化運動、下半身の筋肉の筋力強化運動、ウォーキングなどの有酸素運動を中心に行っています。運動の強度ですが、対象となる方は安静時から呼吸困難感を訴えていることが多いので、修正ボルグスケールなどの対象者の自覚的疲労度を指標とした運動強度や、パルスオキシメーターや血液生化学データ、呼気ガス分析装置といった体の反応を客観的な数字で表される指標を用いて、運動強度設定します。最も大事なのは目の前の対象者の反応なので、数字や指標を参考に、無理のない範囲で継続していける強度で行える運動を指導します。

（鈴木光司）

おすすめ書籍

『息切れを克服しよう―患者さんのための包括的呼吸リハビリテーション』 木田厚瑞著　大阪　メディカルレビュー社　2002.7　187p　26cm　1800円　①4-89600-512-0

目次 息切れとは, 肺の仕組みと働き, COPDとはどんな病気か, 薬について知りましょう, 在宅酸素療法, 吸入療法, うまい呼吸と、うまいせき, 楽な体の動かし方, 上手な痰の出し方, 明るい外へ出るために(運動療法), 体と気分をリラックスさせる, 上手な食べ方, タバコ、大気汚染、感染などについて, ゆううつな気分を治す, 楽しい旅に出ましょう, 急いで受診しなければならないとき, 自分の病気を知る・記録する, 呼吸リハビリテーションとは―あなたが1人きりで闘病しているのではありません, 明るい未来を期待しましょう―患者さんへのメッセージ

内容 完全に治すことは難しい、慢性の呼吸器の病気。しかし、治すことはできなくても、症状を和らげ、快適な生活を取り戻すことはできる。その方法として注目されているのが、「包括的呼吸リハビリテーション」である。本書は、肺と呼吸の基礎知識から、包括的呼吸リハビリテーションの実践法までを解説した総合的な手引書。イラスト豊富でわかりやすく、今日からリハビリが始められる。詳細な索引付き。わからない語句を調べるときだけでなく、読み直したいページを探すときにも便利。内容の一部を覚えていれば、すぐに該当ページを開くことができる。

『呼吸運動療法の理論と技術』 本間生夫監修, 田中一正, 柿崎藤泰編　メジカルビュー社　2003.10　287p　26cm〈文献あり〉　4500円　①4-7583-0312-6

目次 1 生理学の知識(呼吸器系の基本構造と弾性的性質, 肺における換気とガス交換 ほか), 2 評価の知識(呼吸理学療法のEBM, 呼吸のフィジカルアセスメント ほか), 3 手技(呼吸運動療法, 呼吸筋訓練 ほか), 4 理論と技術(気道内圧上昇：気道閉塞, 肺気量増加：閉塞性換気障害 ほか)

内容 本書では、上手な呼吸を指導するためにまず呼吸を、続いて最も難解である症状の一つ呼吸困難感を生理学的に理解し、呼吸困難対策を講じながら行うべき呼吸運動療法を、医療の管理指示者である医師とコンディショニングを確立する技術者である理学療法士のコラボレーションチームにより、執筆いただいた。

『百歳まで歩く―正しく歩けば寿命は延びる！』 田中尚喜［著］　幻冬舎　2007.11　225p　16cm　(幻冬舎文庫)　457円　①978-4-344-41045-9

目次 第1章 今、本当に必要な「筋肉づくり」(体重の半分が筋肉, 筋肉は速筋と遅筋で考える ほ

か), 第2章 実践しよう！ 年代別筋力向上トレーニングプログラム（筋力トレーニングを始める前に, 30代から60代の筋力向上トレーニング ほか), 第3章 実践・筋肉別の筋力回復トレーニング（筋力低下がまねく症状を筋トレで改善, 腹筋 ほか), 第4章 腰痛・膝痛の再発予防トレーニング（腰痛予防の筋肉習慣, 膝痛解消の筋肉習慣 ほか), 第5章 姿勢、歩き方を見直して「筋肉づくり」（姿勢で筋肉づくり, 歩き方で筋肉づくり ほか)

内容 きんさんはなぜ百歳になっても歩けたのか？ それは「正しい歩き方」が身につく習慣をもっていたから。常日ごろの歩き方や椅子の座り方を変えるだけでも長寿体質の筋肉は作れる。筋肉がつけば基礎代謝がよくなりダイエット効果も期待大！「座る、立つ、歩く」といった日常動作に必要な筋肉を鍛える簡単な方法を網羅した画期的エクササイズブック。

『動画でわかる呼吸リハビリテーション』 高橋仁美, 宮川哲夫, 塩谷隆信編　第2版　中山書店　2008.9　257p　26cm〈文献あり〉　3200円　①978-4-521-73055-4

目次 第1章 呼吸リハビリテーションとは, 第2章 呼吸リハビリテーションに必要な呼吸器の知識, 第3章 呼吸リハビリテーションの進め方, 第4章 呼吸リハビリテーションに必要な評価, 第5章 呼吸リハビリテーションのプログラム, 第6章 呼吸リハビリテーションの実際

内容 入院・外来・在宅での呼吸リハビリの具体的な流れがよくわかる。編者自らが実演・解説するDVDにはベテランならではのコツ・裏ワザが満載。DVDは「見たい場面を選んで再生」「すべての動画を連続再生」の2つの便利な機能付き。

『サルコペニア24のポイント―高齢者への適切なアプローチをめざして』 関根里恵, 小川純人編集　大阪　フジメディカル出版　2013.12　131p　21cm〈索引あり〉　3000円　①978-4-86270-048-3

『呼吸・心臓リハビリテーション―ビジュアル実践リハ カラー写真でわかるリハの根拠と手技のコツ』 居村茂幸監修, 高橋哲也, 間瀬教史編著　改訂第2版　羊土社　2015.6　243p　26cm〈索引あり〉　4600円　①978-4-7581-0794-5

目次 第1章 呼吸・心臓リハビリテーションに共通した評価方法（胸部の観察, 呼吸困難の評価, 運動耐容能の評価), 第2章 呼吸障害のリハビリテーション（慢性閉塞性肺疾患（COPD), 間質性肺炎, 外科手術後の急性呼吸不全 ほか), 第3章 循環障害のリハビリテーション（心筋梗塞, 慢性心不全, 冠動脈バイパス術（CABG）後の急性期リハビリテーション ほか)

内容 効果的なリハを目で見てマスターできる定番書！ 疾患や手術ごとに「知識の整理」「リハビリテーションプログラム」の2部構成で解説。病態や画像所見を理解したうえで、適切なリハの手技が学べる！ 豊富なカラー写真とイラストで、手技のコツを視覚的に理解できる！ COPDや肺炎、心筋梗塞などの現場でよく出会う疾患のリハと、CABGなどの術後リハを厳選。改訂にあたり気管支喘息の項目を追加するとともに、最新の情報にあわせて全体を更新。

リハビリテーション―基礎知識―呼吸指導

【解説】呼吸リハビリテーションでは、呼吸指導も行います。息を吸う、吐くといった基本的な運動なのですが、呼吸困難感のある対象者ではうまく息が吸えない、吐けないといった換気不全を生じています。呼吸筋のリラクセーションの他に、腹式呼吸、口ずぼめ呼吸といった具体的な呼吸方法の指導も行います。腹式呼吸は横隔膜を多く使用しますので、効率よく胸郭を拡げることができ、息を吐くときも腹圧がかけられるため、1回の換気量の十分確保することができる呼吸運動です。口すぼめ呼吸は名前通り、口をすぼめて息を吐く呼吸方法です。COPDのある方に有効とされる呼吸方法で、口をすぼめることで気道が拡がり、息を吐き出しやすくなる効果があります。息を吐く時間を通常の2倍程度長くしてゆっくり吐き出すように指導します。また、呼吸困難感によるパニックの時の対処も本人・家族に指導します。呼吸指導は獲得するまでに時間を要する指導となりますので、本人のみでなく、家族や支援者との協力が必要となりますので、ゆっくり時間をかけて習得することが大切です。

（鈴木光司）

おすすめ書籍

『呼吸リハビリテーションマニュアル―運動療法』 日本呼吸管理学会呼吸リハビリテーションガイドライン作成委員会, 日本呼吸器学会ガイドライン施行管理委員会, 日本理学療法士協会呼吸リハビリテーションガイドライン作成委員会編　照林社　2003.7　133p　30cm〈文献あり〉　3000円　①4-7965-2072-4

目次 1 運動療法の考え方（運動における一般的な考え方, 慢性呼吸器疾患への応用）, 2 運動療法の実際（適応、開始前の評価, 効率的な運動療法のためのコンディショニング ほか）, 3 自立を促すためのADLトレーニング（ADLトレーニングとは, ADL評価 ほか）, 4 重症度・施設規模別の運動療法の実際, 5 効率的な運動療法を展開するための包括的アプローチ（チーム医療の原則, 禁煙指導、再喫煙の予防 ほか）, 資料編（6分間歩行試験（6MWT）, シャトル・ウォーキング試験 ほか）

『呼吸を変えるだけで健康になる―5分間シクソトロピーストレッチのすすめ』 本間生夫［著］　講談社　2011.6　172p　18cm　（講談社+α新書 566-1B）　838円　①978-4-06-272718-1

目次 第1章 現代人の呼吸の怖い話, 第2章 知っておきたい呼吸の基本, 第3章 現代病「呼吸困難感」が危ない, 第4章 シクソトロピーストレッチのすすめ, 第5章 シクソトロピーストレッチ 実践編, 第6章 シクソトロピーストレッチは本当に効くのか？ , 第7章 ストレッチを習慣化するためのヒント, 第8章 呼吸が心を変える、心が呼吸を変える―情動呼吸

内容 ストレス性から呼吸器疾患まで、「息苦しさ」「呼吸困難感」を脱却する超カンタン体操。

『呼吸リハビリテーション最前線―身体活動の向上とその実践』 塩谷隆信, 高橋仁美編　医歯薬出版　2014.10　223p　26cm〈他言語標題：The Leading Edge of Pulmonary Rehabilitation　索引あり〉　3800円　①978-4-263-21492-3

目次 第1章 呼吸リハビリテーションと身体活動（呼吸リハビリテーションの潮流, 身体活動, 患者教育）, 第2章 疾患別呼吸リハの実際（慢性閉塞性肺疾患（COPD）, 慢性閉塞性肺疾患（COPD）の急性増悪, 特発性間質性肺炎 ほか）, 第3章 包括的ケア（薬物療法, 吸入指導, 酸素療法 ほか）

『よくわかる内部障害の運動療法』 上月正博編著　医歯薬出版　2016.11　272p　26cm〈他言語標題：Essentials of Exercise Therapy for Patients with Visceral Impairment

執筆：河村孝幸ほか　索引あり〉　5800円　①978-4-263-21737-5

目次 第1章 内部障害の運動療法：総論（内部障害とは, 内部障害リハビリテーションにおける運動療法の位置づけ ほか）, 第2章 内部障害の運動療法の理解（有酸素運動と無酸素運動, フィットネス ほか）, 第3部 内部障害の運動療法の評価（体力の分類, エネルギー消費量 ほか）, 第4章 疾患別運動療法（循環器疾患, 呼吸器疾患 ほか）, 第5章 内部療法の運動療法における注意点（運動療法での臨床症状の考え方と対処法, 一次救命処置（BLS） ほか）

リハビリテーション―基礎知識―筋力増強運動

【解説】 呼吸不全が続く方では、息切れにより日常生活が億劫になり、動かないことによる筋力低下を起こしやすくなります。息切れが原因で動かなくなり、筋力が落ちて更に動けなくなり、寝たきりになるという悪循環が生じることになってしまわないように、筋力をつけることが大切です。筋肉を動かすために酸素が要求され筋肉内に血液が多く供給され、循環されます。全身の筋肉を動かすことで、筋肉を始め、体全体が酸素を多く必要とするので、自然と呼吸して酸素を摂取するようになります。筋力がつくことで、日常生活動作に耐えうる、動きやすい体も作れますので、筋力増強運動は呼吸リハビリテーションの中でも非常に重要な運動の一つと言えます。重りやスポーツジムなどにあるような機器を使用した運動の他、立ち座り運動、段差昇降、つま先立ちなど自宅でも簡単にできる筋力増強運動方法も指導します。

（鈴木光司）

おすすめ書籍

『60歳からはじめる寝たきりにならない超簡単筋力づくり―1日10分』 周東寛著　コスモ21　2012.6　158p　19cm　1300円　①978-4-87795-232-7

目次 1「筋力の低下」が老化を加速（筋力低下と脂肪増加、栄養漏出の三つが老化の指標,「寄る年波に勝てない」は筋肉には当てはまらない ほか）, 2 意外に知らない六〇歳からの筋肉（筋肉には三つのタイプがある, 筋線維を太くすると筋肉量は増える ほか）, 3 これからでも筋力がつく超簡単運動法（足腰の筋肉全体を鍛える, 太腿の筋肉を鍛える ほか）, 4 六〇歳から身につけたい体にいい運動習慣（運動習慣のある人ほど健康で長生きする, 宇宙飛行士の体に起こった「廃用障害」 ほか）, 5 中高年の体の中でほんとうに起こっていること（高度の画像診断で判明した「漏れる」現象, 臓器の間に脂肪がたまると臓器が萎縮する ほか）

内容 筋力の低下＝筋肉量の減少は、五〇代、六〇代、七〇代と高齢になるほど、腰痛や膝痛、内臓機能や代謝機能の低下、寝たきりなど、生活の質（QOL）を大きく損なわせることになる。中高年の体に負担なく筋力づくりできる運動法を紹介。

『高齢者の筋力トレーニング―安全に楽しく行うための指導者向け実践ガイド』 都竹茂樹著　講談社　2013.10　113p　26cm〈文献あり 索引あり〉　2800円　①978-4-06-280660-2

目次 理論編（高齢者にこそ筋力トレーニングを, 筋力トレーニングの効果）, 実践編（筋トレ教室の計画と準備, 参加者の気持ちを引きつける講義, 実技教室を成功させるコツ, 継続のコツ）

『寝たきり老人になりたくないなら大腰筋を鍛えなさい―10歳若がえるための5つの運動』 久野譜也著　飛鳥新社　2014.8　238p　18cm　1111円　①978-4-86410-355-8

目次 第1章 いくつになっても老けないカギは筋肉にあった！（毎年、誕生日を迎えるたびに筋肉は1%減っている！ , 80代でも90代でも筋肉は増やせる ほか）, 第2章「この筋肉」さえ鍛えれば寝たきりにならない！（人間の直立二足歩行を可能にした筋肉, 何歳からでも足腰は元気に生まれ変わる ほか）, 第3章 これだけで10歳若がえる「5つの運動」（たったこれだけ！ 老けない体をつくる3か条の鉄則, まずは下半身の筋力チェックから ほか）, 第4章 人生はいかに筋肉をつ

けているかで決まる（長生きする人はたんぱく質を摂っている，喉が渇いてから水を飲んでいては血液がドロドロになる ほか）

内容 人間の直立二足歩行を成しとげた筋肉—この大腰筋こそが、健康のあらゆるカギを握っていることがわかってきたのです。怖い筋肉減少「サルコペニア肥満」を防いで一生老けない体をつくる！ 健康寿命を延ばす、いちばんシンプルで効果的な方法。

『つま先立ちで若返る！—重力を味方につける正しい姿勢のつくり方』 飯田潔著　文響社　2017.6　191p　19cm〈文献あり〉　1280円　①978–4–905073–98–7

目次 第1章 なぜいい姿勢の人は若く見えるのか，第2章 つま先立ちが姿勢年齢を一変させる，第3章 あなたの姿勢を一変させる世界最速の姿勢改善メソッド，第4章 誰も教えてくれなかった正しい歩き方—若さをグングン取り戻す重心軸ウォーキング，第5章 靴を味方につければ姿勢年齢は若返る！

内容 「姿勢年齢」を若返らせる秘訣はつま先立ちにあった—。ねこ背や反り腰、背骨の歪み…「いい姿勢」を保てず、老けてみられるのは自重と重力でつくる「中心軸」が作れていないから。重力を味方につけ、若々しい姿勢と動きを取り戻す方法を「つま先立ち」などわかりやすく手軽なメソッドで解説する1冊。足の専門家としてトップアスリートを指導する著者が運動に縁のない人でも簡単に実践できる意識付けやエクササイズを伝授する。

生活管理—禁煙指導

【解説】 タバコの煙には約4000種もの化学物質が含まれています。この科学物質を吸い続けると、気道や気管支が炎症を起こし、肺・肺胞を壊す慢性閉塞性肺疾患（COPD）や肺気腫という病気の発症率をかなりの割合で高めてしまいます。息切れを主とする疾患ですが、進行すると日常生活でも息切れが強まり、普通に歩くこともままならなくなり、寝たきりに陥ることも多く、その後に心不全や脳卒中による死亡率が高まります。呼吸不全のみでなく、喫煙による害としては、ニコチンによる脈拍増加や血圧上昇、動脈硬化による心筋梗塞と脳梗塞の発病率の増加、発がん率の増加など重大な病気につながります。このように害の多い喫煙について、保険診療として認可する、分煙化の促進、増税など国策として禁煙の対策を講じています。特に禁煙外来は定期的な診察や処方があるので、一人では禁煙をリタイアしてしまう方にも有効でしょう。

（鈴木光司）

おすすめ書籍

『禁煙指導・支援者のための禁煙科学』 日本禁煙科学会編，吉田修監修　文光堂　2007.12　471p　27cm〈執筆：吉田修ほか　文献あり　年表あり〉　7000円　①978–4–8306–1727–0

目次 第1章 禁煙科学総論，第2章 禁煙治療・支援の実際，第3章 各科における禁煙治療，第4章 対象別にみた禁煙治療・支援のポイント，第5章 薬局における禁煙支援，第6章 学校での禁煙推進，第7章 職域での禁煙推進，第8章 地域での禁煙推進，第9章 禁煙教育，第10章 禁煙のメリット，付章

『事例で学ぶ禁煙治療のためのカウンセリングテクニック』 田中英夫編，谷口千枝著　看護の科学社　2009.8　184p　26cm〈文献あり 索引あり〉　2000円　①978–4–87804–038–2

『禁煙学』 日本禁煙学会編　改訂3版　南山堂　2014.11　18, 312p　26cm〈他言語標題：Tobacco Control Advocacy　索引あり〉　3900円　①978–4–525–20173–9

生活管理—体重管理—肥満対策

【解説】肥満が原因で、低換気という睡眠時や覚醒時間わず換気量が低下する現象が生じます。これを肥満肺胞低換気症候群（OHS）といいます。肥満指数（BMI）=30以上の方で生じやすいとされており、肥満による腹部、胸郭への皮下脂肪、内臓脂肪の沈着で呼吸がし辛い状態となります。日中の強い眠気、全身倦怠感、起床時の頭痛など、睡眠時無呼吸症候群と同様の症状が現れます。このほかに、息切れ、チアノーゼ、心不全の兆候（頸動脈が膨らむ、強く脈打つ、手足のむくみ）が現れるといった症状もあります。著しい肥満者で、周期的にこれらの症状が現れたら、早期に受診することが必要です。また、肥満は生活習慣の乱れから生じることが殆どなので、食事時間、適度な運動（特にウォーキング等の有酸素運動）、就寝・睡眠時間の確保をするなど生活習慣の整理をすることが重要でしょう。

（鈴木光司）

おすすめ書籍

『内臓脂肪を減らしたい人がまず最初に読む本』 工藤一彦監修, 主婦と生活社編　主婦と生活社　2012.12　175p　19cm　（病気を防ぐ！ 健康図解シリーズ 7）　600円
①978-4-391-14281-5

目次 序章 生活習慣病の考え方が変わった！ メタボリックシンドロームの恐怖, 1章 動脈硬化のカギを握る「内臓脂肪」 目立たないからこそ危険！ 内臓脂肪の正体とは, 2章 内臓脂肪が引き起こす怖い病気 命にかかわる病気の元凶 “内臓脂肪型肥満”, 3章 “内臓肥満”を食事で直す 内臓脂肪をためない食事療法, 4章 内臓脂肪を運動で減らす 内臓脂肪を燃やす運動療法, 5章 生活習慣で内臓脂肪を撃退！ 日常生活のチェックポイント

内容 食事術、運動法、生活のコツ、最新治療法…内臓脂肪を減らす名医の知恵192。

『なるだけラクして内臓脂肪を減らす—最新の研究に基づくすぐできる55の方法』 板倉弘重［著］　KADOKAWA　2014.6　185p　18cm　（角川oneテーマ21 D-30）　800円
①978-4-04-101606-0

目次 第1章 簡単にできる！ 内臓脂肪を減らす食習慣（（朝食）朝食べるならトーストよりも卵かけごはん, （昼食）とんかつ屋よりそば屋のほうが太りやすい ほか）, 第2章 知っていると断然ちがう！ 内臓脂肪がつかない食材（（食べ順）まずは野菜。最後に炭水化物を食べるほうが太らない, （主食）白米やうどんより玄米やパスタが「約1.5倍」脂肪がつきにくい ほか）, 第3章 すきま時間でできる運動でお腹を無理なく凹まそう（（ウォーキング）5分のウォーキングでも脂肪は落ちる！, （通勤時間）電車内も貴重なエクササイズタイム ほか）, 第4章 ストレスを上手に発散して内臓脂肪をつけない生活（（ストレスと食欲）「ストレスで太る」は医学的にも正しい, （ストレスと脳）ストレスが減ると内臓脂肪はたまりにくくなる ほか）, 第5章 放置すると危ない！ 内臓脂肪との付き合い方（（メタボの基準）メタボはお腹まわりだけでは決まらない, （男女差）内臓脂肪は男性のほうがつきやすい ほか）

生活管理—栄養—食事

【解説】呼吸不全のある方では、息切れや呼吸困難感、倦怠感により食事を食べるだけで疲れてしまい、食事が進まない、食事摂取量が少なくなり、体重減少するという問題が生じてしまいます。反対に、動くと疲弊してしまうため、高カロリーの食べ物を短時間でドカ食いしてその後は寝たきりといった生活をしていると、肥満になるということもあります。できるだけ標準体重に近い状態にすることが栄養、体重管理では必要になります。体重減少をしてしまう方には、たんぱく質、脂質の多い食事を提供する、運動後に筋肉の素になるたんぱく質（プロテインや補助食品など）を摂取するなどの工夫が必要です。また、肥満傾向の方には、食後の運動（ウォーキングなどの有酸素運動）やカロリー制限（野菜を摂る、糖質制限など）を行う必要があります。食事と運動のバランスを適切にして、痩せすぎない、太り過ぎない体づくりが必要です。

（鈴木光司）

おすすめ書籍

『栄養・運動で予防するサルコペニア』 葛谷雅文, 雨海照祥編集　医歯薬出版　2013.2　159p　26cm〈索引あり〉　3400円　①978-4-263-70614-5

目次 1 サルコペニアとは, 2 わが国におけるサルコペニアの診断と実態, 3 サルコペニアの早期発見・治療, 4 サルコペニック・オベシティとその考え方, 5 サルコペニアの栄養療法, 6 その他の介入法

『悪液質とサルコペニア—リハビリテーション栄養アプローチ』 荒金英樹, 若林秀隆編著　医歯薬出版　2014.2　175p　26cm〈他言語標題：CACHEXIA AND SARCOPENIA　索引あり〉　3800円　①978-4-263-21441-1

目次 第1章 悪液質とサルコペニア（悪液質とは, サルコペニアとは, 悪液質のメカニズム, 悪液質の対応）, 第2章 主な疾患の悪液質に対するリハビリテーション栄養（がん, 慢性心不全, 慢性閉塞性肺疾患, 慢性腎不全, 肝機能障害, 膠原病, 敗血症）

内容 悪液質の概念の黎明期にあたり、がんだけではなく、さまざまな疾患に対して最新の情報が数多く盛り込まれ、悪液質に関する研究の現状を明示にした書。

『なにをどれだけ食べたらよいか。』 柴田博著　ゴルフダイジェスト社　2014.5　214p　18cm　1100円　①978-4-7728-4157-3

目次 第1章 「健康基準」にダマされるな（日本人の「低栄養化」が進んでいる, カロリー制限しても長生きできない ほか）, 第2章 死ぬまで元気の「食生活」（低栄養を予防するための14の掟, 植物性脂肪ばかり摂ると老化が進む ほか）, 第3章 「高齢者」の本当（高齢化率が上昇しても社会は変わらない, 65歳は「高齢者」ではない ほか）, 第4章 医者の正しいかかり方（「メタボです」といわれても気にするな, むやみに「ガン検診」を受けるな ほか）, 第5章 楽しく老いる生活のコツ（アンチエイジングよりも「ウィズエイジング」, 「味覚」は加齢により発達する ほか）

内容 病まない、ボケない、ダマされないずーっと元気の生活習慣。

『栄養学の基本—オールカラー』 渡邊昌監修　マイナビ出版　2016.3　239p　21cm　（運動・からだ図解）〈文献あり 索引あり〉　1790円　①978-4-8399-5852-7

目次 序章 体と栄養の基礎知識, 第1章 栄養学とは, 第2章 消化と吸収のしくみ, 第3章 水・体液・血液の働き, 第4章 三大栄養素と代謝, 第5章 ビタミンの種類と働き, 第6章 ミネラルとその他栄養素の働き, 第7章 フィトケミカル（機能性成分）の働き, 第8章 食物と栄養, 第9章 病気と栄養の関係, 第10章 ライフステージと栄養

内容 「健康」「運動」「病気」…栄養と体の関係は？ 医療＆スポーツ関係者の「学習」と「現場対応」に役立つ知識。

『消化・吸収・代謝のしくみと栄養素のはたらき—イラスト図鑑の決定版！』 山中英治編集　大阪　メディカ出版　2016.9　160p　26cm　（ニュートリションケア 2016年秋季増刊号）　3024円　①978-4-8404-5716-3

目次 編集にあたって, 編集・執筆者一覧, 第1章 臓器のしくみとはたらき, 第2章 3大栄養素のはたらきと代謝のしくみ, 第3章 水溶性ビタミンのはたらき, 第4章 脂溶性ビタミンのはたらき, 第5章 ミネラルのはたらき, 第6章 腸にはたらく栄養素, 索引

内容 栄養素はヒトが生きていくうえでなくてはならないものだが、そのままでは体内で効率的に使用することはできない。体をつくり、エネルギーを生み出し、病気と闘うために、消化・吸収のプロセスをたどる栄養素のはたらきをわかりやすくイラストで解説する。

生活管理—感染症対策—予防接種

『そこが知りたい！ 成人の予防接種パーフェクト・ガイド』 渡辺彰, 尾内一信編集　診断と治療社　2014.1　238p　21cm〈索引あり〉　3800円　①978-4-7878-2069-3

『よくわかる予防接種のキホン—小児, 高齢者用から渡航用ワクチンまで』 庵原俊昭, 寺田喜平編著　中外医学社　2015.4　345p　21cm〈他言語標題：THE PERFECT BOOK FOR VACCINATION　索引あり〉　4800円　①978-4-498-07116-2

『予防接種の現場で困らないまるわかりワクチンQ&A』 中野貴司編著　日本医事新報社　2015.4　407p　21cm〈索引あり〉　4600円　①978-4-7849-4471-2

目次 総論, Q&A, BCG, ポリオ/DPT‐IPV, DPT/DT, 麻疹・風疹, 日本脳炎, Hib, 肺炎球菌（小児）, 肺炎球菌（成人）, 子宮頸癌〔ほか〕

糖尿病

診断—基礎知識—1型糖尿病

【解説】 糖尿病とはすい臓からインスリンが分泌されなくなる、もしくは分泌はされているが内臓脂肪の蓄積や筋肉量が少ないことでインスリンが効きにくくなる事で血液中の糖が常に高くなってしまう病気です。私たちが食事から摂取した糖質は、胃や腸などで分解されると、ブドウ糖になります。ブドウ糖は脳や筋肉の活動に不可欠なエネルギー源なので、常に一定範囲の濃度に保たれながら血液によって運ばれています。このように、血中に含まれるブドウ糖の濃度のことを血糖値といいます。糖尿病は、発症初期は無症状の事が多いですが高血糖のまま数年放置してしまうと血管が脆くなったり、動脈硬化が進行して詰まりやすくなり、糖尿病性の合併症（神経障害、網膜症、腎症など）を引き起こします。その結果、最終的には失明や透析、足の切断など重篤な症状となり、生活や生命にも支障が出てしまいます。1型糖尿病は、主に感染や自己免疫反応などが原因でインスリンを分泌するすい臓がダメージを受ける事でインスリンの分泌がほぼできなくなってしまう病気です。インスリンは、各組織の細胞へブドウ糖を与えるために必要なホルモンの一種です。インスリンの分泌量が不足してしまうと、細胞にブドウ糖を送り込むことができず、血液の中にブドウ糖が増えてしまいます。そのため、インスリンの分泌が難しくなってしまう1型糖尿病の場合は、インスリンを体内に注射する治療を基本的には1日4回行う必要があります。このように足りないインスリンと血糖値の状態に合わせてインスリン注射の量を調整する事で、糖尿病の症状や進行を緩和できるようになります。

（二宮秀樹）

おすすめ書籍

『1型糖尿病の治療マニュアル』 丸山太郎, 丸山千寿子編　南江堂　2010.12　163p　30cm〈索引あり〉　2800円　①978-4-524-26306-6

『僕はまだがんばれる—“不治の病”1型糖尿病患者、大村詠一の挑戦』 大村詠一著　じゃこめてい出版　2014.9　155p　19cm　1300円　①978-4-88043-437-7

目次 第1章 8歳の冬、突然の発症（極度の運動おんち、エアロビックに出会う, 8歳の誕生日、食べそこねたケーキ ほか）, 第2章 不治の病が、日常になるということ（エアロビック競技人生のスタート, 自殺行為 ほか）, 第3章 1型糖尿病だって、なんでもできる（夢の中まで、エアロビックざんまい, 世界チャンピオンへの道 ほか）, 第4章 1型糖尿病のいま（だれにでもわかる、糖尿病の話, 予備知識ゼロの人でも、3分でわかる「1型糖尿病」 ほか）, 対談 岩田稔×大村詠一—「負けへんで！」病気があったから、ここまで来られた（「低血糖に気をつけていれば大丈夫」大村君の言葉に励まされた, 8歳発症（大村）と17歳発症（岩田）。病気の受け止めかたは全然違った ほか）

内容 8歳で突然の発症—。10万人に一人の確率といわれる1型糖尿病を発症した著者が、少年時代の絶望を乗り越え、病と向き合いながらエアロビック競技の世界一にまで上り詰めた、夢と希望の感動ストーリー。

『やらな、しゃーない！―1型糖尿病と不屈の左腕』 岩田稔著　KADOKAWA　2016.3　204p　19cm　1300円　①978-4-04-103985-4

目次 第1章 絶望と反骨心(「もう、野球できへんな…」, 1週間で8kg減―痩せ細る体 ほか), 第2章 不屈(生来の負けず嫌い, 愛と試練に満ちた少年野球時代 ほか), 第3章 1型糖尿病とともに生きる(阪神タイガースを選んだ理由, 1型糖尿病とは？　ほか), 第4章 天と地(阪神ファンからの引退勧告, 恩人・遠山奬志コーチ ほか), 第5章 想い(1型糖尿病の根治を願って, 夢を、あきらめないで ほか)

内容 不器用でも前向きに、時には強烈な反骨心で、逆境を乗り越えてきたプロ野球選手の足跡。それが原因不明の不治の病・1型糖尿病であっても―。

『1型糖尿病診療ノート―41のヒント』 今川彰久著　南江堂　2016.5　118p　21cm〈他言語標題：Notes on Management of Type 1 Diabetes　文献あり 索引あり〉 2500円　①978-4-524-25978-6

目次 第1章 1型糖尿病の病態・発症形態・診断基準について理解する, 第2章 1型糖尿病患者さんに伝えること, 第3章 インスリン療法の基本と実践, 第4章 インスリンポンプ療法の基本と実践, 第5章 食事についての理論と実践, 第6章 運動についての理論と実践, 第7章 低血糖への対応, 第8章 ライフステージにおける対応, 第9章 キャンプや患者会の活用, 第10章 1型糖尿病診療の今後, 付録

診断―基礎知識―2型糖尿病

【解説】 2型糖尿病は糖尿病患者の約9割を占める病気で、糖尿病というと多くは2型糖尿病の事を指します。1型糖尿病が感染や自己免疫反応により発症するのに対し、2型糖尿病は食べ過ぎによる肥満や運動不足が大きく影響しています。また、1型糖尿病よりも遺伝的な影響を受けやすく、家族で2型糖尿病の方がいると発症しやすいのも特徴です。2型糖尿病は初期の段階ではインスリン分泌は保たれていますが、肥満により内臓脂肪が蓄積すると、そこからインスリンの働きを抑えるホルモンが分泌されます。そのため、インスリンがあっても血糖値が下がりにくい状態になります(インスリン抵抗性)。このようなインスリン抵抗性が高い状態が続くと、すい臓は血糖値を更に下げようとインスリンを大量に分泌するようになり、負担がかかるようになってきます。その結果、最終的にはすい臓自体が疲弊してしまう事でインスリンの分泌能力も低下し、1型糖尿病と同じようにインスリン注射が必要な状態になってしまいます。特に日本人などのアジア人は欧米人に比べて元々インスリンの分泌能力が半分以下であり、体形が正常～軽度肥満であっても2型糖尿病を発症する事があります。これは欧米人が元々狩猟民族で肉食や高脂肪食など高カロリー食を摂取していた事でインスリンの分泌を多くしてこなければいけなかった事に対し、日本人を含むアジア人は農耕民族であったため、すい臓への負担が少なくインスリンの分泌量も少なくて済んでいた事が挙げられます。しかし、近年の食事の欧米化や運動不足に伴い日本人などのアジア人においても糖尿病患者が増えてきています。2型糖尿病は重症化する前から適切な血糖コントロールを行えば、食事療法、運動療法、内服薬のみでコントロールが可能です。

(二宮秀樹)

おすすめ書籍

『糖尿病治療ガイド2016-2017』 日本糖尿病学会編著　文光堂　2016.6.1　120p　26cm　864円　①978-4-8306-1389-0

目次 1.糖尿病 疾患の考え方, 2.診断, 3.治療, 4.食事療法, 5.運動療法, 6.薬物療法, 7.低血糖およびシックデイ, 8.糖尿病合併症とその対策, 9.ライフステージごとの糖尿病, 10.専門医に依頼す

べきポイント, 付録, 索引

内容 本書は日本糖尿病学会が総力を挙げて編集・執筆したガイドブックで、コンパクトな1冊ながら、糖尿病診療の基本的な考え方から最新情報までをわかりやすくまとめた、充実した内容となっている。内科医はもとより、他科の医師、コメディカルスタッフなどにもご好評いただき、広く活用いただいている。今回の改訂では、学会ガイドラインの最新版（2016年版）の情報や、最新の薬剤情報の追加などのほか、「高齢者糖尿病の血糖コントロール目標」の掲載など、全面的に内容をアップデートした。

『ここが知りたい！ 糖尿病診療ハンドブック』 岩岡秀明, 栗林伸一編著　Ver.3　中外医学社　2017.1　369p　21cm〈他言語標題：HANDBOOK OF DIAGNOSIS AND TREATMENT OF DIABETES　索引あり〉　3600円　Ⓘ978-4-498-12374-8

目次 第1章 初診時とフォローアップのためのアプローチ, 第2章 治療の実際, 第3章 特殊な状態の糖尿病, 第4章 合併症の治療と管理のポイント, 第5章 他の薬剤との相互作用, 第6章 かかりつけ医と専門医との連携およびチーム医療

内容 糖尿病診療に必須の最新情報がここが重要！ これはご法度で一目瞭然！ ライゾデグ・トルリシティ・ジャディアンスやウィークリー製剤などの薬剤に関する新情報も追加。

『糖尿病のなぜ？ なに？ Q&A100―患者さんの素朴なギモンに ちゃーんと答える』 添田百合子編集　大阪　メディカ出版　2017.3　288p　26cm　（糖尿病ケア 2017年春季増刊号）　4320円　Ⓘ978-4-8404-6042-2

目次 はじめに, 図解, 第1章 糖尿病の病態生理, 第2章 糖尿病の検査・診断, 第3章 糖尿病の合併症, 第4章 糖尿病の食事療法, 第5章 糖尿病の運動療法, 第6章 糖尿病の薬物療法, 第7章 糖尿病にまつわるあれこれ, 編集・執筆者一覧, INDEX

内容 最近聞かれる患者質問への答え方がわかる！ 糖尿病患者さんからの質問に「どう答えればよいだろう？」と思うことはないだろうか。本増刊では、糖尿病患者さんが日常で感じている100の疑問にQ&A形式で回答する。これを読めば、あなたも納得できて、根拠のある指導・援助ができるようになるにちがいない。

『糖尿病治療の手びき―患者さんとその家族のための』 日本糖尿病学会編・著　改訂第57版　［東京］　日本糖尿病協会　2017.6　141p　26cm〈発行所：南江堂　索引あり〉　650円　Ⓘ978-4-524-25616-7

目次 糖尿病とはどんな病気か？ , なぜ私が糖尿病なのか？―検査と診断, 糖尿病の原因は？ , 糖尿病が長く続くとどうなるのか？―合併症を考える, 合併症を予防するためにどうするか？―経過をみよう, 1型糖尿病はどのように治療するのか？ , 2型糖尿病はどのように治療するのか？ , 妊娠中の糖尿病はどのように治療するのか？ , 緊急治療を必要とする意識障害が起こったらどうするか？ , 低血糖にどのように対応するのか？ , ほかの病気にかかって体調不良の場合（シックデイ）や手術を受けるときはどうするのか？ , 治療中のこころの問題にどう対応するべきか？ , 子どもの糖尿病はどのように治療するのか？ , 高齢者の糖尿病はどのように治療するのか？ , 日常生活で糖尿病と上手に付き合うには？

治療―血糖コントロール

【解説】糖尿病は血糖値が上昇することで発症、進行するため、血糖コントロールが重要になります。血糖コントロールの指標となるものの一つに約1か月の血糖値の平均を示す検査値であるHbA1c（ヘモグロビンエーワンシー）という値があります。HbA1cは血液中のブドウ糖とヘモグロビンが結合したもので寿命が約1か月程になります。そのため血糖値の1か月の平均値として利用することができます。更にHbA1cは合併症の発症、進行の目安にもなり、7%以上で合併症が発症、進行すると言われています。そのため、HbA1cを7%未満にする事が多くの糖尿病患者の血糖コントロールの目標になります。また、HbA1c7%未満に相当する血糖値は、食前に測る空腹時血糖値で130mg/dl未満、食後2時間の血糖値で180mg/dl未満に相当するため、こちらも参考になります。糖尿病の治療に関してはまず適切な食事療法、運動療法による血糖値の改善が基本となります。その上で高血糖が改善しない場合や、診断初期から著しい高血糖がみられる場合は薬物療法を加えていきます。薬物療法は主に注射（インスリン療法、GLP–1受容体作動薬）と内服治療の2つに分かれ、インスリン分泌能力やインスリン抵抗性の高さに応じて薬を変えていきます。また、血糖コントロールは自己管理が重要になるため、糖尿病に関する知識や対処法などを理解してもらうための患者教育も非常に重要になってきます。

（二宮秀樹）

おすすめ書籍

『フレーズで納得！ CGMパターンで解決！ 糖尿病治療テクニック―見て読んで声に出して覚える！』 西村理明著　南江堂　2015.5　159p　26cm〈索引あり〉　3000円　Ⓘ978–4–524–26834–4

目次 総論（耐糖能正常者のCGMパターン, 2型糖尿病のCGMパターン, 食事療法・運動療法の効果）, 各論 フレーズで納得！ 治療薬別CGMパターン（内服薬のCGMパターン（スルホニル尿素（SU）薬のCGMパターン, スルホニル尿素（SU）薬（グリクラジド）のCGMパターン ほか）, インスリンのCGMパターン（BOT（夕～就寝前打ち：グラルギン・デテミル）のCGMパターン, BOT（朝打ち：グラルギン・デテミル）のCGMパターン ほか）, GLP‐1受容体作動薬のCGMパターン）, 付録（CGMの基本―これだけ押さえよう！, 患者説明用のCGMパターン）

内容 出口出るまでまっ平～アイドルじいさん後ずさり～ビッグナイトが1日中エスコート～すぐれた力士は下半身がどっしり。すし職人は夜の谷にご用心。見て、読んで、声に出して覚える！

『こんな時どうすれば!?糖尿病・血糖管理コンサルタント』 深川雅史監修, 貴田岡正史, 豊田雅夫編集　京都　金芳堂　2015.8　368p　21cm〈索引あり〉　5200円　Ⓘ978–4–7653–1643–9

『糖尿病診療ガイドライン　2016』 日本糖尿病学会編・著　南江堂　2016.6　522p　26cm〈索引あり〉　4300円　Ⓘ978–4–524–25857–4

目次 糖尿病診療ガイドライン策定作業の方法論, 糖尿病診断の指針, 糖尿病治療の目標と指針, 食事療法, 運動療法, 血糖降下薬による治療（インスリンを除く）, インスリンによる治療, 糖尿病の自己管理教育と療養支援, 糖尿病網膜症, 糖尿病腎症〔ほか〕

『糖尿病の検査値マスターガイド―キャッチフレーズで学ぶ！ 1分解説で伝わる！ 基準値・目標値・指導ポイントがわかる』 清野弘明監修　大阪　メディカ出版　2016.9　256p　26cm　（糖尿病ケア 2016年秋季増刊号）　4320円　Ⓘ978–4–8404–5680–7

目次 はじめに, 監修・執筆者一覧, 1章 総論：糖尿病と検査の関係, , 2章 糖尿病の診断・コントロール・病態の検査, 3章 糖尿病合併症の検査 (1) 三大合併症, 4章 糖尿病合併症の検査 (2) 動脈硬化, 5章 血糖コントロール悪化時に疑われる病態と必要な検査, 6章 糖尿病と骨, 7章 血糖自己測定 (SMBG) とインスリンポンプ, 8章 お役立ち！　「あなたの検査値シート」

内容 検査値の意味・見方がわかり、説明できる！「なぜこの検査を行うのか」「基準値・異常値」「この数値が何を意味するのか」をくわしく解説。糖尿病医療スタッフにとって、もっとも大切な「患者さんへの伝え方」を盛り込んだ糖尿病検査の決定版。

『糖尿病専門医研修ガイドブック—日本糖尿病学会専門医取得のための研修必携ガイド』日本糖尿病学会編・著　改訂第7版　診断と治療社　2017.5　509p　26cm〈索引あり〉　8500円　①978-4-7878-2302-1

目次 糖尿病の疾患概念, 糖尿病の疫学, 血糖調節機構とその異常, 糖尿病の診断, 糖尿病の成因と分類, 臨床検査の意義と評価法, 治療総論, 食事療法, 運動療法, 薬物療法〔ほか〕

治療—患者教育—教育入院、糖尿病教室

【解説】糖尿病の治療は患者自身が糖尿病の事を正しく理解するための患者教育が重要になります。そのための手段として糖尿病教育入院や糖尿病教室があります。教育入院は糖尿病治療を専門とする多くの医療機関で実施され、入院期間は1週間～2週間程度で行われる事が一般的です。医師、看護師、薬剤師、管理栄養士、臨床検査技師、理学療法士などがチームを組み、短期間で様々な検査を受けながら個別の講義を中心にそれぞれの患者に合った食事療法、運動療法、薬物治療に関する指導が行われます。一方、糖尿病教室は平日は仕事が休めない方や数週間の入院が難しい方に対して1日～数日で外来で行われる事が多く、指導時間も限られているため集団指導を行う事が一般的です。そのため、教育入院ほど個別性のある指導は難しいですが、医療スタッフからの指導のみだけでなく患者同士でそれぞれ実践している治療や病気に対する不安などが意見の交換ができる場も設けやすいという特徴があります。また、糖尿病に関する知識の指導のみでなく、心理面へのアプローチも重要となります。患者の治療に対する意欲や心の準備段階をしっかりと理解し、1人1人に合わせた患者教育を行う事が大切となります。

（二宮秀樹）

おすすめ書籍

『糖尿病教育入院のてびき』佐藤祐造ほか著　杏林書院　1996.3　138p　15×21cm〈監修：佐藤祐造〉　1854円　①4-7644-0035-9

『C氏の糖尿病自己管理ノート—教育入院顛末記』黒木雅彦著　文芸社　2005.1　201p　19cm　1400円　①4-8355-8416-3

『医療における心理行動科学的アプローチ—糖尿病・ホルモン疾患の患者と家族のために』内分泌糖尿病心理行動研究会編, 中井吉英監修　新曜社　2009.6　267p　21cm〈索引あり〉　2800円　①978-4-7885-1170-5

目次 序章 心身医学総論, 第1章 糖尿病の心理行動科学 (糖尿病における心理と行動, 糖尿病の精神症状, 糖尿病女性と摂食障害 ほか), 第2章 甲状腺疾患の心理行動科学 (甲状腺機能亢進症における心理と行動, 甲状腺機能低下症における心理と行動, 甲状腺疾患と精神障害 ほか), 第3章 心理行動科学的アプローチの課題, 第4章 心理行動科学的アプローチの展開 (視床下部・下垂体疾患, 性腺機能低下症, 更年期障害 ほか)

内容 心身の健康をめざしたメディカルフロンティア。病む「人」に寄り添い「生」のクォリティ

を見守る。“生活習慣病”をはじめ多様な「慢性の患い」に対する“こころ”と“いとなみ”そして「患う人まるごと」へのアプローチ！ そのスタンス/技法の現在形&未来の可能性へのリーチ。

『事例に学ぶ糖尿病患者への心理的アプローチ』 松林直著 日本評論社 2010.5 174p 19cm〈文献あり〉 1600円 Ⓘ978-4-535-98329-8

目次 1 心理的アプローチのキーポイント（医療者のあり方, 糖尿病と食, 糖尿病と心理的負担）, 2 心理的アプローチの実際（対応のキーポイント, 再帰的質問, 治療会話を促進する質問, 糖尿病に対して積極的に取り組むことは少ない反面、仕事には熱心で社会に適応している患者さんへのアプローチ, 肯定的アプローチ）

内容 失明、肢切断、腎透析、大血管障害へと進行していくサイレント・キラーの糖尿病。その進行を医師だけの力で阻止することはできません。患者さんをはじめ、糖尿病医療に関わるすべての方々の力を必要とします。うつ病と糖尿病の関係などの最新の知見を踏まえて、こころの動きをみつめながら関わる心理的アプローチの実際を解説します。10の事例紹介付。

『糖尿病医療学入門―こころと行動のガイドブック』 石井均著 医学書院 2011.5 257p 26cm〈索引あり〉 4500円 Ⓘ978-4-260-01332-1

『コーチングを利用した糖尿病栄養看護外来―行動変容を促すスキルを身につける』 松本一成著 中山書店 2015.2 100p 21cm〈索引あり〉 2000円 Ⓘ978-4-521-73998-4

『病を引き受けられない人々のケア―「聴く力」「続ける力」「待つ力」』 石井均著 医学書院 2015.2 249p 21cm 2200円 Ⓘ978-4-260-02091-6

『魔法の糖尿病患者説明シート50+α―ダウンロードでそのまま使える！ 患者さんがみるみる変わる！ 唱えて変身！ 魔法の言葉つき♪』 細井雅之編著 大阪 メディカ出版 2016.3 264p 26cm （糖尿病ケア 2016年春季増刊号） 4320円 Ⓘ978-4-8404-5679-1

目次 編集にあたって, 患者説明シートのダウンロード方法, 編者・執筆者一覧, 第1章 病態・診断・検査の患者説明シート 10, 第2章 糖尿病のリスク・合併症の患者説明シート 16, 第3章 食事療法の患者説明シート 9, 第4章 運動療法の患者説明シート 4, 第5章 薬物療法の患者説明シート 8, 第6章 そのほかの患者説明シート , 付録 療養生活をサポートする！ 患者さん記録用「できましたシート」 5

内容 患者のやる気を引き出す魔法がぎっしり！「わかりやすさ」「説明しやすさ」にこだわり、糖尿病の基本から話題のトピックスまで網羅した「患者説明シート」を50点収載。患者さんの不安を解決する「魔法の言葉」や、セルフケアに活用できる+αの「できましたシート」で、患者さんの療養生活が変わる！

『糖尿病はこころでよくなる』 石井均著 主婦の友社 2016.8 159p 19cm 1300円 Ⓘ978-4-07-415712-9

目次 第1章 ○と×だけの人生じゃつまらない―「治る」と「治らない」の間にある「いいこと」（どこも悪くないのに、いきなり「糖尿病」と言われても…, これからの暮らしがどうなるのか…正直、とっても不安です。 ほか）, 第2章 腹立たしいのに頼らざるを得ない相手と付き合うのが、人の世の常―「物言う診察室」をつくるために（医者とコミュニケーションをとれる気がしないんですが。, 薬を変えて具合が悪くなったのに、聞く耳をもってもらえない。 ほか）, 第3章 近くて遠い「家族」という人たち―「体験」を共有し続けるために（「これ食べちゃダメでしょ！」「薬は？ 運動は？」。もう、家族がうるさい！ , 家族が医者と結託して、責めてくるんですよ。 ほか）, 第4章 糖尿病と生きる、これからのこと―それでも続く人生、「自分」を愛する術を探る（毎日の生活で精一杯で、将来のことが考えられません。, 「いま我慢したら将来報われる」と励まされるけど、そんな「将来」あてにならない。 ほか）

内容 患者の「こころ」にアプローチする画期的な治療法で、糖尿病患者が自ら回復する力をサポートしてきた専門医が見つけた糖尿病と幸せに生きるメソッド。

『糖尿病療養指導ガイドブック―糖尿病療養指導士の学習目標と課題　2017』　日本糖尿病療養指導士認定機構編・著　日本糖尿病療養指導士認定機構　2017.5　241p　28cm　〈索引あり　発売：メディカルレビュー社〉　2800円　①978-4-7792-1868-2

目次 1章 糖尿病療養指導士の役割・機能, 2章 糖尿病の概念、診断、成因、検査, 3章 糖尿病の現状と課題, 4章 糖尿病の治療（総論）, 5章 糖尿病の基本治療と療養指導, 6章 糖尿病患者の心理と行動, 7章 療養指導の基本（患者教育）, 8章 ライフステージ別の療養指導, 9章 合併症・併存疾患の治療・療養指導, 10章 特殊な状況・病態時の療養指導, 症例ファイル

『白熱！　糖尿病教室ミラクルマニュアル―そのまま使える秘伝のスライド＆シナリオ大公開！』　細井雅之編著　大阪　メディカ出版　2017.8.25　240p　26cm　（糖尿病ケア　2017年秋季増刊）　4320円　①978-4-8404-6043-9

目次 はじめに, ミラクルスライドのダウンロード方法, 編集・執筆者一覧, 第1章 今日からできる！　白熱糖尿病教室の始め方, 第2章 理想的な流れをつかむ！　気になる施設の白熱糖尿病教室, 第3章 秘伝のミラクルスライドとシナリオでできる！　ぐっとくる糖尿病教室, 第4章 もう寝かせない！　忘れられない！　糖尿病教室の（秘）ツール＆テクニック, 第5章 もうネタに困らない！　世界糖尿病デー イベントの（秘）ツール＆テクニック

内容 教室準備から当日までを徹底的にサポートできるように、教室の基本的な流れや運営方法を紹介する。また、エキスパートの先生方秘伝のスライドとシナリオを公開！　全国のユニークな取り組みも多数取り上げ、アイデア集としても役立つ1冊。

治療―食事療法―食品交換表

【解説】 糖尿病の治療の1つに食事療法があります。糖尿病はすい臓の機能低下、過食、運動不足、肥満、ストレスや加齢などによってインスリンの働きが妨げられることにより発症するため、食事療法では適正なエネルギー量の食事を守ること、バランスをとる事が大切になってきます。食品交換表とは糖尿病を発症した方向けに発刊されている書籍の事で、糖尿病の食事療法をスムーズに実践するために非常に役に立ちます。食品交換表を使うと、毎日の食事でどのような食品からどれだけの量を食べればよいかが簡単にわかります。食品交換表は私たちが日常食べている多くの食品を、多く含まれている栄養素によって6つの食品にグループと調味料で分けてあり、1単位＝80kcalというものさしにより表現されています。糖尿病の食事療法では主治医から1日の食事からのエネルギーと栄養素の摂取量が指示されるため、食品交換表を使用することにより指示された摂取量の把握がしやすくなり、これによって指示単位を守った食事を実現しやすくなります。

（二宮秀樹）

おすすめ書籍

『糖尿病食事療法のための食品交換表　活用編』　日本糖尿病学会編著　［東京］　日本糖尿病協会　2007.5　100p　26cm〈活用編のサブタイトル：献立例とその応用　発行所：文光堂〉　800円　①978-4-8306-6032-0

『糖尿病食事療法のための食品交換表』　日本糖尿病学会編・著　第7版　日本糖尿病協会　2013.11　122p　26cm〈発行所：文光堂　索引あり〉　900円　①978-4-8306-6046-7

『図解でわかる糖尿病―血糖値を下げるおいしいレシピつき』　片山隆司医学監修, 貴堂明世食事療法監修, 伊藤玲子料理・レシピ作成, 主婦の友社編　主婦の友社　2015.5　191p　21cm　（徹底対策シリーズ）〈2011年刊に新規の内容を加え再編集　索引あり〉　1300円　①978-4-07-411654-6

目次 1 糖尿病のきほんの「き」, 2 糖尿病はどうやって診断されるの？ , 3 糖尿病の合併症, 4 糖尿病の最新治療, 5 糖尿病とのつきあい方, 血糖値を下げる「2週間メソッド」

『エネルギー早わかり—いつも食べる量のエネルギーがひと目でわかる』 牧野直子監修・データ作成, 女子栄養大学出版部編　第4版　女子栄養大学出版部　2017.3　207p　21cm　(FOOD & COOKING DATA)〈文献あり 索引あり〉　1400円　①978-4-7895-0219-1

目次 食品のエネルギー早わかり (ごはん・パン・めん, 冷凍食品, 油脂・砂糖 ほか), 外食のエネルギー早わかり (そば・うどん, ラーメン, 和食 ほか), 調理で変わるエネルギー早わかり (揚げる, いためる, あえる)

内容 いつも食べる量のエネルギーがひと目でわかる。食事コントロールに欠かせないデータ本。エネルギーや塩分など、栄養データを最新のものに。甘味料やアルコール飲料など、市販食品の最新データを収載。外食を食べるときにエネルギーを賢く減らすコツをアドバイス。居酒屋のおつまみやデザートメニューを追加。揚げ物の吸油率など、調理に役立つデータをわかりやすく解説。

治療—食事療法—カーボカウント

【解説】 炭水化物 (糖質) は英語でcarbohydrates (カーボハイドレイト) であり、これを略して「カーボ」と呼んでいます。また、食事中の炭水化物 (糖質) 量を把握して食後の血糖値を調整する方法をカーボカウントといいます。カーボカウントのメリットは、食品の中でも炭水化物だけを計算すればよいので、計算がとても楽で食事内容の自由度が広がることです。そのため、心理的ストレスが少なく、カーボカウントをマスターすると、血糖コントロールが改善しやすくなります。ただ、カーボカウントはデメリットもあり、炭水化物といっても砂糖のような単純な炭水化物と、ごはんを代表とする複合炭水化物があるのに対し、カーボカウントは炭水化物の質を問わずグラム数で決まることが挙げられます。また、カーボ数に見合ったインスリン注射をすることだけを考えていると体重増加をきたすことや、食後高血糖をなくそうと食事中のカーボ数を減らしすぎると、次の食事までに空腹になりやすいという点もあります。更に、食後高血糖をなくそうと食事中のカーボ数を減らしすぎると、たんぱく質、脂質が上昇しやすい事や、インスリン調節にはカーボ数だけでなくそのときの年齢 (たとえば思春期など) や月経前後、朝食と夕食の違いによって、同じカーボ数でもインスリン量は異なるという点もあります。そのため、カーボカウントのメリットとデメリットを十分考慮した上で使用することが重要になります。

(二宮秀樹)

おすすめ書籍

『糖尿病患者のためのカーボフラッシュカード』 大阪市立大学大学院医学研究科発達小児医学教室, 大阪市立大学医学部附属病院栄養部編　大阪　医薬ジャーナル社　2007.9　1冊　17×13cm　2500円　①978-4-7532-2276-6

内容 糖尿病の食事療法に役立つ「カーボカウント法」。全100種類の食品・メニューの写真とカーボ (炭水化物) 量、エネルギー量、ポイント等を1枚のカードにコンパクトに集約。食事中の炭水化物量を見た目から読み取り、血糖コントロールに役立てる—その習得に最適！ 切り離せば、気軽に楽しみながらカーボカウント法を身につけられる「フラッシュカード」に！ 患者さんとその家族、医療関係者にぜひ手にとっていただきたい1冊。

『かんたんカーボカウント—豊かな食生活のために 糖尿病のあなたへ』 大阪市立大学大学院医学研究科発達小児医学教室, 大阪市立大学医学部附属病院栄養部編　改訂版　大

阪　医薬ジャーナル社　2009.5　86p　30cm〈付(1枚)：カーボカード　索引あり〉2400円　①978-4-7532-2378-7

目次 低インスリンダイエット、低炭水化物ダイエットとの違い, 糖尿病と食事, 炭水化物の役割と多く含む食べ物, カーボカウントと食品交換表との関係, 必要摂取エネルギーと炭水化物量, 食事の量を計量すること, おかずに含まれるカーボ量の読み取り方のコツ, 2型糖尿病とカーボカウント, インスリン療法とカーボカウント, 脂肪やたんぱく質の多い食事と血糖値への影響, その他の注意事項

『カロリーつきカーボカウントナビ—すぐわかる！ すぐできる！ 糖尿病の食事療法』佐野喜子著, 坂根直樹監修　エクスナレッジ　2010.6　123p　19cm〈他言語標題：Carb Counting Navi　文献あり 索引あり〉　1500円　①978-4-7678-0994-6

目次 1章 カテゴリー別・カーボ&カロリー(主食, 主菜, 副菜, 汁物, 乳製品, 果物, 菓子, 飲み物, アルコール, ポイント), 2章 カーボカウントの基礎知識(カーボカウントとは？, カーボカウントはどんな人に適していますか？,「1型糖尿病」と「2型糖尿病」の発症の違いは？, インスリンはどのように分泌されていますか？, カーボカウントはむずかしいですか？, 炭水化物はどんな食品(食品群)に含まれていますか？, 1日に必要な炭水化物量は？,「1カーボ」とは？, 炭水化物の量を読み取るコツは？, 食事に含まれる炭水化物量とインスリンの関係は？, インスリン1単位を打つと血糖値はどれくらい下がりますか？, 低血糖が起こったら？, 低血糖の症状は？)

内容 1型・2型糖尿病患者さん&医療スタッフ必携。料理や食品中の炭水化物量とカーボ数&カロリーがひと目でわかる。主食・主菜・副菜・乳製品・外食など全607品。

『カロリーつきカーボカウントナビ—すぐわかる！ すぐできる！ 糖尿病の食事療法　2 おうちごはん編』 坂根直樹監修, 佐野喜子著　エクスナレッジ　2012.4　164p　19cm〈索引あり〉　1500円　①978-4-7678-1305-9

目次 第1章 カーボカウントの基礎知識(カーボカウントをするとなぜ血糖コントロールがよくなるのですか？, カーボカウントはどんな人に向いていますか？, カーボカウントをはじめるにあたって準備することはありますか？ ほか), 第2章 カーボカウントをはじめましょう！(自分のデータベースを作成しましょう, 糖質を多く含むものをチェックしましょう, 食べた糖質を数えましょう(カーボカウント) ほか), 第3章 カテゴリー別・カーボ&カロリー(主食(ごはん・めん・シリアル・パン), 乳製品, 果物 ほか)

内容 家庭食のカーボ&カロリーがわかる。

治療—運動療法

【解説】 ブドウ糖は体を動かすエネルギーとなるため、運動により消費する事が可能です。しかし、運動療法は食事や薬物療法と比較し実施率が40～50%と低く、それぞれの患者に合った指導が求められます。糖尿病に対する主な運動療法は、有酸素運動とレジスタンス運動があります。有酸素運動とは軽めの運動を持続的に行う事で血中の糖質をエネルギーとして消費する運動で、ウォーキングや自転車、水泳などがあります。特に実施しやすいのはウォーキングであり万歩計や活動量計を用いて歩数を測っていくことも効果的です。一方、レジスタンス運動は抵抗運動の事で、セラバンドなどで抵抗をかけながら筋肉に適度な負荷をかけ、筋肉量を増やす運動になります。血液中のブドウ糖はインスリンにより主に筋肉に蓄えられるため、筋肉が多くなるほどインスリンの効きが良くなり血糖値が下がりやすくなります。また、最近では糖尿病患者は糖の老廃物が体に沈着する事で体が硬くなるという事がわかってきており、ケガを防ぐためにもストレッチを併用する事も重要となってきています。更に、以前は運動するために特別な時間を設けて運動を実施するような指導が主流となっていましたが、最近ではNEAT（ニート）と呼ばれる普段の生活の中で消費するエネルギー量に着目した指導も重要視され、家事や通勤時の移動方法、じっとしている時間を減らすなど日常生活の中で消費カロリーを増やしていく方法も薦められています。

（二宮秀樹）

おすすめ書籍

『糖尿病運動療法のてびき』 糖尿病治療研究会編　新版　医歯薬出版　2001.4　177p　26cm　3200円　①4-263-23265-8

『糖尿病運動療法指導の手びき—病態に合わせた具体的運動処方』 佐藤祐造編著　改訂第2版　南江堂　2001.5　140p　21cm〈執筆：山之内国男ほか〉　2500円　①4-524-22411-4

目次 第1部 基礎編—糖尿病運動療法についての基礎知識（生活習慣病としての糖尿病, 安静はなぜよくないか ほか）, 第2部 実技編—糖尿病運動療法の実際（運動療法を始める前に—メディカルチェック, どのような運動がよいのか ほか）, 第3部 応用編—糖尿病運動療法の具体的な応用例（2型糖尿病の運動処方, 1型糖尿病の運動処方 ほか）, 付録 糖尿病自己管理に用いられる機器（食事療法の自己評価に用いることができる機器, 運動療法の自己評価に用いることができる機器 ほか）

内容 本書では、種々の病態に応じた運動療法について解説し、Q&Aコーナーを設け、用語の解説を行って、具体的症例も紹介しています。第2版では、その後の研究、臨床上の進歩も取り入れ、最新の情報を提供しました。

『糖尿病運動療法指導マニュアル』 佐藤祐造編　南江堂　2011.6　89p　26cm〈執筆：田村好史ほか　文献あり〉　2000円　①978-4-524-26447-6

『糖尿病治療における理学療法—戦略と実践』 野村卓生著　文光堂　2015.5　184p　26cm〈索引あり〉　4000円　①978-4-8306-4525-9

『糖尿病の理学療法』 清野裕, 門脇孝, 南條輝志男監修, 大平雅美, 石黒友康, 野村卓生編集　メジカルビュー社　2015.6　338p　26cm〈他言語標題：Textbook of Physical Therapy for Diabetes　文献あり 索引あり〉　5200円　①978-4-7583-1492-3

目次 総論（人類の進化と糖尿病, 分子生物学からみる糖尿病, 糖尿病療養, 糖尿病の基本治療とチーム医療), 各論(糖尿病の理学療法に必要な基礎知識, 糖尿病管理における理学療法, 身体活動(運動と生活活動)と運動療法, 糖尿病合併症に対する理学療法, 糖尿病教育, 高齢者の糖尿病, 糖尿病メモ)

内容 医師、看護師、理学療法士をはじめとする、チーム医療の従事者が、糖尿病治療に必須の知識を確かなエビデンスとともに解説。

『理学療法士のためのわかったつもり?!の糖尿病知識Q&A』 石黒友康, 田村好史編　医歯薬出版　2016.10　174p　21cm〈他言語標題：Diabetes knowledge Q&A for the physical therapist　索引あり〉　3200円　①978-4-263-21736-8

目次 1 糖尿病の基本(糖尿病発症に関する遺伝因子・環境因子について教えてください, 倹約遺伝子・肥満遺伝子について教えてください ほか), 2 糖尿病の治療(血糖コントロール指標の使い分け方を教えてください, 血糖コントロール目標値はどのように定められたのですか？ ほか), 3 合併症(細小血管障害発症の自然史を教えてください, ポリオール代謝異常について教えてください ほか), 4 運動療法(運動の急性効果、慢性効果について教えてください, 運動と身体活動量の違いを教えてください ほか), 付表(妊娠糖尿病の定義と診断基準, 透析導入基準 ほか)

治療—薬物療法—経口血糖降下薬

【解説】 糖尿病の治療は、食事療法と運動療法が基本です。しかし、食事療法と運動療法で良好な血糖コントロールが実現できないときは、合併症の発症や進行を抑えるために薬物療法を開始します。血糖値を下げる作用のある飲み薬のことを『経口血糖降下薬』と呼びます。経口血糖降下薬には、糖尿病の状態や原因に合わせて様々な種類がありますが、大きく分けると7種類に分けられ、作用する機序や部位で分類すると理解がしやすくなります。まず、すい臓に直接作用してインスリンを分泌させる薬としてスルフォニル尿素薬(SU剤)、より早期にインスリンの分泌を促す即効型インスリン分泌促進薬があります。また、筋肉に作用してブドウ糖の取り込みを促したり、肝臓からの糖の放出を抑える作用を持つビグアナイド薬、筋肉や肝臓でのインスリン抵抗性を改善し血糖値を下げるチアゾリジン薬、小腸に働き糖吸収の速度を遅らせて食後の高血糖を防ぐα-グルコシダーゼ阻害薬があります。また、同じく小腸に作用して血糖値が高いときのみすい臓からのインスリン分泌を促すDPP-4阻害薬もあります。更に最近では尿から余分な糖の排出を促すSGLT2阻害薬という薬も出てきており、それぞれの薬の特徴から患者の状態に合わせて適切な薬が処方されます。

(二宮秀樹)

おすすめ書籍

『激変！「糖尿病治療薬」最前線—キーワードは「低血糖を起こさない」「やせる」「血糖コントロールがラク」』 鈴木吉彦著　ワニ・プラス　2014.4　223p　18cm　(ワニブックス｜PLUS｜新書 113)〈発売：ワニブックス〉　800円　①978-4-8470-6070-0

目次 第1章 腎臓、胃、腸管をターゲットにした糖尿病治療の新発想, 第2章 SGLT2阻害剤は、なぜ「魔法の新薬」といわれるのか, 第3章 もっとよく知るためのSGLT2阻害剤Q&A, 第4章 1週間に1回の注射も登場した「夢の新薬」インクレチン療法, 第5章 食欲を低下させ体重の減る治療薬—メトホルミン, 第6章 低血糖を起こさず心筋梗塞の予防にもなる治療薬—αグルコシダーゼ阻害剤, 第7章 体重は増えるが安心なインスリン抵抗性改善薬—ピオグリタゾン, 第8章 脂を便中に捨てて、やせることができる治療薬—膵リパーゼ阻害剤, 第9章 多少の低血糖は覚悟してでも、少しは必要なSU剤の作用, 第10章 新薬で治療はこう変わる。患者たちの「未来予想図」, 第11章 予備軍(境界型糖尿病患者)のための「発症予防外来」の創設は実現可能か

内容 糖尿病の治療に朗報がもたらされた。2014年1月に、魔法の新薬「SGLT2阻害剤」が厚労省から承認され、4月から順次、6製品が発売されることになったのだ。この新薬は、糖尿病に

関係のある膵臓に働きかける今までの薬剤と違い、腎臓から体内に再吸収される「糖」を、外に出してしまう（糖の再吸収を阻害する）という画期的なアプローチで血糖値を下げ、体重減少効果も期待されている。新薬に詳しい都内屈指の糖尿病クリニックの院長が、糖尿病治療がどう変わっていくかを徹底解説。

『糖尿病治療薬使いこなし術―フクロウ先生がすすめる処方力アップのコツ』 寺内康夫監修, 金森晃著　南江堂　2015.5　182p　21cm〈他言語標題：Tips for Using Diabetes Drugs　文献あり 索引あり〉　3200円　①978-4-524-26139-0

目次 第1章 本当に薬が必要か？―薬を処方する前に考えたい7つのこと（食事療法は守られているか, 運動療法をどのくらいやっているか ほか）, 第2章 いざ、薬物療法！（糖尿病の治療薬にはどのようなものがあるか, 何をターゲットに治療するかを考える ほか）, 第3章 処方力アップのコツ（どのようなときに薬の増量や追加、変更を考えるか―増量か？ 追加か？ 変更か？ , やみくもに追加や変更をすべきではない ほか）, 第4章 合併症や随伴疾患にも気配りを（経口血糖降下薬の糖尿病合併症への影響, 糖尿病合併症に対する治療薬はどのように使うか ほか）

『SGLT2阻害剤の臨床―糖尿病新薬の違いが分かるコツ』 鈴木吉彦, 佐野元昭監修, 入江潤一郎, 佐野元昭, 鈴木吉彦著　医学と看護社　2016.12　110p　26cm　（糖尿病克服宣言Pro. 2）　3000円　①978-4-906829-71-2

目次 第1章 総論：SGLT2阻害剤について, 第2章 フォシーガ（一般名：ダパグリフロジン 商品名：フォシーガ錠）, 第3章 カナグル（一般名：カナグリフロジン 商品名：カナグル錠）, 第4章 ルセフィ（一般名：ルセオグリフロジン 商品名：ルセフィ錠）, 第5章 トホグリフロジン（一般名：トホグリフロジン 商品名：デベルザ錠、アプルウェイ錠）, 第6章 スーグラ（一般名：イプラグリフロジン 商品名：スーグラ錠）, 第7章 ジャディアンス（一般名：エンパグリフロジン 商品名：ジャディアンス錠）

『教えて！ SGLT2阻害薬の使いかた―Q&Aとケーススタディで学ぶ、糖尿病患者への適切で安全な使い方とその根拠』 加来浩平編　羊土社　2017.2　158p　21cm〈索引あり〉　2900円　①978-4-7581-1804-0

『チャートでわかる糖尿病治療薬処方のトリセツ―未来を護るベストチョイス！』 野見山崇著　南江堂　2017.9　166p　21cm〈索引あり〉　3200円　①978-4-524-25153-7

目次 第1部 チャートでわかる！ 糖尿病治療薬処方のトリセツ（スタンダードな2型糖尿病治療ストラテジー, 食後高血糖を狙い打て！ , 高齢者糖尿病の人生設計, とにかく私はやせたいの―肥満2型糖尿病の対策, 糖毒性を解除せよ！ , そろそろ腎機能が悪化してきた！ どうしよう？）, 第2部 +α の知識とトリセツ―さらなる血糖コントロールの境地を求めて（心血管疾患を悪化させないための注意点, 認知症を悪化させないための注意点, がんを避ける糖尿病診療のポイント, 低血糖を避ける糖尿病診療のポイント ほか）

治療—薬物療法—インスリン注射

【解説】 健康な人は、血液中に少量のインスリンが常に分泌（基礎分泌）され、さらに食後に血糖値が上昇すると大量のインスリンを分泌（追加分泌）することで血液中のブドウ糖の量が一定に保たれるよう、血糖値の調整が行われています。1型糖尿病は、このインスリン分泌が非常に不足しているかまたは全くないため、この調整を自然に行うことができません。そこで、1型糖尿病ではインスリン製剤を自己注射することで体の外から補って、健康な人と同じ血糖値の変動パターンに近づけて血糖コントロールを図ります。これがインスリン療法です。

2型糖尿病でも、1型糖尿病が疑われたり、血糖コントロールが経口薬だけでは上手くいかない場合や、妊婦の糖尿病などに用いられます。インスリン注射の種類は、血糖を下げる効果の速さや持続時間から超速攻型、速効型、中間型、混合型、持続型に分けられます。インスリン注射は血糖値を下げる効果が高い分、低血糖のリスクもあるため、インスリン導入時は患者に十分な説明や手技の方法を理解してもらった上で開始する必要があります。

（二宮秀樹）

おすすめ書籍

『インスリン自己注射まるわかりQ&A—糖尿病患者さんのなぜ？ どうして？ を解決！』 朝倉俊成著　吹田　メディカ出版　2007.3　137p　26cm　2400円　①978-4-8404-2077-8

『もう迷わない！ 外来インスリン療法マスターブック—導入からステップアップまでをこの一冊で！』 弘世貴久著　南江堂　2013.5　107p　21cm〈索引あり〉　2200円　①978-4-524-26937-2

目次 1 インスリン導入を行うために、まず患者をどうやって説得するか？（インスリンって悪いイメージ？ ，インスリン療法は、一度始めると一生やめられないのか？ ，インスリンを体験する），2 外来導入に用いるインスリン療法のレジメンはどうするのか？（海外の大規模研究からみる最適なレジメンとは？ ，私たちの研究からみる最適なレジメンとは？），3 いよいよインスリンを持って外来導入！ しかし、エビデンスを知るだけでは外来インスリン導入はできない！（外来インスリン導入を安全に行うための4つの約束事，外来導入にふさわしいインスリンレジメンは？），4 これであなたもインスリンマスター（インスリンの「離脱」について考えよう，せっかくインスリン療法を始めたのにコントロールがうまくいかないときの解決法，インスリン療法を行ってもうまくいかないときの経口薬の併用療法，GLP‐1受容体作動薬、インスリンとどう使い分ける？），付録

『インスリンポンプ療法マニュアル—CSII療法導入・管理のための手引き』 小林哲郎，難波光義編集　改訂第2版　南江堂　2014.6　201p　26cm〈索引あり〉　4000円　①978-4-524-26666-1

目次 インスリンポンプ療法（CSII療法）の有用性、EBM，インスリンポンプ療法の適応，インスリンポンプの機器と設定，導入時のインスリンの種類、基礎インスリン注入量、追加インスリン注入量の決定法，血糖コントロールの目標と評価法，CGMの適応と効果，CGMを使用したCSII療法の実際，インスリンポンプ療法における食事療法，インスリンポンプ療法における運動療法，インスリンポンプ療法における日常生活の注意点〔ほか〕

内容 日本先進糖尿病治療研究会のメンバーが総力を結集した、CSII/CGMのバイブル!!新機種の登場、診療報酬改定、持続血糖モニター（CGM）の普及…変化しつづけるインスリンポンプ療法に応じた実践的マニュアル改訂第2版。

『必ずうまくいく！ 入院インスリン治療マスターブック―あらゆるシチュエーションへの対応力をこの一冊で！』 弘世貴久編著　南江堂　2016.3　200p　18cm〈索引あり〉 2500円　①978-4-524-25714-0

『AGP活用インスリン治療―高血糖低血糖を見逃さない 免許皆伝』 西村理明著　南山堂　2017.6　131p　21cm〈索引あり〉 2800円　①978-4-525-23681-6

目次 血糖コントロールが安定してみえる症例でも…？，追加インスリンの最適化とは？，間食の現況を把握する，食後の血糖上昇の背景を探る，基礎インスリンと追加インスリンを最適化する，解決すべき点に優先順位をつける，追加インスリン量の最適化をどうするか？，夕食から就寝前・夜間の血糖変動を是正する，夜間低血糖の原因を見きわめる，順番にひとつずつ解決？それとも一度にすべて解決すべき？，高血糖と低血糖のビミョーな関係，基礎インスリンを変更すべき？，血糖値の平たんな推移が意味することとは？，インスリンを増量するときに気をつけるポイントは？，食事のタイミングが一定でないときの対応策は？，基礎インスリンの効果切れを見抜くには？，CSIIにおける治療変更時の留意点とは？，CSIIにおける基礎インスリン増減のポイントとは？，CSIIにおける基礎インスリン調整の極意とは？，CSII使用時の複雑な課題に順番つけて解決するには？

『糖尿病薬・インスリン治療 知りたい、基本と使い分け―経口薬？ インスリン？ 薬剤の特徴を掴み、血糖管理に強くなる！』 弘世貴久編　羊土社　2017.9.20　197p　26cm（レジデントノート増刊 Vol.19 No.11） 5076円　①978-4-7581-1594-0

目次 第1章 糖尿病薬の基本と使い分け（序論：糖尿病薬使用のフローチャートは作成可能なのか？ 最初に出す薬は本当にメトホルミンなのか？，スルホニル尿素（SU）薬，チアゾリジン薬，α-グルコシダーゼ阻害薬，グリニド薬，DPP-4 阻害薬，ビグアナイド薬，SGLT2 阻害薬，GLP-1受容体作動薬），第2章 インスリンの基本と使い方（インスリンにはどんな種類があるの？，インスリン導入のABC（外来），インスリン導入のABC（入院），配合溶解インスリンと混合型インスリン，何がどう違う？，インスリン注射が効かない患者，インスリンボールに注意―カレンダー式注射法の勧め，QOLを意識したインスリン療法），第3章 特殊な病態での薬の使い分け（妊娠中の糖尿病薬・インスリン治療，高齢者の糖尿病薬・インスリン治療），第4章 病棟・救急で困る，こんなときどうする？（スライディングスケールの落とし穴，シックデイの一般管理やそのときの内服継続・中止の判断を教えてください，糖毒性が改善した後のインスリン量調節はどうすればよいですか？―インスリン離脱が予想される，病歴の短い患者の入院～退院後の管理，BBT（basal bolus therapy）だけでは，血糖が乱高下する1型糖尿病の治療はどうすればよいか？，糖尿病治療中の患者が救急に運ばれてきたら！，周術期，集中治療室での血糖管理のポイントが知りたいです，ステロイド糖尿病の早期発見と治療について教えてください，輸液中や胃管管理中の患者の血糖管理のポイントが知りたいです）

内容 基本を押さえ，糖尿病薬・インスリンを自信を持って使いこなす！ 各薬剤の作用機序・適応・選択や併用薬・量の調整など、丁寧に解説。救急や病棟で出会う症例対応も具体的に示し，実践での活かし方を専門家が教えます。

治療—薬物療法—GLP–1受容体作動薬

【解説】 GLP–1とはインクレチンという消化管ホルモンの一つで食事摂取により小腸下部から分泌されます。インクレチンは血糖値が高くなったときにだけ働くホルモンで、インクレチンが放出されるとインスリンが分泌されます。つまりインクレチンはインスリンの分泌を促す物質です。インスリン分泌が保たれている患者の場合、GLP–1受容体作動薬を使用し、インクレチンを補充することで、インスリン分泌を手助けすることができます。GLP–1受容体作動薬のみの使用では低血糖の危険性が非常に少なく、身体に優しい薬です。間接的な作用として、すい臓を保護する作用や食欲を抑制する作用もあります。食欲が抑制されることで、体重の減量の効果も期待できる薬です。この薬を使用するに当たり、少ないながらもインスリン分泌がある方の使用が前提となります。また、注射する薬なので手技の獲得や手の器用さが求められるため、使用に際して十分な指導を受ける必要があります。現在使用されている製剤は、ヒトGLP–1アナログ（リラグルチド：商品名ビクトーザ）とGLP–1受容体アゴニスト（エキセナチド：商品名バイエッタ）の2種類です。

（二宮秀樹）

おすすめ書籍

『インスリン・インクレチン関連薬の自己注射くすりとデバイスQ&A—薬と注入器の特徴・選び方のコツがまるわかり！』 朝倉俊成著　第2版　大阪　メディカ出版　2013.10　174p　26cm〈初版のタイトル：インスリン自己注射まるわかりQ&A　索引あり〉　2800円　Ⓘ978–4–8404–4571–9

目次 1章 糖尿病注射薬にはどんな種類があるの？，2章 注入器・針にはどんな種類があるの？，3章 自己注射のリスクマネジメントにはどんなものがあるの？，4章 注入器をさらにくわしくみてみよう！，5章 自己注射指導で大切なことをまとめよう！，6章 自己注射指導に役立つ資料集

『必ずうまくいく！ 入院インスリン治療マスターブック—あらゆるシチュエーションへの対応力をこの一冊で！』 弘世貴久編著　南江堂　2016.3　200p　18cm〈索引あり〉　2500円　Ⓘ978–4–524–25714–0

『インクレチン関連薬の臨床Plus』 佐野元昭, 鈴木吉彦著, 鈴木吉彦監修　医学と看護社　2017.2　126p　26cm　（糖尿病克服宣言Pro. 3）　3000円　Ⓘ978–4–906829–73–6

目次 第1章 総論, 第2章 DPP‐4阻害剤の比較（スイニー, テネリア, グラクティブ, エクア＆エクメット, トラゼンタ, ジャヌビア, マリゼブ, その他のインクレチン製剤）, 第3章 GLP‐1受容体作動薬（バイエッタ, ビクトーザ, リキスミア, ビデュリオン, トルリシティ）, 第4章 持効型インスリン（なぜ本書で持効型インスリンを解説するのか？，ランタスXR, トレシーバ, グラルギン・リリー, グラルギン・富士フイルムファーマ）

微小血管障害―糖尿病性神経障害―神経障害

【解説】 糖尿病は発症初期は無症状の事が多いですが、高血糖状態が長年に渡り続くと糖尿病性の合併症が生じてきます。特に神経障害、網膜症、腎症は3大合併症と呼ばれ、症状が進行すると日常生活や生命にも支障が生じてきます。その中でも糖尿病性神経障害は3大合併症の中で最も早期に発症し、症状の進行も気づきにくいため注意が必要です。高血糖状態が続くと身体のすみずみに広がる末梢神経の働きが低下していきます。末梢神経には、痛みなどを感じる知覚神経、筋肉を動かす運動神経、 内臓の働きを整えたり体温を調節したりする自律神経の3つがあります。この3つの神経の働きが低下してくるために全身に様々な症状が現れてきます。具体的には手足のしびれや痛み、感覚の低下、下痢や便秘を繰り返す、立ちくらみ、味覚が鈍くなる、発汗異常、尿が勢いよくでないなど、様々な形で全身にあらわれます。症状が進行すると傷口から足が腐ってしまう壊疽や潰瘍、無自覚性低血糖など重篤な症状も出てきてしまいます。治療には血糖コントロールや薬物療法が効果がありますが、神経障害が進行すると改善が難しくなるため、早期から治療を行う事が重要になります。

（二宮秀樹）

おすすめ書籍

『患者さんのいま・これからがわかる！ チャートで学ぶ糖尿病と合併症』 細井雅之監修 大阪 メディカ出版 2012.9 256p 26cm （糖尿病ケア 2012年秋季増刊） 4320円 ①978-4-8404-3937-4

目次 はじめに, 編集・執筆者一覧, 1章 糖尿病の病態（1型糖尿病, 2型糖尿病, 妊娠糖尿病）, 2章 糖尿病細小血管障害（糖尿病神経障害, 糖尿病網膜症・その他の眼病変, 糖尿病腎症, 血液透析・腹膜透析）, 3章 糖尿病大血管障害（脳梗塞, 心筋梗塞, 末梢動脈性疾患）, 4章 糖尿病に関連する疾患（糖尿病足病変, 高血糖昏睡, 低血糖昏睡, 感染症・シックデイ, 歯周病, 脂質代謝異常, 高血圧, うつ病・摂食障害, 骨・整形外科疾患, 肥満症, 認知症, がん）, INDEX

内容 糖尿病と合併症の進み方がひとめでわかる。糖尿病や糖尿病合併症の病態について、どのような流れで進行していくのか、見開きのチャートを示し、経過点のポイントごとに解説を進める。患者さんに「自分がどの位置にいるのか、どこへ行ってしまうのか？」「どうすれば以前の状態に戻れる、あるいは進行を止められるのか」を知ってもらい、よりよい指導につなげるための一冊。

『図解でくらべる→わかる！ 糖尿病の病態・治療・ケア―どこが違う？ どう違う？』 清野弘明編 大阪 メディカ出版 2013.8 280p 26cm （糖尿病ケア 2013年秋季増刊） 4320円 ①978-4-8404-4375-3

目次 編集にあたって, 編集・執筆者一覧, 第1章 糖尿病の病態・検査（糖尿病のない状態とある状態―インスリン分泌不全とインスリン抵抗性, 緩徐進行1型糖尿病と劇症1型糖尿病と急性発症1型糖尿病, 小児の1型糖尿病と2型糖尿病, 妊娠糖尿病の管理 出産前と出産後, メタボリックシンドロームと糖尿病, 空腹時血糖値と食後血糖値, 血糖値とHbA1cとGAと1, 5-AG, SMBGとCGMS）, 第2章 糖尿病合併症～急性合併症（糖尿病ケトアシドーシスと高浸透圧高血糖症候群, 低血糖と重症低血糖, 乳酸アシドーシスとケトアシドーシス）, 第3章 糖尿病合併症～慢性合併症（細小血管障害と大血管障害, 糖尿病神経障害の初期と後期, 多発神経障害と単神経障害, 糖尿病腎症 第1期と第2期, 糖尿病腎症 第3期と第4期, 血液透析と腹膜透析, 単純網膜症と増殖前網膜症と増殖網膜症, 糖尿病足病変と神経障害と血管障害, 脳梗塞と心筋梗塞, 歯周病と糖尿病）, 第4章 糖尿病の治療（食事療法の実際と指導―エネルギー量とバランス, 食品交換表とカーボカウント, 運動の急性効果と慢性効果, 有酸素運動とレジスタンス運動, 合併症がない場合の運動とある場合の運動, インスリン分泌促進薬と抵抗性改善薬, DPP–4阻害薬とGLP–1受容体作動薬,

2型糖尿病でインスリン治療を考える場合と考えない場合, 各種インスリン製剤の特徴, ベーサル・ボーラス療法とCSII, 医療者のフットケアと患者さんのフットケア, 糖尿病患者さんの術前ケアと術後ケア), 第5章 糖尿病の療養指導(教育入院と外来指導, 個別指導と集団指導, 自己効力感とエンパワーメント, 動機づけ面接法)

内容 図解ですっきり理解、くらべて納得！ 糖尿病療養指導を行う中でよく聞くキーワードについて、同時によく聞く用語や病態を、たくさんの図表を用いて比較・解説している。見比べることで「何が違うのか」「何が同じなのか」がよくわかり、糖尿病ケアに必要な知識がしっかり身につく。

微小血管障害―糖尿病性神経障害―フットケア、靴選び

【解説】 糖尿病になると手足のしびれなどの感覚異常や温度や痛みを感じにくいといった感覚障害が生じます。また汗や唾液の分泌を司る自律神経も障害を受けるため、汗の分泌量が少なくなり足の裏や足の指先が乾燥しやすくなると、傷ができやすい状態になります。不適合な靴を履くと靴擦れや足の裏などに傷や魚の目などが出来てしまいますが、糖尿病性神経障害を有する患者では、痛みを感じにくいため気がつかずに放置してしまい、そのまま傷が治らずに重症化してしまうことが多くなります。足先の傷に関しては、深爪をしてしまうことでも生じてしまいます。傷を作らない、重症化させないためにも日頃からの足の観察やケア(フットケア)を行う事と、適切な靴を選ぶ事が必要です。フットケアに関しては乾燥しやすいため保湿を行う、傷がないかを毎日観察する(鏡や携帯電話のカメラなど)、靴下を履く(白色が望ましい)、傷ができたら皮膚科や形成外科を受診するような習慣をつけることが大切です。靴選びは、つま先がゆったりして指が自由に動く程度の広さが確保できるものを選びます。また、紐やベロクロで調整でき、締め付けすぎない程度のフィット感、クッション性が良く、靴の内外の側面に芯のある靴を選ぶことが大切です。靴は履きなれるまでに時間がかかるので、履き始めは使用前後で足の観察を十分に行い、靴擦れなどがないことを必ず確認します。更に靴下は必ず着用し、保湿や傷発生の予防に努めることが大切です。

(二宮秀樹)

おすすめ書籍

『外反母趾を自分で治す本―大学病院で成果があがっている「包帯療法」を初公開！』 青木孝文著　マキノ出版　2008.1　126p　21cm　(ビタミン文庫)　1300円　①978-4-8376-1215-5

目次 プロローグ 外反母趾は手術をしなくてもよくなる, 第1章 外反母趾はなぜ起こる, 第2章 外反母趾の治療法とその現況, 第3章 外反母趾の痛みを自分で消せる包帯巻きのすべて, 第4章 包帯巻きで外反母趾を治した体験者のレポート, エピローグ 包帯巻きから学んだこと

内容 足に包帯を巻いて寝るだけで治癒率70%。痛みが消えた人、変形の改善した人が続出中。

『爪のケア・手足のケア技術―ピクチャーブック』 室谷良子監修, 日本フットケア協会編　看護の科学社　2009.5　171p　26cm〈他言語標題：Picture book–nursing techniques of nail care, hand care, and foot care〉　2400円　①978-4-87804-033-7

『かんたんストレッチで外反母趾・巻き爪が治る本―1日5分で痛みが消える！』 山田光敏著　PHP研究所　2009.7　110p　21cm〈文献あり〉　1200円　①978-4-569-70927-7

目次 第1章 外反母趾や巻き爪を起こす根本は同じ, 第2章 自分の足の歪みを自己診断, 第3章 フットケアは手軽さが一番, 第4章 簡単！ 手軽！ フットケアストレッチ(足の緊張を取りのぞくマッサージ, 足の歪みを取りのぞく, インナーマッスルストレッチ, アウターマッスルストレッチ), 第5章 フットケアストレッチでここまで良くなった

内容 一番確実な、足のトラブル解消法！「痛みナシ」「道具いらず」の楽ちんケアで、根本から治して再発を防ぎましょう。

『はじめてのフットケア』 中西健史著　大阪　メディカ出版　2012.12　79p　26cm　（はじめてのシリーズ）　1800円　①978-4-8404-4452-1

『外反母趾は包帯1本で治せる―大学病院の専門医が考案した画期的セルフケア』 青木孝文著　マキノ出版　2013.3　148p　21cm　（ビタミン文庫）〈文献あり〉　1300円　①978-4-8376-1251-3

目次 第1章 外反母趾は自分で治せる（外反母趾を自分で治す時代の到来,「手術より包帯」という革命 ほか）, 第2章 外反母趾治療における包帯療法の役割とは（外反母趾になったら, 注射で外反母趾を「治す」ことはできない ほか）, 第3章 ここまで進化した包帯療法の威力（包帯療法の発見, 弾性包帯だからこそ効く ほか）, 第4章 包帯1本で外反母趾の痛みが消えた！ 変形も改善した体験者の手記（六〇度も曲がった重症の外反母趾が四二度まで改善し痛みも消えて快適な毎日, 足の靭帯が切れたかと思うほどの指の激痛が半年でほぼ消えいまや完治といってもいい状態 ほか）

内容 包帯療法でどんなタイプの外反母趾でも有効率は85%！ 効果は比較写真で歴然。喜びの声が続出。

『糖尿病看護フットケア技術』 日本糖尿病教育・看護学会編　第3版　日本看護協会出版会　2013.6　251p　26cm〈索引あり〉　3000円　①978-4-8180-1742-9

『はじめよう！ フットケア』 日本フットケア学会編集, 西田壽代監修　第3版　日本看護協会出版会　2013.9　313p　28cm〈索引あり〉　3200円　①978-4-8180-1783-2

目次 序章 ナースに求められるフットケア, 第1章 フットケアはなぜ大切なのか, 第2章 フットケアを始めるための基礎知識, 第3章 フットケアのためのアセスメント, 第4章 フットケアの実際, 第5章 フットケアにおける院内連携、地域連携とその実際, 第6章 フットケアにおけるリスクマネジメントとセーフティマネジメント, 第7章 災害医療とフットケア, 第8章 よりよいフットケアに向けて

内容 「フットケア指導士」認定セミナー指定テキスト。第2版の内容をすべて見直し、フットケアに必要な画像診断・血流検査、感染対策、疾患別リハビリテーション、院内連携・地域連携、リスクマネジメントとセーフティマネジメント、災害医療とフットケアなど新規項目を大幅に追加した。

『巻き爪、陥入爪、外反母趾の特効セルフケア』 高山かおる著　マキノ出版　2014.3　199p　21cm　（ビタミン文庫）　1333円　①978-4-8376-1263-6

目次 第1章 足のトラブルは人生を左右する, 第2章 自分でできるフットケア6つのポイント, 第3章 足の変形はこうして治す, 第4章 爪のトラブルはこうして治す, 第5章 皮膚のトラブルはこうして治す, 第6章 痛みが消えた！ 靴が履けた！ 喜びの体験談, 第7章 足のトラブルを防ぐ！ 治す！ フットケアQ&A

内容 巻き爪の痛みが即消える「テーピング法」、みんなが間違えている「爪の切り方」など、画期的セルフケア多数収録！

『身体機能・歩行動作からみたフットケア』 野村卓生, 河辺信秀編　文光堂　2016.5　235p　21cm〈索引あり〉　3500円　①978-4-8306-4539-6

『足の大学―予防のための実践フットケア』 大杉京子, 飯田祐巳著, 久保伸夫, 嶋田淳一監修　フレグランスジャーナル社　2016.5　126p　21cm　1800円　①978-4-89479-271-5

目次 私たちがあなたの足の健康を守ります―「足の大学」設立の経緯とミッション, 美しい足の形が、美しい姿勢をつくる―100歳まで歩ける足を作る！, 第1章 身体全体の不調を引き起こ

す足のトラブル, 第2章 フットケアの実践, 第3章 足の悩みとプロのフットケア, 第4章 母と子のフットケア教室～足の大学課外活動

内容 家族みんなのいのちをまもる！ 100歳まで歩ける足を作る！ すべての方に有効なフットケア！ フットケアを広めたい理由！ 高齢、子ども、鬱に対するフットケアの効果！

『フットケアと足病変治療ガイドブック』 日本フットケア学会編集 第3版 医学書院 2017.4 294p 26cm〈初版のタイトル：フットケア 索引あり〉 3400円 ①978-4-260-03036-6

微小血管障害―糖尿病網膜症

【解説】 糖尿病は慢性的な高血糖により血液、血管にも影響が及びます。高血糖状態の血液は血流が悪くなるだけでなく、ブドウ糖が原因で血管への炎症を引き起こし、血管の壁を脆くする活性酸素という物質を放出します。これが原因で血管の弾力性が乏しくなり、動脈硬化を引き起こします。特に細い血管では進行が早いとされています。眼の中の血管は手足の血管よりも細いため影響を受けやすいです。眼の症状としては重症化して進行するまで自覚されることはありませんが、検査により視力低下、視野狭窄が分かるケースがあります。眼底に分布する眼底の血管の血流不全で酸欠状態となることが原因です。酸欠状態の眼底に酸素を届けるために、新たな血管が新生されますが、この血管が非常に脆く、血圧の上昇に伴い、破れ出血しやすい血管です。一度に沢山の血管が新生されるため、眼底検査といわれる検査を行うとモヤモヤした血管が見えます。これらの血管が一度に数本にわたり出血するため、眼の中が血液の塊で充満します。この塊を回収する際に、網膜も引っ張られてしまい、網膜が剝がれてしまうことがあります（網膜はく離）。剝がれた網膜は再生しないため、失明する可能性が非常に高くなります。これらのことから、治療としては血管が新生しないような血糖値の安定化が大事ですが、一度血管が増殖してしまったら、レーザー治療や光凝固療法などで血管を焼ききる治療がされます。視力などを回復させるというよりも血管増殖の予防としての治療となります。出血した際には硝子体（しょうしたい）手術といって眼球を切開して血の塊を摘出する手術も行われます。

（二宮秀樹）

おすすめ書籍

『黄斑変性・浮腫で失明しないために―わかりやすい最新治療』 平松類著 ［東京］ 時事通信出版局 2015.10 193p 19cm〈文献あり 発売：時事通信社〉 1500円 ①978-4-7887-1446-5

目次 第1章 黄斑変性・黄斑浮腫って何？ , 第2章 あなたの目はあなたが守る, 第3章 最新治療があなたを守る, 第4章 黄斑変性・黄斑浮腫の治療法, 第5章 病院では聞けない話, 第6章 黄斑変性・黄斑浮腫と間違えやすい病気と治療

内容 スマホも原因？ 患者急増中！ 糖尿病の人は特に注意…知るだけで治療効果がアップ。今日からあなたができること。

『目の病気がよくわかる本―緑内障・白内障・加齢黄斑変性と網膜の病気 イラスト版』 大鹿哲郎監修 講談社 2016.5 98p 21cm （健康ライブラリー）〈文献あり〉 1300円 ①978-4-06-259803-3

目次 1 放置しないで！ 目に起きている変化（目のしくみ―目の構造やしくみはカメラに似ている, 生活環境による変化―目を酷使する生活は不快症状のもとになる ほか）, 2 失明原因第1位、緑内障から目を守る（心がまえ―進み方はゆっくりなことが大半。しっかり管理していこう, 緑

内障とは―目の中を流れる「房水」の滞りが視神経を傷つける ほか), 3 白内障を治して快適に暮らそう (心がまえ―だれにでも起きること。手術のタイミングは自分で決められる, 白内障とは―水晶体の濁り方で症状は少し異なる ほか), 4 急増する加齢黄斑変性と網膜の病気 (心がまえ―早期発見・早期治療で進行は食い止められる！, 加齢黄斑変性とは 視力と深くかかわる黄斑部に起きる病気 ほか), 5 目の悩みを減らす生活術 (不快症状を改善する1―簡単体操と温熱効果で快適さを取り戻す, 不快症状を改善する2―点眼薬でつらい症状がやわらぐことも ほか)

内容 ゆがむ、ぼやける、視野が欠ける…点眼薬で治る？ 手術を受けたほうがいい？ 目の見え方に不安を感じたら今すぐ検査と対策を！ 最新治療と見やすさを助ける生活術を徹底解説。

『失明を招く緑内障白内障糖尿病網膜症黄斑変性を解消するスゴワザ―眼科医まかせでは目はよくならない！』『健康』編集部編　主婦の友インフォス　2017.11　65p　30cm　(主婦の友ヒットシリーズ―しあわせMOOK)〈発売：主婦の友社〉　880円　①978-4-07-427307-2

微小血管障害―糖尿病性腎症―慢性腎不全、透析

【解説】腎臓はとても細い血管の集合体です。腎臓には様々な役割があり血圧を調整するホルモンを分泌します。また、尿を作る為に糸球体という細かい血管で血液をろ過し、必要な栄養成分や水分を回収し、不必要な老廃物などは排泄します。糖尿病になると動脈硬化により血流が悪くなったり血管が脆くなります。このため、細い血管の集まりである腎臓にも影響を及ぼし、腎臓のろ過作用を下げてしまいます。これを糖尿病性腎症といい、日本の透析導入患者の原因疾患の第1位となっています。糸球体は細かい網目状の血管なのですが、動脈硬化が進行した糸球体では網目が広がり、ろ過作用が低下してしまいます。また、網目が広がると正常では網目を通らない大きさのタンパク質が尿と共に排泄されてしまい、血液中の栄養成分が低下します。そのため感染しやすい、筋力が低下するなどの症状が出現します。その他、カリウムやリンといった電解質のバランスも崩れてしまい、むくみ、腹水などを引き起こすようになります (ネフローゼ症候群)。更に、全身の血液の栄養が少なくなるので、腎臓自体に栄養を与えている血管の血液も低栄養となり、腎臓全体に機能不全を引き起こします (腎不全)。腎不全となると血圧の調整が上手くいかなくなり、高血圧、動脈硬化に拍車を掛けます。これらを治療するためには腎不全とならないように血糖値を厳格にコントロールする必要があります。腎不全が進行してしまった場合は透析か腎臓移植するしかありません。日本では腎臓移植するケースは殆ど無いため、透析を導入することが殆どです。透析は腎臓の代わりに膜を使用して老廃物や余分な水分をろ過し、浄化する治療です。透析には、生体膜である腹膜を用いる腹膜透析 (PD) と中空糸の人工膜の束を集合したダイアライザー (透析器) を用いて、透析を行う血液透析 (HD) とがあります。どちらを使うかは医師の指示で決定されます。また、透析を導入すると社会的支援制度もありますので、地方自治体や病院などの相談窓口に相談します。

(二宮秀樹)

おすすめ書籍

『Dr.ジンゾーの透析療法の初歩―medicalコミック』佐藤良和著　南山堂　2006.8　198p　26cm　1800円　①4-525-25851-9

『透析バンザイ』バンザイ著　イーホープ　2008.1　102p　21cm　972円　①978-4-901400-20-6

内容 これはニャンバー (ナンバー) 1の透析コミック本ニャ！ このコミックには、日本中の透析

患者「26万人分」の気持ちが詰まっています。その気持ち分かってください!!!

『レジデントのための血液透析患者マネジメント』 門川俊明著　第2版　医学書院　2014.4　202p　21cm〈索引あり〉 2800円 ①978-4-260-01976-7

目次 第1章 マネジメントに必要な血液透析の基礎知識（血液透析処方＝透析量と除水量を決める, 血液透析の原理 ほか）, 第2章 保存期→透析導入患者のマネジメント（保存期のマネジメント, 3つの腎代替療法 ほか）, 第3章 維持血液透析患者のマネジメント（維持血液透析患者を受け持ったら, 貧血のマネジメント ほか）, 第4章 急速に腎機能が悪化する患者のマネジメント（急性腎障害（AKI）とは, AKIへのアプローチ ほか）, 第5章 アフェレシス（総論, 血漿交換（PE） ほか）

内容 血液透析がよくわかる！「血液透析は専門家のやるもの、自分には関係ない」…？ そんなことはありません！ なんとなく敬遠していた血液透析のことが、おもしろいほどよくわかる。血液透析患者のマネジメントに自信がもてる。

『いまさら訊けない！ 透析患者検査値のみかた, 考えかた』 加藤明彦編著　中外医学社　2014.6　225p　19cm〈索引あり〉 3400円 ①978-4-498-22410-0

『透析医が透析患者になってわかったしっかり透析のヒケツ—エビデンスに基づく患者さん本位の至適透析』 鈴木一之著　改訂2版　大阪　メディカ出版　2014.7　279p　26cm〈文献あり 索引あり〉 3500円 ①978-4-8404-4889-5

目次 1章 腎臓の働き、慢性腎不全、透析の原理, 2章 人工腎臓としての血液透析, 3章 しっかり透析の基礎知識, 4章 水分と塩分のコントロール, 5章 しっかり食べて、しっかり透析する, 6章 バスキュラーアクセスに気を配る, 7章 患者さん本位の至適透析をめざして

内容 「しっかり透析して、しっかり食べる」方針で診療と自らの透析を行う著者が、元気で長生きするための透析を解説！ 新情報を盛り込んだ待望の改訂版！

『腎臓内科レジデントマニュアル』 今井圓裕編著　改訂第7版　診断と治療社　2015.4　720p　18cm〈背・表紙のタイトル：Therapy in Nephrology　索引あり〉 4500円 ①978-4-7878-2161-4

目次 水・電解質代謝異常とその治療, 酸・塩基平衡異常とその治療, 急性腎障害の診断と治療, 慢性腎臓病の診断と管理, おもな糸球体疾患の特徴・治療方針, 膠原病とその近縁疾患に伴う腎疾患, 血栓性微小血管症, 腎硬化症・腎血管性高血圧・原発性アルドステロン症, Paraproteinemiaによる腎症, 糖尿病性腎症〔ほか〕

『いまさら訊けない！ 透析患者薬剤の考えかた, 使いかたQ&A』 加藤明彦編著　中外医学社　2015.6　320p　19cm〈索引あり〉 4600円 ①978-4-498-22422-3

『ナースのための糖尿病透析予防支援ガイド』 日本糖尿病教育・看護学会編集　日本看護協会出版会　2015.6　176p　26cm〈索引あり〉 2500円 ①978-4-8180-1913-3

『透析患者の薬剤ポケットブック—適正投与量&服薬指導のポイントがひとめでわかる！ for Nurse』 平田純生編著　改訂2版　大阪　メディカ出版　2016.12　254p　16cm〈索引あり〉 2400円 ①978-4-8404-5837-5

『まるごと図解腎臓病と透析—オールカラー』 小林修三監修, 日髙寿美編集　照林社　2017.6　119p　26cm〈索引あり〉 2200円 ①978-4-7965-2410-0

目次 1 腎臓って何だろう—知っておきたい構造と機能（腎臓の構造, 腎臓の機能）, 2 腎機能の低下と腎臓病（急性腎障害（AKI）, 急速進行性糸球体腎炎（RPGN）, 慢性腎臓病（CKD））, 3 末期腎不全と透析療法のキホン（血液透析, 腹膜透析）

内容 どこから読んでもわかりやすい。解剖生理、病態をつなげて理解できる。イラストを眺めるだけでも勉強になる。臨床の実践ポイントが充実。

『腎臓・透析療法・透析患者の体イラスト図鑑―病態生理から合併症までまるっとわかる！』 友雅司編著　大阪　メディカ出版　2017.6　263p　26cm〈「透析ケア」2017年夏季増刊（通巻306号）〉　4000円　①978-4-8404-5966-2, ISSN1341-1489

目次 第1章 腎臓のはたらきと腎不全（腎臓の構造とはたらき, 体の水分を調節する, 老廃物を尿として体外に出す ほか）, 第2章 透析療法の仕組み（血液透析, 腹膜透析, そのほかの血液浄化療法）, 第3章 透析患者の体の変化（腎不全で起こる変化, 透析治療に関連する変化, 食事にまつわる変化 ほか）

大血管障害―心臓疾患

【解説】 糖尿病では慢性的な高血糖により血流が淀み（どろどろになり）血の屑が沈着しやすくなり、血管の通り道が狭くなります。同時に活性酸素という物質がブドウ糖から放出され、血管の壁に傷をつくることで血管の壁が硬くなり、脆くなってしまいます。これが心臓の栄養血管である冠動脈に生じると心筋梗塞を発症させます。糖尿病は心筋梗塞を発症させる危険因子として有名であり、糖尿病がない方と比べ糖尿病がある方では4倍程度心筋梗塞を発症させやすいという報告もあります。しかも、糖尿病患者では心筋梗塞を生じる前駆症状としての狭心症（冠動脈が完全には詰まらず、通り道が狭くなり虚血状態になる）が生じても、自律神経障害の影響で胸痛や動悸などの自覚症状が生じないことがあり、これを無自覚性心筋虚血といいます。そのため、気が付かないうちに冠動脈の閉塞が進行し、ある日突然心筋梗塞を発症し、意識をなくし、最悪の場合、死亡するというケースも存在します。また、胸痛や動悸を感じ難いほか、運動をしても脈拍数が増加しない方もおり、運動負荷を上げすぎてしまい、意識を無くしてしまうケースもあります。症状が出ないことが問題ですので、年に1度は心電図の検査や定期受診をされている方は医師と相談の上、検査などを行ってもらい、心臓の状態を知ることが大切です。

（二宮秀樹）

おすすめ書籍

『病気がみえる　vol.2　循環器』 医療情報科学研究所編集　第4版　メディックメディア　2017.3　410p　26cm〈背・表紙のタイトル：Medical Disease：An Illustrated Reference Guide　索引あり〉　3600円　①978-4-89632-643-7

大血管障害—脳血管疾患

【解説】 糖尿病や肥満のある方は高血糖や脂質異常（高LDLコレステロール、中性脂肪の増加）により動脈硬化が生じやすく、血流も淀み流れが悪くなるので、血栓が形成されやすくなります。これらの病態で脳を栄養させる脳血管が動脈硬化や血栓を形成し、脳梗塞を引き起こします。脳血管内に血栓ができると徐々に血管の内径が狭くなり、脳細胞が酸欠状態になります。これを虚血といい、血行が再開されることで脳細胞の壊死が免れることがあります。虚血は徐々に進行していき、一過性に運動麻痺などが出ることがあります。これを一過性脳虚血発作（TIA）といい、重篤な脳梗塞の前駆症状とされています。ただちに専門的な治療を受ける必要性の高い状態といえます。また、全身のあらゆる血管に血栓や動脈硬化を引き起こすので、頸動脈という脳血管の本流ともいえる動脈にも血栓が形成されます。頸動脈は脳血管よりも太い血管のため、頸動脈に血栓が形成され、それが脳血管へ剝がれて流れていくと重篤な脳梗塞を引き起こします。そのため、糖尿病がある方は、定期的な頸動脈の検査や動脈硬化の検査（エコーやABIという血管評価）を行う事が望ましいです。また、適度な運動や摂取カロリーを守る、薬の飲み忘れを防ぐなどの対策が必要です。前述した一過性の発作が認められたら直ちに専門的な診察を受けるよう気をつけます。

（二宮秀樹）

おすすめ書籍

『病気がみえる　vol.7　脳・神経』 医療情報科学研究所編　メディックメディア　2011.3　501p　26cm〈他言語標題：Medical Disease：An Illustrated Reference Guide　各巻の並列タイトル：Neurology and Neurosurgery　索引あり〉 3800円 ①978-4-89632-358-0

目次 神経系の構造と機能, 脳動脈と脳血管障害, 脳血管障害に関わる病態, 脳血管障害の後遺症, 脳静脈・髄液循環とその障害, 運動・感覚・自律神経, 神経・筋の異常

内容 神経解剖と神経内科・脳神経外科の疾患が1冊に！ 1000点のイラスト、400点の写真で脳・神経をビジュアライズ。

大血管障害—PAD（末梢動脈疾患）

【解説】 末梢動脈疾患とは腹部の大動脈から枝分かれした足先までを栄養する血管の疾患を総称した疾患のことです。以前は閉塞性動脈硬化症（ASO）やバージャー病など細かい分類に分けられていましたが、発症要因がほとんど同じですので、現在は末梢動脈疾患（PAD）と総称しています。病態としては、太ももの動脈や膝裏の動脈、足首周りの動脈の動脈硬化や炎症による血管の閉塞による足の壊死です。糖尿病や喫煙、飲酒、脂質異常、高血圧がそれらの発症要因とされています。この中で最も影響があるものが糖尿病で、合併症である感覚障害により、傷が出来ても気がつかず、放置されて重症化することが殆どです。糖尿病は血液中のブドウ糖が多い状態なので、栄養が豊富ということもあり、傷から細菌が侵入すると、瞬く間に繁殖し、感染症を引き起こしてしまいます。これが進行すると足の皮膚が壊死を起こし、最終的には骨を腐敗させてしまい、切断するほか手段がなくなってしまいます。感染部位は足先や脛（すね）の辺りから感染することが多く、その場所で留まらず、徐々に太ももの方へと拡がることが特徴です。切断が足先、脛、太ももと数回にわたり行われるケースも多くあります。そのため、PADと診断されたら、治療を怠らず、自身の足の観察、原因となった疾患の治療、薬の服用をしっかりと守ることが非常に大切です。

（二宮秀樹）

おすすめ書籍

『透析患者の末梢動脈疾患とフットケア—早期発見と治療戦略』 小林修三編　大阪　医薬ジャーナル社　2008.2　207p　28cm〈文献あり〉　4800円　①978-4-7532-2297-1

目次 透析患者のPADの特徴、疫学、HD患者の予後に及ぼす影響, 透析患者の動脈硬化, 足の解剖・生理, フットケアにおける足の視診・触診の方法とそのアセスメント, PAD早期発見のための非侵襲的診断方法, 画像診断～MRA、MDCTA、血管造影、血管エコー, TASC分類とFontaine/Rutherford分類—治療戦略概観, 糖尿病性足病変の特色—一般全身管理, 薬物治療, バイパス術（外科的血行再建術）〔ほか〕

『病気がみえる　vol.5　血液』 医療情報科学研究所編集　第2版　メディックメディア　2017.3　290p　26cm〈背・表紙のタイトル：Medical Disease：An Illustrated Reference Guide　索引あり〉　3200円　①978-4-89632-652-9

『動脈硬化性疾患予防ガイドライン　2017年版』 日本動脈硬化学会編　日本動脈硬化学会　2017.6　153p　30cm〈他言語標題：Japan Atherosclerosis Society（JAS）guidelines for prevention of atherosclerotic cardiovascular diseases　文献あり〉　3000円　①978-4-907130-04-6

低血糖—基礎知識

【解説】 糖尿病は高血糖を主症状とする病気ですが、血糖を下げる効果の高い薬物療法や、過度の食事制限、激しい運動などを行った後などに低血糖という症状が出現する事があります。個人差はありますが、一般的には血糖値が70mg/dl以下になると交感神経刺激症状という発汗、不安、動悸、頻脈、手や指の震え、顔面蒼白などの症状が出現します。さらに血糖値が50mg/dl程度まで低下すると中枢神経にまで影響が生じ、頭痛や眼のかすみ、空腹感、眠気（生あくび）などが見られるようになります。血糖値が50mg/dl以下になると意識障害や昏睡等の症状に進み、後遺症が残ったり死に至るケースもあるため直ちに血糖値を上げる必要があります。また、無自覚性低血糖という低血糖症状もあり、血糖値が下がっても代表的な症状があらわれず、そのまま血糖値が下がり意識障害や昏睡などの重篤な症状に進行してしまいます。無自覚性低血糖の原因としては、低血糖や夜間低血糖を繰り返すことや、糖尿病性の神経障害の重症化により起こります。低血糖になった際はブドウ糖の摂取を速やかに行い、血糖値を正常値に戻す必要があります。

（二宮秀樹）

おすすめ書籍

『病気がみえる　vol.3　糖尿病・代謝・内分泌』 医療情報科学研究所編集　第4版　メディックメディア　2014.9　303p　26cm〈背・表紙のタイトル：Medical Disease：An Illustrated Reference Guide　索引あり〉　3300円　①978-4-89632-543-0

目次 代謝・栄養, 糖代謝異常, 脂質代謝異常, 肥満, 尿酸代謝異常, 骨代謝異常, その他の代謝異常, 栄養の異常, 内分泌総論, 視床下部 - 下垂体疾患, 甲状腺疾患, 副甲状腺疾患, 副腎疾患, 膵神経内分泌腫瘍, その他の内分泌疾患

内容 糖尿病、脂質異常症、骨粗鬆症など重要疾患の診断基準、治療方針から新薬までアップデート！

急性代謝障害—基礎知識—糖尿病ケトアシドーシス、高浸透圧高血糖症候群

【解説】 高血糖状態から生じる合併症は基本的には長い年月をかけて発症しますが、急性に発症する合併症もあり、糖尿病ケトアシドーシスと高浸透圧高血糖症候群がそれにあたります。糖尿病による高血糖状態が持続するとインスリンが不足するため、筋肉にブドウ糖が取り込めなくなり体を動かすエネルギーを作る事ができなくなります。そうなると体内では体に蓄えている脂肪を分解する事でエネルギーを得ようとしますが、その際にケトン体という物質が作られます。ケトン体は酸性物質でありこの物質が増える事で血液が酸性に傾き（アシドーシス）、糖尿病性ケトアシドーシスを発症します。症状としては多尿・嘔吐・腹痛などが生じ、進行すると昏睡や意識障害をきたし、放置すると死亡する場合もあります。治療には十分な輸液、電解質の補充、インスリンの適切な投与が必要になります。糖尿病ケトアシドーシスはインスリンの分泌が少ない1型糖尿病で発症する事が多いですが、2型糖尿病でも清涼飲料水の飲み過ぎなどで急激な高血糖状態に陥り発症する事（ペットボトル症候群）もあります。また、主に高齢2型糖尿病患者に感染症や手術といった負荷が加わり、高血糖と脱水をひきおこすのが高浸透圧高血糖症候群です。糖尿病ケトアシドーシスと同様に意識障害をきたし昏睡に陥る事もありますが、著しいアシドーシスは生じません。こちらも放置しておけない重篤な症状であり、迅速な治療が必要になります。治療には脱水の補正と電解質の補充、インスリンの適切な投与が必要になります。

（二宮秀樹）

おすすめ書籍

『60歳からの糖尿病』 阪本要一著　主婦の友社　2010.1　159p　21cm　（よくわかる最新医学）〈索引あり〉　1400円　Ⓘ978-4-07-267447-5

目次 第1章 高齢者の糖尿病がふえている！，第2章 高齢者の糖尿病の特徴と症状, 第3章 早期発見・早期治療のための検査と診断, 第4章 糖尿病の合併症とその対策, 第5章 食事療法, 第6章 運動療法, 第7章 日常生活での注意, 第8章 薬物療法

『糖尿病合併症—鑑別ポイントとベスト管理法』 西川武志専門編集　中山書店　2011.6　308p　26cm　（Visual糖尿病臨床のすべて　荒木栄一編集主幹）〈文献あり〉　6400円　Ⓘ978-4-521-73376-0

目次 1章 合併症総論, 2章 急性合併症の症状・診断・治療, 3章 三大合併症およびその関連疾患の症状・診断・管理, 4章 大血管合併症およびその関連疾患の症状・診断・管理, 5章 その他の合併症, 6章 合併症治療のエビデンスと今後の展望

『高齢者糖尿病診療ガイドライン　2017』 日本老年医学会, 日本糖尿病学会編・著　南江堂　2017.6　162p　26cm〈索引あり〉　3000円　Ⓘ978-4-524-25284-8

目次 高齢者糖尿病の背景・特徴, 高齢者糖尿病の診断・病態, 高齢者糖尿病の総合機能評価, 高齢者糖尿病の合併症評価, 血糖コントロールと認知症, 血糖コントロールと身体機能低下, 高齢者糖尿病の血糖コントロール目標, 高齢者糖尿病の食事療法, 高齢者糖尿病の運動療法, 高齢者糖尿病の経口血糖降下薬治療とGLP‐1受容体作動薬治療, 高齢者糖尿病のインスリン療法, 高齢者糖尿病の低血糖対策とシックデイ対策, 高齢者糖尿病の高血圧、脂質異常症, 介護施設入所者の糖尿病, 高齢者糖尿病の終末期ケア

肥満―基礎知識

【解説】 肥満とは脂肪組織が過度に体に蓄積した状態の事をいいます。脂肪は皮下脂肪と内臓脂肪に大きく分けられます。皮下脂肪は主に腹壁（へそ周り）や大腿部（太もも）、上腕部（二の腕）に蓄積しやすいとされています。内臓脂肪は主に腸管周りに蓄積することがほとんどです。内臓脂肪が蓄積すると、そこからインスリンの働きを抑えるホルモンが放出されるため、特に2型糖尿病の発症の原因となります。肥満の判定には、身長と体重測定のみから計算できるBMI（ボディマスインデックス）というものを用います。具体的には体重（kg）を身長（mの二乗）で割ることで求められます。日本人はBMI=25以上が肥満とされています。日本人は欧米人と比較してインスリン分泌が少なく、軽度の肥満でも糖尿病を発症しやすいため、肥満の状態を把握することはとても大切です。より細かく肥満の状態を把握する方法として、インピーダンス法という手足に微弱な電流を流し水分の跳ね返りで脂肪量や筋肉量を測る機器もあります。最近の体重計に付属されていることが多く、体組成計という名前で発売されています。また、肥満による内臓脂肪の蓄積により高血圧、高脂血症、高血糖症などの症状を複数併発している状態をメタボリックシンドロームと呼びます。放置しておくと動脈硬化が進行し、心筋梗塞や脳梗塞、糖尿病の発症率が高まってしまいます。肥満やメタボリックシンドロームは適切な食事療法と運動療法で改善が可能です。

（二宮秀樹）

おすすめ書籍

『肥満症診療ガイドライン　2016』 日本肥満学会編　ライフサイエンス出版　2016.4　18, 132p　28cm〈他言語標題：Guidelines for the management of obesity disease　文献あり〉　2200円　①978-4-89775-343-0

『肥満・糖尿病の外科治療―手術テクニックからチーム医療の実際まで』 佐々木章, 笠間和典編集　大阪　メディカ出版　2017.7　191p　26cm〈索引あり〉　8800円　①978-4-8404-6180-1

目次 第1章 肥満症患者の病態と治療の基本（性格特性を踏まえた肥満外科治療, 肥満症の病態と治療体系 ほか）, 第2章 肥満・糖尿病外科治療総論（肥満症に対する外科治療の歩み, 肥満外科手術の適応と種類 ほか）, 第3章 肥満外科治療の実際（手術手技, 肥満患者の麻酔管理 ほか）, 第4章 肥満外科治療の準備とチーム医療（チーム医療と各職種の役割, 外科紹介のタイミングと症例検討会 ほか）

妊婦の糖尿病―基礎知識

【解説】 妊娠時には胎盤で血糖値を上げやすいホルモンなどが産生されるため、妊娠中期以後にインスリンが効きにくい状態になり、血糖値が上昇しやすくなります。正常の妊婦では、インスリンが効きにくくなる時期には、すい臓からインスリンを多く分泌して血糖値を上げないように調節します。しかし、必要なインスリンを分泌することができない体質の妊婦は血糖値が上昇してしまいます。体重が重い、両親や兄弟姉妹に糖尿病がある、尿糖陽性、先天奇形や巨大児の出産歴がある、流産や早産歴がある、35歳以上、などの場合には血糖値が上昇しやすいといわれています。また、妊娠中に検査をして、血糖値が高いことが初めてわかることもあります。特にインスリン抵抗性のない妊娠初期に判明した場合には、妊娠前から血糖値が高かった可能性が高いと考えられます。

（二宮秀樹）

おすすめ書籍

『「妊娠と糖尿病」母児管理のエッセンス』 難波光義,杉山隆編著　京都　金芳堂　2013.6　298p　26cm〈「「妊娠と糖尿病」診療スタンダード」(2002年刊) の改題、改訂　索引あり〉　7600円　①978-4-7653-1567-8

『妊婦の糖代謝異常診療・管理マニュアル』 日本糖尿病・妊娠学会編集　メジカルビュー社　2015.12　175p　26cm〈索引あり〉　3800円　①978-4-7583-1730-6

小児の糖尿病―基礎知識

【解説】 小児の糖尿病とは小児期に発症した糖尿病の事であり、以前は小児期に発症する事の多い1型糖尿病の事をさしていましたが、最近では肥満小児の増加とともに肥満2型糖尿病患者の増加も目立ってきています。小児糖尿病は生涯にわたりインスリン注射と向き合っていかなければならいケースがほとんどですが、大人と違い病気の理解やインスリン注射の手技の取得が難しい場合もあります。また遠足や体育などエネルギーを大量に消耗する行事への参加には低血糖を生じる可能性もあり大きな不安がつきまといます。空腹時には急激な血糖値上昇を避けるために食事を大量に摂取することもままなりません。こういった行為は発育時の子供には大きなストレスになり、家族の負担も大きくなります。このような事態を少しでも緩和するため、小児糖尿病の方やその家族のために、糖尿病サマーキャンプという場が設けられています。糖尿病がどういった病気なのか、糖尿病とどうやって付き合っていけばいいのかなど、このような悩みを持っている小児糖尿病の方やその保護者、学校の先生達を療育するための学習会がサマーキャンプです。同じ環境の方々と接することで小児糖尿病と前向きに付き合うことができるようになってきます。

（二宮秀樹）

おすすめ書籍

『小児・思春期糖尿病の対応マニュアル』 池上博司専門編集　中山書店　2012.8　228p　26cm　（ヴィジュアル糖尿病臨床のすべて　荒木栄一編集主幹）〈索引あり〉　6800円　①978-4-521-73381-4

目次 1章 小児・思春期糖尿病の問題点と対応, 2章 小児・思春期糖尿病の疫学, 3章 小児・思春期糖尿病の成因と病態, 4章 小児・思春期糖尿病の診断, 5章 小児・思春期糖尿病の治療, 6章 小児・思春期糖尿病への対応

『小児・思春期糖尿病コンセンサス・ガイドライン』 日本糖尿病学会, 日本小児内分泌学会編・著　南江堂　2015.6　315p　26cm〈索引あり〉　3800円　①978-4-524-26585-5

目次 1 総論, 2 1型糖尿病, 3 2型糖尿病, 4 患児・家族の支援, 5 ケアのシステム化, 付録

『小児・思春期1型糖尿病の診療ガイド』 日本糖尿病学会, 日本小児内分泌学会編・著　南江堂　2017.6　95p　26cm〈文献あり 索引あり〉　1800円　①978-4-524-25618-1

目次 定義と分類, 診断基準, 病因と病態, 疫学, コントロール目標, 治療のプランニング, インスリン療法（持続皮下インスリン注入療法（CSII）、SAPを含む）, 血糖自己測定（SMBG）と連続皮下グルコース濃度測定（CGM）, 食事療法（カーボカウントを含む）, 糖尿病ケトアシドーシスとその治療, 低血糖とその治療, シックデイ・外科手術への対応, 保育施設・幼稚園、学校生活での指導, 心理指導, 災害時の対策, 糖尿病キャンプ, 就職、結婚への対応, 小児医療から成人医療へ

がん

基礎知識

【解説】がんは、遺伝子が傷つくことによって起こる病気です。人間の体は、多くの細胞からできています。体には、傷ついた遺伝子を修復したり、異常な細胞の増殖を抑えたり、取り除く仕組みがあります。しかし、異常な細胞が監視の目をすり抜け、無制限に増えて別の部位に転移するなどして、体を弱らせてしまうことがあります。それが、がんという病気です。現在日本人は、一生のうちに、2人に1人は何らかのがんにかかるといわれています。がんは、このように全ての人にとって身近な病気です。がんは、禁煙や食生活の見直し、運動不足の解消などによって、「なりにくくする（予防する）」ことができる病気です。しかし、それらを心掛けていても、がんに「ならないようにする」ことはできません。一部のがんでは、ウイルス感染が背景にある場合がありますが、がんになるまでには、それ以外にも様々な要因が、長い年月にわたって関係しています。また、がんにはがんの状態を知るための指標として病期があり、代表的なものにTNM分類があります。病期はがんがどのくらいの大きさになっているか（T因子）、周辺のリンパ節に転移しているか（N因子）、別の臓器への転移はあるか（M因子）の3つの要素を組み合わせて決められ、これによって病期を大きく0～IV期の5つに分類します。0期に近いほどがんが小さくとどまっている状態、IV期に近いほどがんが広がっている状態（進行がん）です。

（二宮秀樹）

おすすめ書籍

『がんとお金の本―がんになった私が伝えたい58のアドバイス』 黒田尚子著, 岩瀬拓士監修　ビーケイシー　2011.8　251p　19cm〈索引あり〉　1500円　①978-4-939051-49-4

目次 第1章 突然「がん」を告知されたら…（がん告知を受けたらどうする？，がん告知後、次に考えなくてはいけないこと ほか），第2章 「がん」にかかるお金はどのくらい？（なぜ「がん」の治療費は高額なのか，「がん」にかかるお金その1 病院に支払う医療費 ほか），第3章 「がん」にかかるお金で困ったら…（公的制度編）（公的制度はすべてセルフサービスです，公的医療保険が適用になる費用とならない費用 ほか），第4章 「がん」にかかるお金で困ったら…（自助努力編）（医療保険やがん保険など民間医療保険の賢い利用法，医療保険とがん保険はどちらに入るべき？　ほか），第5章 「がん」とライフプラン―残された人々が困らないためにやっておきたいこと（お金に関する身辺整理をしておこう！，「がん」になった後に住宅ローンが残っている場合は？　ほか）

内容 まさか、私が「がん」なんて…!?いまや男性は2人に1人、女性は3人に1人が「がん」になる時代。がんになると、医療のことだけでなく、治療費などお金の問題に直面します。でも、お金に関する情報はとても少ないのが実態…。がん患者としてのリアルな体験を、FPの視点でお金を中心に解説しました。がんと闘う患者やそのご家族、必読の1冊です。

『がんになったら手にとるガイド―患者必携』 国立がん研究センターがん対策情報センター編著　普及新版　学研メディカル秀潤社　2013.9　223p　21cm〈付属資料：

64p：わたしの療養手帳　索引あり　発売：学研マーケティング〉 880円 ①978-4-7809-1129-9

目次 第1部 "がん"と言われたとき（診断の結果を上手に受け止めるには, がんと診断されたらまず行うこと, がんと言われたあなたの心に起こること, 情報を集めましょう, がん相談支援センターにご相談ください）, 第2部 がんに向き合う―自分らしい向き合い方とあなたを支える仕組み（自分らしい向き合い方を考える, 経済的負担と支援について）, 第3部 がんを知る（がんのことで知っておくこと, 療養生活のためのヒント, 用語の解説）

内容 「社会とのつながり」「患者さんの手記」をより充実！ すべてのがんに共通する情報をまとめた普及新版です。

『安心してがんと闘うために知っておきたいお金の実際―がんになったらいくらかかるのか？』 内田茂樹著　主婦の友インフォス情報社　2015.9　191p　19cm〈発売：主婦の友社〉 1400円 ①978-4-07-412754-2

目次 序章 がんの現状, 第1章 実例で見るがんとお金の実際, 第2章 がんになるとどんなリスクがあるのか, 第3章 実際にかかる費用の内訳, 第4章 どうすれば治療費を抑えることができるのか？, 第5章 公的保障を使い倒す, 第6章 生命保険・先進医療の実際

内容 実際にがん闘病中の人が使ったお金の具体例を掲載。放射線技師であり、ファイナンシャルプランナーでもある著者が、治療費の上手な節約術を伝授。医療費控除の方法をはじめ、高額療養費やがん保険など、使えるお金の実態を解説。がん難民、保険貧乏にならないためのアドバイスが満載。

『難しいことはわかりませんが、「がん」にならない方法を教えてください！』 水上治, 大橋弘祐著　文響社　2016.5　270p　19cm　1280円 ①978-4-905073-38-3

目次 基礎知識編（そもそも「がん」って何？, がんは自分の体の一部。だから治らない？, 最大のがん対策はとにかく知識をつけること ほか）, 予防編（がんはかなり予防できる！, 野菜は農薬を使っている方がいい!?, がんの原因になるのは「肉」と「塩」 ほか）, 検診編（健康診断でがんが見つかった場合はほとんどが進行がん, 絶対受けたいがん検診はこの3つ！, 部位別、正しいがん検診！ ほか）, 告知編（がんを告知されたら、いったんその場を離れる!?, 余命はほとんど嘘だから信じないほうがいい, 医者は「ヨイショ」したほうがおトク!? ほか）, 治療選択編（「がんは一切治療しなくていい」は本当？, 健康保険で受けられない治療とは, 西洋医療と東洋医療のいいとこどりをする ほか）, 治療編（腕のいい医者はどうやって探す？, 医者に「すぐ手術しましょう」と言われても、すぐに手術してはいけない!?, がんセンターでは最新治療を受けられない!? ほか）

内容 日本人の半分以上がなる「がん」という病、でも、いったい何が体に悪くて、何が体に良いのかわかりません。そこで、がん患者を1万人以上みてきた医師、水上治先生にそもそもがんって何ですか、がんになったら絶対死ぬのですか、コンビニの弁当は食べてもいいんですか、食べたらいいものはなんですか、健康診断でがんはみつかるんですか、がんになって何年も生きる人とそうでない人の違いはなんですか、がんにいい治療法はないのですか、など、誰もが抱く疑問をぶつけてきました。すると、がんは遺伝しない、60歳でみつかるがんは40歳でできている、魚のこげは食べても大丈夫、がん早くみつければほとんど治る、食品添加物は気にしなくていい、人間ドックはほとんど間違っている、医者のいうことを聞いていてはだめ、医者は手術をしすぎている、すい臓がんも治る薬もみつかっている、画期的な治療法「免疫療法」でがんは治るようになってきた。などなど、知っているだけで寿命が延びる「がん」の知識がたくさん学べます！

『国立がん研究センターのがんとお金の本―信頼度ナンバーワン！』 片井均, 大江裕一郎ほか監修　小学館クリエイティブ　2016.11　159p　21cm〈文献あり 索引あり　発売：小学館〉 1800円 ①978-4-7780-3789-5

目次 基礎知識（5年相対生存率は約6割,「長期戦」への備えが大切になる, がんと告知されたら、信頼できる情報を集める ほか）, 第1章 がんの検査と治療について知る（がんの治療にかかるお金, 胃がん ほか）, 第2章 公的医療費助成制度を活用しよう（公的医療保険とは, 医療費が高額になったとき ほか）, 第3章 収入や生活の不安を支える公的制度など（傷病手当金, 雇用保険 ほか）

内容 「長期戦」への備えが大切になる/信頼できる情報を集める/公的支援制度をしっかり活用する。がんの検査や治療にかかる費用を実例で紹介。医療負担を軽くするための公的制度が一目で分かる。

『身近な人ががんになったときに役立つ知識76』 内野三菜子著　ダイヤモンド社　2016.11　314p　19cm　1500円　①978-4-478-06921-9

目次 第1章「がん」と診断されたときに読む！ がんの基礎知識, 第2章 後悔しない病院選び, 第3章 正しく知っておきたい！ 検査と治療の基本, 第4章 がんの治療にはお金がかかる？ 知っていれば安心できる治療費と保険, 第5章 がんで困ったときに使える公的保障あれこれ, 第6章 退院後の生活で気を付けておきたいこと, 第7章 がんになっても働くために知っておきたいこと, 第8章 終末期の過ごし方

内容 がんになったら、病院選び、治療の選択、保険の手続き、お金の工面、生活の調整、仕事の両立、公的な申請などやることがいっぱい！ 知らないから不安になる！ 病気の不安が解決する1冊です。

診断―診断基準

【解説】 がんを早期発見し、がんと診断されるには、総合病院やがん専門病院などの医療機関を受診し、検査を行う必要があります。がんは複数の検査を段階的に行い、検査結果を総合的に判断して医師が確定診断を行います。最初に行われるのは、担当医による問診と診察です。体の状態や症状などについて詳しく聞かれるほか、診断の手がかりを得るために、過去にかかった病気、現在かかっているほかの病気、家族や血縁者がかかっている（かかっていた）病気（家族歴）や、生活習慣（喫煙や飲酒、職業など）について聞かれます。その後、より詳しい情報を得るために、血液検査や、画像検査などが行われます。さらに必要に応じて、病変の一部をつまみとったり、針を刺して吸引したり、メスを使って一部を切除する（生検）などをして採取した細胞・組織を、顕微鏡で観察する病理検査・病理診断が行われます。これにより最終的にがんの診断を確定することになります。

（二宮秀樹）

おすすめ書籍

『がんになったら手にとるガイド―患者必携』 国立がん研究センターがん対策情報センター編著　普及新版　学研メディカル秀潤社　2013.9　223p　21cm〈付属資料：64p：わたしの療養手帳　索引あり　発売：学研マーケティング〉　880円　①978-4-7809-1129-9

目次 第1部 "がん"と言われたとき（診断の結果を上手に受け止めるには, がんと診断されたらまず行うこと, がんと言われたあなたの心に起こること, 情報を集めましょう, がん相談支援センターにご相談ください）, 第2部 がんに向き合う―自分らしい向き合い方とあなたを支える仕組み（自分らしい向き合い方を考える, 経済的負担と支援について）, 第3部 がんを知る（がんのことで知っておくこと, 療養生活のためのヒント, 用語の解説）

内容 「社会とのつながり」「患者さんの手記」をより充実！ すべてのがんに共通する情報をまとめた普及新版です。

『イラストでわかる前立腺がん―治療の合併症・後遺症・副作用の対処法 治療中・治療後の日常生活の処方と推奨する食事、症状別対処法』 伊藤晴夫監修　法研　2014.4　159p　21cm　（手術後・退院後の安心シリーズ）〈索引あり〉　1400円　①978-4-86513-002-7

目次 第1章 前立腺がんで知っておきたいこと, 第2章 人生設計によって選ぶ前立腺がんの治療

法, 第3章 治療後の合併症・後遺症・副作用への対処のしかた, 第4章 待機者や再発予防のための日常生活, 第5章 再発・再燃を予防する食事, 第6章 がんにかかるお金と公的制度

内容 前立腺がんの治療は「手術」「放射線療法」「ホルモン療法」の3つが主なもので、いずれも自宅に戻り再発を予防しながら暮らし続ける人がほとんどです。そこで日常生活で気をつけたいことや推奨する食事などを解説します。また、手術の後遺症である「尿失禁」「勃起不全」「リンパ浮腫」や放射線・ホルモン療法の副作用である「排尿・排便障害」、「ホットフラッシュ」などへの対処法も詳しく紹介します。

『患者さんのための乳がん診療ガイドライン 2016年版』 日本乳癌学会編 金原出版 2016.6 239p 26cm〈索引あり〉 2300円 ①978-4-307-20354-8

『がん診療レジデントマニュアル』 国立がん研究センター内科レジデント編 第7版 医学書院 2016.10 530p 19cm〈索引あり〉 4000円 ①978-4-260-02779-3

『EBMの手法による肺癌診療ガイドライン―悪性胸膜中皮腫・胸腺腫瘍含む 2016年版』 日本肺癌学会編 金原出版 2016.12 333p 26cm〈索引あり〉 3800円 ①978-4-307-20365-4

検査―種類―血液検査

【解説】 血液検査とは、血液を採取しその採取した血液から病状などを調べる臨床検査の一つです。血液検査と一口に言っても実に多彩な検査項目があります。また、血液検査を受ける内容(献血、定期健康診断、人間ドック)などにより検査項目自体も異なります。がんに対して行われる血液検査は、がん検診やがんの治療効果の判定、再発や転移を調べるときに受けるもので、がんの検査の代表的なものの一つです。特に体内に腫瘍ができると、血液や尿に含まれる、たんぱくや酵素、ホルモンなどが急激に増えることがあります。また、健康なときにはみられない物質が現れることもあります。これらの物質を腫瘍マーカーといい、物質の量や種類によって腫瘍の存在を知る手がかりになります。 腫瘍には良性と悪性があり、そのうちの悪性腫瘍が「がん」と診断されます。数十種類ある腫瘍マーカーには、ある特定のがんに反応するものと、いくつかのがんに反応するものとがあります。通常、腫瘍マーカーは1種類だけではなく、何種類かを組み合わせて検査します。

(二宮秀樹)

おすすめ書籍

『「血液のがん」と言われたら…―白血病悪性リンパ腫について詳しく解説。』 小澤敬也, 翁家国著 保健同人社 2014.10 159p 21cm (お医者さんの話がよくわかるから安心できる) 1500円 ①978-4-8327-0693-4

目次 1章 血液のがんとは, 2章 完治も視野に入ってきた急性白血病の症状、検査・診断、治療, 3章 新しい治療法の開発が進む骨髄異形成症候群の症状、検査・診断、治療, 4章 画期的な分子標的治療薬が登場した慢性白血病の症状、検査・診断、治療, 5章 抗体医薬により治療成績が向上した悪性リンパ腫の症状、検査・診断、治療, 6章 新規治療薬により治療成績が向上した多発性骨髄腫の症状、検査・診断、治療, 7章 血液のがんと上手につきあうために

内容 白血病、悪性リンパ腫について、完治が見込める治療などを詳しく解説。高齢者に多い骨髄異形成症候群や、多発性骨髄腫の新しい治療法なども紹介。

『血液のガン―悪性リンパ腫・白血病・多発性骨髄腫 イラスト版』 飛内賢正監修 講談社 2015.10 98p 21cm (健康ライブラリー)〈文献あり〉 1300円 ①978-4-06-

259797–5

目次 1 血液のがんを正しく理解する基礎知識（血液のしくみ1―血液は多くの血液細胞でできている, 血液のしくみ2―血液ができるルートは二つある ほか）, 2 悪性リンパ腫とはこうして闘う（症状―リンパ節の腫れ、やせる、発熱などが続く, 検査―細胞を採って、がんがあるか詳しく調べる ほか）, 3 白血病とはこうして闘う（急性白血病の症状・検査―かぜに似ているが、しつこく治らない, 急性白血病の治療方針―治療は三つのステップで進める ほか）, 4 多発性骨髄腫とはこうして闘う（症状―腰痛や背中の痛みがきっかけで発見される, 検査・診断―血液や骨髄のほか、尿検査でもわかる ほか）, 5 入院中から退院後の体調管理のポイント（感染の予防―抗がん剤で免疫力が低下しているので注意, 輸血―出血を防ぐために輸血をすることも ほか）

内容 血液のがんのすべてがわかる！ 複雑な病気のしくみと進化した治療法を徹底解説。正しい知識があれば治療に前向きに取り組める。

検査―種類―腫瘍マーカー

【解説】 腫瘍マーカーは、主に進行したがんの動態を把握するのに使われているのが現状で、早期診断に使えるという意味で確立されたものはまだありません。がんの動態を把握するとは、治療効果を判定するという意味です。例えば、進行したがんに対して化学療法や放射線療法が行われている場合、その治療はどれくらい効果があるかを判断することに使われます。また、腫瘍マーカー値が高いがんに対して手術によるがんの切除が行われると、多くの場合、腫瘍マーカー値は手術後低下、もしくは改善します。しかし、がんの再発に伴い、腫瘍マーカー値は再度上昇してくるので、術後の経過観察目的で使われることもあります。

腫瘍マーカー検査は、他の検査と同じく、診断を最終目的とした多くの検査の1つとして行うもので、診断そのものは血液検査、画像を用いた検査、身体所見等を総合的に勘案して医師が行うものです。したがって、腫瘍マーカー値の上下のみでがんの存在、病態の悪化および回復を判断できるものではないことを理解する必要があります。

（二宮秀樹）

おすすめ書籍

『腫瘍マーカーハンドブック』 石井勝編　改訂版　大阪　医薬ジャーナル社　2009.9

295p　21cm〈索引あり〉　3800円　①978–4–7532–2361–9

目次 1 総論（腫瘍マーカーの歴史と発展, 腫瘍マーカーの種類と分類, 腫瘍マーカーの感度、特異度、基準値, 腫瘍マーカーの測定意義と問題点）, 2 各論（主な腫瘍マーカーとその特徴, 主な臓器別腫瘍マーカー, 新しい腫瘍マーカー）

検査―種類―画像診断

【解説】 画像診断とは、体の外から診るだけでは分からない体内の様子や病気を画像にして、異常がないかどうかを診断する検査のことです。また、症状が出ないうちにがんを早期発見したり、画像によってがん細胞の広がりや性質を調べたり、がんの診断に欠かせない検査の一つです。画像診断を行う事で、適切な治療を行うための方針の立案や予後の予測に重要な役割を果たします。画像検査の種類は、超音波検査、レントゲン、CT、MRI、核医学検査(シンチグラフィやPET)などがあり、超音波やX線、磁気を使って安全に正確な診断を行うことができます。人間の体の輪切りの画像をつくったり、造影剤の投与前後での変化を調べることで、病気の種類(組織診断)を推察したり、腫瘍の形・位置・広がり・正常組織との関係を調べます。検査は、それぞれに得意とする部位や不得意とする部位等があり、症状や疑われる疾患に適した検査機器を用い検査を行います。これらの検査機器で撮影された画像を、専門の医師が読影し、がんなどの病気を体を傷つけずに早期に発見することができます。

(二宮秀樹)

おすすめ書籍

『超実践マニュアルCT』 Versus研究会監修, 平野透, 井田義宏, 石風呂実, 船橋正夫編　医療科学社　2006.5　397p　21cm〈文献あり〉　3800円　①4-86003-361-2

『マンモグラフィのあすなろ教室』 石山公一, 大貫幸二, 佐志隆士, 角田博子著　秀潤社　2007.9　259p　26cm　(画像診断別冊)　5500円　①978-4-87962-357-7

目次 1章 マンモグラフィ読影の準備, 2章 マンモグラフィ読影の実際, 3章 乳腺病理入門, 4章 症例検討, 5章 乳癌検診の考え方, 6章 乳癌診療の流れ, 7章 マンモグラフィ撮影の基礎

内容 ディスカッション形式でわかりやすく丁寧に解説しています。豊富な用語解説やまとめでこれまでの疑問も解決。

『ケアに使える画像の見かた―X線写真・CT画像・エコー像・MRI』 久志本成樹編著　照林社　2008.11　159p　26cm　2400円　①978-4-7965-2183-3

目次 第1章 画像を見る前に読む ここだけ知りたいQ&A(ナースが理解しておきたい画像には、どんなものがありますか？, どんな場面の画像が、特に重要になりますか？　ほか), 第2章 事例で学ぶ 画像が読めるとケアがこんなに変わってくる(下剤を使ってもなかなか便が出ないとき, 左側臥位禁止、ほんとうに正しい？　ほか), 第3章 わかっておきたい基本画像―正常と異常画像のここが違う(頭部CT, 胸部X線 ほか), 第4章 症例検討でステップアップ 画像を見ながら経過を追ってみよう(イレウス(腸閉塞), 膵炎 ほか), 第5章 ケアに生かして、リスクを防ぐ画像情報の使い方(中心静脈カテーテルの確認, 胃管の確認 ほか)

内容 画像の「白」と「黒」の見分け方、画像でわかる患者さんの訴え、症状、正常画像と異常画像の違い、疾患の経過と画像の変化、画像データをケアに生かせる！ コンテンツ。

『超実践マニュアルMRI』 小倉明夫, 土橋俊男, 宮地利明, 船橋正夫編, VERSUS研究会監修　改訂版　医療科学社　2010.4　364p　21cm〈文献あり 索引あり〉　3800円　①978-4-86003-364-4

『新・図説単純X線撮影法―撮影法と診断・読影のポイント』 小川敬壽編, 小川敬壽, 針替栄, 森俊, 野村佳克共著　第2版　金原出版　2012.2　240p　26cm〈索引あり　文献あり　初版(1999年刊)のタイトル：図説単純X線撮影法〉　5000円　①978-4-307-07088-1

『画像診断に絶対強くなるワンポイントレッスン―病態を見抜き、サインに気づく読影のコツ』 扇和之編, 堀田昌利, 土井下怜著　羊土社　2012.4　179p　21cm〈文献あり 索引あり〉 3600円 ①978-4-7581-1174-4

『MRIに絶対強くなる撮像法のキホンQ&A―撮像法の適応や見分け方など日頃の疑問に答えます！』 山田哲久監修, 扇和之編著　羊土社　2014.4　245p　21cm〈索引あり〉 3800円 ①978-4-7581-1178-2

目次 第0章 MRIの基礎について学ぼう！, 第1章 頭部, 第2章 脊椎・脊髄, 第3章 胸部, 第4章 上腹部（肝・胆・膵）, 第5章 腎・副腎・尿管, 第6章 男性骨盤・膀胱, 第7章 女性骨盤, 第8章 MRアンギオグラフィー（MRA）

内容 MRI撮像法のキホンをわかりやすく解説します！ MRIにたくさんある撮像法、使い分けが知りたい！ この疾患にはCTとMRIどちらがよい？ 造影は必要？ MRIが有用な疾患は？ T1強調画像とT2強調画像はどうやって見分ける？ Gd造影剤が入っているかどうかはどうやって見分ける？…などなど本当に知りたかった、実践で即役立つテーマが満載！ 撮像法がわかれば、画像診断に自信がつく！

『マンモグラフィガイドライン』 日本医学放射線学会, 日本放射線技術学会編集　第3版増補版　医学書院　2014.4　98p　30cm〈他言語標題：Mammography Guideline 索引あり〉 3000円 ①978-4-260-01965-1

『手にとるようにわかるマンモグラフィ撮影―見てすぐわかるポジショニング』 小山智美著　ベクトル・コア　2015.4　101p　26cm〈背のタイトル：マンモグラフィ撮影 索引あり〉 3600円 ①978-4-906714-34-6

目次 1 ポジショニングの基本とコツ（MLO（内外斜位）方向撮影, CC（頭尾）方向撮影, その他の撮影法）, 2 トラブルシューティング（異常状態の原因と解決法）（画像の合格基準, 症例1, 症例2 ほか）, 3 知っておきたい基礎知識（乳房の解剖, 乳房の領域, 乳房の可動性組織と固定組織 ほか）

内容 マンモグラフィ "撮影"に焦点を当てて、ポジショニングのコツを丁寧に解説した本です。実際のモデル写真や症例写真を用いて、徹底的にポジショニングについて解説しています。初級者から認定技師の方まで "撮影技術の向上"を目指す全ての方にオススメします。

『がんのPET検査がわかる本―早期発見・早期治療にかかせない』 安田聖栄著　法研　2015.11　157p　21cm　1600円 ①978-4-86513-269-4

目次 第1章 PETの原理とPET検査, 第2章 PET検診と検査手順, 第3章 がんの基礎知識, 第4章 PETでがんを調べる, 第5章 各種がんのPET検査, 第6章 PET/CTで発見される良性疾患

内容 PET画像でわかるがんの写り方とその見方・解釈、がん以外にも注意が必要な疾患。PET検査のすべてをやさしく解説。PET検査初の一般向け解説書。部位別・がん別に詳解！

『マンモグラフィによる乳がん検診の手引き―精度管理マニュアル』 精度管理マニュアル作成に関する委員会監修, 大内憲明編集　第6版　日本医事新報社　2016.3　187p　26cm　4500円 ①978-4-7849-4214-5

目次 マンモグラフィによる乳がん検診の指針（ガイドライン）, マンモグラフィ撮影実施施設の基準, マンモグラフィ併用検診の実施方式, 撮影機器, 撮影法, 撮影に関する品質管理の実際, 画像評価, 検診マンモグラムの読影と判定, 検診受診者に対する説明, 乳がんの臨床, 視触診法による乳がん検診, 乳がん検診の現状と展望, 乳がん検診の費用効果分析―逐年の視触診単独法と隔年のマンモグラフィ併用法の比較, マンモグラフィの放射線リスク, がん検診事業の推進と精度管理

『胸部X線・CTの読み方やさしくやさしく教えます！』 中島啓著　羊土社　2016.6　236p　21cm〈索引あり〉 3600円 ①978-4-7581-1185-0

『腹部の痛みを超音波でみるキー画像80—疾患と痛みと画像をつなぐ』 山口秀樹, 武山茂, 小沼清治著　ベクトル・コア　2016.6　276p　21cm〈他言語標題：80 Key Images：Exploring Abdominal Pains with Ultrasound　索引あり〉　4800円　①978-4-906714-46-9

目次 第1章 肝臓, 第2章 胆嚢・胆道, 第3章 膵臓, 第4章 腎臓, 第5章 脾臓, 第6章 消化管, 第7章 膀胱・尿管, 第8章 前立腺・精巣, 第9章 子宮・卵巣および付属器

検査—種類—内視鏡検査

【解説】 内視鏡検査とは、内腔を有する管腔臓器（食道、胃、大腸、気管、気管支、咽頭、喉頭、胆管など）に内視鏡（ファイバースコープ）を入れて管腔の内面を直接見る検査です。内視鏡検査では直接病変部の組織や細胞を取る生検や細胞診を行うことができます。また、内視鏡の先端部に超音波端子をつけて、管腔の壁や管腔外の病変を検査する場合もあります。内視鏡を使った治療としては、病変があまり大きくなく粘膜に限局している場合に、手術をせずに内視鏡で病変部を取る内視鏡的粘膜切除（EMR）や内視鏡的にレーザーを用いた光線力学的治療（PDT）があります。内視鏡検査の目的は食道、胃、大腸、気管、気管支、咽頭、喉頭などの病変の部位、性状を直接観察し病変の一部をつまみ取り（生検）あるいはこすり（擦過細胞診）、その採取した材料を顕微鏡により観察し、細胞の性格がよいか（良性）、悪いか（悪性＝癌）を判定することが主な目的です。

（二宮秀樹）

おすすめ書籍

『大腸がん内視鏡検査がよくわかる本』 松生恒夫著　リヨン社　2005.8　158p　19cm〈［東京］二見書房（発売）〉　1300円　①4-576-05125-3

目次 1章 大腸がんがたいへんな勢いで増えている（「まさか私が大腸がん…」30代OLに突然の宣告, 大腸がんは女性のがん死亡数＆死亡率の第1位 ほか）, 2章 大腸がんの予防と発見に大腸内視鏡検査（大腸がんの検査で一番ポピュラーな便潜血検査, 便潜血検査で陽性になるのは早期がんでは半数以下 ほか）, 3章 早期がんやポリープは内視鏡で摘出して治る（大腸がんは早期発見できればほぼ100%治る, 大腸がんは5年生存率も比較的高い ほか）, 4章 大腸がんの治療最前線（内視鏡治療が困難なポリープや早期がんに適した腹腔鏡手術, 内視鏡や腹腔鏡で切除が無理なら開腹手術 ほか）, 5章 大腸がんの再発と転移を防ぐ食事と生活（再発や転移を防ぐために。大腸がんにならないために, 早期大腸がん患者433名の食事からわかったこと ほか）

内容 早期なら発見とともに摘出してほぼ確実に治ります。激増している大腸がんと早期発見に欠かせない大腸内視鏡検査のすべてを、専門医がやさしく解説。

『ナースのためのやさしくわかる内視鏡検査・治療・ケア—オールカラー』 工藤進英監修　ナツメ社　2013.3　223p　24cm〈索引あり〉　2500円　①978-4-8163-5361-1

目次 第1章 写真で見る上部・下部消化管内視鏡検査と声かけ・ケア, 第2章 患者中心の内視鏡検査・治療・ケアのために（クリニカルパス, インフォームド・コンセント ほか）, 第3章 内視鏡検査とケアのポイント（上部消化管内視鏡検査, 下部消化管内視鏡検査 ほか）, 第4章 内視鏡治療とケアのポイント（内視鏡的止血法, 内視鏡的硬化療法（EIS）、内視鏡的静脈瘤結紮術（EVL）ほか）, 第5章 感染・医療事故を防ぐために（消化器内視鏡の洗浄・消毒・滅菌, 内視鏡医療従事者の感染防止対策 ほか）

内容 検査・治療・看護の要点を効率よく習得できるよう、必要な要素をすべて解説。初心者のスタッフにも、検査・診断・治療での重要なポイントがつかめる。看護師の目線・視線から、疾患の知識や内視鏡診断を解説。アドバイスも多数収録。

検査—種類—病理検査

【解説】 病理検査は組織を採取して、細胞の性質を調べる、がんの診断には欠かせない検査です。がんが疑われている病変から細胞や組織を採取し、病理医が顕微鏡で観察して、がんかどうか、がんの場合にはどのような種類か調べ、診断します。 個々の細胞を見る検査を細胞診検査（細胞診断）といいます。口腔、気管、膀胱、子宮などの粘膜上からヘラやブラシのようなものでこすりとったり、皮膚から針を刺して吸引したり、痰や尿などの液体中に浮遊している細胞を採取する方法などがあります。 また、個々の細胞だけでなく細胞のかたまり、正常細胞とのかかわりの具合などという、組織の状態を見る検査を組織検査（組織診断）といいます。内視鏡を用いて病変の一部をつまみとる方法、特殊な針を刺して採取する方法、手術で組織の一部を切除する方法、手術で切除した組織全体を細かく調べる方法などがあります。必要に応じて、手術の間にがんが疑われる組織を採って診断する術中迅速病理診断が行われることもあります。

（二宮秀樹）

おすすめ書籍

『乳腺病理学—細胞｜組織｜画像』 市原周著　新版　名古屋　名古屋大学出版会　2013.3　116p　30cm〈他言語標題：Breast Pathology　文献あり 索引あり〉　5400円　①978-4-8158-0722-1

目次 1 総論（マンモグラムと病理, 穿刺吸引細胞診 ほか）, 2 良性病変と、その関連病変（線維腺腫と関連病変, 乳頭腫と関連病変 ほか）, 3 乳管内増殖病変（通常型乳管過形成, 異型過形成）, 4 悪性非浸潤性病変（非浸潤性乳管癌, 特殊な非浸潤性乳管癌 ほか）, 5 悪性浸潤性病変（非特殊型および特殊型の浸潤性乳癌, まれな原発性乳癌 ほか）

内容 最新WHO分類に準拠。乳腺疾患の概念、針生検を含む病理診断のポイント、臨床画像などを簡潔・明快にまとめた、医師・臨床検査技師・診療放射線技師必携の書。カラー写真も大幅に更新・増補した。

『骨腫瘍の画像診断—そのX線正常ですか？　疑う目を養う・鍛える』 尾﨑敏文, 国定俊之編集　メジカルビュー社　2015.10　193p　26cm〈索引あり〉　5000円　①978-4-7583-1366-7

目次 1 骨腫瘍診断の基本（骨腫瘍の好発年齢・好発部位・骨膜反応）, 2 疑う目を養う良性骨腫瘍（単発性骨嚢腫, 軟骨芽細胞腫 ほか）, 3 疑う目を養う悪性骨腫瘍（骨肉腫—通常型とその他、放射線照射後肉腫, 軟骨肉腫 ほか）, 4 疑う目を鍛える鑑別すべき疾患（Van Neck病, 骨髄炎 ほか）

内容 「なにか変だぞ？」を解決します。X線、最初の1枚で見逃さない。

『こわいもの知らずの病理学講義』 仲野徹著　晶文社　2017.9　373p　19cm　1850円　①978-4-7949-6972-9

目次 序章 病理学ってなに？ , 第1章 負けるな！ 細胞たち—細胞の損傷・適応、死, 第2章 さらさらと流れよ血液—血行動態の異常、貧血、血栓症、ショック, インターミッション 分子生物学の基礎知識+α, 第3章 「病の皇帝」がん総論編—その成り立ち, 第4章 「病の皇帝」がん各論編—さまざまな進化

内容 ひとは一生の間、一度も病気にならないことはありえません。ひとは必ず病気になって、死ぬんです。だとすれば、病気の成り立ちをよく知って、病気とぼちぼちつきあって生きるほうがいい。書評サイト「HONZ」でもおなじみ、大阪大学医学部で教鞭をとる著者が、学生相手に行っている「病理学総論」の内容を、「近所のおっちゃん・おばちゃん」に読ませるつもり

で書き下ろした、おもしろ病理学講義。しょもない雑談をかましながら病気のしくみを笑いとともに解説する、極上の知的エンターテインメント。

告知

【解説】 一昔前までは、がんは死に直結する病気というイメージが特に強く、がんという病名が医療の現場で使われることや、患者自身に告知されることは多くはありませんでした。患者が治療への意欲や希望をなくしてしまうからといった事も理由の一つです。しかし、現在がんという病名は、原則的に患者に告知されます。もちろん、患者の「知らなくても良い権利」を尊重して病名をお伝えしないケースもありますが、それは非常にまれです。このように変化してきたのはいくつかの要因があります。がんが早期発見、早期治療により、完治が目指せる疾患になりつつある事や、がんの治療も、医師が一方的に行っていくものではなく、患者が主体的に行っていくという考え方が浸透してきたことなどがあげられます。また、インターネットの普及により、使用する薬剤や治療の内容を患者自身が調べることができるようになった事も大きいと思います。患者が医師や看護師といった医療スタッフやご家族としっかりとタッグを組んで治療に専念するために、がんという病名を全員で共有することは欠かせなくなったと言えます。

（二宮秀樹）

おすすめ書籍

『がんを告知されたら読む本―専門医が、がん患者にこれだけは言っておきたい“がん”の話』 谷川啓司著　プレジデント社　2015.9　253p　19cm　1300円　①978-4-8334-2145-4

目次 第1章 がんを知ろう, 第2章 なぜ、がんで死ぬのか？ , 第3章 なぜ、がんは治りにくいのか？ , 第4章 がんに免疫がうまく働かない理由, 第5章 がん治療の基本, 第6章 がんの三大治療, 第7章 治療で目指すべき目標, 第8章 三大治療以外のがん治療, 第9章 免疫力を上げる, 第10章 がん治療と心

内容 抗がん剤、病院選び、がんの正体…妻と父を“がん”で失った医師が分かりやすく伝える、がん治療の基本。患者さんと家族に読んでもらいたい、がん治療書の決定版。

治療―3大治療法―手術療法

【解説】 手術療法では、がんの病巣を切除し、その臓器の周辺組織やリンパ節に転移があれば、一緒に切り取ります。早期のがんや、ある程度進行しているがんでも、切除可能な状態であれば、手術療法が積極的に行われます。がんのかたまりが一気に取れることと、検査ではわからないごく小さな転移（微小転移）がなければ完治の可能性が高いことがメリットです。しかし、体にメスを入れるため、創部の治癒や全身の回復にある程度の時間がかかったり、切除した部位によっては臓器や体の機能が失われることもあります。こうしたデメリットを小さくするために、最近は、切除する範囲をできるだけ最小限にとどめる方法（縮小手術）や、内視鏡（小型カメラ）を使った腹腔鏡下手術、胸腔鏡下手術など、体への負担を少なくする手術の普及が進んでいます。また、手術後には体の機能が落ちたり、損なわれたりすることも少なくない為、手術後のリハビリテーションも重要になります。最近では手術前から術後の回復に向けたリハビリテーションを早期から行い、手術後の回復をスムーズにする取り組みも積極的に行われるようになってきています。

（二宮秀樹）

おすすめ書籍

『大腸がん手術後の生活読本』 高橋慶一著　主婦と生活社　2009.5　175p　21cm〈文献あり 索引あり〉　1400円　①978-4-391-13713-2

目次 第1章 スムーズな社会復帰のために, 第2章 手術後の補助療法を受けるとき, 第3章 ストーマ（人工肛門）をつけたとき, 第4章 手術後の快適な暮らしのために, 第5章 再発・転移への備えと治療法, 手術後の不安と疑問に答える大腸がんQ&A

内容 大腸がんの最新の治療を概説するとともに、術後の回復のコツ、日常生活のあり方、排便のコントロールのしかたなどに力点を置き、術後のがんとの付き合い方や、社会復帰をスムーズにする生活法について、解説。

『胃がん手術後の生活読本―早期回復のための食事ケア退院後の生活と健康管理 手術後の不安と疑問をわかりやすく解説！』 佐野武監修, 主婦と生活社編　主婦と生活社　2013.12　175p　21cm〈文献あり 索引あり〉　1400円　①978-4-391-14376-8

目次 第1章 手術後の早期回復のために（自分の受けた手術を知っておく, 回復を早める手術後の入院生活 ほか）, 第2章 手術後の補助化学療法について（術後補助化学療法の目的, 術後補助化学療法の実際 ほか）, 第3章 後遺症を抑える食生活（食事の工夫で胃の機能低下を補う, 後遺症を抑える食事のとり方 ほか）, 第4章 退院後の生活と健康管理（規則正しい生活で体調を管理, 適度な運動で体力を回復させる ほか）, 第5章 再発・転移への備えと治療法（再発・転移はなぜ起こるのか, 再発・転移の部位別起こり方と症状 ほか）, 手術後の不安と疑問に答える胃がんQ&A（胃の切除後は揚げ物などは控えたほうがいい？ , 頻繁に出て困る術後のおなら。どうすればいい？ ほか）

内容 早期回復のための食事ケア、退院後の生活と健康管理。手術後の不安と疑問をわかりやすく解説！

『がん手術の名医107人―有力医師が推薦する』　文藝春秋　2016.9　160p　21cm　（文春ムック―文藝春秋クリニック）　880円　①978-4-16-008638-8

治療―3大治療法―放射線療法

【解説】 がんの病巣部に放射線を照射して、がん細胞を死滅させる局所療法です。治療前の検査技術や照射方法の進歩によって、がんの大きさや位置を正確に測り、その部分だけに集中的に照射することが可能になって、効果は以前よりも格段に向上しています。また、体の外側から放射線を照射する外部照射だけでなく、放射線を出す物質を密封した針やカプセルを病巣部に挿入する封小線源治療、放射性物質を注射や内服で投与する放射性同位元素内用療法などの内部照射もあります。照射する部位によっては、一時的に皮膚や粘膜の炎症症状などの、副作用があらわれることもあります。放射線療法に使われる放射線としてよく知られているのはX線ですが、このほか、粒子線を使う陽子線治療や重粒子線（炭素イオン線）治療も実用化が進んでいます。

（二宮秀樹）

おすすめ書籍

『がん放射線療法ケアガイド―病棟・外来・治療室で行うアセスメントと患者サポート』 久米恵江, 祖父江由紀子, 土器屋卓志, 濱口恵子編集　新訂版　中山書店　2013.9　269p　26cm　（ベスト・プラクティスコレクション）〈索引あり〉　3000円　①978-4-521-73766-9

目次 1章 がん放射線療法の看護, 2章 がん放射線療法の理解, 3章 チームで行うがん放射線療法, 4章 患者のセルフケア支援, 5章 おもな有害事象とケア, 6章 照射部位に応じたケア, 7章 さまざまながん放射線療法, 8章 心理・社会的サポート

『「やみくも抗がん剤」にNo！ 再発・転移がんと闘う方法―東京放射線クリニック式モグラ叩き療法で、出てきたがんを狙い撃ち』 柏原賢一著　講談社　2016.2　158p　19cm　1200円　①978-4-06-219933-9

目次 第1章 「もう抗がん剤しかない」を疑え（彷徨える再発・転移のがん難民, 吐き気、体力低下は仕方がない…とは限らない ほか）, 第2章 再発・転移の告知。さて、どうすべきか？（「何を優先したいか」の主張を, 「何を優先したいか」がわからないときは ほか）, 第3章 アメリカではすでに豊富な症例。日本ではまだ少ない、これからの最先端放射線治療（日本では「標準外」。でも私が取り組む理由, 複雑な形状のがんにはIMRT ほか）, 第4章 がんと上手に闘うための5つの習慣（勇気を振り絞って意思表示, 優先順位の整理 ほか）

治療―3大治療法―化学療法(抗がん剤治療)

【解説】主に、抗がん剤によってがん細胞を死滅させたり、増殖を抑えたりする治療方法です。手術療法や放射線療法が主に局所のがんを対象にしている事に対し、化学療法は転移などで全身に広がったがん細胞に対して効果を示します。抗がん剤の投与方法は、点滴や注射、内服です。血液を通して全身をめぐるため、ごく小さな転移にも効果があります。一方、がん細胞だけでなく正常な組織に対しても攻撃をしてしまう為、脱毛、吐き気、倦怠感、しびれ感など、副作用の症状や、肝臓や腎臓、造血器官などへの障害が避けられず、患者にとってつらい治療になりがちなのが難点です。しかし、吐き気などの副作用をやわらげたり抑えたり、白血球の減少を抑える薬の開発などによって、日常生活に支障がない程度に、症状を軽くできるようになってきています。また最近は、がん細胞だけに作用する分子標的治療薬の開発が進み、実用化されているものが増えています。

(二宮秀樹)

おすすめ書籍

『がん化学療法ケアガイド―治療開始前からはじめるアセスメントとセルフケア支援』 濱口恵子, 本山清美編　改訂版　中山書店　2012.2　309p　26cm　(ベスト・プラクティスコレクション)〈索引あり〉　3000円　①978-4-521-73453-8

目次 1章 がん化学療法看護の重要性, 2章 がん化学療法の理解, 3章 患者の意思決定に対する支援, 4章 がん化学療法を安全・確実・安楽に行うためのポイント, 5章 がん化学療法の副作用とケア, 6章 副作用以外の症状マネジメント, 7章 外来がん化学療法における看護

『基本まるわかり！ 分子標的薬』 石川和宏著　改訂2版　南山堂　2013.3　75p　26cm〈文献あり 索引あり〉　2200円　①978-4-525-42352-0

『抗がん剤治療中の生活ケアBOOK―副作用の症状別に引けるアドバイスと注意点』 中川靖章監修　有楽出版社　2013.8　165p　21cm〈発売：実業之日本社〉　2000円　①978-4-408-59394-4

目次 第1章 がん化学療法を受ける際の心得(がん化学療法の目的と有効性, がん化学療法を受ける際の心構え ほか), 第2章 症状別副作用の対処法(自分で気がつく副作用, 検査でわかる副作用), 第3章 抗がん剤治療中の生活(日常生活の注意点, がん治療と食事 ほか), 第4章 私とがん治療―患者さん達の証言(「仕事の両立と脱毛対策」―乳がん治療を経験 東京都N・Fさん(40代・女性), 「治療を生かす患者の心構え」―卵巣がん治療(再発)を経験 東京都N・Sさん(50代・女性) ほか)

内容 化学療法を受ける患者さんにとって、薬剤の副作用は避けては通れない道です。化学療法の副作用やセルフケアの方法を理解していただき、生活の質を高めながら闘病意欲を維持してもらいたい、そんな願いをもとに本書は作られました。

『抗がん剤が効く人、効かない人』 長尾和宏著　PHP研究所　2014.5　172p　18cm(PHP新書 926)　760円　①978-4-569-81834-4

目次 第1章 医者にとっての抗がん剤、患者がイメージする抗がん剤(映画『大病人』は、いまだ現場そのもの, 患者は「抗がん剤で完治できる」と思い込んでいる ほか), 第2章 がんの正体と抗がん剤の使い方(ウイルスとの大きな違い, がんは遺伝子の傷によって起こる病気 ほか), 第3章 抗がん剤が効く人、効かない人(肺がん―小細胞がんか、非小細胞がんかで異なる, 胃がん―抗がん剤の中心は飲み薬「TS-1」 ほか), 第4章 医者があえて口にしない大事なこと(何も主張がなければ、「訴えられない治療」をするしかない, 先に文句を言う患者は好かれる ほか),

第5章 がん、抗がん剤、そして生きるということ(実際に抗がん剤が効いている例, 入院しないでフルコースで行う治療もある ほか)

内容 抗がん剤治療は受けたくないと思っていた著者。ところが最近、遺伝子検査の研究が進み、効く薬が事前に予測できるようになってきたことで考えが変わったという。「効く」「効かない」や「副作用が出やすい」「副作用が出にくい」がわかるようになれば、これまでのような苦しいだけの治療ではなくなるはずだ。現在わかっていく抗がん剤の有効な使い方、慣れると効かなくなるので、患者本人がやめ時を決めること、医者の本音、医者と良好な関係を保てるセカンド・オピニオンの取り方…。町医者として多くのケースをみてきた著者が、最新情報と賢い治療の受け方を存分に明かす。

『抗がん剤治療を受けるときに読む本』 加藤隆佑著　緑書房　2015.6　245p　19cm〈文献あり〉　1500円　①978-4-89531-220-2

目次 第1章 がんに関する事実を知り、がんを克服する(がんになるメカニズムを理解し、原因をとり除く, がんになっても必ず死ぬとは限らない ほか), 第2章 抗がん剤治療による副作用を乗り越える(抗がん剤治療を受ける目的, 副作用に関する基本的な知識 ほか), 第3章 抗がん剤治療を受ける意味を家族とともに考える(抗がん剤治療を受ける意味とは, 本人が納得したうえで治療を受ける ほか), 第4章 がん治療で直面するさまざまな問題を解決する(がんになったときは誰かに相談する, 病院に行くストレスを楽しみに変える方法 ほか), 第5章 心を安定させることが治療を成功に導く(感謝をすることで心の不安をとる, 「自分が求める感情」を意識して生きる力を得る ほか)

内容 第一線で働くがん専門医が患者さんと家族の方々に心から伝えたいこと。あなたの悩みはちょっとしたことで解決できます。がんと前向きに向きあい、がんを克服する方法。

『肉腫化学療法マスタークラス』 川井章編集　南山堂　2015.6　366p　26cm〈他言語標題：Chemotherapy for Bone and Soft Tissue Sarcoma　索引あり〉　7000円　①978-4-525-42111-3

目次 1 疾病と治療の歴史を紐解く, 2 肉腫化学療法のキードラッグを理解する, 3 肉腫化学療法の多剤併用療法を理解する, 4 新たな治療選択となる薬剤を知る, 5 肉腫化学療法の組織別治療戦略を理解する, 6 肉腫化学療法の副作用対策と支持療法を理解する, 7 がん骨転移の薬物療法・支持療法を理解する, 8 症例から肉腫の転移例を理解する

『がん化学療法レジメン管理マニュアル』 濱敏弘監修, 青山剛, 東加奈子, 池末裕明, 川上和宜, 佐藤淳也, 橋本浩伸編集　第2版　医学書院　2016.6　490p　19cm〈索引あり〉　3800円　①978-4-260-02536-2

『抗がん剤治療の正体』 梅澤充著　ベストセラーズ　2016.10　254p　18cm　(ベスト新書 533)　800円　①978-4-584-12533-5

目次 第1章 がんの現実, 第2章 がんの常識、非常識, 第3章 抗がん剤でがんは治らない, 第4章 がん治療と命のコスト, 第5章 インフォームド・コンセント, 第6章 再発予防という名の拷問, 第7章 抗がん剤は少量だから効く, 第8章 患者さんの実例

内容 患者さん30名の実例公表。がん医療のブラックボックスにメスを入れる。

『絵でまるわかり分子標的抗がん薬』 石川和宏著　南山堂　2016.11　96p　26cm〈文献あり 索引あり〉　2500円　①978-4-525-42361-2

『がん化学療法レジメンハンドブック―治療現場で活かせる知識・注意点から服薬指導・副作用対策まで』 日本臨床腫瘍薬学会監修, 遠藤一司, 加藤裕芳, 松井礼子編集　改訂第5版　羊土社　2017.3　709p　19cm〈他言語標題：Treatment Regimens for Cancer Chemotherapy　索引あり〉　4600円　①978-4-7581-1805-7

治療―その他治療法―免疫療法

【解説】 現在、一般的に行われているがん治療は手術療法、放射線療法、化学療法の3つであり、これらを総称してがんの三大治療法といわれています。この三大がん治療に加えて、第4のがん治療として注目されているのが免疫療法です。免疫とは、体の中に侵入した異物を排除するために誰もが生まれながらに備えている能力です。この能力を高め、がんの治療を目的とした免疫療法をがん免疫療法といいます。三大がん治療法が外部からの力を使ってがんを治療するのに対し、免疫療法は主として本来体が持っている免疫力を活かしてがんと闘います。免疫療法は他の治療ほど即効性はない場合もありますが、効果が長期間持続することを特徴とします。免疫療法は、自分自身の持つ免疫力を使った治療なので、体力があり免疫の働きも衰えていない病気の早い段階で使うと、より高い効果をあげることも知られています。また、樹状細胞ワクチン療法やペプチドワクチン療法など一部の免疫療法では、他のがん治療に比べて副作用の報告が少ないこともメリットです。手術・抗がん剤・放射線といった従来の治療と組み合わせて同時に行うこともできます。

（二宮秀樹）

おすすめ書籍

『やさしく学べるがん免疫療法のしくみ』 玉田耕治著　羊土社　2016.11　74p　26cm　〈文献あり 索引あり〉　2500円　①978-4-7581-2071-5

『がん免疫療法ガイドライン』 日本臨床腫瘍学会編　金原出版　2016.12　118p　26cm　〈索引あり〉　2000円　①978-4-307-10183-7

『がん光免疫療法の登場―手術や抗がん剤、放射線ではない画期的治療』 永山悦子著　青灯社　2017.8　178p　19cm　1200円　①978-4-86228-095-4

目次 1 光免疫療法とはどんな治療法か, 2 最初の治験の結果をみる―進行がん7人中4人のがんが消える, 3 これまでのがん治療法の有効性, 4 光免疫療法の開発物語, 5 途方に暮れるがん患者たち, 6 小林久隆さん「光免疫療法」の今後を語る―聞き手/永山悦子

内容 オバマ米前大統領が年頭教書演説で紹介。がん治療の一大革命として今、世界が注目。

治療—その他治療法—ホルモン療法

【解説】 乳がんや子宮がん、前立腺がん、甲状腺がんなど、ホルモンが密接に関わっているがんに対しては、ホルモン療法が行なわれます。特に乳がんは約7割以上が女性ホルモンのエストロゲンの刺激によって増殖するがんであり、ホルモン療法の対象になります。特定のホルモンの分泌や作用を薬を使って抑制することで、がん細胞の活動を抑えて腫瘍を小さくしたり、転移や再発を抑えたりします。副作用については、化学療法に比べて軽いといわれていますが、長期間治療を続ける必要がある事や、顔面の紅潮やほてり、のぼせ、発汗、動悸などの更年期障害のような症状が出る場合もあります。これらの症状の多くは治療を開始して数カ月から数年後には治まりますが、症状によっては使用するホルモン剤の種類を変更したり、症状を和らげる薬を投与したりすることもあります。また薬剤によっては高脂血症、血栓症、骨粗しょう症のリスクが高まることが知られているので、そのようなリスクを少なくするための治療を併用することもあります。

（二宮秀樹）

おすすめ書籍

『医者も知らない乳がんとホルモン療法—天然のプロゲステロンが、女性を乳がんから守る！』 ジョン・R.リー他著, 青木多香子訳　中央アート出版社　2009.1　375p　20cm　2800円　①978-4-8136-0516-4

目次 第1部 乳がんについての正しい知識（なぜ乳がんの予防や治療ができないのか, 乳がんの様々なリスクファクター, がんについての基本的な事実, 乳がんのリスクを高めるもの, 乳がんとは何か）, 第2部 性ホルモンと乳がん（エストロゲン優勢の状態, エストロゲンを理解する, エストリオールのすぐれた利点, プロゲステロンの本質, アンドロゲンの知識, ホルモン補充療法の危険性, タモキシフェンとラロキシフェン）, 第3部 予防と治療のアドバイス（天然のプロゲステロンの使い方, その他のホルモンの補充について, 唾液ホルモン検査と自分でやれるテスト, 栄養と乳がん, 現在と未来を守るために）

内容 日本人女性のがんで、発症数の最も多いのが乳がん。毎年4万人が発症し、1万人が死亡している。乳がんになる確率は、日本では20人に1人、米国では8人に1人。マンモグラフィー（乳房X線検査）は、乳がん予防に役立ってなどいない。かえって危険なのだ！「早期発見・早期治療」の欺瞞的キャンペーン広告に騙されないように!!手術、放射線治療、抗がん剤、合成ホルモン薬など、通常の医療を施しても、なぜ、乳がんから、女性の命を救えないのか!?前更年期と更年期、更年期以後の「エストロゲン優勢」の状態、つまりホルモンのアンバランスこそが、乳がんを引き起こす大きな要因となっているのだ。ホルモン・レベルの測定は、血液検査ではわからない。しかし、医者は、正確に測定できる「唾液ホルモン検査」のことを知らない！ プロゲステロン・クリームを使っても、症状がよくならないのは、間違った使い方をしているからだ。天然のプロゲステロン・クリームの正しい使用法を、ここで詳しく紹介する。

治療―その他治療法―漢方

【解説】西洋医学による代表的ながん治療には手術療法、放射線療法、化学療法があります。これらは主にがん細胞を攻撃する事で治療を進めていきます。デメリットとしては、がん細胞の周りの正常な細胞や組織も傷つけてしまう事が挙げられます。一方、東洋医学である漢方は体の栄養状態や体力を増強して免疫力や抗酸化力など体の抵抗力を高めることで、攻撃的治療の副作用を軽くするだけでなく治療効果を高めることができます。がんが進行して西洋医学で治療法がないと言われた場合でも、体に備わった抗がん力を引き出すことのできる漢方治療を活用すればがんの進行を抑えて延命することもできます。また、漢方でもがん細胞を殺す効果のある抗がん生薬を用いることにより、がんを縮小させることも可能です。がんの種類や治療の状況のみならず、患者の状態に応じたオーダーメイドの漢方治療により、最大限の治療効果を発揮する事が可能となります。そのためには、西洋医学のがん治療と漢方治療の両方の知識と経験を組み合わせていく事も重要となります。

（二宮秀樹）

おすすめ書籍

『がん研有明病院で今起きている漢方によるがん治療の奇蹟』　星野惠津夫著　海竜社　2013.3　238p　19cm　1429円　①978-4-7593-1272-0

目次 序章 漢方を駆使した統合医療で「がん難民」はなくせる, 第1章 がんの漢方治療のポイント, 第2章 がん患者の症状改善のための漢方薬, 第3章 漢方でがんとの闘いはこう変わった―患者20人の体験記と筆者のコメント, 第4章 漢方とはどんな医学か？ , 第5章 がんと闘うためのさまざまな知恵と工夫, 第6章 なぜ漢方が必要なのか？

内容 漢方によって、がんとの闘いは、こう変わった。患者20人の体験記と、著者のコメントによって、具体的に「漢方の力」を紹介。

『漢方薬でがん治療はもっと楽になる―イラスト版』　星野惠津夫監修　講談社　2015.8　99p　21cm　（健康ライブラリー）〈文献あり 索引あり〉　1300円　①978-4-06-259795-1

目次 1 漢方薬ががん治療に効くメカニズム（漢方からみた患者―気力と体力が低下して「癌証」になる, 使用の目的1―がんによって起こる多彩な症状を緩和する ほか）, 2 どの漢方薬をどう使うか（統合医療―西洋医学の代わりではなく弱点を補う医療, 補完のしかた―標準治療に、いつから漢方治療を併用するか ほか）, 3 さまざまな症状が漢方薬でよくなる（冷え―がん患者の背景にある強い冷えをとる, 栄養不足―胃腸の働きをよくして「後天の気」をとり込む ほか）, 4 知っておきたい受診のしかた（診察法―漢方ならではの診察方法「望聞問切」の四診, 診断―四診で得た情報を独特の尺度で整理する ほか）, 5 療養中に自分でできる工夫（冷えをとる―飲食物や生活の工夫で体を冷やさない, 食養1―闘病で奪われるたんぱく質をとる ほか）

内容 ひと目でわかるイラスト図解。西洋医学を補う漢方。闘病が楽になり快復への希望がもてる。抗がん剤・放射線療法での副作用も軽減できる。弱った体力と気力を取り戻し、免疫力が高まる！

治療—その他治療法—リハビリテーション

【解説】がんの療養におけるリハビリテーションは、患者の回復力を高め、残っている能力を維持・向上させ今までと変わらない生活を取り戻すことを支援する事、つまり患者の生活の質を大切にするという考え方に基づいて行われます。がんになると、がんそのものや治療に伴う後遺症や副作用などによって、さまざまな身体的・心理的な障害を受けます。がんのリハビリは、がんと診断されたときから障害の予防や緩和、あるいは能力の回復や維持を目的に、あらゆる状況に応じて対応していきます。がん自体が直接、体力低下や機能障害を引き起こすことに加え、手術・化学療法・放射線療法等のがんの治療によっても合併症が起こる事から、がんの種類や位置、進行を考慮したリハビリテーションや、治療を導入する際には治療後に起こりうる障害を見越した治療前からのリハビリテーションが重要となります。また、他の脳卒中、大腿骨頸部骨折などのリハビリテーション対象疾患と異なり、がんは原疾患の進行に伴い機能障害の悪化、二次的障害が生じるため、進行により生じる様々な症状に対応する必要があります。より高いリハビリ効果を得るためには、患者自身がリハビリの必要性を理解し、障害を抱えてもあきらめずに、医師やリハビリスタッフと相談しながらリハビリのサポートを積極的に受けていくことが大切になります。

（二宮秀樹）

おすすめ書籍

『がんのリハビリテーションマニュアル—周術期から緩和ケアまで』 辻哲也編　医学書院　2011.6　349p　26cm〈索引あり〉　4600円　①978-4-260-01129-7

『がんのリハビリテーションガイドライン』 日本リハビリテーション医学会がんのリハビリテーションガイドライン策定委員会編　金原出版　2013.4　169p　30cm　2800円　①978-4-307-75035-6

目次 第1章 総論・評価, 第2章 食道がん、肺がん、胃がん、肝臓・胆嚢・膵臓がん、大腸がん、前立腺がんと診断され、治療が行われる予定の患者または行われた患者, 第3章 舌がん、口腔がん、咽頭がん、喉頭がんと診断され、治療が行われる予定の患者または行われた患者, 第4章 乳がん、婦人科がんと診断され、治療が行われる予定の患者または行われた患者, 第5章 骨軟部腫瘍またはがんの骨転移と診断され、治療が行われる予定の患者または行われた患者, 第6章 原発性脳腫瘍または転移性脳腫瘍と診断され、治療が行われる予定の患者または行われた患者, 第7章 血液腫瘍と診断され、造血幹細胞移植が行われる予定の患者または行われた患者, 第8章 化学療法あるいは放射線療法が行われる予定の患者または行われた患者, 第9章 リハビリテーションが必要な在宅進行がん・末期がん患者

『がんのリハビリテーションベストプラクティス』 日本がんリハビリテーション研究会編　金原出版　2015.1　258p　30cm〈がんのリハビリテーションガイドライン準拠　索引あり〉　3500円　①978-4-307-75041-7

治療―その他治療法―食事療法、栄養指導

【解説】 がんの食事療法は、栄養状態の改善、代謝を促進し、がんに対する免疫を高める事で体質を改善することが主な目的となります。がん患者の食事と栄養補給は他の病気と同様に、治療効果を高め、がんと闘う体力を維持する上でとても重要です。しかし、がん予防における食生活の研究は多くの報告があるものの、がん患者の食生活のあり方に関する研究はたいへん少ないというのが現状です。また、抗がん剤治療の影響やがんの進行により多くの患者が食欲不振となったり、食べ物の味がわからない、以前までと味の感じ方が変化するなどの味覚異常が生じて食事が満足にできないという状態にもなりやすいです。そういった方々に対しても、食べやすいレシピの紹介や食べたいときに食事を食べられる保存の方法、食欲の出る食事の方法などの指導を行っていく事も、がんの食事療法や栄養指導の重要な役割になっています。

（二宮秀樹）

おすすめ書籍

『抗がん剤・放射線治療と食事のくふう―がん患者さんと家族のための 症例で選ぶ！』 山口建監修, 静岡県立静岡がんセンター, 日本大学短期大学部食物栄養学科編, 山口建, 稲野利美, 吉田隆子, 石川睦弓, 廣瀬弥生編著　女子栄養大学出版部　2007.11　183p　26cm　（がんよろず相談Q&Aシリーズ）　2000円　①978-4-7895-5011-6

目次 第1章 簡単でおいしい食事のくふう（症状で選ぶおすすめメニュー176品, 目で見て選ぶおすすめメニュー102品, おすすめメニュー176品のレシピ集）, 第2章 症状別・生活と食事のくふう（抗がん剤と放射線治療による症状と対策一覧, 食欲不振, 吐き気・おう吐, 味覚の変化, 嗅覚の変化 ほか）

内容 こうすれば食べられる!?静岡がんセンターの患者さんに喜ばれたメニューを紹介。

『胃手術後の100日レシピ―退院後の食事プラン』 加藤チイ栄養指導・レシピ作成, 斉藤君江料理作成, 青木照明監修　女子栄養大学出版部　2010.3　127p　26cm　（100日レシピシリーズ）　1800円　①978-4-7895-1431-6

目次 1 退院（1日目）―退院したその日から約2週間（心理的に食べられないことをケアする）, 2 退院14日後―退院後2週間が過ぎたら（機能的に食べられないことをケアする）, 3 退院30日後―退院後1か月が過ぎたら（食べる量が増えてきたときの食事&生活）, 4 退院45日後―退院後1か月半が過ぎたら（栄養バランスを考えて、体の中から健康に）, 5 退院60日後―退院後2か月が過ぎたら（しっかり食べて吸収させる（体重減少に注意する）, 100日目のお祝い膳）, 退院100日後―まとめのページ

内容 退院したその日から役に立つ！ 胃の切除手術後の不安を解消！ 帰宅したその日から100日間の食生活をアドバイス。体重減少、つかえ、もたれなどのトラブルも解決です。

『大腸がん手術後の100日レシピ―退院後の食事プラン』 森谷宜皓医療解説, 桑原節子栄養指導, 重野佐和子レシピ・料理作成　女子栄養大学出版部　2010.10　127p　26cm　（100日レシピシリーズ）　1800円　①978-4-7895-1432-3

目次 1 退院後2週間―退院したその日から2週間（新しい食べ方を身につけましょう）, 2 退院後4週間―退院後2週間を過ぎて4週間まで（排便トラブルとじょうずにつき合いましょう）, 3 退院後2か月―退院後4週間を過ぎて2か月まで（食べ急ぎ、食べすぎに注意しましょう）, 4 退院後3か月―退院後2か月を過ぎて3か月まで（社会生活を楽しみましょう。でも、油断大敵です, 大腸がんの手術と手術後のトラブル、回復期の過ごし方）

内容 帰宅したその日から100日間の食生活をアドバイス。下痢や頻便、便秘、腸閉塞などのトラブル予防のヒントが満載です。

『子宮・卵巣がん手術後の100日レシピ―退院後の食事プラン』 加藤友康医療解説, 桑原節子栄養指導, 岩崎啓子レシピ・料理作成　女子栄養大学出版部　2010.12　127p　26cm　(100日レシピシリーズ)　1800円　①978-4-7895-1433-0

目次 退院直後(自分自身の体をケアする(なにをどれだけ食べたらいいの? , 退院直後の献立), 自分の体をケアしながら家族の食事を考える(食事作りの負担を軽くする8つのポイント, 30分で整える夕食献立 ほか), 手術後に起こりうるトラブルをケアする(便秘・腹部膨満感があるとき, 下痢の症状があるとき ほか)), 退院50日後から(栄養バランスのよい食生活を身につける, 退院後100日がたった区切りとして)

内容 術後ケア・再発予防は食事がカギ。帰宅したその日から100日間の食生活をアドバイス。食欲不振、排便障害、更年期症状もこの1冊で改善。

『食道がん術前・術後の100日レシピ―回復までの食事プラン』 外村修一医療解説, 松原弘樹栄養指導, 小菅陽子レシピ・料理作成　女子栄養大学出版部　2011.3　135p　26cm　(100日レシピシリーズ)　1800円　①978-4-7895-1434-7

目次 序章 治療を始める前に知っておきたいこと 食事のリハビリは治療の一環です(医療解説1 食道の働きと食道がん, 医療コラム がん細胞の種類によって異なるがんの性質 ほか), 1 入院前 じょうずに食べて体力をつけましょう(医療解説2 手術までの栄養管理のたいせつさ, やわらかメニュー), 2 手術後3か月まで 新しい体になれるリハビリ期です(医療解説3 手術後1週間から始める食事リハビリ, 医療コラム 胃ろう・腸ろうの造設と役割 ほか), 3 手術後100日を迎えて(医療解説4 手術後3か月からの食事リハビリ, 100日目のお祝い膳 ほか)

内容 食道がんは、手術前も手術後も食べるためのケアが必要です。食べやすくて、おいしい食事のくふうを紹介します。

『胃を切った人を元気いっぱいにする食事160―再発しないがんレシピ』 加藤知子献立プラン・レシピ作成, 主婦の友インフォス情報社編, 長晴彦, 落合由美監修　主婦の友インフォス情報社　2012.4　143p　24cm〈索引あり　発売：主婦の友社〉　1500円　①978-4-07-281826-8

目次 プロローグ 胃を切った人が退院後の食事でまず気をつけるべき6つのポイント, 手術後の胃を健康に保つための食品・食べ方の基本食事編(手術後の食事を楽しむ基本10, 1日に摂りたい食品量の目安 ほか), おいしい、飲み込みやすい、もたれない、食が進む手術後のレシピ(退院直後で食事に不安のある人にまず摂ってほしいメニュー, 体重減少対策メニュー1 少量でエネルギーが摂れる料理 ほか), 病気を正しく理解するためのわかりやすい医学知識編(手術で受ける体のダメージ1 胃の形・構造・仕組み・働きをまず理解しよう, 手術で受ける体のダメージ2 これだけは知っておきたい胃がんの正しい知識 ほか)

内容 本書では、個々の症状に合わせてメニューが選べるよう多彩なレシピを掲載。帰宅したその日から自分のペースで食事ができるようになるまでの食生活をアドバイスします。また、手術後の食品の選び方や調理のコツ、食べる量の目安、回復期の過ごし方、さらに胃がんについての正しい知識、抗がん剤治療の基礎知識などもわかりやすく解説しています。

『抗がん剤・放射線治療を乗り切り、元気いっぱいにする食事116―再発しないがんレシピ』 勝俣範之, 中山優子監修, 加藤知子献立プラン・レシピ作成, 主婦の友インフォス情報社編　主婦の友インフォス情報社　2012.5　143p　24cm〈索引あり　発売：主婦の友社〉　1500円　①978-4-07-281832-9

目次 ひと口でも多く、おいしく食べる！ 症状別メニューと食事の工夫 食事編(症状別レシピ早見表, 主食, 主菜, 副菜 ほか), 抗がん剤治療・放射線治療を乗り切るための医学知識編(がん治療の基本と原則―がん治療に用いる薬の種類と特徴, 抗がん剤の副作用とは―副作用はいつ、どのような症状となって現れるのか, 食生活に及ぼす副作用1―悪心・嘔吐を起こす抗がん剤とその副作用対策, 食生活に及ぼす副作用2―口内炎を起こす抗がん剤とその副作用対策 ほか)

内容 抗がん剤・放射線治療中の症状別に選べるレシピを紹介。治療中はどうしても食が進まないものです。本書では、症状別のおすすめレシピや食品の選び方、調理のコツなどを紹介。また、専門医（医師、看護師、管理栄養士）の立場から個々の症状に合わせた食事の工夫、さらに生活面でのアドバイスを解説しています。

『がん患者さんのための国がん東病院レシピ―国立がん研究センター東病院 症状・体調別に選んだ215品』 大江裕一郎, 落合由美, 松丸礼著　法研　2013.9　191p　26cm〈索引あり〉　2000円　①978-4-87954-981-5

目次 1 症状・体調別に選べるレシピ166（食欲不振があるときに, 吐き気・嘔吐があるときに, 味覚変化があるときに, 口内炎・食道炎があるときに, 下痢・便秘があるときに, 飲み込みにくい・噛みにくいときに）, 2 元気の出るレシピバリエーション（家族と同じ料理をアレンジ, 食が進まない時期の少量のお弁当, おなじみ野菜にひと工夫）, 3 どんな症状が、なぜおこる？（抗がん薬、放射線治療中によくみられる副作用, 食欲不振はなぜおこる？, 吐き気・嘔吐はなぜおこる？, 味覚変化はなぜおこる？, 口内炎・食道炎はなぜおこる？, 下痢・便秘はなぜおこる？, 嚥下・咀嚼困難はなぜおこる？, その他・骨髄抑制の影響と対策）

内容 食事に悩むがん患者さんと医師・管理栄養士が一緒に考えた“本当に食べられる”メニュー。100回以上を数えるがん患者さんのための料理教室で、実際に好評だったおいしいレシピ215品を掲載！ レシピはがん患者さんの体調や症状を分類し、主食や主菜、副菜、デザート、調理の注意点・参考献立のパートに分けて紹介！ がん闘病中の不快な症状や体調不良とその原因と対策を解説。

『がん研有明病院の肝臓がん・胆道がん・膵臓がん治療に向きあう食事―術前術後の不安を解消します！』 比企直樹監修, 中濵孝志, 高木久美食事指導, 井上陽介医療解説　女子栄養大学出版部　2015.11　135p　24cm　1600円　①978-4-7895-1834-5

目次 肝臓がん 治療法と食事（肝臓がんの種類と治療法, 肝臓がんの食事, 入院前の食事アドバイス ほか）, 胆道がん 治療法と食事（胆道がんの種類と治療法, 胆道がんの食事, 入院前の食事アドバイス ほか）, 膵臓がん 治療法と食事（膵臓がんの種類と治療法, 膵臓がんの食事, 入院前の食事アドバイス ほか）

内容 手術した後、なにをどう食べたらいいか…。肝臓がん、胆道がん、膵臓がん治療中の食事のとり方がわかります。

治療―代替療法―健康食品、サプリメント等

【解説】 最近では、がんに対する健康食品やサプリメントの研究が進められてきており、予防や治療に役立つ健康食品やサプリメントも数多く出てきています。主治医と相談の元、正しい知識を持って主要ながん治療と並行して使用することで、治療の効果を上げる事も可能となってきています。しかし、がんに利用される健康食品やサプリメントの宣伝には誇大広告が多く、良い面ばかりを強調していてその危険性については説明されていないケースも少なくはありません。健康食品だから安全という保証はなく、特にがん治療中は使ってはいけないサプリメントも数多く存在します。がんの治療において健康食品やサプリメントを使用する際に自分の判断でむやみに摂取すると、かえってがんを悪化させることもあることを理解しておくことが大切となります。最近では健康食品やサプリメントをはじめとした、がんの代替療法の有効性や安全性を科学的な方法で評価しようという取り組みが世界的に高まってきており、主観や口コミだけに頼らず、科学的な根拠を持った情報も確認しながら代替療法を行っていく必要があります。

（二宮秀樹）

おすすめ書籍

『抗がんサプリメントよく効く選び方と飲み方―他のサプリメントとの飲み分け、飲み合わせがわかる』 阿部博幸著　主婦と生活社　2003.4　223p　19cm　1300円　①4-391-12779-2

目次 第1章 がんに克つ人、負ける人, 第2章 抗がんサプリメントと病院治療の上手な併用法, 第3章 抗がんサプリメントの目的別選び方（がんに負けない強い気持ちにする“気力亢進”サプリメント, 免疫力を高める“免疫賦活”サプリメント, がん細胞を自殺させる“アポトーシス誘導”サプリメント, がん細胞の補給路を断つ“血管新生抑制”サプリメント, がん細胞の増殖を止める“分裂期細胞障害”サプリメント, 体の土台を強くする“抗酸化”サプリメント）, 第4章 抗がんサプリメントの力を引き出す飲み方, 附章 いま、私が注目しているもう一つの療法「NK細胞療法」

内容 著者は、がん治療においてサプリメントの潜在力を引き出すことを追求した結果、画期的なTAF時間差療法を確立しました。本書では、これをさらに一段と発展させ、がんに負けない「心」をつくるサプリメントをはじめ、がんの発生時から分裂・増殖、転移まで、段階別に対応して使い分ける“6段階抗がんサプリメント療法”を紹介します。

『抗がんサプリメントの正しい選び方、使い方―決定版！』 福田一典著　広島　南々社　2005.2　284p　19cm　1600円　①4-931524-33-8

目次 1 抗がんサプリメントの常識・非常識―後悔しないために、これだけは知っておきたい（細胞実験や動物実験だけで、人間のがんに効くとはいえない, 抗がんサプリメントの有効性はエビデンスの質のレベルにより「星の数」で評価, 抗がんサプリだけが、オールマイティにがんに効くわけではない ほか）, 2 成分別抗がんサプリメント徹底検証―有効性を「星の数」で評価（βグルカン（アガリクス等キノコ類）―免疫力を高めると悪化するがんや病気もある, 抗酸化性ビタミン（βカロテン・ビタミンC等）―抗がん剤・放射線治療との併用に賛否両論あり, 大豆イソフラボン―エストロゲン依存症の腫瘍（乳がん・子宮体がん等）には、増殖や転移を促す危険性がある ほか）, 3 これであなたも惑わされない！―抗がんサプリメントをめぐるインチキ行為から逃れる方法（「がんに効く驚異の○○」は法律違反, 巧みな言葉とデータのカラクリを見抜くべし, 悪い業者の見分け方 ほか）

内容 抗がんサプリをがん治療に使用する場合に一番大切なのは、医学的に間違っていないことを実行すべきということです。むやみに使用することは、場合によってはがんを悪化させ、死期を早める結果になるという落とし穴を知っておくべきです。本書では、抗がんサプリの有効性の評価を「星の数」で表現するとともに、抗がんサプリを使用する場合の危険性や問題点をまとめました。

『あぶない抗がんサプリメント』 福田一典著　三一書房　2008.3　248p　21cm　2100円　①978-4-380-07213-0

目次 第1章 抗がんサプリメントとは何か（がんとは, がんの診断から治療の流れ ほか）, 第2章 使ってはいけない抗がんサプリメント（乳がん治療後に大豆イソフラボン, 悪性リンパ腫、リンパ性白血病に免疫賦活剤 ほか）, 第3章 買ってはいけない抗がんサプリメント（「がんが治る」といっている, 体験談主体の書籍で宣伝している ほか）, 第4章 抗がんサプリメントの広告の読み方（ネズミのがん発生を予防した, ネズミに植えたがんが縮小した ほか）, 第5章 抗がんサプリメントの正しい使い方（食生活を見直し、足りない部分を補う, 通常治療を補うことを主な目標とする ほか）, 付録

内容 がん代替療法の最前線に立つ著者だから指摘できる、危険に満ちたサプリの世界！「効く」という言葉に騙されないための完全抗がんサプリメントガイド。使用前に必ず確認しておきたい、いのちをつなぐ必須知識。巻末にがん代替療法の「用語集」、「宣伝文句の注意点」、「サプリメントの正しい使い方」を付録。

治療―緩和医療

【解説】 緩和医療とは、広い意味では緩和ケアとも呼ばれ、がんのような重い病気を抱える患者や、その家族の抱える心身の苦痛を和らげるための総合的なケアの事です。がんという病気では、診断を受けたその瞬間から患者のみならず、その家族までもが大きな不安の渦に巻き込まれることになります。なかには精神的な落ち込みからなかなか前向きに治療に向かっていけない患者もいますし、治療が始まってからも心身ともにさまざまな苦痛が襲いかかってくる事もあります。そのような辛い状態を少しでも和らげるための総合的なサポートが緩和ケアです。緩和ケアと聞くと末期がん患者が受けるものというイメージがあるかもしれませんが、実際はそうではありません。がんの診断を受けたその瞬間から誰もが必要に応じて受けられるものです。がんの診断がショックでしばらく呆然としてしまったり、絶望的な気持ちになってなかなか治療を開始できなかったりする患者もたくさんいます。そのような状態の方に対しても、早い時期からカウンセリングなどの緩和ケアを受け少しでも精神的な負担を取り除くことが大切です。もちろん、患者を支える家族の方も早期からカウンセリングなどを受けることができます。

（二宮秀樹）

おすすめ書籍

『緩和ケアが主体となる時期のがんのリハビリテーション』 島﨑寛将, 倉都滋之, 山﨑圭一, 江藤美和子編集　中山書店　2013.7　276p　26cm〈索引あり〉　3800円　①978-4-521-73717-1

目次 1 はじめに―がん医療とがんのリハビリテーション, 2 対象となる患者の抱える痛みや苦しみ, 3 進行期・終末期を迎えた患者のがんのリハビリテーション, 4 家族ケアとしてのリハビリテーション, 5 がんのリハビリテーションで用いるコミュニケーション・スキル, 6 アプローチの実際, 7 おわりに―自分自身のためのストレスマネジメント

内容 進行期や終末期を迎えたがん患者の実践的なケアに悩む全国の医療現場の声に応えるために！

『エビデンスからわかる患者と家族に届く緩和ケア』 森田達也, 白土明美著　医学書院　2016.3　188p　21cm〈索引あり〉　2300円　①978-4-260-02475-4

『緩和ケアレジデントマニュアル』 森田達也, 木澤義之監修, 西智弘, 松本禎久, 森雅紀, 山口崇編集　医学書院　2016.7　439p　19cm〈索引あり〉　3600円　①978-4-260-02544-7

『がん治療のための緩和ケアハンドブック―症例・処方例・IC例で身につく！ 鎮痛薬の使い方から心のケアまで』 吉田健史著, 中川和彦, 小山敦子監修　羊土社　2017.2　335p　19cm〈索引あり〉　3600円　①978-4-7581-1803-3

『そのまま使える 緩和ケア患者説明ガイド―苦痛症状+治療・処置別』 大坂巌編著　大阪　メディカ出版　2017.2　256p　26cm　（プロフェッショナルがんナーシング 2017年春季増刊号）　4320円　①978-4-8404-6100-9

目次 はじめに, 「患者説明シート」ダウンロード方法, 執筆者一覧, CHAP.1 総論 がん患者の緩和ケア（がん患者の緩和ケア）, CHAP.2 苦痛症状の患者説明ガイド（痛み, 呼吸困難（胸水貯留）, 消化器症状（消化管閉塞・腹水）, 自壊創, 骨転移, 高カルシウム血症, リンパ浮腫, 倦怠感, せん妄, 不眠, 適応障害, 泌尿器症状, しゃっくり）, CHAP.3 症状緩和のための治療・処置（痛

み, 骨転移, 消化管閉塞・胆道閉塞, 腹水・胸水, 呼吸困難, リンパ浮腫, 精神神経症状), CHAP.4 疼痛治療の薬剤ポイント集(鎮痛薬のメカニズム, 投与経路別ポイント, 各疼痛治療薬のポイント), Index

内容 緩和ケアの患者説明に超&即お役立ちの一冊。患者の不安を解消しながら、数ある苦痛症状に適切に対処するには、ナースのわかりやすい説明が欠かせない。本書はダウンロードしてそのまま使える「患者説明シート」つきで、説明スキルがぐ〜んとアップすること間違いなし！緩和ケアに携わる全ナース必携の保存版。

治療—心理的サポート

【解説】 がんであることで、患者や患者を支える家族の方々はいろいろな悩みを抱えることになります。仕事や家庭、治療のこと、治療に伴う不安、将来的なことなど患者個々によりその悩みはさまざまです。患者に対しての心理的サポートは、まず患者をよく知ることから始まります。たとえば仕事を途中にしてとても心配になっているとか、家にいる家族が心配とか、また手術やその他の治療がどうなるかなど、具体的な情報として捉えます。しかし、中にはなかなか自分の悩みや不安を言葉として表さない方もいます。そういう患者に対しては、毎日触れ合う機会を多く持ち、今、患者が何を必要としているかを見極めて対応します。一方、家族の方々に対しては一番中心となる家族の方を知り、その方と話す機会を持ちます。患者が病気と立ち向かうには家族の方々の支えがとても重要です。家族の方々の辛さも知り、家族の方々が悩んでいることには解決策を一緒に考えたり、ときには愚痴をこぼしてもらうことも必要です。家族として患者をどのように支えたいか、家族の希望を聞き、面会時間を調節したりして家族の方々の精神的負担を軽くするなど、患者やその家族に寄り添った対応が重要になります。

（二宮秀樹）

おすすめ書籍

『もしも、がんが再発したら—本人と家族に伝えたいこと：患者必携』 国立がん研究センターがん対策情報センター編著　英治出版　2012.3　140p　21cm〈索引あり〉 750円　①978-4-86276-139-2

目次 がんが再発していますと言われたら, がんの再発、私たちの体験, 再発、転移とは, 再発がんを治療する, 痛みについて, 体や心の不調に対処する, 臨床試験に参加するには, 未承認薬について, 補完代替療法に興味を持ったときには, 治療法をどう選ぶか, あなたの心に起こること, 生きる意味を考えること, あなたを支えるいろいろなこと, 家族およびあなたを支えてくれる方へ

内容 自分の気持ちと上手に付き合うためのヒント、体験者や家族の病気との向き合い方、治療の知識や支援の仕組みをわかりやすく解説。ガイド+体験談。

『がんでも長生き心のメソッド』 保坂隆, 今渕恵子著　マガジンハウス　2016.1　189p 19cm　1200円　①978-4-8387-2829-9

目次 第1章 一番聞きたいこと。がん＝死ですか？(いろいろな病気がある中で、がんが特別に悲壮なイメージでとらえられるのはなぜでしょうか？, がん患者、70%の心をラクにする2つのシンプルな事実とは？　ほか), 第2章 落ち込まない心の持ち方(ネガティブな思いが渦巻いて時々やりきれなくなります。何かいい対処法はありますか？, がんという病は、寄り添ったほうがいいですか？ それとも闘ったほうがいいですか？　ほか), 第3章 がんで死ぬということについて教えてください(最も恐れていることを。がんで死ぬ時は苦しいですか？, 恋人にがんであることを告げたら、「オレそういうの、無理」と。男ってこんなもんですか？　ほか), 第4章 がんは新しい人生を始めるチャンス(後悔しない生き方、どうやったら見つかりますか？, 告知は必要でしょうか？　ほか)

内容 心のダメージ克服でがん寿命が延びる！ がん患者の心がV字回復するメソッドのすべてを初めて公開！

『がんでも、なぜか長生きする人の「心」の共通点』 保坂隆著　朝日新聞出版　2016.12　190p　18cm　1000円　①978-4-02-251435-6

目次 第1章 がんを知っても落ち込まない人の共通点（「がん」と診断 頭が真っ白になる人がほとんどです，「私は死んでしまうんだ…」と思い込んでしまうのには理由があります ほか），第2章 自分なりに、がんと人生と向き合う（健康な人も、必ず死ぬのです，告知されることで、大切な時間を有効に使えるようになります ほか），第3章 がんとともに生きるということ（「がん」は試金石 自分にとって大切な人が見えてきます，がんがきっかけで互いの愛に気づくことがある ほか），第4章 日常の「行動・習慣」から心を整える（「静」のストレス解消法 リラクゼーション法，「ゆれる炎のキャンドル」で簡単に瞑想ができる ほか），第5章 何があっても心おだやかな人の共通点（目に見えないことを受け止める生き方「スピリチュアリティ」，死を「次の次元への旅立ち」と考えれば生きる意味や自分のミッションが見えてきます ほか）

内容 一番の敵は、絶望です。がん患者に寄り添い続ける精神科医が教える「心の処方箋」。

『死を前にした人にあなたは何ができますか？』 小澤竹俊著　医学書院　2017.8　159p　21cm　2000円　①978-4-260-03208-7

社会復帰支援―退院支援、復職支援

【解説】 退院支援とは、がん末期の患者や患者家族に対して患者やその家族がこの先病気を持ちながら、どのように生きていけばよいのかというところから、最期の療養先をどこにするのか、自宅に帰るのか、それとも転院をするのかというところまで、何らかの選択ができるように支援をすることです。患者や家族の意思は揺れ動くことが少なくないため、患者、家族の意思を尊重しながら支援する一方で、生活上の問題を解決するために、多職種と協働して生活上の問題に対して自立支援を行っていきます。また、働く世代が、がんに罹患したとき、必ずと言っていいほど直面するのがこれから仕事をどうするかという就労の問題があります。がん患者の復職支援とは、がん患者が社会とつながりを持ちながら仕事を続けていけるよう、あるいは一度退職しても再就職できるよう支援していくことです。ひとりひとりの患者に寄り添い、一緒に解決策を考えていくことで、仕事での問題や不安を少しでも緩和していくことを目指して活動しています。しかし、がん患者の2人に1人が、罹患を原因として仕事を失う、あるいは不本意な状況になっているというデータもあります。がん患者・がん経験者の就労問題とその支援とは、がん患者本人だけでなく、ご家族、そして従業員として雇い入れている企業にとっての問題でもあり、その全員のための支援であると考えられます。

（二宮秀樹）

おすすめ書籍

『退院後のがん患者と家族の支援ガイド』 日本ホスピス・在宅ケア研究会編著　大阪　プリメド社　2004.7　244p　21cm 〈「退院後のがん患者支援ガイド」の改訂〉 2800円　①4-938866-26-9

目次 退院したがん患者を前にして，患者、家族とのよりよいコミュニケーションのために，在宅で必要な医療とは，痛みの緩和のために，患者へのサポートとアドバイス，家族へのサポートとアドバイス，在宅で看取るための家族へのアドバイス，がんで亡くなった患者の遺族へのサポート，おわりに，制度を活用するために

内容 告知とコミュニケーション、痛みの緩和、自宅での介護、家族の看取り、など…。在宅療養を決めた患者と家族のための知識と知恵を再集結。

『これからの退院支援・退院調整―ジェネラリストナースがつなぐ外来・病棟・地域』 宇都宮宏子, 三輪恭子編　日本看護協会出版会　2011.4　232p　26cm〈執筆：宇都宮宏子ほか〉 2600円　Ⓘ978-4-8180-1598-2

『退院支援実践ナビ』 宇都宮宏子編著　医学書院　2011.4　143p　21cm　（看護ワンテーマBOOK） 1800円　Ⓘ978-4-260-01321-5

『看護がつながる在宅療養移行支援―病院・在宅の患者像別看護ケアのマネジメント』 宇都宮宏子, 山田雅子編集　日本看護協会出版会　2014.6　219p　26cm　2500円　Ⓘ978-4-8180-1848-8

『身近な人ががんになったときに役立つ知識76』 内野三菜子著　ダイヤモンド社　2016.11　314p　19cm　1500円　Ⓘ978-4-478-06921-9

目次 第1章「がん」と診断されたときに読む！ がんの基礎知識, 第2章 後悔しない病院選び, 第3章 正しく知っておきたい！ 検査と治療の基本, 第4章 がんの治療にはお金がかかる？ 知っていれば安心できる治療費と保険, 第5章 がんで困ったときに使える公的保障あれこれ, 第6章 退院後の生活で気を付けておきたいこと, 第7章 がんになっても働くために知っておきたいこと, 第8章 終末期の過ごし方

内容 がんになったら、病院選び、治療の選択、保険の手続き、お金の工面、生活の調整、仕事の両立、公的な申請などやることがいっぱい！ 知らないから不安になる！ 病気の不安が解決する1冊です。

『企業ができるがん治療と就労の両立支援実務ガイド』 遠藤源樹著　日本法令　2017.9　293p　21cm　2900円　Ⓘ978-4-539-72537-5

目次 第1章 就労世代の「がん」患者が増えている（「がんになった社員」への対応が問われる時代, 社会背景（シニアの就労割合の増加, 女性の就労割合の増加, 就労世代の女性のがんの増加, 医療の進歩）ほか）, 第2章 実態調査から見えてきた「未来のかたち」（日本初「がん罹患社員病床・復職実態追跡調査」（病休・復職コホート研究）, 社員に定年まで働き続けてもらうために必要なこと ほか）, 第3章 企業における「がん罹患社員」対応実務（がん罹患社員ゼロ期, 療養開始期・療養期 ほか）, 第4章 がん治療と就労の両立支援のために（がん治療と就労が両立しづらい状況は変わっていない, 衛生管理者・産業医・社労士・産業看護職の活用が重要, 法制化と偏見払拭―社会的な機運を高めよう！ ほか）, 第5章 これから復職を目指す方々へのメッセージ

内容 がんの種類から推定する復職率・退職率・療養日数・勤務継続率。データから読み解く「効果的な復職支援制度」と「必要な支援期間」。対象社員ゼロ期/療養開始期・療養期/復職期/復職後…ステージ別対応実務。両立支援のための衛生管理者・産業医・社労士・産業看護職の活用法。乳がん・胃がん・大腸がん種類別「治療と就労の両立支援」のポイント。本邦初の実態追跡調査結果と産業医学に基づいて第一人者が対応急務の実務をわかりやすく解説！

予防―健診、検診

【解説】 年に1度、定期的に職場や学校、医療機関などでは健康診断（健診）が行われています。一般的な健診は対象の病気を定めず、身体に異常がないかどうかを調べます。それに対し、一部の職場健診やがん検診のように、特定の病気に絞って調べる検診もあります。がん検診はがんを対象にした検査です。胃や大腸、肺、乳房、子宮など、がんができる部分が異なればがんの特徴も変わってきます。がん検診では、それぞれのがんを調べるのに適した検査が用意されています。がん検診は一次検診、精密検査（二次検診）、がんの確定診断、治療という流れで進んでいきます。一次検診ではスクリーニングといって、健康な人と多少でもがんの可能性が疑われる人を見極めてふるいわけます。もし、精密検査でがんと確定診断された場合は、必要に応じて治療へ進むことになります。

（二宮秀樹）

おすすめ書籍

『人間ドック完全ガイド―人間ドック年代別最強検査リスト』　晋遊舎　2012.2　98p　29cm　（100%ムックシリーズ）〈『MONOQLO』特別編集〉　648円　①978-4-86391-447-6

予防―生活習慣

【解説】 日本人の2人に1人が一生のうちにがんになるというデータがあります。従って、がんになってからの事を考えるだけでなく、がんを予防するという観点を持つことも非常に重要な事になります。一部の遺伝性のあるがんを除いて、がんの予防には生活習慣が大きく影響しています。日本人のがんの中で原因が生活習慣や感染であると思われる割合をまとめた調査では、男性のがんの53.3%、女性のがんの27.3%は生活習慣や感染が原因という結果が出ています。国立がん研究センターをはじめとした研究グループは、日本人を対象としたがんの研究結果をまとめ、何ががんの原因になっているかを調べました。その結果、喫煙、多量の飲酒、食生活の乱れ（塩分の取りすぎ、野菜や果物不足など）、運動不足、肥満、感染（B型、C型肝炎ウイルス、ヘリコバクターピロリ菌など）の6つの要因を取り上げています。このうち感染以外は日頃の生活習慣に関わるものであり、禁煙、節酒、食生活を見直す、運動、適正体重の維持の5つの健康習慣を実施する事で、がんになる確率を抑えられるという研究結果もでています。日頃の生活習慣がいかにがんの予防に重要かがわかります。

（二宮秀樹）

おすすめ書籍

『がんの予防―科学的根拠にもとづいて』　小学館クリエイティブ　2010.8　128p　21cm　（国立がん研究センターのがんの本）〈シリーズの監修者：津金昌一郎, 祖父江友孝　文献あり 索引あり　発売：小学館〉　1800円　①978-4-7780-3712-3

目次 基礎知識, 第1章 がん予防の正しい情報を得るために, 第2章 がん予防のためにすべきこと, 第3章 食べ物とがん, 第4章 がんになりやすい疾患と病態, 第5章 部位別がんのリスク要因・予防要因

内容 大規模調査にもとづく信頼性のあるがん予防。日本一確かながん情報。

『「がん」にならないための5つの習慣』 津金昌一郎監修　NHK出版　2014.2　79p　26cm　（生活実用シリーズ―NHKきょうの健康）〈文献あり〉 1000円　①978-4-14-199188-5

『科学的根拠にもとづく最新がん予防法』 津金昌一郎［著］　祥伝社　2015.3　220p　18cm　（祥伝社新書 404）　780円　①978-4-396-11404-6

目次 第1章 ここまでわかったがん最新情報（増え続ける日本人のがんと、その理由, 日本人の体質とがん,「がん対策基本法（二〇〇七年施行）」とは？　ほか）, 第2章 科学的に証明されたがんの原因（なぜ、がんになるのか？ , 遺伝か、環境か？ , 最大の原因 ほか）, 第3章 科学的根拠にもとづくがん予防法（日本人ならではの予防法, がん予防の6原則）, 第4章 科学的根拠にもとづく部位別がん予防法（肺がんの予防法, 胃がんの予防法, 大腸がんの予防法 ほか）, 第5章 確率にもとづくがんを防ぐ自己管理（年齢とがん（好発年齢）, がん予防、世界でもっとも理想的な民族は？ , なぜ、男性はがんになりやすいか？　ほか）, 第6章 誤解しやすいがん検診（がん検診は必要か？ , がん検診はほとんど無駄になる？ , がん検診の利益と不利益 ほか）

内容 本書は、国立がん研究センターで予防に携わる著者が、現時点で科学的に効果が認められた予防法を開陳するものです。がんの最新知見から、がん予防の6原則、がん検診のメリットとデメリットまで、わかりやすく説明していきます。

『生活習慣の改善でがんを予防する5つの法則―正しい知識があればがんはもう怖くない』 津金昌一郎監修　日東書院本社　2017.2　207p　19cm〈文献あり〉 1100円　①978-4-528-02130-3

目次 あなたのがんリスクをチェック！ , 第1章 がんとは何か？ がんの基礎知識, 第2章 がんの5割は生活習慣の改善で予防できる, 第3章 ここまでわかった！ がんの予防法, 第4章 早期発見のために知っておきたい、部位別にみるがんの基礎知識, 第5章 がん検診を正しく受けるために知っておきたいこと, 第6章 がんの治療費はどのくらいかかる？

内容 正しい知識があれば、がんはもう怖くない。2人に1人は「がん」になる時代。「がん」にならないためにできることがあります！

闘病記

【解説】 闘病記とは、患者本人やその家族によって書かれた体験記のことです。がんについて書かれた闘病記は数多くあり、書籍から漫画、インターネットのブログまで様々な形で書かれています。専門書を読むことでもがんの知識や情報を得ることは可能ですが、闘病中にどのような心情を経験したか、どのように病を克服したかといったような具体的な内容は書かれていない事が多く、そういった点からも闘病記は参考になると考えられます。また、がん患者の実体験が具体的に書かれた手記であるため、今後の経過、治療方針などをイメージする際にも役に立ちます。同じ病気を経験した方、克服した方の言葉には説得力があり、がんになって不安になった気持ちを支えたり、がんの治療に立ち向かっていこうという希望や勇気をもらえます。しかしそのる半面、現実的な厳しい内容や闘病中の辛かった事なども赤裸々に書かれている書籍もあり、その時の精神状態や状況で受け止め方が変わってきます。今の自分の状態、状況に合った内容の闘病記を選んで読むという事も重要です。

（二宮秀樹）

おすすめ書籍

『病気になった時に読むがん闘病記読書案内』 パラメディカ, ライフパレット編　三省堂　2010.3　192p　19cm　1600円　①978-4-385-36453-7

目次 第1章 お薦めがんの闘病記案内―がんの部位別1～14（頭頸部のがん, 消化器のがん ほか）,

第2章 古今東西闘病記事情（国内の変遷, 新たな媒体の出現 ほか）, 第3章 闘病記の魅力を探る（人はなぜ闘病記を書くのか？ , 人はなぜ闘病記を公開するのか？ ほか）, 第4章「闘病記専門古書店パラメディカ」と「闘病記サイトライフパレット」の誕生（パラメディカの誕生, ライフパレットの誕生 ほか）, 第5章 闘病記を探すためのいろいろ情報

内容 役に立つ、命を見つめた“闘病記＆ネットの中の闘病記”をご紹介。

『三十路、独り身、リアル乳ガン闘病記』 片野あかり著　ジュリアン　2010.8　187p　21cm　1200円　①978-4-902584-89-9

目次 第1章 三十路、カンチガイしたまま爆走, 第2章 独立祭りが終わりまして, 第3章 ニューガン、何それ？ , 第4章 ドトウの戦闘開始, 第5章 いったいどうなる？ 人生初の入院＆手術, 第6章 えっ!?これで終わりじゃないの？ , 第7章 予防対策狂時代。生きるためなら何だって！ , 第8章 メデタシ、メデタシではいかない私の日常

内容「目先の欲にとらわれて会社から脱走！」「仕事ナシ、出会いナシ。これでいいのだ？」「電話1本、ユル〜イ告知」「can't stop嘔吐！ ゲキテキな副作用」「け、毛がァアア!!カツラかぶって合コンへ」。日本一笑える“乳ガン”エッセイ。

『さよならタマちゃん』 武田一義著　講談社　2013.8　278p　19cm　（イブニングKC 477）　686円　①978-4-06-352477-2

『大学教授がガンになってわかったこと』 山口仲美著　幻冬舎　2014.3　252p　18cm　（幻冬舎新書 や－9-1）　800円　①978-4-344-98344-1

目次 1 大腸ガンの時（ガンかと思ったら、何をすべきか？ , 病院選びは、いつからするか？ , 私的病院情報の集め方 ほか）, 2 膵臓ガンの時（膵腫瘍はなぜ見つかったか？ , 手術をするか、しないか？ , 手術の実力は？ ほか）, 3 比較・共通のこと（経験豊かな麻酔科医か？ , 治療を受けたい医療チーム, 頼りになる看護師とは？ ほか）

内容 一度目の大腸ガンは早期発見し手術もうまくいったのだが、四年後に膵臓ガンを発症。現在抗ガン剤治療中の大学教授が、この二度のガン患者経験を踏まえて、病院を選ぶ時、ベッドが空かなくて入院できない時、セカンドオピニオンがほしい時、執刀医の実力を知りたい時、主治医と合わない時、抗ガン剤をやめたくなった時、いじわるな看護師に当たった時、どう考えどう振る舞うべきかをレクチャー。「先生にお任せ」ではなく、自分で決断する「賢いガン患者」になるための手引き書。

『乳がんと診断されたらすぐに読みたい本―私たち100人の乳がん体験記』 豊増さくら, 乳がん患者会bambi*組著, 高尾信太郎, 脇田和幸監修　健康ジャーナル社　2014.3　367p　21cm　1800円　①978-4-907838-71-3

目次 第1章 治療のこと―これから治療を受けられる方、ご家族の方へ 乳がんの治療って、こんな感じで結構バラエティに富んでます！（受診・告知・術前検査, 手術・リハビリ・病理検査, 抗がん剤治療 ほか）, 第2章 生活のこと―治療中って生活はどうなるの!?そんな不安にお答えします！（お金のこと, 日々のこと）, 100人の体験記 アンケート結果“データ＆コラム”

内容 悩んでいるあなたに知ってほしいこと。あなたにお伝えしたいこと…私たちが体験したいろいろな治療のことや、抗がん剤、リハビリ、髪の毛、お金、仕事、子育てなどなどたくさん。でも、いちばん知ってほしいのは、「たくさんの仲間がいる」ということ。それだけで私たち、ずっと気持ちが楽なのだから。

『元気になるシカ！―アラフォーひとり暮らし、告知されました』 藤河るり著　KADOKAWA　2016.9　171p　21cm　（メディアファクトリーのコミックエッセイ）　1000円　①978-4-04-068668-4

目次 第1章 突然倒れる, 第2章“悪性”の可能性, 第3章 いざ、手術へ, 第4章 はじめての抗がん剤治療, 第5章 治療はつづく, 第6章 再発疑惑とこれから

内容 アラフォーでひとりぐらしで漫画家の私。ある日突然、病院で「卵巣がん」と告知されてしまいました。海外から飛んできた父、明るく看病してくれる母、泣いた自分を受け止めてく

れた友人。支えてくれる人がいるからこそ、前を向いて病と闘える。アメブロ2ジャンルでランキング1位を獲得！ 感動と共感のコメント殺到の人気ブログが50P以上の未発表秘話を加えて書籍化。

認知症

基礎知識

【解説】 認知症とは認知機能が低下して、生活するうえで支障が出ている状態のことを指します。厚生労働省の試算によると、2025年には認知症の人は700万人を超えると推計されています。認知症にはいくつかの種類がありますが、主なものとして、アルツハイマー型認知症、脳血管型認知症、レビー小体型認知症、そして前頭側頭型認知症があげられます。

認知症になるといろいろな症状が出現しますが、大きく二つに分類することができます。それが中核症状と行動・心理症状（BPSD：behavioral and psychological symptoms of dementia）と呼ばれるものです。中核症状とは、脳の神経細胞の破壊によって起こる症状であり、記憶障害、日時や自分の居場所がわからない見当識障害、論理的な思考ができない判断力低下などがそれにあたります。一方、行動・心理症状（BPSD）とは、中核症状に本人の性格や環境の変化などの要因が加わることによって引き起こされる日常生活上の不都合な行動や精神症状のことです。例えば徘徊、妄想、興奮、暴力行為などの症状のことです。

（結城俊也）

おすすめ書籍

『認知症―専門医が語る診断・治療・ケア』 池田学著　中央公論新社　2010.6　217p　18cm　（中公新書 2061）　740円　①978-4-12-102061-1

目次 1 根治できない病気が多いのになぜ早期診断が必要なのか（診断のプロセス, 脳と認知、脳と行動, 行動と心理の症状）, 2 主な病気の診断・治療・ケア（血管性認知症, アルツハイマー病, レビー小体型認知症, 前頭葉側葉変性症）, 3 認知症医療のこれから（若年性認知症, 生物学的変化、心理的特徴、社会的背景, 認知症と自動車運転, 熊本モデル―今後の認知症医療について）

内容 一度身につけた記憶や能力が失われていく認知症。いまだ根治療法はないが、治療においても介護においても、早期発見と病気の正しい知識の果たす役割は大きい。本書では、認知症のうちアルツハイマー病やレビー小体型認知症など主要な病気の特徴をやさしく解説し、病気ごとの治療とケアのポイントを紹介する。正常な物忘れと認知症の違いはどこにあるのか、若年性認知症固有の問題とは。悩んでしまう前に読んでほしい一冊。

『医学データにもとづく認知症を予防する生活習慣』 羽生春夫著　メディカルトリビューン　2012.2　143p　21cm　1500円　①978-4-89589-377-0

目次 第1章 認知症とは, 第2章 原因で分類する認知症, 第3章 認知症のサイン, 第4章 認知症と生活習慣病, 第5章 認知症の予防はなぜ大切か, 第6章 今日からできる認知症の予防, 第7章 認知症の治療と治りうる認知症

内容 認知症のなかで、もっとも多いアルツハイマー病は、脳のなかに20年前から溜まり続けていたゴミが原因。「脳の生活習慣病」「脳の糖尿病」ともいわれる認知症を、40代、50代の今から予防するには？ 早期診断・早期治療で進行を抑えるには？ 今日から実践できる、認知症予防のノウハウを紹介。

『脳からみた認知症―不安を取り除き、介護の負担を軽くする』 伊古田俊夫著　講談社

2012.10　254p　18cm　(ブルーバックス B-1790)〈索引あり〉　900円　①978-4-06-257790-8

目次 第1章 そのとき、脳はどうなっているのか？ , 第2章 認知症とはどういう病気か, 第3章 忘れる記憶、忘れない記憶, 第4章 乱れる本能、曇る理性、変容する気分, 第5章 「私」とは何者か？ 見当識障害と脳機能, 第6章 幻覚や妄想、徘徊や興奮はなぜ起きるか？ , 第7章 軽度認知症を見逃すな！—年間一〇%の軽症者が重症化していく, 第8章 患者の日常と向き合う—治療とリハビリテーション、日々の暮らし, 第9章 認知症の人とともに暮らす時代—「認知症サポート医」になって

内容 ある日突然、ネクタイが結べなくなる。妻の顔がわからなくなる。そのとき脳で、何が起こっているのか？ 5歳刻みで発症率が倍増する。予防のカギは、40代からの生活習慣が握っている—。専門医が語る「認知症のすべて」。

『よくわかる認知症の教科書』　長谷川和夫著　朝日新聞出版　2013.4　229p　18cm　(朝日新書 398)　760円　①978-4-02-273498-3

目次 序章 「認知症でつながる絆」をつくろう, 第1章 認知症とは何か, 第2章 診断のプロセス, 第3章 治療の方法, 第4章 認知症を予防する, 第5章 新しいケアの方法, 第6章 若年性認知症とは, 第7章 看取り, 第8章 ポピュレーションアプローチ, 終章 見守りの町づくりが社会を明るくする

内容 アルツハイマー型、血管性、レビー小体型—認知症の正体は？ 治療薬の開発は？ ストレスがたまらないケアの方法は？ 家族も認知症の人も、安心して暮らせる「町づくり」とは？ 基礎知識から最新情報、将来への提言まで、丁寧に説明。医療・福祉、行政関係者にもお奨め。

『認知症予防—読めば納得！ 脳を守るライフスタイルの秘訣』　山口晴保著　最新第2版　協同医書出版社　2014.1　254p　21cm〈索引あり〉　1800円　①978-4-7639-6022-1

目次 第1章 はじめに—本書を正しく活用するために, 第2章 認知症の成り立ちを知る, 第3章 認知症を防ごう—生活上の一工夫, 第4章 医師の処方する薬剤と認知症, 第5章 脳活性化リハビリテーションで脳老化防止, 第6章 認知症の早期発見, 第7章 まとめ

『レビー小体型認知症がよくわかる本—イラスト版』　小阪憲司監修　講談社　2014.2　98p　21cm　(健康ライブラリー)〈文献あり〉　1300円　①978-4-06-259779-1

目次 1 見逃されやすい「第二の認知症」(どんな病気？ , 見逃すことの問題 ほか), 2 脳に現れる「レビー小体」が病気のもと(レビー小体とは, レビー小体型認知症のタイプ ほか), 3 正しい診断を受けるために(見分けるべき病気, 医療機関の選び方 ほか), 4 レビー小体型認知症の最新治療(治療方針, 治療の基本 ほか), 5 症状とつきあう暮らし方のコツ(心がまえ, 幻視への対応 ほか)

内容 アルツハイマー型に続く第二の認知症。そこにはいない人やものが見える幻視に要注意。ほかの認知症とどう違う？ 進行を抑えられるのか？ 病気の見極め方から治療法、介護のコツまで徹底解説。

『認知症よい対応・わるい対応—正しい理解と効果的な予防』　浦上克哉著　新版　日本評論社　2014.5　237p　19cm〈文献あり 索引あり〉　1600円　①978-4-535-98414-1

目次 第1章 認知症とはどんな病気か(認知症はありふれた病気で、怖い病気ではない, 老化によるもの忘れと病気によるもの忘れの違い ほか), 第2章 こんな症状があったら病院へ行こう(認知症の主な症状, 認知症発見のポイント ほか), 第3章 認知症と診断されたら(家族と周囲の対応次第でよくも悪くもなる, 安心ケア一〇ヵ条 ほか), 第4章 認知症は予防できる(こんな人は認知症になりやすい, 認知症になりにくい生活習慣とは ほか), 第5章 これで安心！ よい対応・わるい対応(家族は認知症を疑っているのに、病院へ行くことを嫌がる, 認知症と診断されたら、どう受け止めて対応したらよいか ほか)

内容 認知症の専門医が書いた大好評の本待望のバージョンアップ！ 患者さんと家族に役立つ最前線のケアと予防法治療薬がよくわかる最新情報も満載！ アルツハイマー病の研究と臨床、予防のエキスパートが豊富な経験に裏打ちされた、対応の秘訣を大公開。

『認知症を知る』　飯島裕一著　講談社　2014.6　266p　18cm　(講談社現代新書 2269)

〈文献あり〉 800円 ①978-4-06-288269-9

目次 第1章 母の発病―そして要介護5へ, 第2章 早期受診の大切さ, 第3章 ところで認知症とは？, 第4章 検査と診断、告知の難しさ, 第5章 認知症にはさまざまな病気がある, 第6章 認知症の予防をめぐって, 第7章 介護の周辺

内容 30年近く認知症を取材してきたベテラン医療記者の実母が発病した。その経験もまじえて語る、いちばんわかりやすい認知症の本。糖尿病の人は危ない!!予防の最新情報も。薬の用い方もアドバイス。周辺症状には漢方薬も。

『社会脳からみた認知症―徴候を見抜き、重症化をくい止める』 伊古田俊夫著 講談社 2014.11 238p 18cm (ブルーバックス B-1889)〈文献あり 索引あり〉 900円 ①978-4-06-257889-9

目次 第1章 人の気持ちを理解できない―「理不尽に怒る脳」の源を求めて, 第2章 「社会脳」とは何か？―社会脳科学の誕生, 第3章 社会脳の視点から認知症をとらえ直す―1社会的認知, 第4章 社会脳の視点から認知症をとらえ直す―2より高次な社会脳機能, 第5章 社会脳の障害から認知症を診断する, 第6章 早期発見して重症化を防ぐ―認知症における新しいミッション, 第7章「認知症+予備軍」一〇〇〇万人時代

内容 「認知症+予備軍1000万人」時代に備える。記憶障害や知的能力の低下だけではとらえきれない、患者の「心の変化」とは？ 現役世代からの早期発見を可能にする知識とは？ 症状を理解し、介護の負担を軽くする新しい視点を、専門医がやさしく語る。

『認知症の「真実」』 東田勉著 講談社 2014.11 266p 18cm (講談社現代新書 2292) 800円 ①978-4-06-288292-7

目次 第1部 認知症はどういう病気なのか？(その医者が認知症患者をダメにする！, 認知症の診断基準のミステリー, 認知症は薬で「治る」のか？, コウノメソッドの挑戦―治療薬の適切量をコントロールする), 第2部 こんなに違う認知症タイプ別分類(レビー小体型認知症(専門医ですら知らない治療法, 当事者の口から語られたレビー小体型認知症), 脳血管性認知症―高次脳機能障害とのあまりに微妙な線引き, ピック病などの若年認知症), 第3部 認知症にどう向き合うか(認知症介護で潰れないために―家族会からのアドバイス, 薬に頼らない認知症介護―「諏訪の苑」の取り組み, 認知症の人は病人ではなく「普通の人」)

内容 "認知症"は国と医者が作り上げた虚構の病だった！ 認知症医療の「闇」と「希望」を描いた2014年最大の衝撃作。

『専門医が教える認知症』 朝田隆著 幻冬舎 2016.2 143p 21cm (SUPER DOCTOR)〈文献あり〉 1300円 ①978-4-344-90310-4

目次 第1章 どうなるの？ どうすればいい？ 認知症Q&A(認知症と加齢による物忘れの違いは？, 親きょうだいが認知症なら危険？ ほか), 第2章 認知症になる前に予測&予防できる 軽度認知障害(MCI)のうちに発症を止める(軽度認知障害(MCI)とは 認知機能が低下気味。50%は発症しない, 受診から検査まで 認知症専門医の問診が決め手になる ほか), 第3章 三大認知症を知る 脳の障害のタイプにより症状&治療が変わる(三大認知症(1)アルツハイマー型認知症 20〜30年かけて徐々に脳が縮んでいく, 三大認知症(2)血管性認知症 脳卒中をくり返し認知機能が低下する ほか), 第4章 理解されたい、理解したい 症状の背景がわかると、介護が変わる(症状と患者さんの心理 別の人間になるような恐怖感を理解して, 中核症状 ほか), これからのために知っておきたい介護保険制度と成年後見制度

内容 忘れっぽくなった…名前が出てこない！ また失敗した！ 認知症は予測し、予防し、進行を遅らせられる。「ちょっとおかしいと思ったら」まずはチェック！

『ぜんぶわかる認知症の事典―4大認知症をわかりやすくビジュアル解説』 河野和彦監修 成美堂出版 2016.4 159p 26cm〈文献あり 索引あり〉 1800円 ①978-4-415-32134-9

目次 1 認知症の分類と特徴(認知症の定義, 認知症の種類と疫学 ほか), 2 認知症の検査と診断(診断と検査の基本, 問診の手法とポイント ほか), 3 認知症の中核症状、周辺症状(認知症の症

状分類, 中核症状（1）記憶障害 ほか）, 4 認知症の最新治療（最新の認知機能改善薬, 薬物治療の目的 ほか）

内容 症状、検査・診断から最新治療までを網羅！ 精密なイラスト＋詳しい解説。

『40歳からの「認知症予防」入門―リスクを最小限に抑える考え方と実践法』 伊古田俊夫著 講談社 2016.10 220p 18cm （ブルーバックス B‐1988）〈文献あり 索引あり〉 900円 ①978‐4‐06‐257988‐9

目次 第1章 四〇歳からはじめる認知症予防, 第2章 これで認知症を予防できる1―生活習慣病、食事と嗜好品をどう考えるか, 第3章 これで認知症を予防できる2―運動、脳トレ、アクティビティの活用法, 第4章 「高齢期の愛と性」をどう考えるか―豊かな心、前向きな気持ちを保ちつづけるために, 第5章 「早期発見・早期対応」の徹底で重症化を防ぐ, 第6章 認知症再入門―全国民必須の基礎知識を確認しよう

内容 画像診断で萎縮が確認できる段階では、病状はすでに、深刻なレベルに到達している。脳内の病変や異常タンパク質の蓄積は、40歳から始まる。働き盛り世代からの予防策だけが、認知症の発症リスクを低下させる。食事や運動、人との交流や読書習慣など、何をどれくらい、どのように取り組めばいいのか。高齢期の愛と性が、認知症に与える影響とは？ 初代認知症サポート医の一人で、豊富な診察経験をもつ著者が、科学的エビデンスに基づく予防法を、やさしく詳しく解説する。

『ウルトラ図解認知症―予防・治療から介護まで、知っておきたい最新知識』 朝田隆監修 法研 2016.10 159p 21cm （オールカラー家庭の医学）〈文献あり 索引あり〉 1500円 ①978‐4‐86513‐280‐9

目次 第1章 認知症とは、どんな病気？（先生、家族がなんか変なんです！, 認知症は身近な病気 ほか）, 第2章 認知症の兆しと予防のしかた（加齢によるもの忘れと認知症の違い, 認知症と生活習慣病のかかわり ほか）, 第3章 認知症の治療（認知症は早期の受診が重要, 認知症の治療法は？ ほか）, 第4章 家族を守る介助と介護（認知症の家族を支える接し方, 薬の管理をする ほか）

『認知症いま本当に知りたいこと101』 阿部和穂著 西東京 武蔵野大学出版会 2017.6 230p 21cm 1500円 ①978‐4‐903281‐32‐2

目次 1 認知症とは？, 2 認知症の症状, 3 認知症の診断, 4 認知症の対応, 5 認知症の治療法, 6 認知症の予防

内容 認知症には薬を使うな！ ○○○が認知症に効いた！ ×××で認知症が治った！―巷にあふれる認知症の情報、それってホント?!

『すべてがわかる認知症 2017 家族で読む予防と備え』 朝日新聞出版 2017.8 178p 29cm （週刊朝日MOOK） 907円 ①978‐4‐02‐277533‐7

軽度認知障害（MCI）

【解説】 軽度認知障害（Mild Cognitive Impairment：MCI）とは、健常者と認知症の中間にあたるグレーゾーンの段階のことを言います。例えば物の名前が出なくなる、最近の出来事を忘れる、物事の段取りが悪くなるなどの症状が出てきますが、日常生活には概ね支障がない状態のことです。MCIの一つの定義として、以下の項目があげられています。

・本来の認知機能レベルから低下していることが本人、周囲の人、医師から申告される。
・記憶など一つ以上の認知領域での障害があることが客観的に示される。
・日常生活が自立している。
・認知症とはいえない。

MCIは健忘型と非健忘型に大別されます。健忘型MCIは記憶障害を主症状とするもので、進行するとアルツハイマー病になることが多いとされています。また非健忘型MCIは判断能力の低下や計画立案などが困難になるもので、進行するとレビー小体型認知症や前頭側頭型認知症になることが多いとされています。MCIを放置すると1年後には約10%、5年後には約40%の人が認知症に移行するというデータもあります。しかし適切な介入によって、回復したり発症を遅らせたりすることができる可能性があると報告されています。認知症予防においては、早期からの対策が重要であると言えるでしょう。

（結城俊也）

おすすめ書籍

『MCIを知れば認知症にならない！』 奥村歩著　主婦と生活社　2014.6　215p　19cm　〈別タイトル：認知症予備群を知れば認知症にならない！〉　1400円　①978-4-391-14522-9

目次 第1章 ドキュメンタリー「MCI（認知症予備群＝軽度認知障害）」, 第2章 MCI（認知症予備群＝軽度認知障害）とは何か？ , 第3章 「MCI（認知症予備群＝軽度認知障害）」の誕生と歴史的経緯, 第4章 記憶の3つの幕, 第5章 あなたの「もの忘れ」はMCI？—「もの忘れ外来」最前線, 第6章 MCIをきたす病理の多様性, 第7章 MCIの主犯格・アルツハイマー, 第8章 MCIの神経画像診断, 第9章 認知症から逃げ切るために

内容 NHK『あさイチ』でMCIを解説した専門医が、認知症予備群400万人におくる大切なメッセージ!!

『まだ間に合う！ 今すぐ始める認知症予防—軽度認知障害〈MCI〉でくい止める本 イラスト版』 朝田隆監修　講談社　2014.12　98p　21cm　（健康ライブラリー）〈文献あり〉　1300円　①978-4-06-259788-3

目次 1 こわがらないで診断を受けよう（サインに気づく—始まりの多くはドキッとするようなもの忘れ, サインに気づく—違和感の自覚から目をそむけない ほか）, 2 今すぐ始めたい認知症予防（軽度認知障害とわかったら—トレーニングと服薬で認知力を上げる, 認知症は防げるか—防ぐ要因と進行させる要因を見分ける ほか）, 3 運動が認知機能をアップさせる（運動の効果—運動には認知機能を高める効果がある, 有酸素運動—息がはずみ、軽く汗ばむくらい動こう ほか）, 4 知的刺激で脳力を鍛える（頭と体を同時に使う—デュアルタスク（二重課題）が脳を刺激する, 実践！ デュアルタスク—指先を動かして頭の体操に ほか）, 5 気持ちを切り替えるヒント（なぜこんなことに…—後悔するより今できることを考える, 悪化したらどうしよう…—悲観的な予想ばかりに目を向けない ほか）

内容 ひと目でわかるイラスト図解。脳を刺激する最強の予防法「筋トレ」&「デュアルタスク」。記憶力、注意力に不安を感じたら今すぐ対策開始！

『基礎からわかる軽度認知障害〈MCI〉―効果的な認知症予防を目指して』 鈴木隆雄監修, 島田裕之編集　医学書院　2015.4　332p　26cm〈索引あり〉　5800円　①978-4-260-02080-0

目次 第1章 MCIの基礎を理解する, 第2章 MCIの臨床所見, 第3章 MCIの認知機能の特徴, 第4章 MCIの危険因子, 第5章 MCIの早期発見のために, 第6章 MCIに対する介入方法, 第7章 認知症予防へ向けた地域保健事業の実際

内容 国立長寿医療研究センター発、軽度認知障害（MCI）はここまでわかった。認知症患者激増の時代に向けて、高齢者にかかわる医療者必携の一冊。

『認知症は早期発見で予防できる』 青柳由則著　文藝春秋　2016.4　228p　20cm　1400円　①978-4-16-390448-1

目次 見えた！ 認知症予防への道, 発症のメカニズム, DIAN研究, 予防のカギは「MCI」（軽度認知障害）, 「もの忘れ」とどこが違うのか, 「歩き方」で早期発見できる, 脳内ネットワークの異変, 「運動」で認知機能を向上させる！, 心臓と脳はつながっている, 「ボケへの恐れ」が予防の壁, ターゲットは予防薬の開発, 治療薬開発の最前線, 睡眠不足が認知症を引き起こす, 私はこうしてアルツハイマー病をくい止めた

内容 認知症に根本的な治療法はない。その常識が覆されようとしている。認知症予備群であるMCI（軽度認知障害）の段階で対処すれば、病気の進行をくい止め、症状を改善できることがわかったのだ。では、MCIを早期発見するにはどうすればいいのか？ 意外なところにカギがあった。それは「歩き方」だ。発見の仕方から認知機能を回復する方法まで、最新の知見をもとに、認知症治療の最前線をリポート。

予防運動

【解説】 認知症予防のためには、脳の神経細胞を活性化することが効果的だと言われています。そのための方策として、有酸素運動が有益であることが知られています。有酸素運動によって酸素を体内に取り入れると、血流量はアップし、BDNF（脳由来神経栄養因子）という神経細胞を保護する物質が分泌されることが期待できます。また適度な運動は快眠をもたらすため、脳内に蓄積されたアミロイドβ（アミロイドβが凝集すると老人斑となり、脳神経細胞に悪影響を及ぼす）の排出にも好影響が期待されています。

近年、このような運動と認知機能を使った課題を同時に行うデュアルタスクなエクササイズが予防に効果的だとして注目されています。例えばしりとりを行いながらのステップ運動は、楽しみながら頭と身体を同時に使える代表的なものと言えるでしょう。現在、各地で開催されている健康教室などでも取り組まれています。機会があれば参加してみるのもよいでしょう。

（結城俊也）

おすすめ書籍

『100歳までボケない手指体操―脳の老化を防ぐ！』 白澤卓二監修　主婦と生活社　2012.2　128p　21cm　1300円　①978-4-391-14121-4

目次 序章 実証！ 手指体操はボケ防止にこんなに効果があった！（なぜ年をとると、ボケるのか？, 手指体操はボケ防止に効果があるか？ ほか）, 第1章 手指の体操（手指の柔軟, 指を折る ほか）, 第2章 手指の作業（利き手でない手で電卓を使う, 利き手でない手で箸を使う ほか）, 第3章 手指の遊び（ジャンケン遊び, おちゃらかホイ ほか）

内容 脳を活性化する手指体操が48。実証、光トポグラフィ測定画像。ボケやすさ判定、チェックリスト。

『1日10分で「脳」がイキイキ！ シナプソロジー7日間プログラム』 シナプソロジー普及会著　リンケージワークス　2013.10　48p　26cm　1700円　①978-4-905095-11-8

『歌あそび・歌体操12カ月80種―介護予防+認知症予防プログラム』 能村昭子著　あおぞら音楽社　2014.2　109p　30cm〈索引あり〉　1600円　①978-4-904437-15-5

目次 一月一日, たこの歌, お江戸日本橋, 早口ことば2種, 手話で歌おう富士山, 歌みくじ, サイコロ振りゲーム, わらべうたあんたがたどこさ, 毬と殿さま, 冬の星座〔ほか〕

内容 ぎっしりつまった122曲の童謡・唱歌・わらべうた・抒情歌で手話や手あそびをふんだんに取り入れたどこでも使える・誰でもできる・元気になれる基本ワザ。

『シナプソロジーで高齢者はつらつ！ 脳いきいきレクリエーション』 シナプソロジー普及会著　西東社　2014.3　127p　26cm　1500円　①978-4-7916-2144-6

目次 1章 やってみよう！ はじめてのシナプソロジー（相違じゃんけん, ボディタッチ4動作 ほか), 2章 座ってできるシナプソロジー（腕の4動作, 計算じゃんけん ほか), 3章 立って行うシナプソロジー（足で相違じゃんけん, 全身時計 ほか), 4章 道具を使って行うシナプソロジー（お手玉チェンジ, 天気予報 ほか), 5章 ペアやグループで行うシナプソロジー（自己紹介4動作, スカーフキャッチ花と野菜 ほか)

内容 かんたん、楽しい！ みんなでできる！ 介護・福祉の現場で大好評！

『脳を鍛えるには、楽しく「混乱」させなさい―10分でできる！ 脳活性化プログラム「シナプソロジー」』 シナプソロジー普及会著, 藤本司監修　カンゼン　2014.3　135p　21cm　1500円　①978-4-86255-206-8

目次 第1章 シナプソロジーを知ろう（開発の経緯「何がきっかけだったのか？」, 新たな刺激を与えるプログラム 身体を動かして脳を活性化 ほか), 第2章 シナプソロジーをやってみよう！ 1対1編（1対1のエクササイズ, エクササイズ1 テニスラリー ほか), 第3章 シナプソロジーをやってみよう！ グループ編（グループでできるエクササイズ, エクササイズ1 ファイブスルー ほか), 第4章 シナプソロジーをやってみよう！ 番外編（体力に自信がある方, 子ども向け ほか), 第5章 脳とシナプソロジーの関係を知る（心身の健康には脳が健康でなければならない, 脳の働き・仕組みを知る ほか)

内容 様々な分野で効果立証中。今までの脳トレとは違う画期的な新しいプログラム。自分のレベルに応じて調整可能な全31種類のエクササイズを収録。

『認知症予防の簡単エクササイズ―体を動かしながら、脳を鍛える！』 島田裕之監修　NHK出版　2014.6　79p　26cm　（生活実用シリーズ）　900円　①978-4-14-199196-0

『新開発！ 国立長寿研の4色あしぶみラダー―認知症予防のための脳活性化運動コグニサイズ入門』 島田裕之監修　小学館　2014.9　16p　26cm　1800円　①978-4-09-942002-4

『イキイキ脳トレ体操―頭と身体を健康に！』 篠原菊紀講師　NHK出版　2015.3　79p　26cm　（NHKテレビテキスト―NHKまる得マガジン）〈下位シリーズの責任表示：日本放送協会, NHK出版編集　Eテレ 2015年3月―4月〉　571円　①978-4-14-827229-1

『認知症予防運動プログラムコグニサイズ入門』 島田裕之監修・編著, 土井剛彦指導・著　大阪　ひかりのくに　2015.4　63p　26cm　2500円　①978-4-564-43144-9

目次 1 島田裕之先生特別講義（認知症はどれくらいの割合で発症する？ , 認知症になりやすいのはどんな人？ ほか), 2 コグニサイズを実施するに際して（トレーニングのスケジュールと注意点など, トレーニングの目標設定及び心拍数計測とその目安など ほか), 3 コグニサイズ（導入編/グループ用 運動：イスに座りながら足踏みと手の振り, 番外編/グループ用 運動：イスに座りながら手拍子 ほか), 4 ストレッチ・筋トレ・バランス（ストレッチ, 初級 ほか), 5 有酸素

運動（有酸素運動とは, 有酸素運動（ステップ, ウォーキング））

内容 コグニション（認知力向上の意味）+エクササイズ（運動すること全般的に）、コグニサイズとは、頭を使いながらの運動!!いろいろなバリエーションと、ストレッチ・準備運動と組み合わせてのプログラム例も！ これからのデイ・サービス等、介護現場でのアクティビティに最適!! 科学的に認知症予防効果を検証（国立長寿医療研究センター）!!

『椅子に腰かけたままでできるシニアのための脳トレ体操＆ストレッチ体操』 斎藤道雄著 名古屋 黎明書房 2015.7 61p 26cm 1650円 ①978-4-654-07639-0

目次 1 脳トレ＆顔・口のストレッチ, 2 脳トレ＆指のストレッチ, 3 脳トレ＆腕・肩のストレッチ, 4 脳トレ＆背中・肩のストレッチ, 5 脳トレ＆胸・背中のストレッチ, 6 脳トレ＆あし・腰のストレッチ

内容 椅子に腰かけたままできて、高価な運動器具や道具も一切使わず、要介護レベルのシニアにも楽しく簡単にできます。手先の器用さやカラダの柔軟性などの維持向上をはかり、転倒を予防するなどの体操を紹介します。頭を使いながらカラダを動かす脳トレは、シニアの判断力、思考力の維持向上をはかります。また、自然に笑顔になって集団の雰囲気を和やかにします。すべての体操の進め方がイラストで紹介されています。本文中のコトバがけは、介護現場でそのまま使えるように、セリフ仕立てになっています。個人でも施設でも使えます。

『認知症・座位症候群予防のための脳足トレーニング』 妹尾弘幸著 福山 QOLサービス 2016.8 79p 30cm 1200円 ①978-4-905419-17-4

『認知症にならないための歩き方―歩くだけで健康寿命を延ばす！』 椎名一博著, 大渕修一監修 幻冬舎 2016.10 201p 19cm 1200円 ①978-4-344-97893-5

目次 第1章 発症リスクを前もって知る（認知症より、認知機能で考えよう, いったん弱れば回復は不可能？ , 科学的根拠を頼る, 人生90年時代を描く）, 第2章 「歩く速さ」からわかること（歩行速度というサイン, 運動で脳が変わる, 歩行速度と歩幅に関する研究）, 第3章 歩く速さを知る（加齢に伴う歩行速度の変化, 歩行速度の変化を知る）, 第4章 健康寿命を延ばす（健康寿命の延ばし方, いくつになっても回復可能）, 第5章 人生のブルーオーシャン漕ぎ出す（人生のブルーオーシャン）

内容 歩幅広めで早歩きの人は長生き！ 歩くだけで脳が大きくなる！ 健康長寿のカギは「歩く速さ」だった。わずかな歩行の変化に気づくこと、それがリスク回避のチャンスです。

ケア

【解説】 認知症のケアにおいては、その良し悪しが認知症の症状に大きく影響することが知られています。例えば相手の尊厳を傷つけるような態度での叱責は、ますます症状の悪化をもたらすでしょう。たとえ記憶障害になっても人間としての感情は残っています。なぜそのような行動をとるのか、その背景や動機に思いをはせながらプライドを尊重して接することが大切になります。また認知症の症状の出方は、その人の病状、性格、環境などにより個別性が大きいものです。そのためケアの方法も各人ごとにきめ細かく行われる必要があります。目の前の認知症の人をかけがえのない個人として尊重していきたいものです。

（結城俊也）

おすすめ書籍

『喜怒哀楽でわかる認知症の人のこころ』 松本一生編著, 松本章子, 升山弘子, 長屋貴美子著 中央法規出版 2010.5 183p 21cm 〈文献あり〉 1800円 ①978-4-8058-3296-7

目次 序章 認知症の人のこころの世界, 第1章 認知症の人の喜, 第2章 認知症の人の怒, 第3章 認

知症の人の哀, 第4章 認知症の人の楽, 終章 認知症の人の世界を支えるために

内容 喜び、誇り、希望…怒り、疑い、くやしさ…不安、悲しさ、申し訳なさ…楽しさ、親しさ、ここちよさ…認知症の人の思いがもっと見えてくる。

『図説認知症高齢者の心がわかる本』 平澤秀人著 講談社 2010.6 159p 21cm (介護library) 1600円 ①978-4-06-282449-1

目次 第1章 認知症とはこんな病気, 第2章 認知症が進むにつれて心も変化する, 第3章 心のステージをチェックする, 第4章 心のステージ別言動と心の動きとの向き合い方(とまどい・不安の時期, 否認・怒りの時期, 焦り・抑うつの時期, 無欲・安穏の時期), 第5章 介護を抱えこまないために

内容 認知症には、症状の進行につれて変化する4つの心のステージがあった! 認知症に特有の問題行動は、家族や医療・介護従事者にとって悩みの種です。しかし、本書を読めば、患者の心理の変化がわかり、対応策がきっと見つかります! すぐに使える「心のステージチェック」と「ケーススタディ別対応集」付き。

『レビー小体型認知症の介護がわかるガイドブック—こうすればうまくいく、幻視・パーキンソン症状・生活障害のケア』 小阪憲司, 羽田野政治著, レビー小体型認知症家族を支える会編 吹田 メディカ出版 2010.9 102p 21cm〈索引あり〉 1400円 ①978-4-8404-3316-7

目次 1 レビー小体型認知症とは—その特徴を知る, 2 幻視と妄想—見えないものが見える, 3 パーキンソン症状—歩行などに障害があらわれる, 4 認知の変動—頭の状態の差が激しい, 5 レム睡眠行動障害—悪夢で大きな寝言, 6 自律神経症状—起立性低血圧・体温調節障害・頻尿・めまい, 7 抑うつ症状—意欲や気力が低下する, 8 薬に対する過敏性—薬で具合が悪くなることも

内容 アルツハイマー型よりも難しい、レビー小体型認知症の介護。「どうしよう?」「困った…」に対する具体策を徹底解説。

『認知症の人のつらい気持ちがわかる本—不思議な「心」のメカニズムが一目でわかる』 杉山孝博監修 講談社 2012.8 98p 21cm (こころライブラリー—イラスト版)〈文献あり〉 1300円 ①978-4-06-278968-4

目次 1 自分を失っていく不安と恐怖(心配—疲れ? なにかがおかしい, 困惑—日常生活に困ることが起こる ほか), 2 自分にできることをしておきたい(準備—今後に起こりそうな問題を考える, 支援—誰かに助けてもらいたいけど ほか), 3 寂しい日々だけど喜びもある(孤独—人とのかかわりがなくなって寂しい, 生きがい—できることもあると、わかってほしい ほか), 4 認知症の人がすんでいる世界を理解する(記憶障害1—忘れたということに気づいていない, 記憶障害2—昔のことほどよく覚えている ほか), 5 こんなとき、どうする?—気持ちに寄り添って(すすめても病院に行こうとしない, 近所の人に家族の悪口を言いふらす ほか)

内容 「不安」「恐怖」「悲しみ」「焦り」の感情回路。症状が進むにつれて、「思い」は、どう変化していくのか? 認知症の人が生きている世界とは? 理解すれば、寄り添い方と介護のコツが見えてくる。

『認知症「不可解な行動」には理由(ワケ)がある』 佐藤眞一著 ソフトバンククリエイティブ 2012.8 269p 18cm (ソフトバンク新書 202)〈著作目録あり〉 760円 ①978-4-7973-6819-2

目次 第1章 認知症の人が抱える不安、家族が抱える不安, 第2章 認知症とは、いったい何なのか? , 第3章 ケーススタディで理解する認知症1 認知症になると見られることが多い症状, 第4章 ケーススタディで理解する認知症2 認知症が進行するにつれて現れることが多い症状, 第5章 ケーススタディで理解する認知症3 認知症が重くなると目立ってくることが多い症状, 第6章 認知症の原因はアルツハイマーだけではない, 第7章 「ケア」と背中合わせにある「コントロール」

内容 なぜ認知症の人はあのような行動をとるのか。20事例でわかる「認知症の人」と「介護する人」の心。

『認知症ケアやさしい住まい・暮らしの工夫―イラスト家族も安心』 大島千帆著　家の光協会　2013.5　126p　21cm〈索引あり〉 1300円　①978-4-259-56406-3

目次 第1章 認知症と住まい・暮らしの関係, 第2章 わかりやすく・使いやすくする工夫, 第3章 事故を防ぎ、安全を確保する工夫, 第4章 無理のない動作をするための工夫, 第5章 体調を整え、清潔な環境を保つ工夫, 第6章 安心感を保つ工夫, 第7章 その人らしい生活を続けるための工夫

内容 認知症高齢者の日常生活の自立をサポート。自宅ですぐできるアイデア満載。

『家族の認知症に気づいて支える本―徴候と対応がイラストでよくわかる』 斎藤正彦監修　小学館　2013.6　99p　21cm　1300円　①978-4-09-310801-0

目次 序章 歳をとると何が起こるのでしょう(体―臓器の機能が低下します, 精神―脳の機能が低下します ほか), 初期 「おや？」という体験をしています(本人だけが「おや？ 何かがおかしい」と感じています, 材料の用意をしておいても、その料理を作り忘れる事がある ほか), 前期 「やっぱり」という体験をしています(強い不安と共に、「やっぱり認知症だ」と認めざるを得ない段階です, "息子一家が来る"というだけで気が滅入る ほか), 中期 足下に穴が開くような体験をしています(「いよいよだ」と覚悟。「たいへん！」とあわてることも, もともと持っている素質や生活環境、人間関係などによって、「観察される症状」は異なる ほか), 後期 宙にひとり浮かぶような体験をしています(家族によっては「もうダメ！」とお手上げになる事も, 認知症の症状は、精神機能の低下だけではありません ほか)

『認知症の9大法則50症状と対応策―「こんなとき、どうしたらよい？」不思議な言動が納得できる・対応できる』 杉山孝博著　法研　2013.8　199p　21cm〈文献あり〉 1400円　①978-4-87954-979-2

目次 第1章 認知症の9大法則, 第2章 認知症の代表症状50と対応策, 第3章 住環境をととのえる, 第4章 認知症の基本情報, 上手な介護の12か条, 介護保険を利用したサービス, 公益社団法人認知症の人と家族の会支部一覧

内容 認知症の数々の症状は、ある程度、法則があり、類型化できます。その特性をまとめたものが「認知証をよく理解するための9大法則」です。本書では、徘徊、入浴、排泄、せん妄などのテーマごとに「認知症の症状」「そのときの認知症の人の状態・気持ち」「対応策」が探せます。

『ユマニチュード入門』 本田美和子, イヴ・ジネスト, ロゼット・マレスコッティ著　医学書院　2014.6　145p　21cm　2000円　①978-4-260-02028-2

目次 1 ユマニチュードとは何か(ケアをする人と受ける人, その人に適したケアのレベル, 害を与えないケア, 人間の「第2の誕生」), 2 ユマニチュードの4つの柱(ユマニチュードの「見る」, ユマニチュードの「話す」, ユマニチュードの「触れる」, ユマニチュードの「立つ」, 人間の「第3の誕生」), 3 心をつかむ5つのステップ(出会いの準備, ケアの準備, 知覚の連結, 感情の固定, 再会の約束), 4 ユマニチュードをめぐるQ&A

内容 ユマニチュード(Humanitude)はイヴ・ジネストとロゼット・マレスコッティの2人によってつくり出された、知覚・感情・言語による包括的コミュニケーションにもとづいたケアの技法。この技法は「人とは何か」「ケアをする人とは何か」を問う哲学と、それにもとづく150を超える実践技術から成り立っている。開発者と日本の臨床家たちが協力してつくり上げた決定版入門書！

『バリデーションへの誘い―認知症と共に生きるお年寄りから学ぶこと』 都村尚子著　仙台　全国コミュニティライフサポートセンター　2014.7　85p　21cm　1600円　①978-4-904874-27-1

目次 1 認知症と共に生きるということ(認知症と共に生きるということ, 認知症を生きるということ, 私たちがやってはいけないこと, 私たちが行えること, 認知症のお年寄りから(バリデーションを通して)何を学ぶことができるのでしょうか？), 2 バリデーションとは何か(バリデーションとは何か, 解決の4つの段階, バリデーションを支える考え方(原則), バリデーションを可能にする基本的態度, バリデーションを行うための具体的な方法(テクニック), バリデーションの実践事例)

『バリデーション・ブレイクスルー―認知症ケアの画期的メソッド』 ナオミ・ファイル, ビッキー・デクラーク・ルビン著, 高橋誠一, 篠崎人理監訳, 飛松美紀訳　仙台　全国コミュニティライフサポートセンター　2014.7　330p　21cm〈「バリデーション」(筒井書房 2001年刊) の改題、改訂、新訳版　文献あり〉　3000円　①978-4-904874-29-5

目次 第1部 アルツハイマー型認知症とバリデーション (加齢、発達段階、アルツハイマー型認知症, バリデーションの概念とテクニック, 「認知の混乱」(第1段階) にいる人に対するバリデーション, 「日時・季節の混乱」(第2段階) にいる人へのバリデーション, 「繰り返し動作」(第3段階) にいる人へのバリデーション, 「植物状態」(第4段階) にいる人へのバリデーション, 早発性アルツハイマー型認知症の人へのバリデーション, バリデーションの恩恵を受けるのは誰？, バリデーションと他の療法の違い), 第2部 バリデーションの実践事例 (「認知の混乱」にいる人とのコミュニケーション, 「日時・季節の混乱」にいる人とのコミュニケーション, 「繰り返し動作」にいる人とのコミュニケーション, 地域に暮らす「認知の混乱」と「日時・季節の混乱」にいる人とのコミュニケーション, 家族をバリデートする), 第3部 グループバリデーション (バリデーション・グループを作る), 付録

内容 認知症があるお年寄りとの超コミュニケーション法。10カ国以上の言語に翻訳され、世界中から圧倒的支持。家族や専門職も納得の関わり方を伝授します。大切な人が認知症になっても、心を通わせることができれば、介護する人も喜びを感じ、ストレスが軽減されます。

『認知症はこわくない―正しい知識と理解から生まれるケア』 高橋幸男編著　NHK出版　2014.8　206p　19cm　1200円　①978-4-14-081649-3

目次 第1章 認知症を理解する, 第2章 BPSD (行動・心理症状) を知る, 第3章 認知症当事者の思い, 第4章 家族からのメッセージ, 第5章 小山のおうちから, 対談 (田中とも江さん (ケアホーム西大井こうほうえん施設長), 石飛幸三さん (世田谷区立特別養護老人ホーム芦花ホーム常勤医))

内容 認知症の"からくり"を知って理解すればもうこわがらなくてもいい。BPSD (行動・心理症状) も起きにくくなり、軽くもなります。

『"理由を探る"認知症ケア―関わり方が180度変わる本』 裵鎬洙著　メディカル・パブリケーションズ　2014.8　246p　19cm　1500円　①978-4-902007-65-7

目次 第1章 認知症ケアの「いま」と「これから」, 第2章 理由を探れないワケ (1)―本人との関わりの中で, 第3章 理由を探れないワケ (2)―介護者の内側にある「枠組み」, 第4章 理由を探るための12のレッスン, 第5章 ケアの可能性を広げる最強チームの条件, 第6章 ケアが変わるコミュニケーションのコツ, 第7章 家族を支えるプロであるために

内容 観点を増やし、発想を広げ、コミュニケーションのセンスを磨く。認知症ケアが行き詰まるワケとその打開策を徹底解説。次世代認知症ケアのアプローチ！

『認知症の介護に役立つハンドセラピー―背中・手・足にやさしく触れるだけで表情・行動が変わる！』 鈴木みずえ監修　池田書店　2014.12　111p　21cm〈文献あり〉　1200円　①978-4-262-12357-8

目次 1 触れること (「触れて」いますか？, 触れた相手は、どうなるの？), 2 ハンドセラピーの基本 (ハンドセラピーとは？, ハンドセラピーで期待できること ほか), 3 ハンドセラピーの実践 (ハンドセラピーのために準備するもの, 背中のハンドセラピー ほか), 4 認知症の予防や緩和に役立つそのほかの療法 (アロマセラピー, 運動 ほか)

内容 イライラがおさまる、眠れる、コミュニケーションがとれる、徘徊がなくなるなどの効果で、毎日の生活が変わる！ 楽になる！ 家族もできる。10分で笑顔に！

『認知症を進ませない生活と介護―本人と家族のための認知症対策完全ガイド』 今井幸充監修　法研　2015.5　207p　21cm　1500円　①978-4-86513-165-9

目次 第1章 認知症の知識 (認知症の進行, 発見と治療, 原因となる疾患, 認知症の症状), 第2章 認知症を進ませない生活 (MCIの方の生活) (MCIの基礎知識, 食生活, 運動, 日常生活), 第3章 認知症が進んだ方の介護 (BPSDの対処) (認知症の人への接し方, BPSDとは？, BPSDへの対処, トラブル回避, 介護保険)

内容 認知症の詳しい知識と治療、原因となる疾患。食生活・運動など、認知症を進行させないための毎日の過ごし方。進んでからの介護の方法、接し方、介護保険の利用法など絵を見てわかる！

『納得する認知症ケア―正しい知識と理解で、「なぜ？」という行動がおどろくほど改善！』 本間昭, 六角僚子監修　日東書院本社　2015.5　103p　22cm〈文献あり〉 1200円　①978-4-528-01109-0

目次 序章「あれ？ これまでと何かが違う」その不安は、もしかすると認知症の始まりかもしれません。(「ちょっとした不安」は認知症のサイン?!, 認知症にはこんな症状がある ほか), 1章 基礎知識「認知症はどんな病気？」(脳のなかでは何が起きている, 認知症の原因となる主な病気は？ ほか), 2章 認知症の人はどんな世界で生きている？(軽度認知症の頃, 中等度認知症の頃 ほか), 3章 その不可解な行動「なぜ？」―心通うケアのアドバイス集(同じ話を何度も繰り返す, 毎日同じ料理ばかり、味付けがおかしい ほか), 4章 家族だけでの対応が限界を迎える前に(家族だけで抱え込まない, 知っておきたい介護保険制度 ほか)

内容 そのとき本人は何を考え、どう感じているのか？ 多くの体験談をもとに解説。家族からの相談事例17つに、監修者が対応のヒントを丁寧にアドバイス。介護者に必要な心がまえ、準備すべきこと。症状をやわらげる“心通うケア”のヒントが満載！

『親の認知症に気づいたら読む本―親と離れて暮らしていてもこれを読めば安心』 杉山孝博監修　主婦の友社　2015.7　159p　21cm〈文献あり〉 1380円　①978-4-07-412300-1

目次 第1章 親が認知症かも？ と思ったら, 第2章 認知症って何だろう, 第3章 親を受診させる, 第4章 親が認知症と診断されたら, 第5章 認知症の親との接し方, 第6章 子どもの負担を減らすために, 番外編 NHKスペシャル「アルツハイマー病をくい止めろ！」ディレクターに聞く「世界の認知症研究最前線」

内容 まず何をすべきか、どう接したらいいか、親はどんな気持ちなのか。親と離れて暮らしていてもこれを読めば安心。

『楽になる認知症ケアのコツ―本人も家族もそろって笑顔に』 山口晴保, 田中志子編, 大誠会認知症サポートチーム著　技術評論社　2015.10　255p　18cm　(ポケット介護)〈文献あり 索引あり〉 1380円　①978-4-7741-7653-6

目次 第1章 そもそも認知症って何？ , 第2章 認知症の人と共に生きるコツ, 第3章 認知症の人とのよりよい生活のために―生活障害への対応, 第4章 気持ちや行動に関する困りごととうまくつきあう―行動・心理症状(BPSD)への対応, 第5章 専門機関やサービス、地域のサポートとつながろう, 第6章 よりよいケアのために, 第7章 認知症の基礎知識

内容 豊富なイラストと図解。現場の工夫や生の声も満載！ 実際のケアのノウハウが見てわかる。

『認知症医療の限界、ケアの可能性―訪問精神科医が教える認知症でも幸せに暮らす方法!!』 上野秀樹著　大阪　メディカ出版　2016.4　189p　21cm　1800円　①978-4-8404-5762-0

『認知症ケアガイドブック』 日本看護協会編集　照林社　2016.6　325p　26cm〈他言語標題：GUIDEBOOK FOR DEMENTIA CARE　索引あり〉 2500円　①978-4-7965-2385-1

『「ユマニチュード」という革命―なぜ、このケアで認知症高齢者と心が通うのか』 イヴ・ジネスト, ロゼット・マレスコッティ著, 本田美和子日本語監修　誠文堂新光社　2016.8　254p　19cm　1400円　①978-4-416-61681-9

『介護職のセンスを磨く「この実感!!」―認知症介護の40のチェック！』 齋藤和孝著　平成出版　2016.8　159p　21cm〈発売：カナリアコミュニケーションズ〉 1200円

①978-4-7782-0356-6

目次 第1章 介護の力と大切な視点, 第2章 確実に成長を遂げる考え方と方法, 第3章 人の役に立つ認知症介護に向けて, 第4章 中核症状編, 第5章 行動・心理症状編, 第6章 認知症の人と向き合うポイント

内容 介護をする人も、頼む人も、必読！ 悩みスッキリ！ 認知症介護の不可能が可能に！

『認知症介護ラプソディ―笑って学ぶ認知症介護が楽になる40の知恵』 速水ユウ著 メディカルパブリッシャー 2016.9 254p 19cm〈文献あり〉 1180円 ①978-4-944109-06-7

『症状別でわかる認知症のトラブル対処法―こんなときどうする？ 介護負担が劇的にラクになる！ アセスメントシート付』 小板建太著, 河野和彦監修 現代書林 2017.3 215p 21cm〈索引あり〉 1600円 ①978-4-7745-1620-2

目次 第1章 コウノメソッドで介護がこんなに変わった！, 第2章 いままでの医療は認知症を治せなかった!?, 第3章 コウノメソッドってどんなやり方なの？, 第4章 症状から見分ける認知症の種類, 第5章 こんなときどうする？ 困った症状のコウノメソッド解決法, 第6章 知っておきたい病院のかかり方, 第7章 施設経営とコウノメソッド, コウノメソッド対応「認知症アセスメントシート」

内容 症状別だから便利！ 介護家族・従事者が現場ですぐ使える！ 介護負担が劇的にラクになる！ アセスメントシート付。

『できることを取り戻す魔法の介護』 長谷工シニアホールディングスにやりほっと探検隊著 ポプラ社 2017.5 213p 19cm 1400円 ①978-4-591-15443-4

目次 1「にやりほっと」が誕生するまで, 2 できることを見つける―にやりほっとの実践1, 3 役割を見つける―にやりほっとの実践2, 4 好きなことを楽しむ―にやりほっとの実践3, 5 忘れることを楽しむ―にやりほっとの実践4, 6「にやりほっと」で私たちが得たこと

内容 歩けるようになった。笑顔が増えた。15分でできる実践リスト付き！ NHKおはよう日本、日経新聞、天声人語等で紹介！ 今話題の新しい認知症ケア。

『ケアとサポートが楽になる超図解認知症介護』 米山淑子監修, 朝田隆医学監修, 朝日新聞出版編著 朝日新聞出版 2017.5 191p 26cm〈文献あり 索引あり〉 1500円 ①978-4-02-333158-7

目次 第1章 認知症の基礎知識（認知症の定義, 認知症の種類, 認知症の治療）, 第2章 認知症を予防する（認知症の予防, 軽度認知障害）, 第3章 認知症介護の実際（受診と診断, こんな声かけ, 在宅介護, 食事の介護, 入浴の介護, 排せつの介護）, 第4章 在宅介護を支える仕組み（介護保険, 介護サービス, 成年後見制度, 介護の費用）, 第5章 介護する家族のケア（介護者のケア, 施設介護, 介護の仕事, 交流と支え合い, 巻末資料）

内容 もうひとりで認知症介護に悩まない！ 予防、治療、ケア、お金…プロの楽ワザ完全版。

『認知症の看護・介護に役立つよくわかるパーソン・センタード・ケア』 鈴木みずえ監修 池田書店 2017.5 159p 21cm〈文献あり〉 1400円 ①978-4-262-14588-4

目次 第1章 認知症のことを知る（認知症とは, 症状について）, 第2章 パーソン・センタード・ケアの基本（パーソン・センタード・ケアとは, 実践するうえで大切なこと）, 第3章 実践のための「3つのステップ」（思いを「聞く」, 情報を「集める」, ニーズを「見つける」）, 第4章 パーソン・センタード・ケア実践編（食事のこと, トイレのこと, お風呂のこと, 眠りのこと, 物盗られ妄想のこと, 歩き回ること（徘徊）, 意欲のこと, 暴言・暴力のこと, 収集すること, 車椅子のこと）

内容 思いを「聞く」、情報を「集める」、ニーズを「見つける」―3ステップで実践！ ケアをする人、される人、お互いの気持ちが楽になる！ 不安がなくなる！ 認知症の人の思いを一番に考え、その人の視点からケアすることで抑うつ、徘徊、排泄トラブル、暴言・暴力などと呼ばれる行動が緩和され、現場の関係によい効果が生まれます！

『その認知症ケアは大まちがい！』　三好春樹, 東田勉著　講談社　2017.6　99p　21cm　（介護ライブラリー）　1300円　①978-4-06-282476-7

目次 1 認知症についての誤解（認知症は病気だ, 認知症の原因は脳にある ほか）, 2 認知症の医療と介護についての誤解（「早期受診・早期診断・早期治療」が大切だ, 専門医にかかれば正確な診断や治療ができる ほか）, 3 認知症の薬についての誤解（物忘れは、進行を止める薬を飲めば進行しない, 「問題行動」は薬で治すことができる ほか）, 4 認知症の人の生活と環境への誤解（要介護認定を拒否するなら説得するしかない, 田舎の親が認知症気味なら呼び寄せたほうがいい ほか）, 5 いわゆる「問題行動」への誤解（徘徊を始めたら、何としてもやめさせなければならない, 車の運転をやめなければ、免許証を取り上げるべきだ ほか）

内容 お年寄りも介護者もつらいだけ。まちがったケアはいますぐやめよう！ 年齢以上にボケさせない。認知症でもこじらせない。長年、介護現場を見てきた著者2人が経験から導き出した「本当にいいケア」を徹底解説！

『認知症の人の「想い」からつくるケア　急性期病院編』　井藤英喜監修, 東京都健康長寿医療センター看護部, 伊東美緒, 木村陽子編集　インターメディカ　2017.7　193p　26cm〈索引あり〉　2200円　①978-4-89996-368-4

目次 1 急性期病院における認知症ケア, 2 急性期病院に入院する患者の身体状態と求められる支援, 3 急性期病院への入院から退院までの支援, 4 病棟での認知症ケア, 5 退院が決定してからの支援, 6 急性期病院での終末期を見据えた認知症ケア

内容 東京都健康長寿医療センターでの高齢者ケアの実績を中心に急性期病院での認知症ケアの実践法を紹介！ ケアに悩む病院スタッフはもちろん、認知症研修や新人教育にも活用できる、役立つ1冊です。

『認知症の人の「想い」からつくるケア　在宅ケア・介護施設・療養型病院編』　井藤英喜監修, 伊東美緒編著　インターメディカ　2017.7　191p　26cm〈索引あり〉　2200円　①978-4-89996-369-1

目次 1 認知症に気づき受け入れることの難しさを理解する（「いま」のケアを振り返る, 身近な人が気づきやすい変化と症状の進行, 身内の認知症に直面した家族の想い, 受診を嫌がる本人の想い, ケアをつなぐサービス）, 2 各介護保険サービスにおける認知症ケア（通所系・訪問系サービスにおける認知症ケア, 入所施設における認知症ケア, 療養型病院における認知症ケア, 急性期病院における認知症ケア）, 3 認知症の人の看取りケア（認知症の人の最期と看取りケアの基本, 看取りケアのプロセス, 介護施設の看取りに必要な医療観）

内容 優れた認知症ケアを実践する在宅、介護施設、療養型病院の現場で集めた明日のケアに活かすヒントを収載。ケアに悩むスタッフはもちろん、認知症研修や新人教育にも活用できる、役立つ1冊です。

『不安をやわらげる家族の認知症ケアがわかる本』　亀山祐美監修　西東社　2017.8　159p　23cm　1400円　①978-4-7916-2567-3

目次 1章 認知症とはどんな病気か（認知症かもしれないと思ったら, 認知症の人のなかで起きていること ほか）, 2章 認知症ケアを行うための8つの心得（"メンタル"認知症の症状をしっかり理解しましょう, "メンタル"病気だと割り切る気持ちを持ちましょう ほか）, 3章 ケース別困ったときの対処法（介護認定の調査を拒否するので公的なサービスが受けられません, デイサービスやヘルパーの訪問介護をいやがります ほか）, 4章 在宅ケアに必要な10の暮らしの工夫（日にちや時間をわかりやすくする, 必要な物を整理して探し物を減らす ほか）, 5章 医療と福祉サービスの受け方（病院への受診から認知症診断まで, 進行や症状を穏やかにする薬物治療 ほか）

内容 大切な家族に寄り添い「悩みの解決」をサポートする1冊です。ケース別困ったときの対処法を紹介。

『認知症は怖くない！ 予防と介護』　宝島社　2017.9　95p　30cm　（TJ mook）　900円　①978-4-8002-7409-0

闘病記

『あなたが認知症になったから。あなたが認知症にならなかったら。』 越智須美子, 越智俊二著　中央法規出版　2009.9　178p　19cm　1600円　①978-4-8058-3224-0

目次 1 花（越智俊二, 越智須美子, 結婚, 娘, 不満）, 2 波（事故, 始まり, マイホーム, 退職, お金, 知らない人, 告知, 心配, トンネル）, 3 凪（主夫, 絵, 台所, 伝言, 四千人, 複雑, 運転）, 4 道（普通, 泣くって, TV, ふすま, 明日の記憶, 殺してくれ, 失禁, 友）, 5 月（バージンロード, 字, 海, 展覧会, ショートステイ, 私は誰？ , 最近, もしも）

内容 働き盛りの夫が若年認知症に。妻による介護の日々、そして家族の崩壊と再生を綴った物語。

『ぼくが前を向いて歩く理由（わけ）―事件、ピック病を超えて、いまを生きる』 中村成信著　中央法規出版　2011.11　215p　19cm〈タイトル：ぼくが前を向いて歩く理由〉　1600円　①978-4-8058-3587-6

目次 第1章 発端, 第2章 診断, 第3章 混乱, 第4章 支援, 第5章 葛藤, 第6章 再生

内容 「サザンビーチちがさき」の命名者であり、2000年夏の「サザンオールスターズ茅ヶ崎ライブ」開催に奔走し活躍した一人の行政マンを襲った突然の悲劇。万引きによる現行犯逮捕、それは若年認知症（ピック病）の症状によるものだった。混乱、苦悩、偏見…、そのなかで家族はどのように再生を果たしていったのか。感動の手記。

『若年認知症になった夫と生きぬいて―8000日の夜と朝』 新井雅江著　川崎 harunosora　2013.10　79p　21cm　800円　①978-4-9907364-1-5

目次 1 朝露, 2 耳鳴り, 3 かりん, 4 万引き, 5 診断, 6 異食, 7 胃ろう, 8 棺

内容 「誰も教えてくれなかった。ピック病（前頭側頭型認知症）だったなんて―」解雇、万引き、暴力、異食、胃ろう…22年間の圧倒的回想！

『認知症になった私が伝えたいこと』 佐藤雅彦著　大月書店　2014.11　207p　19cm　1600円　①978-4-272-36082-6

目次 第1章 歩んできた日々（私の生い立ち, 過労から休職へ ほか）, 第2章 自分でつくる自分の生活（一人暮らしを続けたい, 毎日の過ごし方 ほか）, 第3章 当事者の声を届ける（偏見をなくすために, 講演活動を始める ほか）, 第4章 認知症と生きる私からのメッセージ（本人へ, 家族へ ほか）

『ボケてたまるか！―62歳記者認知症早期治療実体験ルポ』 山本朋史著　朝日新聞出版　2014.12　247p　19cm　1200円　①978-4-02-331355-2

目次 第1章 もしかして認知症!?（不安で「もの忘れ外来」に駆け込んだ, 1日に2回も頭の精密検査 ほか）, 第2章 仲間とのトレーニング（体力測定で不摂生な生活を反省, ボケ記者と言われてもいいと告白 ほか）, 第3章 笑いと汗と格闘の日々（体は健康になったが脳はまだまだ, 画家の安野光雅さんの励ましと美術療法 ほか）, 第4章 三歩進んで二歩下がる（テレビ出演でピエロになった記者, 山藤章二さんと回想法の会話 ほか）, 第5章 まだまだ、ボケてたまるか！（デイケアでできた仲間との会話の効果, 認知症患者を支える家族の深い悩み ほか）

『若年性アルツハイマーの母と生きる』 岩佐まり著　KADOKAWA　2015.6　207p　19cm　1300円　①978-4-04-067673-9

目次 第1章 発症からアルツハイマー診断まで, 第2章 母の一時上京～大阪に舞い戻っての介護, 第3章 シングル介護の始まり, 第4章 シングル介護の日常, 第5章 私を支えてくれる存在, 第6章 それでも大好きな母

内容 母55歳、私20歳。それは小さな物忘れから始まった。娘一人で働きながら介護する奮闘記。

『私の脳で起こったこと―レビー小体型認知症からの復活』 樋口直美著　ブックマン社

2015.7　255p　19cm　1400円　①978-4-89308-843-7

目次 2012年 (秋, 冬), 2013年 (春, 夏, 秋, 冬), 2014年 (春, 夏, 秋, 冬), 巻末付録 レビーフォーラム講演録「本人になってみて初めて分かったこと」

内容 1匹の幻視の虫が、私の存在を揺るがせる。"若年性レビー小体型認知症"本人による、世界初の自己観察と思索の記録—これが本当に認知症なのか？

『認知症の人たちの小さくて大きなひと言—私の声が見えますか？』 永田久美子監修　川崎　harunosora　2015.9　157p　21cm　1700円　①978-4-9907364-3-9

『認知症の語り—本人と家族による200のエピソード』 健康と病いの語りディペックス・ジャパン編　日本看護協会出版会　2016.6　613p　18cm　2400円　①978-4-8180-1980-5

『認知症とともに生きる私—「絶望」を「希望」に変えた20年』 クリスティーン・ブライデン著, 馬籠久美子訳　大月書店　2017.4　279p　19cm　2000円　①978-4-272-36089-5

目次 内側から見た認知症—認知症になるとはどのようなことで、私たちを支えるためにあなたには何ができるのか？ (2003年10月), 「当事者」が語る認知症診断—無駄にする時間はない！ (2004年8月), 認知症とダンスを (2004年10月), 私たち抜きに私たちのことを決めないで！—認知症の人たちの社会参加 (2004年10月), 私が必要とする支援 (2010年8月), 私はまだここにいる！—ADIでの再活躍 (2011年3月), 変革の10年間—オーストラリアでの展開 (2011年5月), 認知症という牢獄に入れられる恐怖 (2012年11月), 人生を精いっぱい生きる—施設ケアのモデル (2013年10月), 言葉に気をつけて—適正表現を使ってください！ (2014年11月), もっといい方法があるはず！—急性期医療 (2014年11月), 認知症、この興味深い体験！ (2015年2月), 私は誰だったのか？ いまは誰なのか？ そして死ぬとき、誰になっていくのか？ (2015年5月), 認知症の人のパストラルケア (2011年3月)

内容 「私たちは、"なにもわからなくなった人"ではありません」本人として発言することで認知症への偏見を打ち破り、世界的な変革のさきがけとなったクリスティーンの20年におよぶ発言の記録。

『認知症になってもだいじょうぶ！—そんな社会を創っていこうよ』 藤田和子著　メディア・ケアプラス　2017.4　194p　21cm〈発売：徳間書店〉　1600円　①978-4-19-864390-4

目次 第1章 これまでの私, 第2章 私の日常, 第3章 これから自分や大切な誰かが認知症になるかもしれない人へ, 第4章 本人である私たちに今できること, 第5章 認知症になってもだいじょうぶな社会に向けて—私たち抜きに私たちのことを決めないで, 第6章 パートナーからの言葉

内容 看護師であり認知症の義母の介護を経験してきた著者が自らもアルツハイマー病に！ 絶望から立ちあがりあきらめず前進し続ける本人が綴る渾身のメッセージ！

『認知症になっても人生は終わらない—認知症の私が、認知症のあなたに贈ることば』 認知症の私たち著　川崎　harunosora　2017.4　117p　21cm　1500円　①978-4-9907364-7-7

『認知症を乗り越えて生きる—"断絶処方"と闘い、日常生活を取り戻そう』 ケイト・スワファー著, 寺田真理子訳　京都　クリエイツかもがわ　2017.5　384p　19cm〈文献あり〉　2200円　①978-4-86342-210-0

目次 どうして私が、どうしてこんなことに、どうして今？ , 若い頃, 私の脳に一体何が起こったの？ , 病気、悲しみと積極性, 認知症の電車と小さいことを気にしないこと, ありがとう、リチャード・テイラー, 認知症への反応—あなたの、私の、他者の, 不信の負担, 若年性認知症と診断される, 若年性認知症がある人の子どもたち〔ほか〕

内容 医療者や社会からの "断絶処方"ではなく、診断後すぐのリハビリと積極的な障害支援に

よって、今まで通りの日常生活を送れるように。不治の病とあきらめることなく闘い続け、前向きに生きることが、認知症の進行を遅らせ、知的能力、機能を維持できる！ 49歳で若年認知症と診断された私が認知症の立場から、認知症のすべてを書いた本！

『丹野智文笑顔で生きる―認知症とともに』 丹野智文著, 奥野修司文・構成 文藝春秋 2017.7 317p 19cm 1450円 ①978-4-16-390681-2

目次 第1章 異変, 第2章 告知, 第3章 いまの生活, 第4章 仕事, 第5章 仲間たち, 第6章 発信することの大切さ, 第7章 認知症とともに生きる旅

内容 39歳で若年性アルツハイマー病になったトップ営業マン。家族、会社、仲間たち…笑顔を取り戻すまでの感動ドキュメント！

介護予防

介護予防運動―リハビリ体操

【解説】 介護予防プログラムには様々なものがありますが、その中でも運動プログラムの習慣化は大切なものです。一般的に運動機能は加齢に伴って低下していきますが、運動を習慣化することによって、機能低下の速度を緩やかにすることができるのです。運動をよく行う人は、生活習慣病の罹患率や死亡率が低いことが認められています。また高齢者においても活発な身体活動が、寝たきりを減少させる効果のあることが知られています。

厚生労働省は高齢者が取り組む運動目標として、年齢や能力に応じて以下の運動のうち一つ以上を行なうことを推奨しています。

・ストレッチングや体操を1日10分程度行う
・散歩やウォーキングを1日20分程度行う
・下肢および体幹部の筋力トレーニングを1週間に2回程度行なう
・レクレーション活動や軽スポーツを1週間に3回程度行う

適度な運動の習慣化よって運動機能の維持、向上が図れれば、活動範囲も広がって、さらなる好循環を生み出すでしょう。ぜひ取り組みたいものです。

（結城俊也）

おすすめ書籍

『完全図解介護予防リハビリ体操大全集』 大田仁史編著　講談社　2010.10　359p　27cm　（介護ライブラリー）〈文献あり 索引あり〉　3800円　①978-4-06-282435-4

目次 第1部 基本動作の改善体操（寝返りを打つ, ベッドから起き上がる ほか）, 第2部 姿勢別生活動作の改善体操（寝てする体操, 床でする体操 ほか）, 第3部 筋力強化体操（お迎え体操, バストアップ ほか）, 第4部 拘縮予防体操（まずは関節の動きを知ろう, 指関節の運動 ほか）, 第5部 介護・疾病予防体操（誤嚥予防体操, 失禁予防体操 ほか）

内容 リハビリ・介護予防の第一人者による決定版。寝たきりを防ぐ、寝たきりから脱出する実践ノウハウ満載。ベストセラー『完全図解新しい介護』『実用介護事典』『高齢者介護急変時対応マニュアル』に続く待望の第4弾。

『疾患別リハビリ体操』 大田仁史監修・著　福山　QOLサービス　2011.8　223p　30cm　〈執筆：有賀裕記ほか〉　1714円　①978-4-901898-92-8

『寝たきりにならないための健康寿命の延ばし方』 宮田重樹著, 介護予防ネットワーク協会監修, 吉田渉吾編集協力　ベストセラーズ　2012.6　212p　19cm〈文献あり〉　1200円　①978-4-584-13422-1

目次 第1章 寝たきり生活は音もなくやって来る（40～50代からの健康行動が健康寿命を延ばすカギになる, 介護生活が始まっても、まだ手遅れじゃない, 安静が体をサビつかせる）, 第2章 家計に厳しい介護費用（介護にはどれくらいのお金が必要？ , 日本の介護保険財政は小さな国の国家予算クラス!?, さあ、準備はいいですか？）, 第3章 やってみよう健康行動 運動編（毎日のトレーニングメニューと運動時間について, 運動を始める前に, 高齢者でも安心!!7つの基本トレーニング, 体を若返らせる応用トレーニング, 体の歪み度をチェック), 第4章 やってみよう健康行動 日常生活編(日常生活を改善して若返っていこう, 体の痛みを和らげていく, 日常動作がうまくできなくなった時は…, アンチエイジング食で老化を防ぐ, 口をきれいにしよう、歯を大切にしよう, 快便で腸をきれいにする, 良質な睡眠が若さの秘訣), 第5章 あなたが健康なら、社会が喜ぶ(健康行動を再確認する, 笑いは副作用のない万能薬, いつまでも若々しい考えが健康に繋がる, 生涯現役でおしゃれを楽しむ, あなたが健康なら、これから先の人生で楽しいことが山ほどある)

内容 40〜50代の生活習慣で将来寝たきりになるかが決まる!?かんたんに出来る体操メニューから日常生活の工夫まで。転倒・骨折を防ぎ、体の歪み・腰痛・肩こり・関節痛を予防・改善する。日常動作を改善すれば、誰でも若返る。日本の未来のためにも、あなたの健康が大切なのです。介護不要の健康術。

『サービス提供責任者・機能訓練指導員に必要なリハビリ知識と技術50—図解丸わかりテキスト』 妹尾弘幸著, QOLサービス編　福山　QOLサービス　2012.9　153p　30cm　1714円　①978-4-901898-95-9

『お元気体操&生活機能向上トレーニング—これからのデイサービス 加算につながる！通所介護の機能訓練プログラム 毎日の介護を楽しく意義あるものに！』 古川静子編著, 日本化薬メディカルケア株式会社デイサービス部機能訓練チーム著, 矢野秀典理学療法指導　大阪　ひかりのくに　2012.11　79p　26cm　1800円　①978-4-564-43141-8

目次 1 これからのデイサービスについて, 2 みんなで元気になり体操—まずは楽しく体を動かす習慣づくり(基礎コース(みんなで元気になり体操—上肢強化中心プログラム, みんなで元気になり体操—下肢強化中心プログラム), 応用コース(みんなで元気になり体操—上肢強化中心プログラム, みんなで元気になり体操—下肢強化中心プログラム)), 3 暮らしラクラクトレーニング—目指すは今ある設備を活用する反復訓練・日常生活動作の向上！(寝返り・起き上がりコース, 立ち上がり・乗り移りコース, スタスタ歩きコース, おトイレコース ほか)

『健康寿命の延ばし方—大きな変化を生み出す小さな習慣』 大渕修一著　中央公論新社　2013.3　199p　20cm　1300円　①978-4-12-004468-7

目次 1 早すぎることもなければ、遅すぎることもないはなし(正しい老化の考え方をご紹介します, 健康寿命と不健康寿命, 骨を強くする運動は、今日から始めます, 気をつけておきたいサインは三つです ほか), 2 介護予防の先に見えてくるものは何か…(思い立ったときから始めるためには…, 気をつけたいのは、生活習慣病より低栄養です, 認知機能低下にはこう備えます, 時間を先延ばしにする技術が大切です ほか)

『家庭でできるリハビリテーション』 隆島研吾著　新版　法研　2013.5　127p　26cm　1600円　①978-4-87954-960-0

目次 毎日少しずつでもからだを動かしましょう(ベッドから離れることができない人の運動, ひとりで起きあがりが難しい人の運動 ほか), 1 関節がかたくなるのを防ぐ！(指や手首の動きをよくする, ひじ・腕・肩の動きをよくする ほか), 2 起きる、そして座ることをめざす！(介助による寝がえり, ひとりでおこなう寝がえり ほか), 3 気持ちよく「外出」をめざす！(介助によるベッドからの立ちあがり, ひとりでベッドからの立ちあがり ほか), 4 より活動的な毎日をめざす！(指の曲げ伸ばし, 肩を開き、わき腹と背中を伸ばす運動 ほか)

内容 病院や施設で理学療法士が実際に行っているリハビリテーションの専門技術を、家庭で家族といっしょにできるように詳しく図解した、リハビリテーションのマニュアル。ベッドで寝がえりをおこなうリハビリテーションから、補装具などを使って自力で外出するまで、気がついたら「できることが増えていた」リハビリテーションの方法を解説。家庭でリハビリテーションをおこなうときに使える介護・介護予防サービスを紹介している。

『また立てる・また歩ける寝たきりの人でもできる「足腰体操」—イラスト版』 黒澤尚著　講談社　2013.8　98p　21cm　(健康ライブラリー)　1200円　①978-4-06-259777-7

目次 1 状態を知り、目標を立てる（始める前に―あなたの運動機能をチェックする, 目指すところ―運動機能に合わせて目標を設定する）, 2 今日から始める「足腰体操」（足腰体操（基本体操―座っておこなう, ベッド体操―寝たままできる ほか））, 3 病気別の体操メニュー（関節や骨の病気―ひざや背骨の故障、骨粗鬆症がある人の体操, 廃用症候群―使わないところが動かなくなった人の体操 ほか）, 4 立てる・歩けるようになったら（家族や介助者へ―本人のやる気をさらに引き出す, 安全を確保する―転倒、骨折は状態を後戻りさせる ほか）

内容 ワイドで見やすい、ひと目でわかる。寝たきり予防にも効果大！ 最後まで自分の力で立ち、歩きたい。本人の動ける程度に合わせて目標設定、無理なくはじめる「足腰体操」保存版！

『高齢者の筋力トレーニング―安全に楽しく行うための指導者向け実践ガイド』 都竹茂樹著　講談社　2013.10　113p　26cm〈文献あり 索引あり〉　2800円　①978-4-06-280660-2

目次 理論編（高齢者にこそ筋力トレーニングを, 筋力トレーニングの効果）, 実践編（筋トレ教室の計画と準備, 参加者の気持ちを引きつける講義, 実技教室を成功させるコツ, 継続のコツ）

『リハビリ専門医が教える健康な人も病気の人も幸せと元気をよぶ「らくらく運動」』 上月正博著　晩聲社　2014.1　253p　19cm〈文献あり〉　1700円　①978-4-89188-360-7

目次 第1章 運動不足、世界に伝染中, 第2章 ここまで来てしまった運動不足社会, 第3章 医師も知らない運動不足の恐怖, 第4章 寿命が延びる運動、縮む運動, 第5章 運動をうまく取り入れる賢い人の健康法, 第6章 「運動療法」の驚くべき効果―病気の人こそ運動をしよう！, 第7章 病院リハビリの基礎知識, 第8章 楽しく長生き―運動がもたらす五つのメリット

『筋トレをする人が10年後、20年後になっても老けない46の理由』 久野譜也著　毎日新聞出版　2015.5　238p　18cm　1200円　①978-4-620-32308-4

目次 1 筋肉は寿命を支える！―あなたすでに「寝たきり予備軍」になってはいませんか？, 2 筋肉は若さを支える！―“劣化”が早く進むのは筋肉を減らしてしまっているから, 3 筋肉は健康を支える！―最近つまずきやすくなってきたのは筋肉が減ったせい, 4 筋肉は美しさを支える！―いくら外側を磨いても「内側」がしっかりしていなくてはダメ, 5 必要な筋肉をつける！―最低限の努力で最大限の効果を引き出す「1日たった5分」の習慣, 6 筋肉は人生を支える！―運動には体だけじゃなく人生をも変える力がある

『寝たままできるキセキの「のび体操」―5秒の「のび」が一生寝たきりにならない体を作る！』 佐伯武士著　ワニブックス　2015.6　192p　18cm　1200円　①978-4-8470-9357-9

目次 第1章 一生寝たきりにならない4つの「のび体操」, 第2章 なぜ「のびるだけ」で健康になるのか, 第3章 世界一安全で効率的なトレーニングができたワケ, 第4章 キセキが起きた！ のび体操の効果, 第5章 体の不調に合わせたのび体操, 第6章 のび体操のやり方Q&A

内容 できる範囲でのばすだけ！ リハビリ現場で驚きの症例が！ 4つの体操で健康寿命が延びる！ 寝たままできるから安全！ 早歩きと同様の運動効果。

『イラストでわかる！ 介護がいらなくなる驚異のリハビリ』 山下哲司著　宝島社　2016.2　223p　21cm〈文献あり〉　1200円　①978-4-8002-5142-8

目次 第1章 自宅でできるリハビリ体操（リハビリ体操とは, 体操を始める前の注意点 ほか）, 第2章 リハビリにつなげる介助術（互いの負担を軽くしてリハビリにつなげる, リハビリ環境や介護者の身支度について ほか）, 第3章 パワーリハビリテーションとは（失われた身体感覚を取り戻す, パワーリハビリマシンの使い方 ほか）, 第4章 リハビリが介護を変える（ストップ！ 介護離職, 重度化を防げば離職は減少する ほか）

内容 デイサービスから生まれた、やさしく無理のない動き。座ったままの体操で体の機能が回復！ 自宅でできるリハビリ体操、全90種類。

『リハビリの先生が教える健康寿命が10年延びるからだのつくり方』 園部俊晴著　川崎　運動と医学の出版社　2017.2　157p　21cm〈奥付のタイトル：健康寿命が10年延びるからだのつくり方〉　1400円　①978-4-904862-24-7

目次 序章 ただ長生きするだけでは、良い人生の晩年を迎えられない（長生きは元気じゃなきゃ！，なぜ、この本をリハビリの先生が書くのか？　ほか），第1章 柔軟性を改善する（からだの柔らかさが決め手！）（なぜからだは硬くなるのか？　，からだが硬くなることの影響 ほか），第2章 筋力を改善する（何もしなければ、筋力は1年に1％ずつ減少していく！）（なぜ筋力が弱くなるのか？ ，どこを鍛えたら良いのか？　ほか），第3章 バランス能力を改善する（きれいに立てることの重要性を知りましょう！）（なぜバランスが悪くなるのか？ ，バランス能力が低下することの影響 ほか），終章 この本のまとめ（エクササイズを継続する，日常にエクササイズを取り入れるための考え方 ほか）

内容 たった5分の運動で見違えるほど変わる！ 何もしなければ、約10年間、介護が必要な晩年があなたにも訪れます。1日5分からはじめる「エクササイズメニュー」付。分かりやすいWEB動画付。

介護予防運動―レクリエーション体操

【解説】 レクリエーション活動にはグループで行うもの、ゲーム要素を取り入れたもの、音楽を使ったものなど多くのヴァリエーションがあります。例えばグループ活動を取り入れた運動を行えば、仲間意識が生まれたり、励みになる人が見つかったりすることにより、活動に弾みがつくことが期待できます。またゲーム要素を取り入れた運動を行えば、楽しみながら脳と身体を刺激できるので、認知機能への効果も見込めます。さらには音楽に合わせて身体を動かせば、快い刺激がリラックス効果をもたらすことでしょう。

介護予防のための運動は継続しなければ意味がありません。そのためには、取り組む人たちにモチベーションを持ってもらう必要があります。その点、レクリエーション要素を取り入れた運動なら、楽しみながら行うことができるので、モチベーションアップも期待できるのではないでしょうか。健康づくり運動を自発的に継続する力を育むために、ぜひともレクリエーション活動を取り入れてみましょう。

（結城俊也）

おすすめ書籍

『介護予防のための 太極拳ゆったり体操（DVD付）』 福島県喜多方市，安村誠司　改訂版　いわき市　いわきテレワークセンター　2010.10　48p　30cm　2160円　①978-4-990524708

『高齢者イキイキ！ 音楽レクリエーション』 斉藤道雄監修　西東社　2012.11　143p　26cm〈文献あり〉　1900円　①978-4-7916-1976-4

『思い出のうたで高齢者イキイキ体操32曲―オールカラー』 尾陰由美子監修　西東社　2015.3　127p　26cm　1800円　①978-4-7916-2266-5

目次 1 子ども・遊びのうた（かごめかごめ，あぶくたった ほか），2 故郷のうた（植生の宿，砂山 ほか），3 人生・家族のうた（かあさんの歌，上を向いて歩こう ほか），4 自然のうた（赤とんぼ，浜辺の歌 ほか）

内容 毎日のレクリエーションで大活躍！ DVDをみんなで観ながら楽しく体操ができる！ CDもついているから、「いつでも」「どこでも」使える！ 介護・福祉の現場で使える！

『高齢者イキイキ！ 音楽に合わせてリズム運動―オールカラー』 三矢八千代著　西東社

2015.5 127p 26cm 1600円 ①978-4-7916-2233-7

目次 1 心と体を軽やかにするゆったり運動, 2 全身の筋肉を刺激し活性するはつらつ運動, 3 楽しい気分で脳を活性するワクワク運動, 4 リズムにのって代謝を上げるイキイキ運動, 5 足腰を強くし姿勢を整えるバランス運動, 6 いつまでも活動的な体をめざすパワフル運動, 7 自分のペースで行える毎日かんたん運動

内容 高齢者の声をもとにつくられた、むりなく動けるプログラム！ 介護の現場で大活躍！ ココロもカラダもずっと元気。

『歌える体操レクリエーション―みんなで盛り上がれる！ 高齢者レクの現場が盛り上がる、歌って動ける曲が満載！』 野崎健介監修 学研パブリッシング 2015.9 127p 26cm （学研介護レクシリーズ）〈年表あり 発売：学研マーケティング〉 1900円 ①978-4-05-406331-0

目次 体操レクリエーションを始める前に（「歌える！ 体操レクリエーション」を楽しく行うために, プログラムシート ほか）, 1 なつかしの歌（瀬戸の花嫁, 九州炭坑節 ほか）, 2 四季の歌（春の小川, 花 ほか）, 3 情報のページ（あの時代、あのときの歌, 12カ月の歌と暦・話題）

内容 高齢者に大人気の曲が満載！ みんなで歌える、リズムに合わせて楽しめる!!高齢者体操レクの進行ノウハウがよくわかる！ 無理なく動ける楽しい振り付けで、心身の機能向上！

転倒予防―対策

【解説】 内閣府の「平成22年度高齢者の住宅と生活環境に関する意識調査結果」によると、1年間に自宅内で転んだことのある高齢者（60歳以上）は9.5%、屋外では9.1%となっています。つまり高齢者の約20%、5人に1人は屋内外問わず転倒の経験があるということになります。これを年齢別でみると、60～64 歳で転んだことのある人は7%であるのに対して、80～84歳では14.3%と倍になっています。これは高齢になるほど転倒の危険が高くなることを示していると言えるでしょう。

ではなぜ転倒予防は重要なのでしょうか。厚生労働省の「平成22年国民生活基礎調査」によると、65歳以上の要介護の原因のうち「骨折・転倒」は10.6%を占めており、主要なものの一つとなっています。転倒によって大腿骨頸部骨折などを受傷してしまうと、場合によってはそのまま歩けなくなってしまう例もあるのです。したがって年を重ねても転ばずに歩けることは、健康寿命の延伸にとって重要と言えるでしょう。

（結城俊也）

おすすめ書籍

『目の不自由な人の転倒予防―目と平衡感覚、ビタミンDの転倒予防、ロコモ、骨粗鬆症』 山田幸男, 大石正夫, 小島紀代子, 松田芳信著 新潟 考古堂書店 2012.5 57p 26cm〈索引あり〉 1300円 ①978-4-87499-789-5

『高齢者の転倒予防ガイドライン』 鳥羽研二監修, 運動器の不安定性に関与する姿勢と中枢制御機能に着目した転倒予防ガイドライン策定研究班執筆 メジカルビュー社 2012.7 165p 26cm〈索引あり〉 3500円 ①978-4-7583-0485-6

目次 1 転倒リスク評価（転倒予測）（地域, 病院・施設）, 2 転倒を増加させる疾患と病態（認知症/認知障害, 視力障害と転倒 ほか）, 3 転倒予防（啓発事業（転倒予防手帳）, 運動 ほか）, Appendix（転倒危険因子のもつ意味, 転倒ケアプラン）

『転倒・転落防止パーフェクトマニュアル』 杉山良子編著 学研メディカル秀潤社

2012.7　145p　26cm〈索引あり　発売：学研マーケティング〉　3200円　①978-4-7809-1058-2

目次 1 転倒・転落事故の考え方, 2 転倒・転落における患者のハイリスク要因, 3 危険性の予測—アセスメントシートの活用, 4 転倒・転落防止対策のシステムアプローチ, 5 事例で考える転倒・転落事故と対策, 6 KYT (危険予知トレーニング) の導入, 7 転倒・転落事故とその対応を看護の視点で考える

内容 臨床に役立つ転倒・転落防止対策を完全網羅。転倒・転落予防対策のシステムアプローチを示す。リスク感性を高めるためのKYT用DVD付。

『転倒・転落予防のベストプラクティス—ベッドサイドですぐにできる！』 鈴木みずえ編集　南江堂　2013.8　220p　26cm〈索引あり〉　2600円　①978-4-524-26333-2

目次 第1章 おさえておきたい転倒・転落予防のキホンの知識, 第2章 ケースで理解しよう場面別転倒・転落予防のアセスメントと対策, 第3章 もしも転倒・転落事故をおこしたら, 第4章 転倒・転落予防のためのおさらいキホン技術, 第5章 転倒・転落予防のためのアドバンス技術/方法論・理論, 付録 アセスメントツールの上手な活用のしかた

内容 頭を悩ます入院患者、リハ中患者、認知症患者、在宅高齢者の転倒・転落事故。「その転倒、本当に防げない？」具体的にどうすればよい？ に答えるコツ・アセスメント・対応法。

『介護現場の原因別転倒予防プログラム』 妹尾弘幸著　福山　QOLサービス　2014.9　130p　30cm　1200円　①978-4-905419-08-2

『認知症者の転倒予防とリスクマネジメント—病院・施設・在宅でのケア』 日本転倒予防学会監修, 武藤芳照, 鈴木みずえ編著　第2版　日本医事新報社　2014.10　346p　26cm〈索引あり〉　4600円　①978-4-7849-6178-8

目次 総論 認知症の定義と分類、そして考え方, Q&A (認知症とは？—転倒予防に必要な認知症高齢者の基礎知識, 認知症高齢者の転倒の実態と特徴—実例に基づいて, 転倒予防とリスクマネジメントの方法, 認知症高齢者の転倒予防に関する最新情報)

『リハビリナース　2015年3号　特集：運動学で根拠がわかる 生活動作別の転倒・転落予防』　大阪　メディカ出版　2015.5　100p　28cm　2160円　①978-4-8404-5254-0

目次 【特集】運動学で根拠がわかる 生活動作別の転倒・転落予防, A 総論 転倒予防に必要な運動学, B 生活動作別の転倒・転落予防の実際 (起き上がり・端座位, 立ち上がり・着座, 移乗, 歩行：基礎編, 歩行：応用編 (方向転換), 床上動作 (床からの立ち上がり), 車椅子のシーティング・駆動, トイレ動作, 退院後 (地域) の取り組み, 【連載】(ステップアップ講座 脊髄損傷者の看護〈2 リハビリテーション看護編〉〔9〕自律神経障害のケア, そこが知りたい！ 脳卒中リハビリテーション看護認定看護師, "フォーマット"ギャラリー〔27〕田岡病院「更衣表」, 抑制をしない看護は実現できる！〔3〕抑制しないために何が必要か), 【essay】(だからリハビリナースはやめられない！・患者さんの目標をあきらめない, 理学療法士が見たドルフィンブルー〔9〕学会発表・論文化への挑戦, おすすめの1冊・「ひとりぼっちのオルガン」, 家族のカルテ・認知症高齢者の在宅退院に向けたかかわり), 【Report】(京都リハビリテーション医学研究会 第1回学術集会, 回復期リハビリテーション病棟協会 第25回研究大会 in 愛媛)

『医療・介護スタッフのための高齢者の転倒・骨折予防—転ばぬ先の生活指導』 萩野浩編　大阪　医薬ジャーナル社　2015.10　183p　26cm〈索引あり〉　4200円　①978-4-7532-2763-1

目次 1章 概説 転倒リスクと骨折—これまでの歴史と流れ, 2章 総論 (転倒と骨折の関連性, 加齢と転倒・骨折, 転倒リスクの評価), 3章 各論—転倒・骨折の要因・診断 (ロコモティブシンドロームと転倒・骨折, 脳・神経疾患と転倒・骨折, 転倒・骨折に影響する薬剤 ほか), 4章 各論—転倒・骨折の予防・治療 (高齢者の転倒予防のための運動療法, 認知症の転倒予防, 転倒の二次予防としての転倒骨折後のリハビリテーション ほか)

『転倒予防白書　2016』 日本転倒予防学会監修, 武藤芳照, 鈴木みずえ, 原田敦編集　日本

医事新報社　2016.10　259p　26cm〈索引あり〉　4500円　①978-4-7849-6168-9

目次 転倒に関わる最新の統計, 日本転倒予防学会学術集会の動向, 日本転倒予防学会誌の動向, 国内外の転倒予防に関わる学術研究の動向, 転倒・骨折予防の動向, 転倒予防に関わるソフト（ケア、人材育成、転倒リスクマネジメント）の開発動向, 産学官連携によるロボット技術を活かした転倒予防, 転倒予防に関わる工学技術開発の動向, 「転倒予防指導士」養成の動向, 日本転倒予防学会推奨品の動向〔ほか〕

転倒予防―トレーニング

【解説】転倒はどのような原因で生じるのでしょうか。一般的に転倒のリスクには、内因性と外因性の二つがあると言われています。内因性リスクには、身体的能力に関すること、また疾患や薬剤の影響などがあります。例えば下肢の筋力低下やバランス能力の低下によって、つまずきやふらつきが生じて転倒を引き起こします。また認知機能の障害による注意障害などの影響により転倒することもあるでしょう。さらには服用している薬剤によっては、眠気、ふらつき、めまいなどが現れることがあり転倒の危険があります。このような内因性のリスクへの対策としては、下肢の筋力訓練やバランス能力向上のための練習といった転倒予防トレーニングを行うことが大切です。また薬剤の副作用が強いときは、医師に相談する必要があるでしょう。

一方、外因性リスクとしては、家屋環境（床、段差、部屋の明るさなど）に起因するものがあげられます。簡単な対策としては、床を滑りにくい素材のものにする、段差を解消する、手すりを設置する、足元に照明をつけるなどの環境整備が考えられます。転倒予防トレーニングとともに検討するのがよいでしょう。

（結城俊也）

おすすめ書籍

『楽しく続ける転倒予防体操のアクティビティ』 東京都高齢者研究・福祉振興財団監修, 金憲経, 吉田英世著　大阪　ひかりのくに　2006.4　95p　26cm　（ビジュアル版介護予防マニュアル 2）〈背のタイトル：転倒予防体操のアクティビティ〉　1800円　①4-564-43062-9

目次 序章 体操を始める前に（老研式転倒予防プログラム概要, 老研式転倒予防プログラムの流れ ほか）, 第1章 誰でもどこでもらくらくと椅子に座って気軽に転倒予防体操（指フック運動（座りパターン）―指の曲げ伸ばし, 指くらまんじゅう（座りパターン）―指の押し合わせ ほか）, 第2章 転びにくい体づくりを本格的に目指す。しっかりと転倒予防体操（右手左手じゃんけん―指先の屈伸・伸展, 指フック体操（立ちパターン）―指の曲げ伸ばし ほか）, 第3章 転倒予防に欠かせない体のバランスを養う。「歩行訓練と補助運動」（カニカニ歩行―歩行幅の調整, 大振り子歩行―横歩き ほか）, 付録解説 転倒予防体操の実行とプログラムの進行に役立つ付録解説集

内容 これからの介護保険の方向性は、「予防」へ！ 要支援1.2・要介護度1の方には、介護予防につながる、レクリエーション的な、科学的根拠に基づいた効果の見込めるアクティビティが必要です。本シリーズは東京都老人総合研究所の知見をバックボーンにした、しかも楽しく続けられる画期的な内容です。

『高齢者のための転倒予防10種運動』 小林量作著　生活ジャーナル　2008.8　78p　26cm　（シニアライフ・シリーズ 21）　1900円　①978-4-88259-134-4

目次 第1章 高齢者と転倒（閉じこもりは寝たきりの始まり, 高齢者と転倒, 転倒の原因, 転倒の発生頻度, 転倒予防の重要性）, 第2章 転倒予防10種運動の実践（転ばない身体をつくろう, 運動の負荷量, 転倒予防10種運動, 転倒予防10種運動/立位, 転倒予防10種運動/座位）, 第3章 10種運動にプラス（みんなで取り組む転倒予防, リズム運動と歩行運動, 転倒予防に役立つレクリエー

ション, 運動機能の測定, 転ばないための環境調整)

内容 誰でも気軽に取り組めて、無理なく続けられる10種の運動を考案。この運動を続ければ、筋力のアップだけでなく、柔軟性やバランス感覚も向上することができる。また、10種運動の解説の他、転倒の基本的な知識、転ばないための住環境整備など転倒予防のヒントが満載。10種運動ポスターも付いている。

『転倒予防のためのバランス運動の理論と実際』 竹島伸生, ロジャース・マイケル編　ナップ　2010.7　132p　26cm〈文献あり 索引あり〉　2000円　①978-4-931411-98-2

目次 第1章 健康づくりのための運動とは？, 第2章 転倒の内的要因および外的要因, 第3章 転倒とバランス能, 第4章 バランス能の測定と評価, 第5章 加齢に伴うバランス能の変化, 第6章 加齢に伴う筋量、筋力の変化, 第7章 バランス運動の効果, 第8章 バランス運動の実際, 第9章 運動指導(支援)の心得

『転倒予防のための棒体操―運動機能と認知機能へのアプローチ』 横井賀津志, 高畑進一, 内藤泰男著　三輪書店　2010.7　109p　26cm〈イラスト：めさきせいこ〉　2400円　①978-4-89590-365-3

『高齢者の毎日できる転倒予防運動―転ばない！ 寝たきりにさせない！ かんたんエクササイズベスト64』 大石亜由美著　いかだ社　2010.8　95p　21cm　([亀は万年ブックス])　1500円　①978-4-87051-273-3

目次 下肢の運動, 股関節の運動, 足指の運動, 手指の運動, 腕・肩・首の運動, 体の運動, 腰・腹の運動, 歩行運動, バルーン運動

内容 転ばない、寝たきりにさせない。かんたんエクササイズベスト64。

『転ばない歩き方』 田中喜代次, 大久保善郎著　マガジンハウス　2011.7　115p　21cm〈文献あり〉　1300円　①978-4-8387-2280-8

目次 1 そもそも、人はなぜ転ぶのか？, 2 転倒リスクをチェックしてみましょう。, 3 意外！転びやすいのは、実はこんな人。, 4 ふだんの生活、ここに注意！ 転びやすいシーン、11のポイント。, 5 転ばぬ先の杖、転んで骨折することのない体を作る、ストレッチと筋力保持運動。, 6 足もとしっかり！ 靴選び、ここをおさえておけば大丈夫。, 7 美しく安全な歩き方、その極意。, 8 食でバックアップ、健全な骨を維持する食生活。, 9 ちょっとじゃ折れない強い骨を作るため、日々の生活に取り入れたいこと。, 10 運動で、骨を、体を丈夫に保つコツ。, 11 要介護に陥る危険性が高い、「ハイリスク高齢者」にならないために。

内容 「まさか、自分が転ぶなんて」過信が招く、転倒、骨折、寝たきり生活…。「危ない！」を防ぐ、美しく安全な歩き方、転ばない体をつくる、ストレッチ&筋力保持運動、健全な骨を維持する食生活など、有益な情報を伝授。

『地域高齢者のための転倒予防―転倒の基礎理論から介入実践まで』 佐藤進, 山次俊介編著, 出村愼一監修　杏林書院　2012.3　229p　26cm〈索引あり〉　2700円　①978-4-7644-1129-6

『ココカラボが教える中高年のためのステッププラス・エクササイズ』 青山朋樹監修, 山田実著　マイナビ　2012.8　63p　26cm　1600円　①978-4-8399-4357-8

目次 第1章 「デュアルタスクと転倒」の基礎知識 あなたは余裕をもって歩いていますか？(いつまでも元気で、自立した生活を送るために！ 大切なキーワード「転倒予防」, 転倒と深く関係している「デュアルタスク」能力とは？, 体を動かしながら、同時に頭の体操を！「ステッププラス」で転倒予防), 第2章 楽しく転倒予防 ステッププラス・エクササイズを始めましょう(立って行なう！ デュアルタスク能力強化エクササイズ ステッププラス・スタンド, 座って行なう！ デュアルタスク能力強化エクササイズ ステッププラス・シート, 触って行なう！ デュアルタスク能力強化エクササイズ ステッププラス・タッチ), 第3章 準備運動&いつでもどこでも毎日続けたい！ 簡単ストレッチ(背中のストレッチ, わき腹のストレッチ, 腰のストレッチ, 肩

のストレッチ, 手首のストレッチ, 首のストレッチ, 太もも裏のストレッチ, ステッププラス・エクササイズQ&A)

内容 リズムに合わせて指示された方向へ動けますか？ 太ももを手でたたきながら問題に答えられますか？ 2つを同時に行なう“デュアルタスク能力”が転倒を予防する。

『100歳まで元気で歩く！ 転ばない歩き方』 田中喜代次, 大久保善郎監修　マガジンハウス　2012.10　64p　30cm　(MAGAZINE HOUSE MOOK—Dr.クロワッサン)〈「転ばない歩き方」(2011年刊)をもとにビジュアル版として再編集〉　743円　Ⓘ978-4-8387-8757-9

『転倒予防のための運動機能向上トレーニングマニュアル』 植松光俊, 下野俊哉編集　南江堂　2013.5　114p　26cm〈他言語標題：Advanced Manual for Prevention of Elderly Falling　文献あり 索引あり〉　2300円　Ⓘ978-4-524-26772-9

目次 第1章 転倒を防ぐための基礎知識(歩行の運動学, 老化による身体の変化, トレーニングの基礎知識, トレーニング指導のポイント), 第2章 転倒を防ぐための評価と運動の実際(基本的評価と運動プログラム, 応用運動プログラム), 付録 運動効果判定チャート

内容 転倒リスク予測要素とトレーニング対象となる体力要素・部位の関係を明確にし、歩行能力要素である速度、歩幅、歩数から判定できる転倒リスクレベルに応じた、転倒防止のための段階的セルフトレーニングプログラムの安全性・自律性・継続性の視点に重点を置いた解説書。加齢による多岐にわたる歩行機能低下とその機能改善のためのトレーニングプログラムの基本について、シンプルにまとめている。

『いくつになっても転ばない5つの習慣』 武藤芳照著　青春出版社　2013.10　192p　20cm　1300円　Ⓘ978-4-413-03901-7

目次 プロローグ 使わなければダメになる！—老けたくないなら、40代からはここを知っておこう, 第1章 転ぶのはなぜ怖いのか—“知る”が予防の第一歩, 第2章 あなたのからだの転倒危険度をチェック！—11のポイントで「転びやすい人」がわかる, 第3章 将来転ばないための5つの生活習慣—できることから始めてみよう, 第4章 転倒予防に役立つ最新グッズ10—頼りきらずに、上手に使う, 第5章 人生で転ばないために—いくつになっても元気な人の気構え・心構え

内容 運動は「4：3の法則」で継続。鼻緒ものと足指じゃんけんで足の裏の感性を磨く。1日「あと2杯」の水を飲もう。日光をもっと浴びよう…頑張らなくてもできる、「転倒予防」のコツ。

『転倒を防ぐバランストレーニングの科学』 田中敏明著　岩波書店　2013.10　89p　19cm　(岩波科学ライブラリー 215)〈文献あり〉　1200円　Ⓘ978-4-00-029615-1

目次 1 東京大学・高齢者転倒予防講座, 2 高齢者のバランス能力, 3 バランス維持に必要な要素—転倒を防ぐバランス能力, 4 転倒を防止するための筋力と関節のトレーニング, 5 感覚機能を高める, 6 たいせつな脳, 7 スマートフォンを用いてトレーニング

内容 健康長寿のための東大高齢者転倒予防講座が本になった。転倒を防ぐには、筋力や柔軟性に加えてバランス能力も大事。バランスに重要な脳と運動・感覚機能の連携を重視し、運動学理論に基づいた独自のトレーニングを、わかりやすいイラストでレクチャー。人の体の仕組みを知って、効果的にトレーニングしよう。

『つまずく・転ぶで寝たきりにならない体幹筋づくり—60歳からはじめる 1日10分健康法』 周東寛著　コスモ21　2013.12　164p　19cm〈文献あり〉　1300円　Ⓘ978-4-87795-277-8

目次 1 姿勢の崩れが「つまずく、転ぶ」の直接原因(「つまずく、転ぶ」は体の姿勢の崩れから起こる, 姿勢の崩れは体幹筋の衰えからはじまる ほか), 2 体幹筋を鍛える「らくらく体操」(転倒予防には「見えない筋肉」の強化が大切, 体幹筋は複雑に入り組んでいる ほか), 3 猫背と股関節を改善する体操(猫背になると実年齢より老けて見える, 猫背の悪影響は姿勢だけにとどまらない ほか), 4 姿勢の崩れタイプ別体操(全タイプ共通の体操,「猫背+反り腰タイプ」向き体操 ほか)

内容 小刻みブルブル体操、関節グルグル体操、ゆったり＆あばれゴキブリ体操、お尻フリフリ体操、らくらく体操。お腹・骨盤・太ももの筋力を強化!!高齢化による「つまずく、転ぶ」対策として、1日10分で簡単にできる体幹筋づくりのための体操をイラスト解説入りで紹介。

『福祉の現場で使える高齢者の転倒予防トレーニング—バランス感覚、筋力を維持して、元気に長生き！』　中村和彦編著　ナツメ社　2014.2　131p　26cm　1800円　①978-4-8163-5549-3

目次 1 転ばない体とは, 2 転倒予防トレーニング（バランス系の動きを養う（立つ, 起きる, 回る ほか）, 移動系の動きを養う（歩く, 走る, 跳ねる ほか）, 操作系の動きを養う（持つ, 支える, 運ぶ ほか））

内容 バランス系の動作9種、移動系の動作9種、操作系の動作18種。「転ばない体」を作る36の動作を紹介。コピーして使える「対象者チェックシート」、「プログラム作り計画表」、「トレーニングの実施内容」、「プログラム実施内容に対する評価」付き！

『「転ばぬ体操」で100歳まで動ける！—60歳、70歳からでも間に合う寝たきりにならない体づくり』　武藤芳照監修　主婦の友社　2014.9　66p　29cm　（主婦の友生活シリーズ）　780円　①978-4-07-297282-3

『転倒予防—「健康長寿」は転ばないこと』　山下和彦, 大西忠輔著　滋慶出版/土屋書店　2014.9　155p　21cm　1600円　①978-4-8069-1408-2

目次 第1章 足もとの健康と転倒（足の健康が健康寿命に大きく影響する, 足の筋力低下とトラブルが転倒を呼ぶ！ ほか）, 第2章 今からできる予防と対策（転倒を防ぐ、足もとのケア, 自宅でもできる、フットケア・フットマッサージ・爪切り ほか）, 第3章 転倒につながる足病のいろいろ（開張足, 女性に多い外反母趾 ほか）, 第4章 毎日続けましょう いつまでも健康に歩くために（ストレッチとウォーキングで転倒対策, やさしいストレッチ ほか）, エピローグ 転倒の科学と生活習慣病（足指力で転倒リスクがわかる, 足指力と膝間力 ほか）

『イスや車イスに座ってできる転倒防止と寝たきり予防の音楽体操』　田中和代監修, 田中和代, 加藤昌美, 品川真理子著　名古屋　黎明書房　2016.2　61p　26cm〈文献あり〉　2200円　①978-4-654-07645-1

目次 1 寝たきり予防リハビリ体操「主な効果」(1) 体の柔軟性を高める (2) 持久力を高める (3) 脳への刺激 長さ：約12分/BGM：浦島太郎, 2 転倒予防座りビクス体操「主な効果」(1) 筋力を高める (2) 持久力を高める (3) 脳への刺激 長さ：約10分/BGM：うさぎとかめ, 3 資料編（健康寿命と平均寿命, インナーマッスル, 骨密度, こむら返り（足のけいれん時の対応）, 歌詞（浦島太郎・うさぎとかめ））

内容 毎日楽しく歌を口ずさみながら転倒予防や寝たきり予防をすることができる、10分〜12分の音楽体操2種を収録しました。音声ガイド入りで誰にでも簡単に行えます。運動の負荷が強くないので、毎日気軽に体操ができ、気づかないうちに体力アップや筋力トレーニングができます。この体操で、いつまでも若々しく自立した生活を送りましょう！

『転倒予防—「健康長寿」は転ばないこと』　山下和彦, 大西忠輔著　滋慶出版/つちや書店　2016.6　155p　21cm〈滋慶出版土屋書店 2014年刊の再刊〉　1600円　①978-4-8069-1566-9

目次 第1章 足もとの健康と転倒（足の健康が健康寿命に大きく影響する, 足の筋力低下とトラブルが転倒を呼ぶ！ ほか）, 第2章 今からできる予防と対策（転倒を防ぐ、足もとのケア, 自宅でもできる、フットケア・フットマッサージ・爪切り ほか）, 第3章 転倒につながる足病のいろいろ（開張足, 女性に多い外反母趾 ほか）, 第4章 毎日続けましょう いつまでも健康に歩くために（ストレッチとウォーキングで転倒対策, やさしいストレッチ ほか）, エピローグ 転倒の科学と生活習慣病（足指力で転倒リスクがわかる, 足指力と膝間力 ほか）

内容 予期せぬ転倒で寝たきりにならない！ させない！ ために。平坦な歩道や、慣れているはずの自宅のリビングや階段、庭などでつまづいて激しく転んだ経験がありませんか？ それが寝たきりに繋がる「危険信号」です！

『健脚寿命を延ばして一生歩ける体をつくる！—痛まない転ばないケガをしない！』 石部基実著　すばる舎　2017.2　180p　19cm〈文献あり〉　1300円　①978-4-7991-0597-9

目次 序章「健脚寿命」こそが充実した人生の時間を決める, 第1章 一生スタスタ歩くために知っておきたい股関節の基礎知識（健脚寿命のカギは股関節にアリ！, 腰やひざの痛みの原因が股関節に？ ほか）, 第2章 一生スタスタ歩くために無理なく運動を続けるコツ（日常生活の中で股関節を鍛えるグッド歩行, ゆっくり歩きトレーニングでグッド歩行をマスターする ほか）, 第3章 一生スタスタ歩くためにバランスの良い食生活のススメ（食生活が健脚寿命を左右する, 自分の食生活の健康度を把握する ほか）, 第4章 一生スタスタ歩くために賢く心身を休ませるポイント（眠りの質が健康を大きく左右する, 快眠力を上げるための11のポイント ほか）, 終章 あとがきに代えて

内容 自力で歩く力があれば、老後もまったく怖くない！ 股関節のスーパードクターが教える、1回5分から動く、食べる、休むだけの、関節いたわり術。

口腔ケア—口腔衛生

【解説】 口腔内には多くの細菌が生息していますが、衛生状態が悪くなると増殖し、身体に様々な悪影響を及ぼします。例えば唾液に混ざった細菌が、誤って肺に入ることで起こる誤嚥性肺炎は代表的なものでしょう。また最近では、歯周病菌が心疾患や脳血管系疾患にも関わっていること、さらには歯周病の放置が糖尿病の症状を悪化させる可能性があることなども指摘されています。

したがって予防のためには、口腔内清掃を丁寧に行うことにより、歯や歯茎などを良好な状態に保ち、できるだけ細菌を減少させることが重要です。口腔内清掃のポイントは、歯や入れ歯だけでなく、口腔内粘膜や舌を含めたすべてを入念に掃除することです。特に舌の表面や口蓋（口腔の上壁）に細菌が潜んでいることが多いので、丁寧に掃除しましょう。口腔ケアは、日々のセルフケアと歯科医師や歯科衛生士などによる専門家のケアを合わせて行うことが大切です。定期的な健診を心がけたいものです。

（結城俊也）

おすすめ書籍

『口腔ケアのアクティビティ—口腔機能の向上を楽しく続ける』 東京都高齢者研究・福祉振興財団監修, 平野浩彦編著　大阪　ひかりのくに　2006.9　95p　26cm　（ビジュアル版介護予防マニュアル 5）　1800円　①4-564-43065-3

目次 序章 口腔ケアアクティビティに取り組む前に（口腔ケアについて, 老研式口腔機能向上プログラム概要 ほか）, 第1章 レクチャー（口腔機能向上の大切さを伝える解説）（口腔清掃の重要性, 食べる機能向上の重要性 ほか）, 第2章 口腔機能向上トレーニング（トレーニングの説明, 口腔機能向上体操（基本） ほか）, 第3章 口腔ケア教室・活動具体例（口腔ケアアクティビティの実例—ヘビと人間の違い・体操も交えて, 動物が "なめる" 理由—「唾液」の大切さを再確認するための活動例 ほか）, 付録 口腔ケア活動に役立つ付録集

内容 本書では、要介護の大きな原因となっている "口腔領域の問題" に焦点を当て、「最新の研究成果に基づいた」「楽しく続けられる」具体的な介護予防のための口腔ケアアクティビティを多数掲載しています。今後、"予防" 重視となる介護保険に対応していくために、介護に関わる全ての方に役立つ内容となっています。

『成果の上がる口腔ケア』 岸本裕充編著　医学書院　2011.4　127p　21cm　（看護ワン

テーマBOOK）　1800円　①978-4-260-01322-2

『新編5分でできる口腔ケア―介護のための普及型口腔ケアシステム』　角保徳編著　医歯薬出版　2012.9　129p　26cm〈索引あり〉　2400円　①978-4-263-44373-6

目次 実践編（口腔ケアシステムの実践），基礎編（口腔ケアはなぜ行わなくてはならないの？，口腔ケアをとり巻く社会的現状と問題点，口腔ケアを行うために必要な基礎知識，認知症の患者さんに対する口腔ケア，周術期における口腔ケア，がんの患者さんに対する口腔ケア，終末期（緩和ケア）の口腔ケア，人工呼吸管理中の患者さんに対する口腔ケア，歯科医師・歯科衛生士が行う専門的口腔ケアとはどんなもの？

『口腔ケアの疑問解決Q&A―評価・アセスメントから病態にあわせたアプローチまで』　渡邊裕編集　学研メディカル秀潤社　2013.9　183p　26cm〈索引あり　発売：学研マーケティング〉　2400円　①978-4-7809-1117-6

目次 1 はじめに（口腔ケアはなぜ必要？，口腔細菌と口腔内の観察ポイント），2 口腔ケアのための基本知識（口腔ケアの回数―口腔ケアは1日何回行うのが理想的ですか？，口腔内の洗浄―口腔ケア後、市販の洗浄液をガーゼに浸して口腔内を清掃していますが、洗浄はほとんどしていません。するべきですか？　ほか），3 症状・状態・疾患別の口腔ケア（症状，状態 ほか），4 口腔ケアの器具、薬液の選び方・使い方（器具，薬液），5 在宅・評価・アセスメントなど（在宅での口腔ケア，評価・アセスメント）

内容 口腔アセスメントとプランニングを集約。臨床の口腔ケアの疑問をわかりやすく解説！　臨床の疑問がすっきり解決！

『基礎から学ぶ口腔ケア―口をまもる生命をまもる』　菊谷武監修　第2版　学研メディカル秀潤社　2013.10　159p　26cm〈初版：学研 2007年刊　索引あり　発売：学研マーケティング〉　2400円　①978-4-7809-1114-5

目次 第1章 口腔ケアの必要性（口腔ケアの基礎知識），第2章 顔面・下顎、口腔の基礎知識（顔面・下顎の解剖と機能，口腔の解剖と機能），第3章 口腔ケアの基本技術（物品編，方法編），第4章 さまざまな患者へのケア（摂食・嚥下障害のある患者の口腔ケア，意識障害のある患者の口腔ケア ほか）

内容 口腔ケアはどこまですればよいのかに答える。最新の知見を含んだ口腔ケアの実践を解説。

『徹底ガイド 口腔ケアQ&A―すべての医療従事者・介護者のために』　吉田和市編集　第2版　総合医学社　2014.3　200p　26cm　（ナーシングケアQ&A No.48）　3456円　①978-4-88378-448-6

目次 I 口腔ケアの基礎知識，II 疾病・病態別にみた口腔ケア，III 病棟・手術室・ICUにおける口腔ケアのポイント，IV 口腔ケアに使用するグッズと薬剤，V プロフェッショナル口腔ケアの実際と指導

『介護現場で今日からはじめる口腔ケア―楽しくできる健口体操と正しいケアで誤嚥・肺炎予防』　山田あつみ著，飯田良平監修　大阪　メディカ出版　2014.10　111p　26cm　（もっと介護力！　シリーズ―FOR BEGINNERSはじめてでも迷わない）〈文献あり〉　1800円　①978-4-8404-4975-5

目次 1章 やってみよう！　介護職が今日からできる健口体操（食事がおいしくなる！　健口体操のすすめ，自立している人・軽度の人向け健口体操で楽しくおいしく！，介助が必要な人向け健口体操でおいしく食べるお手伝い！，楽しいアクティビティでゲームしながら口腔機能アップ！），2章 知らないと損をする口腔ケアの基本のキ（口腔ケアが重要な理由―細菌を減らし全身の健康に貢献，「食べて飲み込む」―その複雑な動きと働き，口腔内細菌と全身の病気との関係，誤嚥性肺炎予防と口腔ケア，適切な食事介助でむせや誤嚥を予防する，口腔ケア・口腔機能訓練と介護保険），3章 教えて！　困ったときの対処法Q&A（口腔ケア編，食事介助編）

内容 はじめての口腔ケアに！　ゲーム感覚で楽しくできる口腔機能向上プログラム満載！

『はじめての口腔ケア』 道脇幸博編著　大阪　メディカ出版　2015.2　62p　26cm　（はじめてのシリーズ）　1200円　①978-4-8404-5325-7

『口の中をみれば寿命がわかる—口腔内細菌が引き起こす、脳卒中、心筋梗塞、糖尿病、認知症』 波多野尚樹著　小学館　2015.2　189p　19cm〈文献あり〉　1200円　①978-4-09-388411-2

目次 第1章 口腔内細菌は全身の病気を引き起こす（健康長寿は「何を食べるか」ではなく「何が食べられるか」だ, 歯周病菌は心臓にも到達 ほか）, 第2章 健康長寿の決め手は歯を残すこと（歯が抜けてしまった人はアルツハイマーになりやすい, 脳と直結している歯のすごい働き ほか）, 第3章 口腔内細菌との果てなき闘い（タバコは口腔内細菌を増やす, 年を取ると暴れ出す口腔内細菌 ほか）, 第4章 医科歯科連携治療の重要性（修復歯科の時代は終わった, 勘に頼らない「見える化」治療の今 ほか）, 第5章 口腔内細菌と闘い健康長寿を全うする（全身の健康を左右する噛み合わせ, ドーソン咬合理論で歯を守る ほか）

内容 身体に奇跡が訪れる長生き47の秘訣！

『根拠と効果がわかる介護のための口腔ケア&体操&レク—歯科医、歯科衛生士、介護職員などの専門職チームが長年検証した画期的な口腔ケアの方法』 世田谷区社会福祉事業団特別養護老人ホーム芦花ホーム監修　誠文堂新光社　2015.2　159p　21cm〈文献あり〉　1800円　①978-4-416-61524-9

目次 第1章 口腔ケアの大切さを知ろう（口腔ケアの目的と効果, 口腔の構造と役割, 嚥下のしくみ ほか）, 第2章 高齢者の状態に合わせた口腔ケアをやってみよう（口腔ケアの計画と実践, 口腔ケアの進め方, チーム連携の方法 ほか）, 第3章 体操とレクリエーションで健康な口づくり！（深呼吸、腕・首・肩の体操, 唾液腺マッサージ, 頬・唇・舌・鼻の体操 ほか）

内容 口を清潔にすることは、全身の健康につながります。科学的根拠に基づいた摂取方法、嚥下訓練などのノウハウを、体操やレクリエーションと関連づけて1冊にまとめました！

『体の不調は「唾液」を増やして解消する—知っておきたい口の健康の基礎知識』 森昭著　京都　PHP研究所　2015.4　187p　19cm〈文献あり〉　1200円　①978-4-569-82273-0

目次 第1章 口の中が潤う人は病気にならない!?（口は目に見える唯一の臓器！, 口の中の状態と唾液の関係 ほか）, 第2章 唾液の力はこんなにすごい！（なぜ唾液が大切なのか, 唾液の6つの役割 ほか）, 第3章 唾液が増える7つの生活習慣（あなたの人生を変える7つの習慣（呼吸, 姿勢 ほか））, 第4章 即効エクササイズで潤いましょう！（唾液の量は増やすことができる（唾液腺マッサージ（耳下腺・舌下腺・顎下腺）, 耳下腺マッサージ ほか））

内容 お口の乾燥が不調を招く！ 60万人のお口を診てきた歯科医が解説。自然の万能薬「唾液」ってこんなにすごい！

『5疾病の口腔ケア　続　プロフェッショナルな実践のためのQ&A55』 藤本篤士, 武井典子, 東森秀年, 糸田昌隆, 大野友久, 永田俊彦編著　医歯薬出版　2016.1　213p　26cm〈索引あり〉　4000円　①978-4-263-42218-2

目次 0 口腔ケア実践の基本ノウハウ, 1 がんと口腔ケア, 2 脳卒中と口腔ケア, 3 急性心筋梗塞と口腔ケア, 4 糖尿病と口腔ケア, 5 精神疾患と口腔ケア

『ナース専科　2016年10月号　口腔ケア/スキン-テア』　エス・エム・エス　2016.9.12　120p　28cm〈発売：インプレス〉　980円

目次 Interview 応援します！ いきいきナース Vol.19 緩和ケア病棟に楽しい時間を創出し患者さんの不安や苦痛をやわらげる, ［巻頭特集］“困った”を解決！ 口腔ケア 10のトラブルシューティング, Column Nurse Senka Essay （1）潤いが支えた “最後の言葉”—ある歯科衛生の現場から, ［特集］その裂傷、スキン-テアではありませんか？ , ◇INTRODUCTION 「スキン-テア」について知りたいことはこんなコト！ , Column NURSE SENKA REPORT 手洗い励行による感染予防と手荒れ予防の両立を目指した取り組み, Column 学会・セミナーClose up 第53回日

本小児外科学会学術集会ランチョンセミナー こども病院・患者家族団体・医療機器メーカーが協同して行う小児在宅医療へのアプローチ, Interview トップランナーに聞く！ Vol.16 今月のトップランナー：東日本旅客鉄道株式会社 JR東京総合病院 村山輝子, Skill Up モヤモヤを吹き飛ばそう！ 山内先生の公開カンファランス 第30回 タンパク質と塩分制限をされている患者さん, Skill Up がんサバイバーへの看護 Vol.17 在宅ケア, Column ポイントで読み解くNEWSのツボ Vol.48 がん患者：外見ケアkuヨ針 研究班、医療現場で活用を, Column ようこそ！ 町の診療所へ Vol.15 出会いと別れ, Column はじめよう！ 東洋医学 Vol.18 東洋医学の診察法（2）「望診」, Column 目からウロコの心理テクニック Vol.30 相手への理解が深まる投影

内容 巻頭特集「口腔ケアのトラブルシューティング」日常的ケアである口腔ケア。基本はわかっているものの、開口できない、出血傾向がある、麻痺があるなど、口腔ケアが困難な場合にどのようにすればいいかは迷うところである。そこで困難事例を集め、口腔ケアの手順、注意点について、図と写真を用いてわかりやすく解説する。第2特集：「その裂傷、スキン–テアではありませんか？」看護師が日常的によく目にする圧迫創の一部や、医療用テープの剝離に伴う傷などは、実は「スキン–テア」かもしれない。まだ概念として新しい「スキン–テア」を解説し、なぜ起こり、どのようにケアすればよいか、どのように予防すればよいかを、皮膚・排泄ケア認定看護師が解説する。

『介護に役立つ口腔ケアの実際—用具選びからケアのポイントまで 介護力アップに！』 大泉恵美, 鮎島桂子, 鮎島弘之, 森﨑市治郎編著　中央法規出版　2016.11　164p　26cm　2500円　①978-4-8058-5248-4

目次 1 高齢者への口腔ケア（高齢者への口腔ケアの重要性, 高齢者への口腔ケアのポイント, 困難なケアの対処方法, 義歯ケアの実際, 介護職が行う口腔ケア, 医療的ケアを必要とする人への口腔ケア）, 2 障がい者への口腔ケア（障がい者への口腔ケアの重要性, セルフケアが困難な人への対応, 高齢障がい者への口腔ケア）, 3 口腔機能を高めるリハビリテーション（口腔機能を保つトレーニング）, 4 口腔ケアでの多職種連携（介護職から多職種への連携）

内容 口腔ケアのやり方がわかる！ 口腔ケアの考え方が変わる！ 介護職、歯科医師、看護師、言語聴覚士がタッグを組んで作った、介護職のための口腔ケアの本。

『家庭でできる口腔ケア—QRコードから動画が見られる』 日本口腔ケア学会編, 東野督子, 前田恭子, 齋藤拓実, 鈴木俊夫編著　口腔保健協会　2017.3　81p　26cm〈索引あり〉　1800円　①978-4-89605-330-2

目次 第1章 家庭における口腔ケアの実践（どうしたら上手にうがいをしてあげられますか？, どうしたら上手に歯磨きをしてあげられますか？, 口臭を失くすには, すぐにむせる人の口腔ケア, 舌苔って、なんですか？ そのままではいけないの？, 口の中と顔のマッサージ、運動、体操, 口から食事ができない人への口腔ケア, 意識障害がある人へのケア, 認知症の人への口腔ケア, 顔面に麻痺がある人への口腔ケア, 終末期にある人への口腔ケア）, 第2章 家庭で行う口腔ケア（どうして口の中を清潔にしなくてはならないの？, 口の中をどう見たらいいのですか？, どのくらいきれいにしたらいいのですか？, 口をきれいにするには、何が必要ですか？）, 第3章 そろえておきたい口腔ケア用品（口腔の清掃のために, うがい薬の選び方, 義歯の取り扱いと洗浄と保管）, 第4章 家庭で行う口腔ケアの大切さ

『死ぬまで元気で楽しく食べられる・話せる最強の「お口ケア」—歯だけではない口の中の乾燥・炎症・痛み・雑菌、唾液の減少、嚥下障害、睡眠時無呼吸症候群 内科医がすすめる60歳からの口腔ケア』 周東寛著　コスモ21　2017.4　169p　19cm　1400円　①978-4-87795-352-2

目次 1 すべての病気は「口の中」とつながっている（口に現われる変化はすべて体の中とつながっている, 口の中のことに意外と無関心, 口の機能をチェックしてみましょう ほか）, 2 こんなにある！ お口の役割（お口の大切な仕事, 器官ごとの役割, 健康を守るためのお口の働き）, 3 今すぐ実践！ 口の健康にいい4つの習慣（お口の健康を保つ4つの習慣, 構造が複雑な口の中は雑菌がたまりやすい, 正しい歯磨きの方法 ほか）

内容 口の中を徹底して清潔に。口の中を乾燥させない。鼻呼吸を意識する。お口まわりの筋力づくり。たった4つの習慣で口の機能低下を防げる！ 歯だけではない、口の中の乾燥・炎症・痛

み・雑菌・唾液の減少、嚥下障害、睡眠時無呼吸症候群。内科医がすすめる60歳からの口腔ケア。

『高齢者のドライマウス―口腔乾燥症・口腔ケアの基礎知識』 阪井丘芳著　医歯薬出版　2017.6　58p　26cm〈文献あり〉　1900円　①978-4-263-44500-6

目次 1 基礎知識の再確認, 2 ドライマウスによって起こる症状, 3 ドライマウスの原因, 4 加齢による口腔内の変化, 5 ドライマウスへの対応法, 6 ドライマウスに遭遇したら？ , 7 症例別対応法の実際

口腔ケア―摂食・嚥下

【解説】 摂食・嚥下とは、食べ物を見て認識し、咀嚼（そしゃく）して食物塊を口腔から咽頭、食道を経て胃に送り込むという一連のプロセスのことです。そして嚥下障害とは、この一連の動作に何らかの支障が生じ、食べ物が飲み込みにくくなる、食事のときにむせるなどの症状が出るものを言います。嚥下障害を引き起こす主な疾患には、脳梗塞をはじめとした脳血管障害やパーキンソン病などの神経筋疾患などがあげられます。

近年、高齢者の嚥下機能低下による誤嚥によって引き起こされる肺炎への対応が問題になっています。誤嚥性肺炎によって重篤な状態にならないためにも、嚥下サポートは重要なものと言えるでしょう。嚥下障害への対策としては、誤嚥が起こりにくいように食べ物の形態を工夫する、トロミをつけるなどの方法が知られています。また嚥下に関わる口腔周囲、首や肩、胸郭などの運動を行う嚥下体操や、喉頭挙上を促すための筋力訓練なども必要に応じて行うようにします。この他にも嚥下障害に対するリハビリテーションには様々なものがあります。医師、看護師、言語聴覚士などの指導のもと、適宜行うのがよいでしょう。

（結城俊也）

おすすめ書籍

『臨床の口腔生理学に基づく摂食・嚥下障害のキュアとケア』 舘村卓著　医歯薬出版　2009.7　190p　26cm〈索引あり〉　4200円　①978-4-263-73120-8

目次 第1章 リハビリテーション・口腔機能・嚥下のメカニズム, 第2章 咀嚼・嚥下機能の獲得と障害の生理, 第3章 生理学に基づく対応, 第4章 フローチャートに従った実際の取り組み

内容 「病態や責任疾患に依存しない」「在宅や施設でも」「対象者とコミュニケーションが可能かどうかに関わらず」それらに共通して適用が可能な、臨床口腔生理学に基づいた手法をフローチャートで明解に提示。

『認知症患者の摂食・嚥下リハビリテーション』 野原幹司編, 山脇正永, 小谷泰子, 山根由起子, 石山寿子著　南山堂　2011.11　168p　26cm〈索引あり〉　2500円　①978-4-525-52061-8

『「食べる」介護がまるごとわかる本―食事介助の困りごと解決法から正しい口腔ケアまで、全部教えます：胃ろう造設のその前に介護現場にできること』 菊谷武著　大阪メディカ出版　2012.11　95p　26cm〈文献あり〉　1800円　①978-4-8404-4154-4

『図解ナース必携誤嚥を防ぐポジショニングと食事ケア―食事のはじめからおわりまで』 迫田綾子編集　三輪書店　2013.5　8, 173p　26cm〈索引あり〉　2400円　①978-4-89590-441-4

目次 第1章 おさえようポジショニングの基本, 第2章 食事時のアセスメント, 第3章 ポジショニングの実際, 第4章 食事援助のポイント, 第5章 食べるための口腔ケア, 第6章 嚥下障害がある患者の服薬, 第7章 ポジショニング・トレーニング

内容 医療現場、介護現場で適切な食事ケアができる。見てわかる誤嚥を防ぐポジショニング。

『介護スタッフのための安心！「食」のケア—口腔・嚥下・栄養』 地域食支援グループハッピーリーブス著　秀和システム　2013.6　277p　18cm〈文献あり 索引あり〉 1800円　①978-4-7980-3828-5

目次 1 高齢者の身体変化と特徴, 2 栄養と食事の基礎知識, 3 食べるための口の機能の基礎知識, 4 噛む・飲み込む力が低下した人の食事で起こる問題と対応, 5 認知力の低下による問題と対応, 6 食事が困難な場合の調理工夫, 7 食べるための口を整える口腔ケア, 8 安全に食べるための姿勢とリハビリ

内容 安全に楽しく口から食べるために！ 在宅での食の自立支援がまるわかり！

『今日からできる！ 摂食・嚥下・口腔ケア』 三鬼達人編著　照林社　2013.9　151p　26cm　2000円　①978-4-7965-2297-7

目次 1 摂食・嚥下ケアの基礎知識（摂食・嚥下ケアを始めなければならないのはなぜ？，摂食・嚥下ケアを始められるタイミングは？　ほか），2 嚥下の評価と診断（意識状態の鑑別と問診のとり方は？，神経学的所見のとり方は？　ほか），3 口腔ケアと間接訓練（絶食時からの口腔ケアはなぜ必要？，口腔ケアのポイントは？　ほか），4 食事を用いた直接訓練（食事の粘度調整（トロミのつけ方）はどのように行う？，食事時の環境調整はどのように行う？　ほか），5 状態・トラブル別対応（むせやすい患者での留意点は？，詰まった患者への対応方法と留意点は？　ほか）

内容 ベッドサイドで気になる摂食・嚥下ケアと、関連する口腔ケアのギモンを解決！

『介護する人のための誤嚥性肺炎こうすれば防げる！ 助かる！』 稲川利光監修　主婦の友インフォス情報社　2013.11　159p　21cm〈文献あり 索引あり　発売：主婦の友社〉 1400円　①978-4-07-289800-0

目次 1 誤嚥性肺炎はなぜ起こる, 2 誤嚥性肺炎を防ぐ介護とは, 3 口腔ケアで誤嚥性肺炎を防ぐ, 4 嚥下機能を高めて誤嚥性肺炎を防ぐ体操, 5 誤嚥性肺炎の治療, 巻末特集 誤嚥性肺炎のケアに役立つ情報集

『イチからよくわかる摂食・嚥下障害と嚥下調整食—食べにくい患者への食事アプローチ』 栢下淳編　大阪　メディカ出版　2014.5　239p　26cm〈「ニュートリションケア」2014年春季増刊（通巻67号）〉 4000円　①978-4-8404-4857-4, ISSN1882-3343

目次 第1章 摂食・嚥下障害のキホン, 第2章 病診連携の成功事例から学ぶ地区別嚥下調整食の取り組み, 第3章 摂食・嚥下障害者への食事介助におすすめ嚥下調整食づくりに欠かせない製品徹底比較, 第4章 摂食・嚥下障害者への食事介助におすすめ食具・自助具徹底比較, 第5章 施設タイプ別資料大公開嚥下障害の評価シート, 第6章 診療報酬

『長生きは「唾液」で決まる！—「口」ストレッチで全身が健康になる』 植田耕一郎［著］ 講談社　2014.7　172p　18cm　（講談社+α新書 662-1B）〈文献あり〉 800円　①978-4-06-272858-4

目次 第1章 諸悪の根源は口の中の乾きだった（あなたの唾液は足りていますか, 働き者の唾液ほか），第2章 口から食べられない生活を想像できますか？（初の都心型リハビリテーション専門病院へ, 食べ物で歯が隠れて見えない脳卒中の患者さん ほか），第3章 いつまでもおいしく食べるための「口」ストレッチ大公開（あなたの「口」ストレッチ必要度は何パーセント？，なぜ腹筋、胸筋を鍛えるのか ほか），第4章 あとは好きなものをお食べなさい（「固いものを食べなさい」は余計なおせっかい, 日本酒だけで生きる90歳 ほか）

内容 歯から健康は作られ、口から健康は崩れる。その要となるのは「唾液」だった。

『「食べる力」が健康寿命をのばす』 脇田雅文著　幻冬舎メディアコンサルティング　2015.2　234p　19cm〈文献あり　発売：幻冬舎〉 1200円　①978-4-344-97163-9

目次 第1章 「食べる力」の衰えが、誤嚥性肺炎、認知症を引き起こす（超高齢時代の人生を幸せなものにするために, 日本人の死因第3位は肺炎で、その理由は「誤嚥」 ほか），第2章 口の中の

老化が体全体に悪影響を及ぼすメカニズム（気道と食道が重なる「魔の交差点」，肺炎を防ぐカギは口のそうじとトレーニングにある ほか），第3章 口腔ケアで口の中を若返らせる（どんな状況でも口のそうじで「歯」「舌と粘膜」「のど」をきれいに，急に入院した人への口のそうじ ほか），第4章 口のトレーニングで「かむ力」「のみ込む力」を回復させる（自分で食べられるようにするための機能訓練，意識があればすぐできるトレーニング ほか），第5章 「食べる力」こそが健康長寿に直結する（交通事故で重体に陥った父，骨盤骨折で寝たきりなので筋力の低下が心配 ほか）

内容 誤嚥性肺炎、認知症…その原因は、口の機能の低下にあった！ いきいき健康に生きるための実践的ノウハウ。

『はじめての訪問言語聴覚療法―「在宅で食べる」を支援する！』 赤羽根誠監修，大澤真理，千葉桂子，松久絵理編集　文光堂　2015.4　114p　26cm〈索引あり〉 3200円 Ⓘ978-4-8306-4523-5

目次 訪問言語聴覚療法を知ろう（開設にあたって，訪問の流れを把握しよう，情報収集・情報交換・情報発信―多職種・家族とのかかわりについて，在宅における嚥下機能評価について，目標を設定しよう ほか），事例紹介（お楽しみでの経口摂取を希望していた延髄梗塞の方―VFをするまでもなく現状を納得して諦めた事例，家族の希望で楽しみレベルの経口摂取を続けている事例，食べないという条件だったが、こっそり食べていた事例，経口摂取は難しいと診断されていたが胃ろうとの併用で楽しみ程度の摂取が可能となった事例，退院後、嚥下評価を受けずに経口摂取を開始していた胃ろうの方 ほか）

『健康長寿は「飲みこみ力」で決まる！―100歳まで「食」を楽しむための嚥下トレーニング』 浦長瀬昌宏著　メイツ出版　2015.11　144p　21cm〈文献あり〉 1380円 Ⓘ978-4-7804-1622-0

目次 第1章 「飲みこみ力」はだれでも衰える，第2章 あなたの「飲みこみ力」、今のままで大丈夫？，第3章 「飲みこみ力」を鍛えるトレーニング，第4章 「飲みこみ力」トレーニングの効果を上げるために，第5章 「飲みこみ力」の低下で起こる危険な病

内容 専門医が教える簡単トレーニング。「とろみ食」になってからでは遅い！ セルフチェックで今すぐ予防策を。年齢とともに衰える嚥下機能は1日1分のトレーニングで維持・改善できます。

『口腔医療革命食べる力』 塩田芳享著　文藝春秋　2017.1　222p　18cm　（文春新書 1114）〈文献あり〉 780円 Ⓘ978-4-16-661114-0

目次 口のリハビリで「食べる力」が蘇る，「食べられない高齢者」は病院で作られる，医師はなぜ「食べてはいけない」と言うのか？，医科と歯科の狭間で見過ごされてきた口の中，病院に入院すると忘れられてしまう「噛む力」，急激な高齢化についていけない歯科事情，胃ろうはもう一度食べるためのステップ，食べるための主治医「食医」を創る！，「栄養サポート」が「食べるサポート」の支えになる，「食べる力」の低下を予防する最先端のシステム，「食べること」の意義をもう一度考えてみよう

内容 「食べられないお年寄り」が急増している。誤嚥を恐れる医療現場が安易に「禁食」させることで、口の機能が衰え、退院後も食べることが出来なくなってしまうのだ。新時代の「食医」への取材を通して、問題を解き明かす。お口の体操も紹介。

『高齢者の摂食嚥下サポート―老嚥・オーラルフレイル・サルコペニア・認知症 医原性サルコペニアの嚥下障害を防ぐ高齢者モデルを完全マスター！』 若林秀隆編著　新興医学出版社　2017.2　197p　26cm〈索引あり〉 4300円 Ⓘ978-4-88002-770-8

『摂食嚥下ビジュアルリハビリテーション―Web動画付き』 稲川利光編集　学研メディカル秀潤社　2017.4　211p　26cm〈索引あり　発売：学研プラス〉 3300円 Ⓘ978-4-7809-1253-1

『嚥下障害エクササイズ＆ストレッチ マスターBOOK―写真でわかる！ 1冊で習得する！』 鈴木重行編・著・監修　名古屋　gene　2017.5.15　120p　26cm　3456円

①978-4-905241-96-6

目次 第1章 総論（わが国の人口動態, 死因の動態, 誤嚥と肺炎, 嚥下障害に関する課題と展望）, 第2章 嚥下における筋肉の役割（嚥下のメカニズム―筋活動を中心に, 誤嚥のメカニズム）, 第3章 アライメントが嚥下機能に及ぼす影響（老化によるアライメントの変化, 脊柱変化が骨盤および下肢のアライメントに与える影響, 脊柱変化が頭頚部のアライメントに与える影響, 頭頚部のアライメント変化が嚥下機能に与える影響, 座位姿勢の変化が嚥下機能に与える影響）, 第4章 頭頚部の関節可動域と嚥下機能（頭頚部の屈曲可動域における問題点, 関節可動域の測定方法, 誤嚥肺炎患者における頭頚部の屈曲可動域に関する調査, 臨床での簡便な測定方法の紹介）, 第5章（ランドマーク触診, 筋の触診＆ストレッチ）, 第6章 嚥下機能維持・改善を目的とした筋力強化（頭部挙上訓練, メンデルソン手技, 呼気筋力トレーニング, 舌挙上運動, 前舌保持嚥下法, 開口運動, 下顎引下げ運動, 骨格筋電気刺激法）

内容 写真とイラストで嚥下障害の触診法を分かりやすく解説!!

『肺炎がいやなら、のどを鍛えなさい』　西山耕一郎著　飛鳥新社　2017.6　229p　18cm　1111円　①978-4-86410-554-5

目次 第1章 「最近、よくムセる」は老化のサインだった！ , 第2章 「のど」を鍛えれば、寿命は10年のびる！ , 第3章 飲み込み力がアップする8つの「のど体操」, 第4章 誤嚥を防ぐ「食べる」ルール九か条, 第5章 「のど」の大問題・小問題お悩み解決Q&A, 第6章 人間は「のど」から衰え、「のど」からよみがえる！

内容 肺炎は“老化現象”と、あきらめていませんか？ あまり知られていませんが、じつは、「のどの筋肉」を鍛えるだけで、簡単に防げるのです。1万人を治療した名医が教える、寿命を10年のばす1日5分の「のど体操」。

『口から食べる幸せを守る―生きることは食べる喜び』　小山珠美著　主婦の友社　2017.7　191p　19cm　1500円　①978-4-07-423539-1

目次 第1章 もしもあなたや大切な家族が口から食べることが難しくなったら…, 第2章 「人間は“生”に向かって生きている」, 第3章 心底食べる幸せをサポートしたい, 第4章 いま医療現場で起こっている本当のこと―5人の患者さん家族の実例から, 第5章 患者さん家族にこれだけは知ってもらいたいこと, 第6章 これだけは知っておいてほしい食事介助の基本, 第7章 日々、現場で闘っている人々に伝えたいこと, 第8章 口から食べる重要性を発信する仲間たち

内容 いま医療現場では「食べること」が軽視されている。「食べられない」という診断、本当に正しい!?20年間に9000人以上の食事介助をしてきたカリスマ看護師が伝えたいこと。

栄養―基礎知識

【解説】 高齢期になると、身体的理由（口腔機能や摂食・嚥下機能の低下、手足の機能障害など）、精神的理由（うつ状態など）、社会的理由（一人暮らしなど）によって食事量が低下し、低栄養状態に陥りやすいと言われています。また脳血管障害、がん、呼吸器疾患、肝臓疾患などに罹患することも、低栄養に陥る要因となります。タンパク質不足を中心とした低栄養状態になると、筋肉減少や感染症を引き起こしやすくなります。そのことにより活動量は低下して食欲不振となり、さらに低栄養状態が悪化するという悪循環に陥ってしまうのです。

したがって高齢期における低栄養状態の改善の意義は、エネルギーやタンパク質を必要量摂取することにより、要介護状態や疾病の重症化への移行を予防することにあります。高齢期における食事のポイントとしては、エネルギーと良質のタンパク質が多く含まれる食品を食べる、野菜や食物繊維を食べる、意識して水分摂取を心がける、塩分は控えめにする、規則正しい食生活をするなどが一般的に推奨されています。低栄養状態の早期改善を図り、自分らしい生活を確立したいものです。

（結城俊也）

おすすめ書籍

『介護予防のための栄養指導・栄養支援ハンドブック』 馬場園明編著, 荒木登茂子, 桑原一彰, 花田輝代, 山田康子著　京都　化学同人　2009.10　346p　21cm〈文献あり 索引あり〉　3600円　①978-4-7598-1286-2

目次 第1章 高齢者の栄養支援, 第2章 高齢者の栄養と政策による支援, 第3章 高齢者の栄養ケア・マネジメント, 第4章 高齢者の摂食・嚥下の支援, 第5章 高齢者のこころと食の支援, 第6章 高齢者の病態と診療, 第7章 高齢者の病気と栄養支援の方針と実例

内容 どうすれば病気や障害が予防できるだろう？ QOLを改善できるだろうか？ この一冊で解決。

『カラー図解高齢者の栄養管理ガイドブック—高齢者福祉施設・病院・住宅などで役立つお年寄りの栄養ケアマネジメントを適切に行うために』 下田妙子編　文光堂　2010.2　135p　26cm〈索引あり〉　2600円　①978-4-8306-6037-5

目次 1 高齢者福祉施設および在宅における管理栄養士の業務, 2 心身の特徴に応じた栄養サポートの実際, 3 高齢者の栄養管理の実際, 4 症例から学ぶ栄養管理の実際, 5 写真で見る献立の具体例, 6 片麻痺でできる料理のテクニック, 7 高齢者の口腔ケアの実際, 8 高齢者の転倒予防の実際, 巻末資料

内容 味覚低下、摂食・嚥下機能低下、脱水、うつ病や認知症などに対応した栄養管理の実際。栄養面から考えた口腔ケア、排泄ケア、転倒予防。具体的な献立例や症例も充実。

『早引き介護の栄養管理ハンドブック』 田中弥生監修, 工藤美香著　ナツメ社　2012.6　303p　15cm〈文献あり 索引あり〉　1800円　①978-4-8163-5243-0

目次 第1章 栄養管理にかかわる基礎知識, 第2章 食事ケア・口腔ケア・栄養ケアのポイント, 第3章 高齢者によくみられる疾患とその栄養管理, 第4章 高齢者の状態に合わせた調理, 第5章 栄養管理に関する事例 - Q&A, 第6章 栄養や健康に関する表示, 巻末 付録・索引

内容 疾病の治療や予防において重要な栄養ケアや食事療法を豊富な図版・イラストでわかりやすく解説。

『治療が劇的にうまくいく！ 高齢者の栄養はじめの一歩—身体機能を低下させない疾患ごとの栄養管理のポイント』 大村健二, 葛谷雅文編　羊土社　2013.3　220p　21cm〈索引あり〉　3600円　①978-4-7581-0896-6

『スリーステップ栄養アセスメント〈NA123〉を用いた在宅高齢者食事ケアガイド』 在宅チーム医療栄養管理研究会監修　第3版　第一出版　2014.5　282p　26cm〈背のタイトル：在宅高齢者食事ケアガイド　初版のタイトル：スリーステップ栄養アセスメントを用いた在宅高齢者食事ケアガイド　索引あり〉　3000円　①978-4-8041-1311-1

目次 第1部 スリーステップ栄養アセスメント(NA123), 第2部 在宅高齢者食事ケアの知識, 第3部 高齢者の食事ケアを理解するための基礎知識, 第4部 チーム医療・ケアの重要性—実践事例, 第5部 在宅高齢者ケアに役立つポイント—食事と食具の工夫, 第6部 在宅高齢者ケアのための帳票と参考資料

内容 食事リスク調査、脱水発見調査、食事摂取状況調査。今回の大幅な改訂では、在宅業務で実践できることに主眼を置き、利用者に最も近い家族やホームヘルパーに役立つ料理の工夫や機器の紹介、各種疾病をもつ方の食事の注意点など、日常業務に必要な食事療法の基礎知識を平易に記述。在宅での管理栄養士の役割として、何をやっているのか。何ができるか。今後望まれることを詳述した。

『MNA在宅栄養ケア—在宅高齢者の低栄養予防と早期発見』 葛谷雅文, 酒元誠治編集　医歯薬出版　2015.1　90p　26cm〈索引あり〉　2100円　①978-4-263-70637-4

目次 1 在宅高齢者の低栄養予防とMNA（在宅高齢者のQOL向上の重要性と健康寿命延長の試み, 在宅高齢者における栄養ケアの重要性, 在宅高齢者におけるMNAの有用性, 在宅要介護高齢者の栄養状態・栄養介入の実態およびMNAによるアウトカム予測, 口腔機能と低栄養）, 2 ふくらはぎ周囲長（CC）とその有用性（CCメジャーの開発と使い方のポイント, ふくらはぎ周囲長からのBMIの推定とMNA‐SFへの応用）, 3 資料：MNA関連学会等発表より/MNA‐SF記載マニュアル（Mini Nutritional Assessment（MNA）の在宅高齢者に対する有用性の検討および栄養状態関連因子の解析, Mini Nutritional Assessmentによる在宅要介護高齢者の栄養状態の検討, 他職種を巻き込んだ訪問栄養食事指導のシステム構築の新たな取り組み―MNA‐SFによる栄養評価で得た結果を踏まえて, MNA‐SFを用いた訪問リハビリ利用者の栄養評価, 在宅虚弱高齢者における栄養状態と摂食嚥下障害リスクの関連, 在宅療養高齢者における口腔の健康状態が生活機能に及ぼす影響, 高齢者の健康調査に用いたBMIの算出方法の比較について, 在宅医療支援病棟に入院した在宅認知症患者の総合的機能評価, MNA‐SF記載マニュアル）

『PT・OT・STのためのリハビリテーション栄養―栄養ケアがリハを変える』 若林秀隆著 第2版 医歯薬出版 2015.4 113p 26cm〈文献あり 索引あり〉 3200円 ①978-4-263-21530-2

目次 1 リハビリテーションと栄養（リハビリテーション栄養, 低栄養時の代謝, 運動栄養学とリハビリテーション ほか）, 2 リハビリテーション栄養ケアマネジメント（リハビリテーション栄養ケアマネジメント, リハビリテーション栄養スクリーニング, リハビリテーション栄養アセスメント ほか）

『在宅リハビリテーション栄養』 日本リハビリテーション栄養研究会監修, 若林秀隆編著 医歯薬出版 2015.9 150p 26cm〈索引あり〉 3400円 ①978-4-263-21944-7

目次 第1章 在宅リハビリテーション栄養の必要性（なぜ在宅リハビリテーション栄養か：看護師の視点から, なぜ在宅リハビリテーション栄養か：管理栄養士の視点から, なぜ在宅リハビリテーション栄養か：理学療法士の視点から ほか）, 第2章 在宅リハビリテーション栄養評価（在宅リハビリテーション栄養での国際生活機能分類の活用法, 在宅での参加・環境因子・個人因子の評価, 在宅での栄養評価 ほか）, 第3章 在宅リハビリテーション栄養ケアプラン（在宅リハビリテーション栄養を考慮したケアプランの作り方, 在宅での多職種連携のあり方, 在宅でのリハビリテーション栄養ケアプランと事例紹介：看護師の視点から ほか）

『高齢者の栄養ケアQ&A55―あなたのギモンがスッキリ解決！ オールカラー』 田村佳奈美編著 大阪 メディカ出版 2016.5 159p 26cm〈『ニュートリションケア』2016年春季増刊 索引あり〉 2800円 ①978-4-8404-5715-6

『ニュートリションケア 2017年5月号 特集：身体症状からわかる栄養状態の押さえどころ43』 大阪 メディカ出版 2017.5 104p 26cm 1944円 ①978-4-8404-6070-5

目次 【特集】写真で見る診るフィジカルアセスメント力UP 身体症状からわかる栄養状態の押さえどころ43, [1]管理栄養士のためのニュートリションフィジカルアセスメント入門, [2]写真でみる栄養状態のわかる身体症状43（全身観察, 【レポート】（第38回日本臨床栄養学会総会・第37回日本臨床栄養協会総会（第14回大連合大会）, 第6回日本リハビリテーション栄養研究会学術集会）, 【施設取材】がんばる栄養士を応援します！ わたしたちの施設の期待の星, 【連載】（管理栄養士に伝えたいこと メッセージ For You・食と栄養の多職種、地域連携 鍵を握るのは管理栄養士, 見たい！ 知りたい！ 味わいたい！ 術後食&病院食 世界の旅・インドネシアのキリスト教病院でも「スムスム」が病院食, 私の施設の献立展開のコツ教えます！ 治療食アレンジレシピ, イラストで学ぶ 栄養にかかわるホルモンよくわかる講座・アドレナリン・ノルアドレナリン, ダメダメ指導にさようなら 栄養指導の○と×・腎不全保存期から血液透析導入となり、リンコントロールが課題である患者の栄養指導, その患者、じつはフレイル？ もしかしてサルコペニア？ 高齢者の食と栄養と嚥下障害を支える・早期経口摂取のエビデンス,「なに食べる？」から「いつ食べる？」へ 時間栄養学・血栓をつくるリズム, 臨床研究してみませんか？ 日常臨床のなかから管理栄養士がエビデンスをつくる！・データを可視化する, NST回診日誌・脂肪乳剤投与時の注意点）

『リハビリテーション栄養 Q&A33+症例7―栄養と運動の深イイ関係』 田村佳奈美編著 大阪 メディカ出版 2017.5 144p 26cm (ニュートリションケア 2017年春季増刊号) 3024円 ①978-4-8404-6078-1

目次 編集にあたって, 編集・執筆者一覧, 第1章 リハビリテーション栄養 Q&A33, 第2章 リハビリテーション栄養 症例7(多職種で早期介入を行った急性呼吸障害患者へのリハビリテーション栄養アプローチ, 調剤薬局管理栄養士による在宅訪問栄養指導とリハビリテーション栄養アプローチ, 介護老人保健施設におけるリハビリテーション栄養アプローチ―歯科連携により栄養状態の低下を防ぐ, 右大腿骨頸部骨折後の低体重の高齢者に対するリハビリテーション栄養アプローチ〜体重管理と栄養補助食品使用の視点から, 末梢優位の筋力低下がみられた患者に対する多職種でのリハビリテーション栄養アプローチ, 急性期病院における大腿骨近位部骨折の患者に対するリハビリテーション栄養アプローチ, 嚥下障害のある独居高齢者への退院後の生活を見据えたリハビリテーション栄養アプローチ) 索引

内容 リハ栄養の基礎と実践をこの一冊に凝縮! ICFによる全人的評価と栄養障害の評価を行い、高齢者の栄養状態・サルコペニア・フレイルを改善し、最適な栄養管理を実施するリハビリテーション栄養の基礎知識をQ&A形式でわかりやすく解説。さらに、実践症例も掲載した欲張りなリハ栄養の入門書。

『死ぬまで介護いらずで人生を楽しむ食べ方』 新開省二著 草思社 2017.6 206p 19cm 〈「50歳を過ぎたら「粗食」はやめなさい!」(2011年刊) の改題、修正〉 1300円 ①978-4-7942-2286-2

目次 第1章 高齢期の健康は「食べ方」で決まる, 第2章 なぜやせている人は死亡リスクが高いのか? , 第3章 体をむしばむ「低栄養」の本当にこわい話, 第4章 老けない、ボケない、高齢期の正しい食べ方, 第5章 死ぬまで介護いらずの体をつくる毎日の習慣, 第6章 おいしいものを食べに、外に出かけよう

内容 70代からでも間に合う! 食事内容で健康寿命は変えられる。たっぷり栄養をとっている人ほど、認知症・脳卒中になりにくい。のべ5000人の高齢者の追跡調査から導き出した、本当に正しい食習慣。

『高齢者を低栄養にしない20のアプローチ―MNA〈簡易栄養状態評価表〉で早期発見 70歳以上の5人に1人が低栄養! 事例でわかる基本と疾患別の対応ポイント』 吉田貞夫編著 大阪 メディカ出版 2017.7 167p 26cm 2480円 ①978-4-8404-6176-4

目次 1章 高齢者と低栄養の危険な関係(楽しく、おいしく食べられることの幸せ, 高齢者が食べられなくなるさまざまな要因, 高齢者にしのびよる低栄養 ほか), 2章 高齢者の低栄養予防は「MNA」におまかせ!(高齢者にMNAを行う5つのメリット, MNAの質問項目とケアを行う上での意義, MNAは実際にどのように応用されているの?), 3章 高齢者を低栄養にしない20のアプローチ(健康で自立している高齢者にも低栄養は起こる! , 低栄養が放置されたために食事がとれなくなる? , 口腔ケアですっきりさっぱり! 食事摂取量アップ! ほか)

栄養—食事づくり

【解説】「おいしく食べること」は万人にとって大きな喜びであり、豊かな日々を送るためには欠かせないものです。介護予防においては、おいしく食べながら低栄養状態を改善していく視点が大切です。しかしながら高齢になると、どうしても簡単なメニューですませてしまう傾向にあります。そうすると必要なエネルギーやタンパク質を摂取することができません。毎日の食事につけ足せるような簡単な食材を用意しておくとよいでしょう。

また誤嚥を防ぎ安全に食べるための工夫も必要になります。調理方法を工夫することによって食べやすくすることが大切でしょう。例えば硬いものはすりおろす、繊維や筋が多いものは切ったり軟らかくなるように火を通したりする、トロミ調整食品でとろみをつけるなどのひと手間を加えます。また食事は見た目の演出も重要です。食材や食器の色や形にも心を砕きたいものです。食事は栄養摂取とともに身近な人とのコミュニケーションの場でもあります。そのことを意識した食事づくりを心がけましょう。

（結城俊也）

おすすめ書籍

『いまある材料でくふうする高齢者のためのクイックメニュー—これしかないとき！』 香川芳子, 杉橋啓子監修, 小川久恵, 宮入照子献立・料理　女子栄養大学出版部　2004.9　119p　21cm　（ホームヘルパーお料理サポートシリーズ 1）　1200円　Ⓘ4-7895-1901-5

目次 少ない材料でもアイディア次第 お手軽メニュー集（「卵」しかないとき,「塩ザケ」しかないとき,「こま切れ肉」しかないとき ほか）, レパートリーを増やそう おなじみ素材の一品料理（卵で, 切り身魚で, その他の魚で ほか）, びん詰め、缶詰め、レトルト食品 なんでも活かして創作料理（つくだ煮・塩辛・味つけきのこで, 漬け物・練りみそで, 魚や肉の缶詰めで ほか）

内容 本書では、ごく身近な限られた食材を使って短時間で作る、高齢者向きの献立や料理の数々をお届けします。食べやすい調理のくふう、栄養の整え方、咀嚼力や嚥下力などが低下した人の食事の注意、また、現場でのいろいろな対応策や、介護にあたるホームヘルパーとしての心得なども、盛り込みました。グループホームなどの施設や、家庭で高齢のご家族の食事作りに携わる人にとっても、参考になるヒントがたくさんあります。

『家族いっしょのユニバーサルレシピ—かみやすい・飲み込みやすい介護食』 山田晴子食事指導, 赤堀博美料理指導　女子栄養大学出版部　2005.2　159p　26cm　1800円　Ⓘ4-7895-4729-9

目次 ごはんとおかず（主食, 汁物, 卵と肉のおかず ほか）, 軽食とおやつ（軽食, くだもの・菓子, 飲み物）, より安全に、おいしく食べるために（食べやすくなる食具と食器, 介護用食品の紹介）

内容 本書で紹介する料理は、家族（元気な人）が食べる「基本のレシピ」と、それをアレンジした料理、「かみやすくするレシピ」と「飲み込みやすくするレシピ」がある。かみやすくするレシピはおもに咀嚼（かむ）機能が低下してきたかた向けに、飲み込みやすくするレシピはおもに嚥下（飲み込む）機能が低下してきたかた向けになっている。

『かむ・飲み込むが困難な人の朝昼夕献立カレンダー—食べることは生きること』 香川芳子監修　改訂新版　女子栄養大学出版部　2006.3　159p　26cm　（献立カレンダー10）　2800円　Ⓘ4-7895-1320-3

目次 「口から食べる」ことはなぜたいせつなのか？ , お年寄りに起こりやすい体の変化と食トラブルの防ぎ方, 栄養バランスよく食べるために, 食品の栄養的な特徴を覚えましょう, 80kcal分が1点の「熱量点数」で1日の食事量を計算します, かむ・飲み込むが困難なお年寄りの点数構成と献立の立て方, 食品の選び方・食べ方, 「計って食べる」で必要な量を覚えましょう, 食品を食べやすい形状にする増粘剤・とろみ調整剤や水分補給用食品, 介護用調理すみ食品をじょうずに利用する, 介護食作りに便利な調理器具と食べやすいようにくふうされた食器類〔ほか〕

内容 この本では、食べられる段階に合わせた調理法とともに四季の献立を紹介しています。どの献立も家族がいっしょにおいしく食べられるものです。バランスのよい食品選びは家族の健康維持にも役立ちます。

『なめらか食―革新的嚥下障害食レシピ』 小島真由美, 赤堀阿由美著　名古屋　日総研出版　2010.7　77p　26cm〈索引あり〉　2667円　①978-4-7760-1510-9

『かみやすい飲み込みやすい食事のくふう―絵で見てわかる』 山田晴子食事指導　女子栄養大学出版部　2010.9　111p　26cm〈絵：横田洋子　料理レシピ：赤堀博美〉　1600円　①978-4-7895-4737-6

目次 主食(ごはん, もち, めん類, パン), 汁物, 主菜(魚介類の主菜, 肉類の主菜, 大豆・大豆製品の主菜, 卵の主菜), 副菜(野菜・芋・きのこ・海藻), 間食, 飲み物, 水分補給

内容 高齢者にも見るだけでわかる。このポイントを知るといつも食べている料理がみるみるおいしく安心して食べられる。

『介護食スイーツレシピと栄養―誤嚥・低栄養対策』 代居真知子, 鈴木理恵子著　誠文堂新光社　2011.7　127p　26cm　(あなたの介護サポートします)〈栄養部分監修：島崎洋子　並列シリーズ名：ELDERLY CARE ISN'T A ONE-PERSON JOB　文献あり〉　1600円　①978-4-416-81146-7

目次 介護食スイーツ12カ月(1月 お正月 御前汁粉, 2月 バレンタインデー 豆乳ブラウニー ほか), 第1章 洋から和まで、いろいろ介護食スイーツレシピ(介護食スイーツの代表 いろいろプリン, のどに優しい いろいろテンダリー系スイーツ ほか), 第2章 高齢者の食を考える(1)インタビュー(介護食、大切にしたいのは、おいしく！ 楽しく！ 食べること(五明紀春氏(女子栄養大学副学長・栄養学部長・教授)), 長寿の人はよく食べる！ よく食べる人は元気で長寿！(坂田進一郎氏(ニチイホーム鷺沼南ホーム長・神奈川県川崎市)) ほか), 第3章 高齢者の食を考える(2)取材(味わうだけでない『スイーツパワー』, クッキーハウス&いろいろクッキーレシピ ほか), 第4章 レシピの栄養と作り方(追加)(掲載スイーツの栄養価, いろいろクリームのレシピ・追加 ほか)

内容 食介護の役に立つ100のスイーツ。のみ込み時の安全度マーク付き。kcal・たんぱく質等の栄養表示。

『おうちでできるえんげ食』 ニュートリー株式会社編集・技術協力　エス・エム・エス　2013.11　91p　26cm　(ナース専科BOOKS)〈文献あり　発売：インプレスコミュニケーションズ〉　1700円　①978-4-8443-7596-8

目次 第1部(基本の調理, 主食レシピ, 汁ものレシピ, 主菜レシピ, 副菜レシピ, デザートレシピ, 飲みものレシピ), 第2部(飲み込むこと、食べること, ナースに聞いて日々の"困った"を解決)

内容 この本は、長年、本やWEBをとおして看護師さんに向けて情報を発信してきたナース専科が日々、患者さんに寄り添っている看護師さんの知識と、今年で創業51年を迎える「えんげ食」のパイオニア企業、ニュートリー株式会社のノウハウをまとめたものです。

『かみにくい・飲み込みにくい人の食事―図解 食材別の下ごしらえ法から、「かみ」「飲み」やすい加工まで』 主婦と生活社編, 藤谷順子監修, 江頭文江料理制作　改訂版　主婦と生活社　2014.10　143p　21cm〈文献あり〉　1400円　①978-4-391-14540-3

目次 1章 食べやすくする工夫とアイデア(食事の基本, 野菜, いも類, 卵, 豆類 ほか), 2章 食べ方・食べさせ方コツと注意(「食べる」意味, 嚥下障害, 詰まり予防, 義歯・口腔ケア, 口の食前体操 ほか)

内容 食材別の下ごしらえ法から、「かみ」「飲み」やすい加工まで。嚥下障害の人でもだんぜん食べやすくなる調理法の工夫220と"詰まり""むせ"予防法65。

『きょうもいっしょに食べよ！―病院の栄養士が考えたおいしい嚥下食レシピ 飲み込みやすい料理61』 あかいわチームクッキング作　ライフサイエンス出版　2015.5　90p　24cm　2000円　①978-4-89775-337-9

『おうちで食べる！ 飲み込みが困難な人のための食事づくりQ&A』 江頭文江著　三輪書店　2015.9　19, 134p　26cm〈文献あり〉　1800円　①978-4-89590-527-5

目次 巻頭レシピ, 第1章 教えて！ 最近の介護食、嚥下食事情, 第2章 押さえておきたい！ 在宅介護をしながらの嚥下食作りのポイント, 第3章 低栄養予防！ しっかり食べて、機能もアップ, 第4章 簡単！ おいしい！ 嚥下食レシピ集, 第5章 こんなときどうする？ そこが聞きたい！ 嚥下食Q&A

内容 お寿司も、ラーメン・パスタも、お餅も、天ぷらも。飲み込みが困難になっても、食べたいものをおいしく食べるためのレシピ本！

『認知症の食事ケアともに笑顔の毎日ごはん―美味しく食べてもらえて介護がずっとラクになるヒントレシピ70』 山口晴保監修, 大越郷子料理制作　主婦と生活社　2016.7　143p　21cm〈文献あり〉　1600円　①978-4-391-14844-2

目次 認知症には4つのタイプがある（記憶が失われ、「ごはんまだ？」をくり返す―アルツハイマー型認知症, 麻痺が残ったり、飲み込みにくさが出やすい―血管性認知症 ほか）, 1 食材&レシピのくふうで、美味しく食べる！（普通の食事を美味しく食べてほしい！ 認知症の食事5つのルール, 肉&魚の選びかた、調理のくふう ほか）, 2 食卓の「困った！」を解決（タイプ別の声かけで食の「困った！」を解決, Q「食卓についても食べはじめません」A「すぐ目の前で、美味しそうに食べてみせて」 ほか）, 3 口腔ケアで、食べる力を高める（いつまでも美味しく！ 口の廃用症候群を防ぐ, 簡単エクササイズで食べるための基礎力をアップ ほか）

内容 美味しく食べてもらえて介護がずっとラクになるヒントレシピ70。食べたことを忘れる、偏ったものばかり食べたがる、味覚・嗅覚が鈍くなった、食欲が落ちた―認知症の4大タイプ別「困った！」を解決。

『おうちで作る介護食クッキング入門―かんたんおいしい！』 齋藤郁子編著, 菊谷武[ほか]著　日本医療企画　2016.9　123p　26cm　1300円　①978-4-86439-489-5

目次 1 お惣菜や手近な食品で作るかんたん介護食レシピ（ごはん, 麻婆豆腐 ほか）, 2 手間いらずパッククッキング入門&パッククッキングレシピ（パッククッキング8つのメリット, パッククッキングで用意するもの ほか）, 3 高齢者に適した食事と栄養素のバランス（高齢者に適した食事, 栄養素のバランス）, 4 家族のお悩み相談室Q&A（食が細くなり、体重が3kg以上減っています。どうしたらよいですか？ , 噛んでばかりでなかなか飲み込みません。どうしたらよいですか？ ほか）, 5 管理栄養士のための栄養専門情報集（在宅での高齢者の栄養指導のポイント, 外来での高齢者の栄養指導のポイント ほか）

内容 噛む・飲み込む機能が低下したお年寄りも安心して食べられるレシピブック。お惣菜や手近な食品で作る、かんたん介護食レシピ22。材料をポリ袋に入れて電気ポットでお手軽調理、パッククッキングレシピ8。誰でもすぐに作れる、やわらか&おいしい30レシピ。

『嚥下調整食学会分類2013に基づく回復期リハビリテーション病棟の嚥下調整食レシピ集105』 回復期リハビリテーション病棟協会栄養委員会監修, 栢下淳, 髙山仁子編著　医歯薬出版　2016.9　128p　26cm　3200円　①978-4-263-70676-3

目次 1 回復期リハビリテーション病棟について, 2 回復期リハビリテーション病棟における嚥下調整食の位置付け, 3 おいしい嚥下調整食とは（作製のコツ）, 4 学会分類2013の考え方（コード3およびコード4を中心に）, 5 学会分類2013をもとにした分類の意義, 6 学会分類2013（食事）コード3およびコード4の客観的分類方法, 7 コード3およびコード4の適応となる対象者, 8 学会分類2013コード3およびコード4の適応となる対象者のミールラウンドでの留意点, 9 学会分類2013コード3およびコード4の適応となる対象者の栄養管理上の留意点, 10 在宅生活での応用, 嚥下調整食レシピ集105

『やわらかく、飲み込みやすい高齢者の食事メニュー122』 中村育子監修　ナツメ社　2017.3　159p　26cm〈文献あり 索引あり〉 1600円 ①978-4-8163-6182-1

目次 第1章 低栄養予防とかみやすく、飲み込みやすくする食事の工夫(高齢者のからだの変化を知りましょう, 低栄養と水分不足に気をつけましょう, 食事の形態、合っていますか？ ほか), 第2章 とにかく簡単！ 手間なしやわらかレシピ(主菜―肉, 主菜―魚介, 主菜―卵・豆腐 ほか), 第3章 症状別！ 食事のポイントとおいしいレシピ(かみ砕きにくい・飲み込みにくいときの食事, 食欲が低下したときの食事, 低栄養を予防する食事 ほか)

内容 毎日の食事の用意は、大変なもの。本書では、介護者の方の負担が少しでも減るよう、とにかくかんたんで、おいしいレシピを集めました。介護用食品や冷凍食品、レトルト食品も活用しています。その人に合ったかたさで作れるよう、1つのレシピにつき「弱い力でかめる」「歯ぐきでつぶせる程度」「舌でつぶれる程度」「かまなくてよい程度」の4つの作り方を掲載しています。食欲低下や低栄養予防、便秘や下痢のときなど、症状・目的に合わせたレシピを掲載しています。それぞれ、食事のポイントと、調理のテクニックもあわせて説明しています。

フレイル・サルコペニア

【解説】 フレイル(Frailty)とは、加齢とともに心身の活力(筋力、活動性、認知機能、精神活動など)が低下することにより、健康障害を引き起こしやすい状態(健康な状態と要介護状態の中間段階)のことです。しかし一方においては、適切な介入や支援により、生活機能の維持向上が可能な状態であると定義されています。簡便な診断基準としては、体重が減少した・筋力が低下した・疲れやすくなった・歩くのが遅くなった・活動性が低下した、という項目のうち、3つ以上該当した場合はフレイルとするものが知られています。

サルコペニアとは、骨格筋量が低下し、全身の筋力または身体能力が低下した状態のことを言います。原因としては加齢の他にも、不活動、栄養摂取不足、手術などの侵襲、がんをはじめとした疾患などで二次性に起こる場合があります。フレイルやサルコペニアの予防で大切なのは運動と食事です。運動では有酸素運動や筋力トレーニング、食事では良質なタンパク質の摂取がポイントになります。早期に対応して予防に努めることが重要でしょう。

(結城俊也)

おすすめ書籍

『サルコペニアの摂食・嚥下障害―リハビリテーション栄養の可能性と実践』 若林秀隆, 藤本篤士編著　医歯薬出版　2012.11　226p　26cm〈索引あり〉 4400円 ①978-4-263-21869-3

目次 第1章 サルコペニアの基本(サルコペニアとは, サルコペニアの診断, サルコペニアの原因 ほか), 第2章 サルコペニアの摂食・嚥下障害(摂食・嚥下のメカニズム, サルコペニアによる摂食・嚥下障害の評価と治療, 口腔・舌筋のサルコペニア ほか), 第3章 主な疾患・病態の摂食・嚥下リハビリテーション栄養(誤嚥性肺炎, 脳卒中, 認知症 ほか)

『サルコペニアを知る・測る・学ぶ・克服する』 安部孝, 真田樹義, 尾崎隼朗著　ナップ　2013.2　146p　21cm〈他言語標題：Sarcopenia：Evidence and Implications for Preventive Strategies　索引あり〉 2000円 ①978-4-905168-21-8

目次 第1章 サルコペニアを知る(サルコペニアとは, サルコペニアの定義 ほか), 第2章 サルコペニアを測る(筋量からの評価, 筋力からの評価 ほか), 第3章 サルコペニアを学ぶ(サルコペニアと生存率(サバイバル), サルコペニアと糖尿病 ほか), 第4章 サルコペニアを克服する(サルコペニアに対する栄養改善の効果, サルコペニアに対する持久的運動の効果 ほか)

『栄養・運動で予防するサルコペニア』 葛谷雅文, 雨海照祥編集　医歯薬出版　2013.2

159p　26cm〈索引あり〉　3400円　①978-4-263-70614-5

目次 1 サルコペニアとは, 2 わが国におけるサルコペニアの診断と実態, 3 サルコペニアの早期発見・治療, 4 サルコペニック・オベシティとその考え方, 5 サルコペニアの栄養療法, 6 その他の介入法

『サルコペニア24のポイント―高齢者への適切なアプローチをめざして』 関根里恵, 小川純人編集　大阪　フジメディカル出版　2013.12　131p　21cm〈索引あり〉　3000円　①978-4-86270-048-3

『サルコペニアと運動―エビデンスと実践』 島田裕之編　医歯薬出版　2014.5　222p　26cm〈索引あり〉　3800円　①978-4-263-21937-9

目次 第1章 サルコペニアの基礎的理解（サルコペニア予防の意義, 臨床におけるサルコペニアの診断 ほか）, 第2章 サルコペニアの評価指標（筋量測定, 筋力測定 ほか）, 第3章 サルコペニアに対する運動の実践（地域在住高齢者におけるサルコペニアの運動療法（ポピュレーション・アプローチ, ハイリスク・アプローチ）, 膝痛・腰痛患者におけるサルコペニアの運動療法 ほか）, 第4章 運動方法の実践例（病院での実践, 訪問リハビリテーションでの実践 ほか）, 第5章 サルコペニアに対する運動のエビデンス（地域在住高齢者のエビデンス, 整形外科疾患患者のエビデンス ほか）

内容 いま話題の「サルコペニア」に対する運動をエビデンスに基づいて紹介！ 基本理解から臨床実践、地域での予防活動に役立つ一冊！

『フレイル―超高齢社会における最重要課題と予防戦略』 葛谷雅文, 雨海照祥編集　医歯薬出版　2014.6　143p　26cm〈索引あり〉　3200円　①978-4-263-70628-2

目次 1 総論（フレイルとは―その概念と歴史, フレイルの定義 ほか）, 2 フレイルと栄養（フレイルと低栄養, フレイルとサルコペニック・オベシティ ほか）, 3 フレイルと疾患（フレイルと認知症（精神心理的側面）, フレイルとうつ ほか）, 4 フレイルと高齢社会・福祉施策（介護予防とフレイル, 社会的フレイル）

『フレイルの予防とリハビリテーション』 島田裕之編　医歯薬出版　2015.9　181p　26cm〈索引あり〉　3600円　①978-4-263-21943-0

目次 1 フレイルを理解する（フレイルの判定と予防の重要性, フレイルの有症率と危険因子 ほか）, 2 フレイルを評価する（フレイルの一次スクリーニング, 筋量・筋力検査とフレイル ほか）, 3 フレイルを予防する（筋量・筋力向上によるフレイル予防, 歩行機能向上によるフレイル予防 ほか）, 4 フレイル予防の実践例から学ぶ（地域（介護予防事業）での実践, 病院での実践 ほか）, 5 フレイルの理解を深める（フレイル研究Update, フレイルとサルコペニア ほか）

内容 フレイルの兆候を早期に発見し、多角的に評価・予防する!!

『知っておきたい高齢者のフレイル―活力低下を感じていませんか？』 森惟明編著, 梶川咸子, 梶川博著　幻冬舎メディアコンサルティング　2016.12　237p　19cm〈文献あり　発売：幻冬舎〉　1400円　①978-4-344-91026-3

目次 第1章「フレイル」って何？, 第2章 高齢者の状態・立場を理解しよう, 第3章 身体的フレイルとは, 第4章 精神的フレイルとは, 第5章 社会的フレイルとは, 第6章 介護施設入所者の既往歴にみるフレイル―フレイルの予防はどこまで可能か, 資料 フレイル予防のお役立ち情報

内容 活力低下を老化と思って放置すると危険です！ 高齢者のフレイル（虚弱）は健康な状態と要介護状態の間にあり、早期発見が寝たきり予防になります。フレイル対策をして元気に自立した老後をおくりましょう。

『ニュートリションケア　2017年1月号　特集：フレイル・サルコペニアと低栄養』 大阪　メディカ出版　2017.1　96p　26cm　1944円　①978-4-8404-6066-8

目次 【特集】栄養ケアで防ごう！ フレイル・サルコペニアと低栄養, 【レポート】第3回栄養管理指導者協議会学術集会, 【特別企画】ニュートリションケア創刊10周年を迎えて, 【連載】（管

理栄養士に伝えたいこと メッセージFor You・症例の振り返りを忘れないで！ "師は目の前の患者なり", 見たい！ 知りたい！ 味わいたい！ 術後食&病院食 世界の旅・台南の8ステップの胃切除術後食, 私の施設の献立展開のコツ教えます！ 治療食アレンジレシピ, 臨床研究してみませんか？ 日常臨床のなかから管理栄養士がエビデンスをつくる！・研究倫理審査委員会への申請, ダメダメ指導にさようなら 栄養指導の○と×・高度肥満を認める杖歩行患者の栄養指導,「なに食べる？」から「いつ食べる？」へ 時間栄養学・体温リズム, その患者、じつはフレイル？ もしかしてサルコペニア？ 高齢者の食と栄養と嚥下障害を支える・管理栄養士に必要なフレイルの知識, NST回診日誌・低栄養に対するアプローチの実際：投与経路（アクセス）選択(1), イラストで学ぶ 栄養にかかわるホルモンよくわかる講座・グルカゴン

『高齢者の摂食嚥下サポート―老嚥・オーラルフレイル・サルコペニア・認知症 医原性サルコペニアの嚥下障害を防ぐ高齢者モデルを完全マスター！』 若林秀隆編著　新興医学出版社　2017.2　197p　26cm〈索引あり〉　4300円　①978-4-88002-770-8

『サルコペニアがいろん』 荒井秀典監修　ライフサイエンス出版　2017.7　110p　21cm（ライフサイエンス選書―2025年ブックス）〈別タイトル：サルコペニア概論〉　1800円　①978-4-89775-361-4

排泄ケア

【解説】 排泄障害とは、自分の意志に反して尿や便が漏れ出てしまう、または出なくて困る状態のことです。誰しも加齢に伴って泌尿器系や消化器系の機能が衰えてきます。例えば膀胱の弾力性が低下して頻尿になる、排尿筋の低下により完全に排尿できなくなる、筋力低下により便秘になるなどは代表的なものでしょう。またうまく歩けなくてトイレに間に合わない、認知症などの影響によりトイレの場所がわからないなどの理由で失禁してしまうこともあります。

排泄ケアで大切なのは本人の排泄パターンを把握することです。そのうえでトイレ環境を整える、排泄ケア用品を使用する、便通を整えるなどのケアを行います。排泄は日常生活を支える非常に重要な行為の一つです。その行為は羞恥心を伴うだけに、一度の失敗が大きなダメージを与えてしまいます。よって適切な排泄ケアは、その人の生活意欲を維持するためには不可欠なものと言えるでしょう。

（結城俊也）

おすすめ書籍

『尿失禁予防のアクティビティ―楽しく続ける 運動器の機能向上に』 東京都高齢者研究・福祉振興財団監修, 中田晴美, 金憲経著　大阪　ひかりのくに　2006.10　95p　26cm　（ビジュアル版介護予防マニュアル 6）　1800円　①4-564-43066-1

目次 序章 尿失禁予防アクティビティに取り組む前に（尿失禁予防について, 老研式尿失禁予防プログラム概要 ほか）, 第1章 講習内容（尿失禁予防の大切さを伝える解説）（「尿失禁」について,「排尿日誌」について ほか）, 第2章 尿失禁予防・改善トレーニング（準備体操, 骨盤底筋体操 ほか）, 付録 尿失禁予防活動に役立つ付録集（尿失禁予防・改善トレーニング実践記録カード, 尿失禁予防教室事前・事後アンケート ほか）

内容 要介護の大きな原因となっている "尿失禁" に焦点を当て、「最新の研究成果に基づいた」「楽しく続けられる」具体的な介護予防のための尿失禁予防アクティビティを多数掲載。

『排尿・排便のトラブルQ&A―排泄学の基本と応用』 本間之夫編　日本医事新報社　2007.10　159p　26cm〈文献あり〉　3800円　①978-4-7849-4278-7

『患者さんと介護家族のための心地よい排泄ケア』 西村かおる著　岩波書店　2008.6　169, 6p　19cm〈文献あり〉 1700円　①978-4-00-005203-0

目次 1章 気持ちのよい排泄とは（排泄をめぐる文化, 当たり前にしている本当はすごい排泄, 気持ちのよい排泄の意味）, 2章 排泄障害とは何か（排尿障害の種類と対策, 排便障害の種類と対策, 機能性失禁の種類と対策, 病院に行ったら何をするか）, 3章 排泄用具をうまく使いこなす, 付録 失禁・介護電話相談窓口

内容 排泄の問題は人間の尊厳と深くかかわってきます。排泄障害で悩んでいる人、要介護者を抱える家族にとって、いかに快適に排泄でき、排泄介護を行えるかが重要なポイントです。この本は排泄ケアの専門家が排尿や排便障害の予防と治療法をわかりやすく解説し、パッドやおむつなどケアのための用具の特徴、選び方などを紹介します。

『アセスメントに基づく排便ケア』 西村かおる著　中央法規出版　2008.11　238p　26cm〈文献あり〉 2600円　①978-4-8058-3074-1

目次 第1部 良い排便ケアのために必要な要素, 第2部 良い排便ケアのための基礎知識（消化管の名称と役割, 排便のメカニズム, 正常な排便 ほか）, 第3部 Q&Aで考える事例の対策（硬い便が1日に何度も出る, 出しにくくて時間がかかる, 会陰を押さないと便が出ない ほか）, 第4部 排便ケアの具体例と展望（尿便失禁があり、昼夜を問わずトイレに行こうとする認知症の事例, 経管栄養で、便秘と下痢、便失禁を繰り返す事例, 下剤に依存し、不安が強い事例 ほか）

内容 気持ち良い排便のための「知識・技術・方法論」と、QOLの高い生活のあり方をアドバイス。

『新しい排泄介護の技術―移乗技術+福祉用具=イキイキ・ラクラク介助！』 上野文規, 下山名月監修　中央法規出版　2009.1　75p　24cm　(介護を変えるDVDブック)　4400円　①978-4-8058-3095-6

目次 はじめに 排泄ケアは生活を変える―排泄今昔, 1 排泄のメカニズム, 2 排泄障害へのかかわり方, 3 排泄のアセスメント, 4 実践！ 排泄介護の技術, 5 現場発排泄ケアが暮らしを変える, 6 排泄力を鍛える生活リハビリ

内容 排泄は生きている証、だから大切にしたい。

『排泄リハビリテーション―理論と臨床』 穴澤貞夫, 後藤百万, 高尾良彦, 本間之夫, 前田耕太郎編　中山書店　2009.3　421p　26cm　8800円　①978-4-521-73093-6

『自立を促す排泄ケア・排泄用具活用術』 浜田きよ子編著　中央法規出版　2010.7　189p　26cm　(基礎から学ぶ介護シリーズ)　2000円　①978-4-8058-3300-1

目次 1 排泄ケアとは, 2 排泄のメカニズムと排泄障害, 3 賢く、正しく使う排泄用具, 4 適切なアセスメントに向けたシートの活用, 5 認知症の人と排泄ケア, 6 排泄ケア。知りたい、こまったときに, 7 知って便利なお役立ち排泄グッズ

内容 そのおむつ、ちょっと待って！ 正しく使っていますか？ 排泄ケアと排泄用具のすべてがわかる決定版。

『新・排泄ケアワークブック―課題発見とスキルアップのための70講』 西村かおる著　中央法規出版　2013.1　329p　30cm〈文献あり〉 3000円　①978-4-8058-3758-0

目次 あなたの排泄ケアの課題を知ろう, コンチネンスケアとは何か？ , 当事者性に立つ体験をしてみよう, 排泄ケアの知識を持とう, 効率的に仕事をしよう, 同僚とよいチームワークをしよう, 他職種とよいチームワークをしよう, プロセスを大切にしよう, 排泄は連続した日常生活動作で成り立っている, 男女の違い〔ほか〕

内容 根気と知識、そして仲間、何よりあきらめない姿勢。排泄の状況をしっかりつかんだ的確な対応策。

『高齢者と家族のためのはじめての排泄ケア』 ユニ・チャーム排泄ケア研究所著, 後藤百万総合監修　幻冬舎メディアコンサルティング　2013.6　156p　21cm〈発売：幻冬

舎〉　1200円　①978–4–344–99954–1

『介護のための排尿ケア入門』 上田朋宏監修, ユニ・チャーム株式会社排泄ケア研究所, 快適な排尿をめざす全国ネットの会編集, 船津良夫, 山口昌子著　中央法規出版　2014.7　199p　19cm　1600円　①978–4–8058–5052–7

目次 1 排尿ケアってどんなこと？ , 2 排尿の知識を深めよう, 3 排尿を支える道具の知識, 4 排尿を支えるケア, 5 観察力をつけよう, 6 日常生活の留意点

『おむつトラブル110番―高齢者のQOLを高めて介護者の悩みも解決！ 現場で使えて、すぐに役立つアセスメントシートつき』 浜田きよ子監修・著　大阪　メディカ出版　2015.3　135p　26cm　（もっと介護力！ シリーズ―FOR SKILL UP技術や知識をレベルアップ）〈文献あり〉　1800円　①978–4–8404–5344–8

『100の特養で成功！「日中おむつゼロ」の排泄ケア―寝たきりの利用者が起き上がる、立ち上がる』 竹内孝仁監修, 髙頭晃紀著　大阪　メディカ出版　2016.2　119p　26cm　（もっと介護力！ シリーズ―FOR SKILL UP技術や知識をレベルアップ）　1900円　①978–4–8404–5754–5

介護技術

【解説】 介護技術とは、介護が必要な人（要介護者）の生活を支えるための技術です。その技術の実践においては、要介護者の自己決定を尊重することが重要になります。その方がどのような生活を望んでいるのかという気持ちを汲んだ介護は、QOL（生活の質）の向上に直結します。そのうえで可能な限り潜在能力を活かし、できることを広げていくような介護支援を検討していく必要があるでしょう。

介護実践における重要なポイントとしては次のものがあります。安全性：要介護者（高齢者）は皮膚や骨が脆弱なため、皮膚の剝離や骨折の危険があることに配慮する。個別性：要介護者の身体状況や障害の程度は異なるため、個々人に合わせた介護を行う。快適性：要介護者、介護者ともに負担の少ない介護を心がける。以上のような点に配慮した介護を行うためには、ボディメカニクスの知識や視覚・聴覚・触覚などの感覚を利用した介護技術なども必要になるでしょ。介護の質が要介護者のQOLを左右することを留意しておきたいものです。

（結城俊也）

おすすめ書籍

『リハビリ介護入門―自立に向けた介護技術と環境整備』 野尻晋一, 大久保智明著　中央法規出版　2009.7　145p　26cm　（基礎から学ぶ介護シリーズ）〈索引あり〉　1600円　①978–4–8058–2733–8

目次 1 リハビリと介護（リハビリ介護の領域, リハビリ介護の方向性, リハビリ介護を始める前に）, 2 リハビリ介護の実際（食事, 排泄, 入浴 ほか）, 3 人の姿勢・動きをとらえる基本（リハビリ介護の原理・原則, 3つのステップ, 寝ている姿勢（仰向け）の原理・原則 ほか）

内容 3つのエンジンで自立をサポート。豊富なイラストと図解で分かりやすさ満載。

『潜在力を引き出す介助―あなたの介護を劇的に変える新しい技術』 田中義行著　中央法規出版　2010.4　237p　26cm　2400円　①978–4–8058–3277–6

目次 第1章 介助の基本（介助の基本的な考え方, 介助の基本原理・原則）, 第2章 潜在力を引き出す介助（利用者の状態把握のポイント, 起居動作の介助, 移乗動作の介助, 移動動作の介助）, 補

章 よくある介助の素朴な疑問（利用者の拘縮を防ぐためには。, 体位変換はなぜ大切なのか。, 拘縮がある利用者の足は、下に向けたままでよいのか。, 指が開きにくい利用者の指を、どう無理なく開くか。 ほか）

内容 利用者の「潜在的な力を引き出す」視点に基づく介助技術を徹底解説。起居動作、移乗動作、移動動作の基本の動作介助をはじめ、利用者特性に応じた応用のしかたや「狭い送迎バス内での移動」「立位が全くとれない人の入浴介助」など、よくある介助の疑問にも丁寧にこたえる。

『写真でわかる生活支援技術―自立を助け、尊厳を守る介護を行うために』 井藤英喜, 高橋龍太郎, 是枝祥子監修　インターメディカ　2011.4　187p　26cm　（写真でわかるシリーズ）〈文献あり〉　2700円　①978-4-89996-278-6

目次 1 高齢者の特徴, 2 生活支援の基礎知識, 3 生活支援技術, 4 認知症高齢者への援助, 5 うつ状態にある高齢者への援助, 6 観察、医療職との連携

内容 医療との連携のもと、生きる力を引き出す支援を提供するために介護に必要な「知識と技術」をわかりやすく解説。

『初めての介護―心と技術―イラストで理解する』 川島みどり編　中央法規出版　2011.8　219p　30cm〈文献あり〉　2200円　①978-4-8058-3519-7

目次 第1章 介護の基本となるもの（介護のルーツを尋ねたら, 介護の対象 ほか）, 第2章 介護に必要な視点（安全性, 安楽性―気持ちのよい介護 ほか）, 第3章 生活支援の介護（動く・動ける・止まる, 食事介助 ほか）, 第4章 利用者の状態に応じた介護（寝たきり高齢者の介護, 認知症の高齢者の介護 ほか）

『"ひょっと視点"で広がる介護技術―観察力と考察力をみがく』 石山満夫編著　中央法規出版　2011.11　254p　26cm〈索引あり〉　2400円　①978-4-8058-3545-6

目次 第1章 「ひょっと視点」の活用法（介護現場の現状, 介護職だからこそできること）, 第2章 「姿勢」の基礎知識（仰臥位, 座位, 立位）, 第3章 ひょっと視点から「できること」を広げよう（基本動作の構成要素と必要な介護, 日常生活動作（ADL）の構成要素と必要な介護）, 第4章 ひょっと視点の実践事例（事例1：寝返りを打てなかったAさんが、立ってハーモニカを吹けるようになった！, 事例2：「もう、どうでもいい」と言っていたBさんが、「車いすは自分で選びたい」と動き出した！）

内容 本書で提案する"ひょっと視点"とは、これができないのはひょっとして○○だから？ これができるならひょっとして○○もできる？ とできない理由を考え、可能性を探る"観察と考察の視点"です。「寝返り」「ベッド・布団からの起き上がり」「床からの立ち上がり」「いすからの立ち上がり」「車いすへの移乗」「歩行」「食事」「入浴」「排泄」「着替え」「整容」の各場面で、身体の動きから利用者の状況を判断し、本人の力（可能性）を引き出すための観察のポイントと支援法を解説します。

『人にやさしい介護技術』 野村敬子編著　改訂　中央法規出版　2012.1　219p　26cm〈文献あり〉　2000円　①978-4-8058-3547-0

目次 第1章 介護技術を習得するために必要なこと（利用者の意思を尊重した「人にやさしい介護」の考え方, これだけは知っておきたい介護の基礎知識 ほか）, 第2章 介護を行う前の基礎技術（リネン類のたたみ方, ベッドメイキングの方法）, 第3章 1日の生活リズムに沿った介護技術の方法（起き上がる準備―ベッド上の移動, 起き上がる―体位変換 ほか）, 補章（介護技術ワークシート, 介護保険制度の活用法 ほか）

内容 介護技術の根拠を充実させ、他書ではみられない介護技術周辺部分も丁寧に解説。わかりやすい写真で介護初心者も納得。施設でも在宅でも活用できる、安心介護の一冊。介助別ワークシート付き。

『プロが教える本当に役立つ介護術―イラスト図解』 福辺節子監修　ナツメ社　2012.12　191p　26cm　1380円　①978-4-8163-5341-3

目次 第1章 福辺流介助術の基本, 第2章 寝返り、お尻上げ, 第3章 身体を起こす、立ち上がる, 第

4章 座る, 第5章 車イスと移乗, 第6章 歩く, 第7章 食事・口腔ケア, 第8章 排泄, 第9章 着替え, 第10章 入浴

『リハビリテーションの考え方をとりいれた介助のしかた―「立ち上がり」「起き上がり」「寝返り」の基本を学ぼう！』 出野智子著　日本医療企画　2014.4　107p　26cm　1800円　①978-4-86439-230-3

目次 第1章 介助にリハビリテーションの考え方をとりいれよう（動作の種類と意味, 機能回復につながる介助）, 第2章 人が動くということ（人の身体のしくみを理解する, 人が動くしくみを理解する, 運動の原理を理解する）, 第3章 動作を知って、介助方法を考えよう（立ち上がり, 起き上がり, 寝返り, 移乗）

内容 利用者の邪魔をしない、もっている力を奪わない介助の方法をわかりやすく写真で解説！「立ち上がり」「起き上がり」「寝返り」の基本を学ぼう！

『自立に向けたいきいき身体介護』 柴田範子監修　日本医療企画　2014.6　114p　13cm（介護のしごとが楽しくなるこころシリーズ 6）〈企画・制作：ヘルスケア総合政策研究所　文献あり〉　800円　①978-4-86439-250-1

目次 第1章 利用者の自立に向けた介護（利用者のための介護, 過剰介護と残存能力 ほか）, 第2章 自然な動作をうながす言葉かけ（からだの構造をふまえた自然な動作を学ぶ, 自然な動作をうながすための手順）, 第3章 福祉用具を利用した介助（福祉用具, スライディング用具 ほか）, 第4章 2人介助（2人介助とは, ベッドからストレッチャーへの移乗 ほか）

内容 適切な言葉かけと福祉用具の活用で利用者と介護職にやさしい介護を実践。

『その動作の理由がよくわかる介護実技の基本のき―イラストで徹底解説！』 福祉・介護ブレーン編　誠文堂新光社　2014.11　255p　26cm　2000円　①978-4-416-71444-7

目次 第1章 介護の基礎, 第2章 生活づくりのための体位変換介助, 第3章 生活づくりのための移乗、移動、歩行介助, 第4章 食事の介助, 第5章 排泄の介助, 第6章 入浴・保清の介助, 第7章 衣服の着脱と整容の介助

内容 介護福祉士実技試験に役立つ！ 合格の近道は、基本を完全マスターすること。実技試験合格のための手元に置きたい必携書！

『利用者に心地よい介護技術―「新感覚介助」というアプローチ』 安藤祐介著　中央法規出版　2015.6　164p　26cm　2200円　①978-4-8058-5191-3

目次 基礎編（利用者に心地よい介護技術とは, 感覚と介助, 視覚と介助, 聴覚と介助, 触覚と介助, 重さと介助）, 実践編（軽度者の移乗介助―手足を活かす技術, 中等度者の移乗介助―動きをつくる技術, 重度者の移乗介助―骨肉を活かす技術, 現場ですぐに応用できる事例）

内容 利用者に心地よく、安全な介護を提供するためには、単なる技法だけでなく、「感覚を駆使してかかわる」ことも大切です。介護実践にあたっての、視覚・聴覚・触覚、そして手足の位置や動きを感じる深部感覚、バランスや速さを感じる平衡感覚の有効な活かし方を解説。実践事例とともに、「新感覚介助」を提案します。

『見てすぐわかる介護技術』 荏原順子編　大和書房　2015.8　191p　17cm　1300円　①978-4-479-79489-9

目次 1 これだけはおさえておきたい介護技術（介護の原則, 健康状態の把握, 環境整備 ほか）, 2 介護職が知っておきたいコミュニケーションスキル（介護職が身につけたい接遇スキル, 障害のある利用者とのコミュニケーション）, 3 現場で役立つ資料（介護概念と介護サービス, 健康な食事, 快適な生活環境 ほか）

内容 手順ごとに段階を追って図解。手技の根拠やひと工夫のアドバイス。とっさの事態にも慌てない！ スケールで確認できる。覚えておきたい医学・介護用語がやさしくわかる。

『モーションエイド―姿勢・動作の援助理論と実践法』 下元佳子著　中山書店　2015.9　167p　26cm〈索引あり〉　3200円　①978-4-521-74262-5

目次 1章 モーションエイドのエッセンス（「考える人」はなぜ考えられるのか, はじめに：人をケアするということ, 動きをどのようにとらえるか, 動作介助を行う目的, 「引き出す」能力は潜在あるいは残存している, 「自然な動き」を理解する, 24時間の生活動作とモーションエイド）, 2章 姿勢と動作を理解するための基礎知識（身体の不安定さは、何によって引き起こされるのか, 人の身体の仕組みを理解する, 臥位姿勢における姿勢管理のポイント, 座位姿勢における姿勢管理のポイント, 自然な動きを導く）, 3章 生活を支えるモーションエイド（基本の姿勢・基本の動作, 食事のためのモーションエイド, 排泄のためのモーションエイド, 入浴のためのモーションエイド, 睡眠のためのモーションエイド）

内容 「動作介助」から「モーションエイド」へ―豊かな生活を保障するための動き（姿勢・動作）のサポート。"動きを出し" "動ける体" にする技術！ "動きを引き出す" 「ポジショニング」「シーティング」

『イラストでわかる寝たきりにさせないPNF介助術―家庭でできるリハビリテーション』 市川繁之著　横須賀　医道の日本社　2015.11　82p　26cm　1800円　①978-4-7529-3114-0

目次 1章 PNFってなに？ , 2章 いすを使ったPNF―転倒予防効果のために, 3章 立ち上がりのPNF, 4章 寝返りのPNF, 5章 起き上がりのPNF, 6章 歩行のPNF, 7章 階段のPNF

『目で見てわかる最新介護術』 北田信一著　成美堂出版　2016.6　191p　26cm　1400円　①978-4-415-32151-6

目次 1 介護技術の基本, 2 移動・移乗の介護, 3 食事の介護, 4 排泄の介護, 5 入浴の介護と身体清潔, 6 着替えの介護, 7 感染予防と緊急処置, 8 介護職員としての心構え

内容 すべての動作を連続写真やイラスト図解で徹底的に解説しています。介助ヘルパーの方から、家族介護者の方、さらには養成施設の学生の方にも役立つ内容です。生活場面での介助を中心としているので、日々の介護にすぐ役立ちます。

生活環境支援

在宅支援—医療サービス—制度

【解説】 国民健康保険などの公的な医療保険に加入することで、2割や3割などの一定の自己負担額で医療サービスが受けられる制度です。アメリカなど海外では受診出来る医療機関が保険毎に決められてしまい不便さを感じる事が多いようです。その点、日本では受診する医療機関を自由に選択する事ができます。日本の医療制度の非常に優れた点です。通院困難な患者に対し医療従事者が訪問して行う医療サービスのことを在宅医療といいます。医師、歯科医師、看護師を始め、薬剤師、理学療法士、作業療法士、言語聴覚士、栄養士、歯科衛生士などが在宅医療の従事者として連携し、必要に応じた支援を行っています。日本はこの様に必要とする人が安心して医療を受けられる医療制度を構築し、世界トップクラスの医療水準や平均寿命を実現してきました。一方、超高齢化社会に伴い、医療費の増加、傷病後等の仕事困難、生産人口の減少等による所得の落ち込みにより、公的な医療保険の体制は厳しくなってきています。

（坂本宗樹）

おすすめ書籍

『医療福祉総合ガイドブック　2015年度版』 日本医療ソーシャルワーク研究会編集　医学書院　2015.4　310p　30cm〈他言語標題：Guidebook of Medical & Welfare Service Resources　索引あり〉　3300円　①978-4-260-02122-7

目次 1 社会保障のしくみ, 2 医療サービス, 3 生活費としごと, 4 高齢者サービス, 5 障害児・者サービス, 6 家庭・児童（子ども）のために, 7 自然災害等にあった人のために, 8 「地域包括ケア」構築のために

内容 必要な医療福祉サービスが見つかる！ わかる！ 活用できる！ 利用者の視点から医療福祉サービスを横断的に解説。医療保険、生活保護、年金保険、介護保険など全国共通で利用頻度の高い制度から地域によって異なるサービス例まで幅広く網羅した医療福祉関係者必携の1冊！

『在宅医療―多職種連携ハンドブック "最期まで住み慣れた地域での生活"を支援する』 悠翔会編集, 佐々木淳監修　法研　2016.4　347p　23cm　2700円　①978-4-86513-212-0

目次 第1章 在宅医療のコンセプト（いまなぜ在宅医療なのか？ , 在宅医療とは何か？ , 在宅医療のコンセプトと使命 ほか）, 第2章 在宅医療に必要な知識と理解（在宅高齢者のバックグラウンド, 低栄養の病態とアセスメント, サルコペニア（骨格筋減少症）の概念とその原因と対策 ほか）, 第3章 在宅医療を活用する（在宅での診察, 薬の処方, 経過に応じたアドバイス ほか）

内容 "最期まで住み慣れた地域での生活"を支援する。在宅医療・介護に関わるすべての専門職のための、医療連携の実際と実践ノウハウ。

『在宅人工呼吸器ケア実践ガイド―ALS生活支援のための技術・制度・倫理』 川口有美子, 小長谷百絵編著　医歯薬出版　2016.6　167p　26cm〈索引あり〉　2800円

①978–4–263–23677–2

目次 1 基本編（人工呼吸器を使って生活する, 呼吸のしくみと人工呼吸器のしくみ, 非侵襲的呼吸管理, 気管切開下人工呼吸（TPPV）, コミュニケーションの方法, 在宅における感染防止対策, 人工呼吸器装着者の吸引、栄養・口腔ケア）, 2 応用編（在宅人工呼吸器生活者の生活実態とケア, 在宅療養の受け皿, 当事者・介護者の思い, 「延命治療」と「尊厳死」をめぐる問題, ALS等の進行によって生じる倫理的課題, 人工呼吸器の決定？）

内容 在宅療養を応援したいすべての人に！ 人工呼吸器とともに安全・安心して暮らせるツボとコツが満載！ 医師、訪問看護師、介護職、PT、患者・家族に必読の書！

『これからの医療と介護のカタチ—超高齢社会を明るい未来にする10の提言』 佐々木淳編著　日本医療企画　2016.12　360p　21cm　2000円　①978–4–86439–516–8

目次 第1章 日本が迎えた「超高齢社会」を識る（日本の未来に対するアドバンスケアプランニング）, 第2章 医療と介護の未来を拓く（「病院のある安心な街」から「病院がなくても安心な街」へ, 高齢化に最適化した医療を実現するために, 高齢者に対する予防医学的アプローチ, ゴールを見据えた入院医療と在宅復帰支援, 健康寿命を延伸するのは、医療ではなくケア ほか）, 第3章 地域と社会の明日を創る（これからの在宅介護と家族のカタチ, 高齢者というカテゴライズのいらない地域社会, 世界が注目する高齢先進国、日本）, 最終章 在宅医療に取り組んだ医療法人社団悠翔会10年の軌跡

内容 在宅医療を中心に活躍する気鋭の医師と、24人の医療介護の専門家が提示する、将来の日本社会。

『在宅医療をはじめよう！ 医療を変える, 地域を変える, 文化を変える』 永井康徳, 永吉裕子著, こしのりょう作画　南山堂　2017.4　170p　26cm〈索引あり〉　2800円　①978–4–525–20741–0

目次 在宅医療は、医療を変える、地域を変える、文化を変える, 理念編 楽なように、やりたいように、後悔しないように—在宅医療で最も大切にしたいこと, システム編 スタッフを疲弊させない24時間当番体制を構築する！—永続する医療を提供するために, 制度の知識編 在宅医療を受けられる場所はどこ!?—患者さんに不利益をもたらさないために, 理念編 在宅医療で大切なのは、患者さんの不安を取り除くこと—在宅療養を継続させるためのポイント, システム編 組織の規模と運営について—1人？ それとも複数体制？ , 制度の知識編 在宅医療専門診療所に求められる役割—ミックス型診療所と在宅専門診療所は競合する？ , 理念編 患者の意思決定本人の生き方にどう向き合うか—終末期の医療と介護に関する松山宣言より, システム編 「自宅での看取り」のハードルを下げるために—看取りのパンフレットと独居で看取るための3つの条件, 制度の知識編 医学総合管理料の役割と算定ポイント—2016年度診療報酬改定より, 理念編 死に向き合うために—子どもへの告知をどうするか, システム編 寄り添う医療をどうシステム化するか—Doingの医療とBeingの医療, 制度の知識編 終末期のがん患者に手厚い在宅ケアを—在宅がん医療総合診療科と看取りに関する制度, HOPE—在宅医療がもつチカラ

内容 たんぽぽ先生こと永井康徳先生の成功＆失敗、手の内すべてお見せします！ 在宅医療の質＝理念×システム×制度の知識で決まる！

在宅支援―医療サービス―実例

【解説】在宅で受けることが出来る医療サービスとして主なものには、呼吸機能が低下している方に対して行われる在宅酸素療法（HOT）、人工呼吸療法などの呼吸補助療法、経口摂取が困難な方に対する中心静脈栄養療法、経鼻や胃瘻等を用いた経管栄養法などの栄養補助療法、泌尿器や肛門からの自然排泄が困難となった方に対する自己導尿法、持続導尿や人工肛門の処置などの排泄補助療法、腎臓の機能不全に対する人工透析療法による補助腎臓療法、糖尿病による血糖コントロール、緩和医療での疼痛などに対して行うインスリン・麻薬（モルヒネなど）の注射による注射療法などがあります。医療の質の向上と共にこれら各療法の利用者は増加してきています。医療者が訪問時に提供する医療と患者家族が管理する在宅療法により、自宅にいながらにして病院とほぼ同様の治療を受けることができます。

（坂本宗樹）

おすすめ書籍

『在宅医療物語　第1巻　訪問看護制度編』永井康徳原作・解説, こしのりょう作画, 永吉裕子編集　松山　たんぽぽ企画　2014.8　93p　26cm　1000円　①978-4-908051-02-9

『ドクターゴンの知っておきたい在宅医療の機器・材料』泰川恵吾著, 東邦ホールディングス株式会社企画・編集　薬事日報社　2016.12　71p　26cm　1800円　①978-4-8408-1380-8

『知ってつながる！ 医療・多職種連携―ケーススタディで納得・安心』高岡里佳監修　第一法規　2017.9　125p　21cm　（仕事がはかどるケアマネ術シリーズ 5）　1500円　①978-4-474-05892-7

目次 解説編（地域包括ケアシステムと医療・多職種連携, 介護と医療の連携, ケアマネ必須の多職種連携）, ケーススタディ編（入退院時の連携（1）脳梗塞で緊急入院、リハビリ後在宅生活となる新規利用者への支援で気を付けることは？ , 入退院時の連携（2）介護保険利用者が入院、状態に変化のあった場合の再アセスメントで必要なことは？ , 認知症の本人と家族への支援に社会資源を活用するには？ , 難病の方を担当するときの留意点とは？ , 在宅看取りの連携（1）在宅看取りの可能性がある利用者と家族を支援する時に大事なことは？ , 在宅看取りの連携（2）独居で在宅看取りを希望する利用者を支えるには？）

在宅支援―介護サービス―制度

【解説】疾病等により要介護状態となり、食事、排泄などの日常生活の介護や、リハビリテーションに代表される心身機能訓練などが必要な人に対し、療養上の支援を行う制度を介護保険法といいます。ここではサービス利用者の意向等を踏まえ、介護状態に応じてどのような支援をすることで自立した日常生活が行えるようかを計画し、サービスに対する給付支援が行われます。40歳で被保険者として介護保険に加入します。サービス受給可能者は、40歳以上の特定疾病に罹患した方または65歳以上の方で、自治体から介護が必要だと認定（要介護認定）された場合、対象者やその家族を社会全体が支える体制になっています。

介護サービスは「居宅サービス」と「施設サービス」とに分けられます。居宅サービスとは、自宅に居ながら受けられる介護サービスのことです。また、居宅サービスを利用する場合は、利用できるサービスの量（支給限度額）が要支援・要介護度別に決められています。

（坂本宗樹）

おすすめ書籍

『介護がわかる　1　介護保険のしくみ』医療情報科学研究所編集　メディックメディア　2015.6　159p　21cm　（介護・看護・医療の現場で役立つシリーズ）〈背・表紙のタイトル：Elder Care for Beginners　文献あり 索引あり〉　1200円　①978-4-89632-587-4

目次 脳梗塞って何？，脳梗塞と麻痺，食事の介助，車いすの介助，転院，いざリハビリテーション病院へ，介護保険って何？，介護保険の申請，介護保険サービス，地域支援事業って何？，地域包括支援センターの役割，ケアプラン，住宅改修

『介護のしくみ―完全図解』三好春樹監修，東田勉編著　改訂第3版　講談社　2015.7　303p　27cm　（介護Library）〈文献あり 索引あり〉　3000円　①978-4-06-282468-2

目次 第1章 介護を取り巻く日本の現状，第2章 介護保険のしくみとサービス，第3章 介護の職業，第4章 介護用品と住宅改修，第5章 介護の基本技術，第6章 介護が必要な人をどう支えるか

内容 介護の「完全ガイド」を大幅改訂。ケアマネジャー、介護事業者の必携書。最新の統計データと数値を収録。図解とイラストでスイスイわかる。過去の流れから最新の状況まで網羅。2015年度介護保険改正に完全対応。

『医師のための介護・福祉のイロハ―主治医意見書のポイント、制度・サービスの基本から意外と知らない多職種連携のあれこれまで』大橋博樹編集　羊土社　2016.5　262p　21cm〈『Gノート』別冊　文献あり 索引あり〉　3600円　①978-4-7581-1790-6

在宅支援―介護サービス―実例

【解説】 居宅サービスの種類・内容は、①訪問介護という身体介護や生活介助、②医療処置等の援助を行う訪問看護、③訪問リハビリテーション、④訪問入浴介助、⑤医師、歯科医師、薬剤師などが、療養上の管理や指導を利用者の自宅を訪問して行う居宅療養管理指導、⑥サービス提供する施設に通って、入浴や食事などの生活支援サービスを受けるデイサービス、⑦デイサービスを提供する施設に通い、リハビリテーションを中心に行うとされるデイケア、⑧要介護者が数日から一定の期間までを上限に施設に入所するショートステイなどがあります。

また、施設サービスとしては①実質的に終の住処として必要な介護を受けることが出来る特別養護老人ホーム（特養）が主である介護老人福祉施設、②当該施設を介して在宅生活を送るために必要なリハビリテーションを行う老人保健施設（老健）が主である介護老人保健施設などがあり、目的に合ったサービスを提供します。

（坂本宗樹）

おすすめ書籍

『ホームヘルパーと介護者のための医療サイン』 宮原伸二著　大阪　創元社　2006.12　255p　21cm　1800円　Ⓘ4-422-32066-1

目次 第1章 気づきの介護（顔が赤い, 顔色が悪い ほか）, 第2章 訴えを受けとめる介護（頭が痛い, 目がまわる ほか）, 第3章 緊急に対応する介護（やけど, けいれん ほか）, 第4章 特別な介護（MRSA（メチシリン耐性黄色ブドウ球菌）, 胃瘻 ほか）, 第5章 資料篇（医療サイン伝達票, ヘルパーに可能な医療行為の範囲について ほか）

内容 気づく気づかい、在宅看護医のサイン。

『介護保険の住宅改修マニュアル―Q&Aと事例写真でよくわかる』 西村伸介著　東京法令出版　2007.12　183p　26cm　1800円　Ⓘ978-4-8090-3129-8

目次 第1章 住宅改修費支給制度の概略（住宅改修フローチャート「償還払い」の場合, 住宅改修フローチャート「受領委任払い」の場合）, 第2章 Q&Aで知る住宅改修の制度と方法（「住宅改修」とは？ , 住宅改修費支給制度とは？　ほか）, 第3章 支給対象工事の基本技術（手すりの取付け, 段差の解消 ほか）, 第4章 写真でわかる工事事例集（アプローチからポーチまで, 玄関ほか、家屋への出入り ほか）, 参考資料（申請文書の例, 申請用図面の描き方、読み方 ほか）

『認知症高齢者が安心できるケア環境づくり―実践に役立つ環境評価と整備手法』 児玉桂子, 足立啓, 下垣光, 潮谷有二編　彰国社　2009.4　160p　26cm〈『痴呆性高齢者が安心できるケア環境づくり』（2003年刊）の新装　文献あり〉　2600円　Ⓘ978-4-395-00877-3

目次 第1部 日本における認知症高齢者のケア環境, 第2部 海外における認知症高齢者のケア環境, 第3部 認知症ケア実践のための環境支援指針と施設環境づくり, 第4部 認知症高齢者環境配慮尺度からみた特別養護老人ホームのケア環境, 第5部 ユニットケア施設の実践と認知症高齢者への効果, 第6部 認知症高齢者のための在宅ケア環境

内容 認知症の症状の進行による知的機能の低下は、日常生活や社会的な活動などに支障をきたす。認知症高齢者にとって、生活環境そのものを意図的にしかも計画的に工夫・配慮することは重要なポイントといえる。能力の低下を補い、生活の回復に効果的な環境評価と整備手法の実際をケア環境の視点から科学的に説く。

『認知症ケア環境事典―症状・行動への環境対応Q&A』 日本建築学会編　ワールドプランニング　2009.5　264p　21cm〈索引あり〉　3200円　Ⓘ978-4-86351-010-4

『認知症ケアやさしい住まい・暮らしの工夫―イラスト家族も安心』 大島千帆著　家の光協会　2013.5　126p　21cm〈索引あり〉　1300円　①978-4-259-56406-3

目次 第1章 認知症と住まい・暮らしの関係, 第2章 わかりやすく・使いやすくする工夫, 第3章 事故を防ぎ、安全を確保する工夫, 第4章 無理のない動作をするための工夫, 第5章 体調を整え、清潔な環境を保つ工夫, 第6章 安心感を保つ工夫, 第7章 その人らしい生活を続けるための工夫

内容 認知症高齢者の日常生活の自立をサポート。自宅ですぐできるアイデア満載。

『新しい福祉機器と介護サービス革命―導入の視点と活用のポイント』 テクノエイド協会編集, 大橋謙策監修　日本医療企画　2014.7　207p　21cm　（介護福祉経営士実行力テキストシリーズ 9）〈文献あり〉　1800円　①978-4-86439-267-9

目次 序章 ICFに基づく福祉機器の活用と自立生活支援（社会福祉における「自立」の考え方の見直しと地域自立生活支援, ICF（WHO・国際生活機能分類・2001年）の考え方, 自立生活支援の考え方とソーシャルワーク実践, 自立生活支援における福祉機器の位置と今後の課題）, 第1章 福祉機器のこれまで、そして未来（福祉機器の役割, 福祉機器のあるべき姿, これからの福祉機器）, 第2章 福祉機器を導入すると業務が変わる（リフトを導入すると介護人材が定着する, 補聴器の装用援助（聞こえの保障）で利用者とのコミュニケーションが変わる, 介護ロボットを活用すると入所者のQOLやADLの向上が図れる, 自動排泄処理装置を入れるとコストパフォーマンスが変わる, 可搬型階段昇降機を導入すると生活行動範囲が広がる）, 第3章 福祉機器導入の具体的方法（福祉機器導入のための準備, 福祉機器関連情報の入手, 施設でも使える福祉機器の導入制度）

内容 リフト導入で介護職員の腰痛防止介護人材の定着につなげる。介護イノベーションの切り札介護ロボットでQOL、ADL向上。導入費用が1/2に、施設で使える介護福祉機器の助成制度。介護者の負担を減らし高齢者の自立を促す福祉機器の導入事例満載！

『介護保険活用法Q&A―在宅介護応援ブック』 三好春樹著, 東田勉編集協力　講談社　2015.7　191p　19cm　（介護ライブラリー）　1400円　①978-4-06-282470-5

目次 第1章 介護保険サービスの基本的な活用法Q&A, 第2章 介護保険サービスの応用的な活用法Q&A, 第3章 介護保険サービス内ではできないことQ&A

内容 「ヘルパーさん」って、家事を頼んでもいい人？ どんなサービスが利用できるのか。まずは知っておきたい「基本中の基本」。「保険申請の基本」から「保険でできること・できないこと」「介護サービスを受けてくれない親への対策」まで、あなたの疑問にお答えします。

住宅改修

【解説】 介護サービスの一つであり、利用者の自立支援や転倒・転落などの事故防止、介護者の負担軽減などを図る目的で自宅に手すりを取付けるなど住宅改修を行う制度です。必要な書類（住宅改修が必要な理由書など）を添えて役所に申請書を提出し、工事終了後、領収書などの費用確認が出来る書類を提出することで、住宅改修に係った費用の9割相当額が償還払いで支給されます。支給額は、支給限度基準額（20万円）の9割（18万円）が上限となります。

住宅改修の種類として、主に手すりの取付け、スロープの取り付けによる段差の解消、滑り止め及び移動の円滑化のための床又は通路面の材料の変更、引き戸への扉の取替え、洋式便器への取替えなどがあります。ただし、住宅の1ヵ所を改修するにしても、利用者毎の住環境や要介護状況によって、住宅改修の仕方は様々です。より良い住環境を作り上げ、不適切な改修にならないよう改修の基本と実例を知ることが大切です。

（坂本宗樹）

おすすめ書籍

『高齢者のための住環境整備―ケーススタディ』 溝口千恵子編著　厚生科学研究所　2003.7　150p　26cm　(高齢者ケアシリーズ 2)　2800円　Ⓘ4–905690–83–8

『パーキンソン病の患者さんのための住まいの工夫―家屋改修のポイント』 阿部和夫, 高島千敬著　星和書店　2004.5　86p　26cm　2000円　Ⓘ4–7911–0537–0

目次 序 家屋改修のポイント, 1 寝室の改修について, 2 玄関周囲の改修について, 3 トイレの改修について, 4 浴室の改修について, 5 居間の改修について, 6 廊下の改修について, 7 階段の改修について, 8 台所の改修について―炊事場面での工夫

内容 「退院しても自宅で生活する自信がない」というパーキンソン病の患者さん。ご本人や家族の生活動作を支えるためには、バリアフリー住宅にみられる心遣いや工夫が必要である。本書では、階段や手すり、ベッド、浴そう、トイレ、段差などの要所要所について、ご本人や介助者の動作を楽にするための改修のポイントを提示。豊富な写真資料による具体的なヒントが満載。

『現場から学ぶ自立支援のための住宅改修―みてわかる工夫事例・不適事例』 鶴見隆正, 田村茂, 宮下忠司, 与島秀則著　医学書院　2007.5　129p　26cm　2400円　Ⓘ978–4–260–00454–1

目次 住宅改修に求められる視点とは(なぜ住宅改修が必要か, 日本の住まいづくりをみつめる), 事例から学ぶ住宅改修―工夫事例と不適事例(手すり, 段差, スロープ, トイレ, 浴室, その他), 付録

内容 日々住宅改修の現場に携わる筆者が、豊富な経験から精選した工夫事例・不適事例を、イラストと写真でわかりやすく紹介。単なる事例紹介にとどまらず、「なぜ下適なのか」「こんな工夫ができる」といった考え方やポイントを提示する。「何に注意すればいいのか」「どこを見ればいいのか」―住宅改修の「目の付け所」が身につく一冊。

『利用者から学ぶ福祉住環境整備』 金沢善智著　三輪書店　2007.6　125p　26cm　2400円　Ⓘ978–4–89590–277–9

目次 第1章 人の人生を変える福祉住環境とは?(何のために福祉住環境は必要なのか?, 福祉住環境が必要な理由, 福祉住環境の8つのコツ), 第2章 福祉住環境のイメージをつかむ:具体的事例の検討(緊急・眠れない介護者を救え!―進藤加代さん(仮名、83歳、女性)のケース, 新築バリアフリー住宅でも自立しない―穐谷伸吾さん(仮名、52歳、男性)のケース ほか), 第3章 現場で役立つ住宅改修のコツ(アプローチおよび玄関における福祉住環境整備, 廊下および居間、寝室における福祉住環境整備, トイレにおける福祉住環境整備, 風呂場における福祉住環境整備), 第4章 福祉用具導入の考え方とコツ(福祉用具導入に必要なアセスメントの「3つの視点」, 移動に関する福祉用具, 就寝環境整備に必要なベッドとそれに関わる福祉用具, トイレに関する福祉用具, 風呂場に関わる福祉用具)

内容 その人らしい人生を送ることを支援するために行う福祉用具導入と住宅改修(福祉住環境整備)。本書は、著者が実践した福祉住環境整備の内容・ノウハウ、利用者から教わったことなどを、わかりやすく解説した「多職種協働の住環境ケアマネジメント」の実践書である。

『OT・PT・ケアマネにおくる建築知識なんかなくても住宅改修を成功させる本』 岡村英樹著　三輪書店　2007.12　219p　26cm　3200円　Ⓘ978–4–89590–288–5

『住宅改修アセスメントのすべて―介護保険「理由書」の書き方・使い方マニュアル』 加島守著　三和書籍　2009.11　109p　26cm　2400円　Ⓘ978–4–86251–064–8

目次 第1章 介護保険制度を利用した福祉用具と住宅改修の手続き, 第2章 住宅改修とは, 第3章 住宅改修アセスメント, 第4章 改修事例から見た動作別アセスメント, 第5章 住宅改修「理由書」の書き方・使い方, 第6章 住宅改修「理由書」―記入演習, 第7章 住宅改修Q&A

内容 「理由書」の書き方から、「理由書」を使用した住宅改修アセスメントの方法まで、住宅改

修に必要な知識を詳細に解説！ 豊富な改修事例写真、「理由書」フォーマット記入例など、すぐに役立つ情報が満載。理学療法士である著者が、改修事例から見た動作を解説。本書で、動作別のアセスメント方法が理解できます。

『実例でわかるバリアフリー改修の実践ノウハウ』 佐橋道広著　オーム社　2011.4 177p　26cm〈文献あり 索引あり〉 3300円　①978-4-274-21017-4

目次 第1章 バリアフリーの基礎知識, 第2章 バリアフリーの計画―相談から実施まで, 第3章 疾病別バリアフリー事例, 第4章 スペース別バリアフリー事例, 第5章 介護保険支給体象別バリアフリー事例, 第6章 バリアフリーに役立つ豆知識

『OT・PTのための住環境整備論』 野村歡, 橋本美芽著　第2版　三輪書店　2012.12 367p　26cm〈索引あり〉 4200円　①978-4-89590-425-4

『住環境と住宅改修―退院支援と在宅生活』 gene編集　オンデマンド(ペーパーバック) 名古屋　gene　2013.12.15　58p　26cm　(訪問リハビリテーション 第3巻 第5号) 2160円　①978-4-905241-17-1

目次 特集 住環境と住宅改修―退院支援と在宅生活, 住環境と住宅改修の基本, 回復期病院からの退院支援における住環境調査―回復期リハビリテーション病棟の立場から, 回復期病棟からの退院支援における住環境調整―訪問療法士の立場から, 要支援者における住環境整備, 重症心身障害児の住環境調整, リハビリテーションスタッフのありがとう評価, インタビュー 訪問リハマインド 日本の訪問リハビリテーションの今後, 調査・報告(5) 高齢者リハビリテーションの現状と課題, 症例報告 観念失行患者のADL動作獲得に向けた訪問リハビリテーションの関わり, 施設の紹介 社会医療法人 孝仁かい 釧路訪問リハビリセンター

『住環境のバリアフリー・ユニバーサルデザイン―福祉用具・機器の選択から住まいの新築・改修まで』 野村歡編　彰国社　2015.9　197p　26cm〈「住環境のバリアフリーデザインブック」(2003年刊)の改題、改版　執筆：植田瑞昌ほか　文献あり〉 3200円 ①978-4-395-32048-6

目次 序章 住環境整備の考え方とそのポイント, 1章 高齢者・障害者の特性を知る, 2章 福祉用具を知る, 3章 生活行為から考える, 4章 住環境整備の設計手法を知る, 5章 設備・機器類を知る, 6章 事例に見るバリアフリー・ユニバーサルデザインな住まい

内容 本書は、10年以上前に刊行した『住環境のバリアフリーデザインブック』の中身を大幅に見直し、ユニバーサルデザインの視点を加味して、再編集したもの。福祉用具と建築的手法を組み合わせることで住環境の整備を進めるための考え方・手法をできる限り平易にまとめた。

『月刊ケアマネジメント―変わりゆく時代のケアマネジャー応援誌　2015年11月号　特集：本当に必要？　その手すり 住宅改修を考える』　環境新聞社　2015.10　80p 30cm　1234円　①978-4-86018-295-3

目次 なぜ今、問題か レンタル、住宅改修…給付カットも待ったなし, リハ専門職からアドバイス―難しい"必要最低限"の見極め 私たちも悩んでいます―インタビュー 田中康之さん(千葉県千葉リハビリテーションセンター・理学療法士), 自治体の取り組み 住宅改修アドバイザーがケアマネジャーと同行訪問―東京都町田市, ・手すりの基礎知識 基本を押さえよう 手すり「虎の巻」, 特別企画 感染症を予防する 薬剤耐性菌を知ろう(インタビュー 菊池 賢 さん(東京女子医科大学教授, インタビュー 日本相談支援専門員協会 新代表 菊本圭一さんに聞く), 連載(新・事例検討道場―相模原市南区主任ケアマネジャー勉強会, 要介護だった私が、ケアマネジャーに伝えたいこと, 我がまち 地域包括支援センター―千葉県 鴨川市 福祉総合相談センター, 医師との上手なつき合い方, 給付管理講座, ともにの世界, うらわか介護, Let's enjoy Cinema, みんなでつくる井戸ばた会議, 読者アンケート, 排泄ケア探検隊 【最終回】, ケアマネさん、いらっしゃい！ , ソーシャルワーカー道まっしぐら, 風の手帖)

『バリアフリー住宅読本―必携実例でわかる福祉住環境 高齢者の自立を支援する住環境デザイン』 高齢者住環境研究所, バリアフリーデザイン研究会, 伊藤勝規著　改訂新版

三和書籍　2016.1　257p　21cm　2500円　①978-4-86251-190-4

目次 1 日常の動作をバリアフリーにする―身体機能の変化に合わせた住まいのバリアフリーデザイン（加齢による身体機能の変化, 歩く, 座る, 握る, 見る）, 2 日常の生活をバリアフリーにする―日常生活の場面に応じた住まいのバリアフリーデザイン（入浴・排泄ゾーン, 就寝ゾーン, 食事ゾーン, 移動ゾーン）, 3 住居をバリアフリーに改修する―予算別・場所別のバリアフリー改修工事の見積（手すり工事, 浴室工事, トイレ工事, 階段工事, 玄関工事, 外構工事）, 4 やってはいけない！ バリアフリーの常識・非常識

内容 バリアフリー住宅の基本がここに集結。家をバリアフリーに改修したい。スペースごとのバリアフリー化への方法。この予算でどれだけの住宅改修が可能か。人間工学的視点から身体のメカニズムを再考。事例20件をプラスし大幅改訂！

福祉用具

【解説】 介護保険法では福祉用具を「心身の機能が低下し日常生活を営むのに支障がある、要介護者等の日常生活上の便宜を図るための用具及び要介護者等の機能訓練のための用具であり、要介護者等の日常生活の自立を助けるもの」と規定しています。福祉用具の給付方法は、貸与による方法と購入費を支給する方法があり、車いすや特殊寝台、手すりや歩行器など12種目の用具の貸与を受けることができ、利用者の身体状況や介護の必要度の変化に応じて用具の交換ができます。購入費を支給するものとしては、入浴補助用具や排泄関連用具など他人が使用したものを再利用することに心理的抵抗感が伴うものなどに限定して購入費が支給されます。支給額は年間10万円が限度となります。

福祉用具の導入に際しては、給付管理を行っている介護支援専門員（ケアマネジャー）、福祉用具の選定及びモニタリングを行っている福祉用具専門相談員等と連携を取りながら行います。

（坂本宗樹）

おすすめ書籍

『高齢者をめぐる看護・介護支援機器』 田村俊世監修　ライフ・サイエンス　2005.6　87p　26cm　2000円　①4-89801-228-0

目次 本書の構成と解題―高齢者をめぐる看護・介護支援機器―現状と今後, 第1章 自立を支援する福祉機器（介護機器としてのベッドやクッションから自立支援機器へ, 車いす・電動車いす, 歩行補助具, 訓練機器）, 第2章 介護を支援する福祉機器（入浴支援・トイレ支援, 徘徊・転倒防止機器, 移乗補助具）, 第3章 その他（レクリエーション機器, 情報機器, 住まいの改善, 福祉機器としての台所自助具の現状―介護から自立支援へ、求められる台所自助具の役割）

『リハビリテーション工学と福祉機器』 千野直一, 安藤徳彦編集主幹, 大橋正洋, 木村彰男, 蜂須賀研二編　金原出版　2006.6　177p　26cm　（リハビリテーションmook no. 15　千野直一, 安藤徳彦編集主幹, 大橋正洋, 木村彰男, 蜂須賀研二編）〈文献あり　年表あり〉　6600円　①4-307-75015-2

目次 1 総論：リハビリテーション工学の過去から現在まで（リハビリテーション工学の歴史, 障害者運動の歴史と工学的支援機器 ほか）, 2 各論A：最新の機器と今後の発展（姿勢保持装置の現状と課題, 歩行訓練器 ほか）, 3 各論B：目で見る福祉機器（姿勢保持装置, 手動車いす ほか）, 4 福祉用具に関する制度

『ガイドラインにそった福祉用具の選択・活用法―介護現場で役立つ！』 和田光一監修・著者, 加島守, 金沢善智, 牧野美奈子著, 東京都高齢者研究・福祉振興財団編　東京都高齢者研究・福祉振興財団　2007.1　137p　26cm　2200円　①978-4-902042-27-6

目次 第1章 介護保険制度と福祉用具（介護保険制度と介護予防―地域生活をするために, 介護保険制度と福祉用具）, 第2章 自立支援から社会参加のための福祉用具（杖類, 歩行器・シルバーカー ほか）, 第3章 自立支援のための福祉用具（ベッド及び周辺用具（ベッド、床ずれ防止用具）, 入浴の支援 ほか）, 第4章 自立支援としての排泄支援（排泄ケアの特徴, 支援方法（原因と具体的な対応方法） ほか）, 第5章 資料（介護保険で利用できるサービス, 地域包括支援センター（地域包括ケアシステム） ほか）

内容 福祉用具を利用するための介護保険制度にそったわかりやすい「選び方・活用方法」を紹介。利用者に適合した福祉用具の選択ポイントや使用時の注意点、効果的な使用方法についてイラストで説明。

『生活環境整備のための"福祉用具"の使い方』 栄健一郎指導, 窪田静総監修　日本看護協会出版会　2010.4　103p　28cm〈文献あり〉　2400円　①978-4-8180-1511-1

目次 1章 福祉用具支援に取り組む, 2章 臥位を支えて楽に動ける環境整備―ベッド・褥そう対策用具（ベッドと付属品, 褥そう対策用具）, 3章 臥位から座位へ楽に動ける環境整備―移乗用具（座位移乗, リフト移乗）, 4章 座位を支えて楽に動ける環境整備―車いす・クッション（車いすとクッション）, 5章 立位を支えて楽に動ける環境整備―Self Conditioning（身体の自己管理）と入谷式足底板（入谷式足底板）

内容 著者は、福祉用具を、まず「介護者の健康を守り」「利用者本人の活動性と生活の環境整備を広げる」ことを基本に、ケアにとっては新しい観点である"楽に動く"ことの効果とその原理を学ぶ必要があると力説する。臥位でも、移乗でも、座位でも、立位でも、"楽に動く"ことがポイントであり、理念としてその技術を伝えたいと。本書の解説文とシンクロして、DVDで今まで気づかなかったベッド・車いす・リフトでの"体の動き"を実演映像30分でリアルに理解できる。

『在宅介護ですぐに役立つ福祉用具の基礎知識―実践！ 福祉用具サービス計画』 加島守著・監修　大阪　シルバー産業新聞社　2013.4　111p　21cm　810円　①978-4-921195-03-8

目次 アセスメントの視点, 事例による計画書作成例, 用具による目標設定と選定理由の関係, 車いす, 電動車いす, 車いす付属品, 特殊寝台, 特殊寝台付属品, 床ずれ防止用具, 体位変換器〔ほか〕

『自立支援のための福祉用具ハンドブック』 加島守監修・著, 望月彬也, 蛯名真知子著, 東京都福祉保健財団編　東京都福祉保健財団　2013.9　120p　26cm〈相談事例付き〉　1800円　①978-4-902042-48-1

目次 1 総論, 2 福祉用具の紹介（車いす, 車いす付属品, 特殊寝台 ほか）, 3 相談事例（移乗困難によるリフトの導入, 特殊寝台の導入, 突っ張棒型手すりの導入）, 4 資料編（介護保険の給付対象となる福祉用具及び住宅改修の取扱いについて（解釈通知）, 福祉用具関連ホームページ, 協力企業等一覧）

内容 掲載写真160点でわかりやすく紹介！ ケアプランにも活用できる！ 相談事例付き。

『ヒトの運動機能と移動のための次世代技術開発―使用者に寄り添う支援機器の普及へ向けて』 井上剛伸編著　エヌ・ティー・エス　2014.2　324, 16, 8p 図版11p　27cm〈索引あり〉　38000円　①978-4-86043-402-1

目次 総論 支援機器の定義と背景, 第1編 基礎―機能解析と設計思想, 第2編 運動機能・移動支援機器の開発動向, 第3編 有効性・安全性, 第4編 法制殿と規格の動向

『福祉用具ヒヤリ・ハットあるある―介護現場の思わぬ事故を未然に防ぐ！ 介護用ベッド、車イス、歩行器、歩行補助杖、リフト、ポータブルトイレ、入浴補助用具etc』 前橋明監修, 平井佑典編著　大阪　ひかりのくに　2014.5　127p　15cm　（安心介護ハンドブック 15）　1000円　①978-4-564-43125-8

目次 1 ヒヤリ・ハットあるある自問自答31（介護用ベッド+付属品―ベッドの背上げのとき、利用者の手が…！, 介護用ベッド+付属品―「あっ、落ちる！」ベッドが上がっていく…！, 介

護用ベッド+付属品─寝位置がずれて、「戻さなきゃ」と焦り, 介護用ベッド+付属品─ベッドのひざ上げのとき、ベッド用テーブルが…！ , 床ずれ予防用エアマットレス（圧切替型）+介護用ベッド─「おしりが痛い」と訴えられて ほか）, 2 トラブル・事故回避のための福祉用具解説（介護用ベッド, 床ずれ予防用具, 車イス, 手すり, 歩行器 ほか）

『月刊ケアマネジメント─変わりゆく時代のケアマネジャー応援誌　2014年12月号　特集：「歩く」を支援する福祉用具』　環境新聞社　2014.11　80p　30cm　1234円　①978-4-86018-278-6

目次 きほんのき─歩行を支援する福祉用具の大切さを あらためて確認しよう, 製品を知ろう（歩行器・歩行車, 杖, くつ）, 未来の福祉用具をのぞいてみよう─歩く支援 介護ロボットでも ロボットスーツHAL, どう選ぶ？─日々進化する福祉用具 正しく使うために今考えたいこと, 各国比較─福祉用具支援サービスには国の福祉施策のありようが現れます, 日本の現状─モノと活用、両面から支援 今こそ「展示室」を活用しよう, シーティングの専門家に聞く─歩けない人には車いすも でも座るにも“技術”がある, 連載（新・事例検討道場─静岡県医療ソーシャルワーカー協会東部地区勉強会, 我がまち 地域包括支援センター─鳥取県日南町地域包括支援センター,「したい」を「できる」に変える 生活行為向上マネジメント, 栄養士と学ぶ食のケア, 活用しよう！ 地域ケア会議, 給付管理講座, ともにの世界, うらわか介護, Let's enjoy Cinema, みんなでつくる井戸ばた会議, 読者アンケート, 排泄ケア探検隊, ケアマネさん、いらっしゃい！ , ソーシャルワーカー道まっしぐら, 風の手帖）

姿勢保持─ポジショニング

【解説】 食事、車椅子での移動など目的に合わせて姿勢保持を行う事を指します。姿勢が安定し、安楽でいられる事や、動き易さが促進されることによって褥創予防、拘縮予防、浮腫の改善、筋緊張の緩和、呼吸のしやすさの改善、姿勢が安定することで動き出しやすくなる事などの身体機能の向上や日常生活動作の向上が期待できます。姿勢（構え）は身体の各部位の位置が少しでも動く事で変化し、ベッドなどの支持物との間で発生する圧力も変化します。時間経過で各部位がどの方向に動きやすくなるかも考慮しつつ、圧力を分散出来るよう、広い面で支える事や身体にあたる不快な支持面の硬さを除いていきます。

（坂本宗樹）

おすすめ書籍

『動画でわかる褥瘡予防のためのポジショニング』 田中マキ子編著　中山書店　2006.9　122p　26cm〈文献あり〉　3700円　①4-521-60401-3

『在宅ケアに活かせる褥瘡予防のためのポジショニング─やさしい動きと姿勢のつくり方』 田中マキ子, 下元佳子編　中山書店　2009.9　130p　26cm〈執筆：大浦武彦ほか〉　2600円　①978-4-521-73172-8

目次 01 在宅での褥瘡治療・ケアを考える, 02 褥瘡のリスクを正しくアセスメントしよう, 03 動きの仕組みを理解しよう, 04 自然な動きに基づく介助─無理のない動きで褥瘡を予防する, 05 ケースで考えるポジショニング─褥瘡を予防する姿勢の管理, 06 付録 在宅で用いられる代表的なポジショニングピロー・座面クッションおよび介助物品など─本書で取り上げているものを中心に

『これで安心！ 症状・状況別ポジショニングガイド』 田中マキ子, 柳井幸恵編集　中山書店　2012.9　179p　26cm〈索引あり〉　3000円　①978-4-521-73539-9

目次 やせ, 浮腫, 円背, 呼吸困難, がん性疼痛, 循環障害, 麻痺, 拘縮・変形, 車椅子, 牽引, 手術中体位

内容 こんなときに・こんな状態の方にどんなポジショニングを行えばいいか。臨床でよく出会う事例を分類して解説。

『ポジショニング学―体位管理の基礎と実践』 田中マキ子監修, 市岡滋, 廣瀬秀行, 栁井幸恵編集　中山書店　2013.7　312p　26cm〈索引あり〉 4700円 Ⓘ978-4-521-73763-8

目次 1 ポジショニングとは, 2 ポジショニング及びその関連事項の歴史的考察, 3 ポジショニングの基本となる知識, 4 ポジショニングの実践方法, 5 手術室における患者のポジショニング, 6 症状別ポジショニング, 7 在宅における患者のポジショニング, ポジショニングに関するQ&A, 付録

内容 「ワザ」から「学」へ、ポジショニングの第一人者が伝授する医療専門職のためのスタンダードテキスト。

姿勢保持―シーティング

【解説】 シーティング（座位保持）とは、自身で座り直したり、姿勢を安定させる事が困難な方に対し、身体の痛みや褥瘡というわゆる床ずれの発生や変形を生じないような工夫を車イスなどに施して適切に座れるようにするための方法です。適切に座る事はなかなか難しく、長時間同じ姿勢で座っていることは私たちでも困難なため、同様に身体のどの部分に不都合が生じやすくなるかを利用者自身に聴取したり、もしくは身体の状況を確認しながら車イスなどの設定を決定していきます。これに対応するのは、理学療法士や作業療法士、そして福祉用具等の担当で特にシーティング専門とする方に相談することになります。

ただし、シーティングにのみ注力してしまうと、それ以外の場所で過ごす際に不都合が生じやすくなるので、座らせっぱなしにならないように、ほかの場面での過ごし方も配慮する事が大切になります。

（坂本宗樹）

おすすめ書籍

『生活づくりのシーティング』 三好春樹, 福辺節子, 光野有次著　雲母書房　2012.5　251p　21cm　（新しい介護学）〈文献あり〉 2000円 Ⓘ978-4-87672-314-0

目次 1章 坐位がお年寄りの生活をつくる（介護の役割と魅力, 介護は医療・看護・リハビリと何が違うのか ほか）, 2章 なぜ、お年寄りのケアにシーティングが必要なのか（福辺流介助とシーティング, 生活の中で動くということ ほか）, 3章 介護現場におけるシーティングの実践（援助方法としてのシーティング・ポスチャリング, シーティングの実践 ほか）, 4章 シーティングの基本をマスターしよう（これまでの仕事について, 起きて生活するために ほか）, 5章 「備品」としての車椅子から、「生活」の中の車椅子へ（定番となった1945年型車椅子, 日本人には合わない1945型車椅子 ほか）

内容 坐り方ひとつで、車椅子も椅子も快適になる！ 坐位は食事・排泄・入浴の基本。姿勢をサポートする知識と技術を学べば、お年寄りの笑顔がグンっと増えます。

『小児から高齢者までの姿勢保持―工学的視点を臨床に活かす』 日本リハビリテーション工学協会SIG姿勢保持編集　第2版　医学書院　2012.8　239p　26cm〈編集世話人：繁成剛ほか　索引あり〉 4700円 Ⓘ978-4-260-01541-7

目次 1 姿勢保持の基礎知識（姿勢保持の概要, 姿勢保持の歴史 ほか）, 2 小児（小児期における姿勢保持の問題点とチェックポイント, 小児疾患における姿勢保持の基礎と実際 ほか）, 3 高齢者（高齢期における姿勢保持の問題点とチェックポイント, 高齢者の姿勢保持のポイント ほか）, 4 姿勢保持装置製作の実際（姿勢保持装置提供までの実際, 現場で活きる製作技術の紹介）, 5 生

活支援と姿勢保持（遊びを広げる姿勢保持, コミュニケーションを促す姿勢保持 ほか）

『高齢者のシーティング』 廣瀬秀行, 木之瀬隆著　第2版　三輪書店　2014.3　176p　26cm〈索引あり〉 3300円 Ⓘ978-4-89590-466-7

目次 第1章 なぜシーティングなのか, 第2章 座位姿勢の基礎, 第3章 車椅子の問題点, 第4章 高齢者のシーティングの評価, 第5章 車椅子・クッション・座位保持装置, 第6章 シーティングの症例, 第7章 高齢者のシーティングの実際

『車いす・シーティングの理論と実践』 澤村誠志, 伊藤利之監修, 日本車椅子シーティング協会編集　はる書房　2014.4　406p　26cm〈索引あり〉 6300円 Ⓘ978-4-89984-138-8

目次 基礎編（基本事項, リハビリテーションにおけるシーティング, 医学の基礎知識, 用具の種類と機能, 材料・構造・力学）, 応用編（評価と処方、その対応, 採寸・採型から実用まで）

内容 車いすや座位保持装置は、生活の多くの場面で利用されており、これらを使用する障害児・者や高齢者にとっては必要不可欠なモノである。また車いすや座位保持装置は、寝たきりや障害の重度化、二次障害を予防するモノでもある。障害児・者や高齢者の多くはその障害により、呼吸・循環・消化における様々な症状や、褥瘡など介護の問題を抱えている。そのためシーティングの現場では、使用者（ユーザー）からの多くのニーズに対応し問題解決をはかる深い知識と、身体状況に適合したモノづくりが求められている。本書は、医学・工学はもとより用具の製作や使い方に至るまで、多角的視点で構成されており、シーティングに必要な知識と考え方、製作技術について、基礎・応用・実践と幅広く学べる書である。

『障害者のシーティング』 廣瀬秀行, 清宮清美編　三輪書店　2014.8　163p　26cm〈索引あり〉 3300円 Ⓘ978-4-89590-485-8

目次 第1章 制度と給付, 第2章 評価・製作過程, 第3章 車椅子関連構造, 第4章 座位保持・シーティング, 第5章 疾患別のシーティング, 第6章 電動車椅子, 第7章 クリニック運営, 第8章 ADL、QOLとシーティング

移動支援

【解説】 移動支援とは、障害者総合支援法による生活支援事業サービスの一つにあたり、障害のある人が地域で自立した生活を送ることができるようにすることを目的に、移動が困難な方に対して移動介護従業者（ガイドヘルパー）が行う外出の支援サービスです。自治体が発行する受給者証を取得すれば利用する事ができます。

下肢機能に何かしら障害を抱えている方は、歩行や車椅子での移動等を屋外で遂行することが困難なために外出を最小限にとどめがちになります。こういった方々に対し、社会生活上必要な活動である冠婚葬祭や投票、文化的活動などの外出や、余暇活動などの社会参加が制限されてしまわないための外出支援がガイドヘルパーによって行われます。

移動支援は、厚生労働省から自治体への委託業務であり、地域毎の特性や利用者毎の状況や要望を配慮して可能な限り実施されています。

（坂本宗樹）

おすすめ書籍

『杖と歩行器がわかる本―歩行を守るいきいきマニュアル』 小田木正男, 山田澄代著, 平林洌監修, 順天堂浦安病院リハビリテーション室総合指導　医事出版社　2000.9　182p　21cm　1500円 Ⓘ4-87066-129-2

目次 1 医療の杖とリハビリ読本, 2 歩行を困難にする病気と杖の効用, 3 杖の文化と西洋事情, 4

歩行器（車）の種類と名称, 5 介護保険と歩行補助具

内容 「老化は足から」は世のたとえです。長寿国の多くは、歩行補助具を上手に使い、転ばぬ先の自衛に備えています。転んでケガをして、寝たきりになるより、補助具を使ってでも歩くことが長寿のための秘訣です。この本は歩行補助具、とくに杖と歩行器の種類・効用・使い方・どこで買えるかなど、わかりやすく説明した専門書です。

『移動補助具―杖・松葉杖・歩行器・車椅子』 松原勝美著, 松澤正監修　第2版　金原出版　2009.4　306, 10p　26cm〈文献あり 索引あり〉　5500円　①978–4–307–75022–6

目次 緒論 移動補助具について（歩行補助具, 歩行代替用具としての車椅子）, 第1章 杖（一本杖）（歩行補助杖, 白杖）, 第2章 松葉杖, 第3章 歩行器, 第4章 車椅子

『車いす使用者の移動環境―その問題点と今後のあり方』 池田宏史著　オンデマンド版　大阪　ユニオンプレス　2012.8　176p　21cm　1944円　①978–4–946428–58–6

内容 障害者や高齢者が自立して生活できるための施設や道路のバリアフリー化が、社会問題としてクローズアップされている。交通バリアフリー法の施行後、歩行空間の整備が自治体などによって積極的に進められているが、整備には多大な社会資本が投入されるため、さまざまな困難者にとって、有効かつ適切な設計デザインが求められている。移動環境のバリアーは、身体的負荷を必要以上に増大させ、そのことが外出できる距離の長さだけでなく、外出の頻度を制限し、日常の社会生活の著しい制限につながる大きな要因になっている。社会参加をする上で重要な項目である移動環境が満足いくものにない現状から、本著では身体障害者、特に車いす使用者の移動環境とその問題点についてまとめており、今後のあり方についても述べている。

『高齢者の外出を支える移動支援機器に関する研究―歩行補助車およびハンドル形電動車いすの使用の現状から課題を探る』 安心院朗子著　文化書房博文社　2014.3　298p　21cm〈文献あり〉　2800円　①978–4–8301–1255–3

目次 第1章 高齢者の外出とその課題（高齢者の外出の実態, 高齢者を取り巻く環境, 高齢者が使用している移動支援機器, 本書の構成）, 第2章 歩行補助車およびハンドル形電動車いすを使用している高齢者の外出状況（歩行補助車を使用している高齢者の外出状況とニーズ（予備調査, 本調査）, ハンドル形電動車いすを使用している高齢者の外出状況とニーズ）, 第3章 公共交通機関および商業施設における歩行補助車およびハンドル形電動車いすに関する受け入れ（公共交通機関における歩行補助車およびハンドル形電動車いすに関する受け入れ, 商業施設における歩行補助車およびハンドル形電動車いすに関する受け入れ）, 第4章 歩行補助車およびハンドル形電動車いすを使用した安全で効率的なストレスのない移動のあり方（結果のまとめ, 総合的考察, 結語, 本書の限界と今後の課題）

『移動・外出支援』 全国移動サービスネットワーク編　全国社会福祉協議会　2015.10　126p　26cm　（シリーズ住民主体の生活支援サービスマニュアル 第6巻）　1200円　①978–4–7935–1174–5

吸引—基礎知識

【解説】 吸引とは、気道(口から喉にかけての空気の通り道)もしくは気管内(喉を越えて肺にかけての空気の通り道)にカテーテルと呼ばれる医療用に使用される柔らかい管を口腔や鼻腔などに挿入し、分泌物を除去することです。これによって息苦しさの軽減や肺胞と毛細血管間でのガス交換(吸った酸素を体内へ取り込み、体内で作られた二酸化炭素を体外へ排出すること事)をしやすくする医療措置です。在宅ではあらかじめ医師より許可を得て看護師などから指導を受けた上で家族が行うのが一般的です。しかし吸引を受ける事は苦しく身体へかかるストレスが高いため、窒息してしまっている場合など急を要する場合を除き行わず、身体的ストレスの低い排痰法や姿勢変換等を実施し、それでも排痰ができない場合に行うことが望ましいです。

(坂本宗樹)

おすすめ書籍

『写真でわかる介護職のための医療的ケア—喀痰吸引と経管栄養を中心に、安全・確実なケアの流れとポイントを解説！』 山元恵子監修, 境美代子, 荒木晴美, 毛利亘編著　インターメディカ　2014.12　135p　26cm　(DVD BOOK—写真でわかるシリーズ)〈文献あり 索引あり〉 3000円　①978-4-89996-329-5

吸引—方法

【解説】 吸引を実施するかどうかの判断として、痰が貯留しているかの確認があります。口元でゴロゴロ音が鳴っているかどうか、また聴診器を胸に当て貯留部位をおおむね特定することもあります。さらに、痰が吸引できる位置にあるのかどうか(開口したときに痰が見える時は割と容易に吸引可能、目視できない場合でも、貯留物が喉元付近の場合は咳き込みやすく吸引出来る場合あり)を確かめます。また、痰の粘稠度(粘り気)が高いと痰が硬く、吸引が困難になる場合があります。その際は、ネブライザーという器械を用いて加湿を行い、痰を柔らかくすると吸引しやすくなります。痰が貯留していながら吸引できる位置にない場合は、気道及び気管内の分泌物の貯留している部位が高くなるような体位をとり、重力を利用して液体が高いところから低いところへ流れるようにし、効率よく痰を出し喀出(かくしゅつ)をうながします。痰が吸引可能な位置まで移動できたら吸引を行います。

(坂本宗樹)

おすすめ書籍

『見てわかる医療スタッフのための痰の吸引—基礎と技術』 布宮伸, 茂呂悦子著　学研メディカル秀潤社　2010.8　100p　26cm〈索引あり　発売：学研マーケティング〉1200円　①978-4-7809-0829-9

目次 1 吸引についての基礎知識, 2 手指衛生, 3 吸引カテーテルの種類と構造, 4 口腔内吸引, 5 鼻腔内吸引, 6 気管吸引, 7 気管切開患者の吸引

内容 新たに「痰の吸引」が認められる理学療法士、作業療法士、言語聴覚士、臨床工学技士にこの1冊。

『気管吸引・排痰法―正しくうまく安全に』 道又元裕著　南江堂　2012.4　117p　26cm （ナースビギンズ）〈索引あり〉 2100円　①978-4-524-26414-8

目次 序章 まず考えたいその痰、取るべき？ 取らなくていい？ ，第1章 なぜ、どうやって痰を出すのか（痰を出すという行為を整理する，痰が出るのはどういうメカニズムか，痰を出すにはどんな方法があるか，もう一度考える、なぜ、どんなときに吸引・排痰をするのか），第2章 気管吸引なぜ、いつ、どのように行うか（気管吸引とはどんな手技か，気管吸引は、なぜ、どんなときに行われるのか，気管吸引の適応をどうアセスメントするか，気管吸引の合併症は、なぜ起こるか、どう対応するか），第3章 写真でみる気管吸引の手順と根拠（気管吸引の方法，気管吸引を行う前のアセスメントと対応，気管吸引前の準備と対応 根拠と臨床の実際，開放式気管吸引 写真で見る手順と根拠，閉鎖式気管吸引 写真で見る手順と根拠，気管切開口からの吸引 手順と実際，やってはいけない気管吸引―鼻孔吸引の実態），第4章 吸引以外の各排痰法なぜ、いつ、どのように行うか（排痰法と呼吸理学療法の関係を理解する，排痰法の実際1 排痰の基本的な考え方，排痰の実際2 加湿の具体策，排痰法の実際3 体位変換の具体策，適切な排痰ほうを行っても、十分な効果が得られない場合）

肺炎予防―基礎知識

【解説】 近年の日本の原因別死亡率では、悪性新生物（癌）、心疾患に次いで肺炎が3位に位置しています。そして肺炎で死亡する人の90%以上は65歳以上の高齢者です。高齢者における肺炎のうち主な疾患として誤嚥性肺炎があげられます。誤嚥性肺炎とは、口腔内の唾液や細菌が嚥下（飲み込み）の機能低下によって誤って気道に入り込むことで起きる肺炎です。誤嚥はむせこんだりした際、誤嚥しないようにする反射がしづらく、自覚症状がない夜間に起こりやすくなります。誤嚥を繰り返すと徐々に肺内で細菌等が繁殖し、誤嚥性肺炎を起こします（不顕性誤嚥）。また、胃の内容物が嘔吐等により気道に入った場合でも誤嚥性肺炎が起こることがあります。嚥下機能を促進したり細菌等の繁殖を予防するために食前、食後の口腔ケアと食事中の誤嚥防止が大切となります。

（坂本宗樹）

おすすめ書籍

『介護する人のための誤嚥性肺炎こうすれば防げる！ 助かる！』 稲川利光監修　主婦の友インフォス情報社　2013.11　159p　21cm〈文献あり 索引あり　発売：主婦の友社〉 1400円　①978-4-07-289800-0

目次 1 誤嚥性肺炎はなぜ起こる，2 誤嚥性肺炎を防ぐ介護とは，3 口腔ケアで誤嚥性肺炎を防ぐ，4 嚥下機能を高めて誤嚥性肺炎を防ぐ体操，5 誤嚥性肺炎の治療，巻末特集 誤嚥性肺炎のケアに役立つ情報集

『誤嚥性肺炎の予防とケア―7つの多面的アプローチをはじめよう』 前田圭介著　医学書院　2017.9　134p　26cm〈索引あり〉 2400円　①978-4-260-03232-2

『誤嚥性肺炎を自力で撃退するNo.1療法―のどを鍛えると長生きできる！　無口な人は要注意！』　マキノ出版　2017.10　64p　29cm　（［マキノ出版ムック］）〈安心特別編集〉 750円　①978-4-8376-6457-4

『肺炎にならないためののどの鍛え方―40代から危ない！ 増える「隠れ誤嚥」にご用心！』 大谷義夫監修　扶桑社　2017.10　63p　26cm　（FUSOSHA MOOK）〈文献あり〉 900円　①978-4-594-61201-6

肺炎予防―生活管理―口腔ケア

【解説】誤嚥性肺炎のリスクを減らすために重要なのは嚥下機能の向上と口腔ケアです。入れ歯が汚れていたり、むし歯や歯周病があったり、口腔中が乾燥していたりすることで、口腔中の細菌が増殖して、誤嚥をしたときに肺炎が起こりやすくなります。口腔ケアを行う事で特に高齢者は口内細菌が減少して肺炎にかかる率が下がることが報告されています。

口腔ケアでは、しっかりとした歯磨きや入れ歯の洗浄などに加え、口の渇きの抑制、舌と粘膜の清掃を行って舌苔の付着防止を図る事が大切です。また嚥下機能を低下させないように行う簡単な運動として、口腔まわりの筋肉のほぐしや口の開け閉めや舌の上下や左右方向への運動などを行うとよいです。ただし、本人だけでは困難な事が多く、その場合は家族など誰かが一緒に行ってあげると良いでしょう。

体調が優れず食べていない方でも、口腔ケアをせずに放置しておくと口腔内は汚れが増して細菌の繁殖が進んでしまいます。どのような状況でも基本的には口腔ケアは忘れずに行いましょう。

（坂本宗樹）

おすすめ書籍

『成果の上がる口腔ケア』 岸本裕充編著　医学書院　2011.4　127p　21cm　（看護ワンテーマBOOK）　1800円　①978-4-260-01322-2

『口腔機能向上のためのレクリエーション＆トレーニング』 江崎久美子, 吉川美加監修　ナツメ社　2012.11　127p　26cm〈折り込 1枚〉　1800円　①978-4-8163-5315-4

目次 第1章 口腔ケアに欠かせない「唾液」の重要性（健康な体は毎日の口腔ケアから！，唾液と自律神経の密接な関係, 日常生活の中でできる口腔機能向上のための工夫）, 第2章 口腔機能向上レクリエーション（レクリエーションで改善できる口腔機能, 顔を刺激するレクリエーション, 口の周りを刺激するレクリエーション ほか）, 第3章 レクリエーションに役立つサンプル＆パーツ（口腔ケアに関連する主な部位, レクリエーションの組み合わせサンプルプラン, 介護施設で使えるレクリエーション実践シート見本 ほか）

内容 高齢者の健康は口腔機能がカギ。介護の現場で楽しみながらできるレクリエーション、トレーニング満載。

『基礎から学ぶ口腔ケア―口をまもる生命をまもる』 菊谷武監修　第2版　学研メディカル秀潤社　2013.10　159p　26cm〈初版：学研 2007年刊　索引あり　発売：学研マーケティング〉　2400円　①978-4-7809-1114-5

目次 第1章 口腔ケアの必要性（口腔ケアの基礎知識）, 第2章 顔面・下顎、口腔の基礎知識（顔面・下顎の解剖と機能, 口腔の解剖と機能）, 第3章 口腔ケアの基本技術（物品編, 方法編）, 第4章 さまざまな患者へのケア（摂食・嚥下障害のある患者の口腔ケア, 意識障害のある患者の口腔ケア ほか）

内容 口腔ケアはどこまですればよいのかに答える。最新の知見を含んだ口腔ケアの実践を解説。

『介護現場で今日からはじめる口腔ケア―楽しくできる健口体操と正しいケアで誤嚥・肺炎予防』 山田あつみ著, 飯田良平監修　大阪　メディカ出版　2014.10　111p　26cm　（もっと介護力！ シリーズ―FOR BEGINNERSはじめてでも迷わない）〈文献あり〉　1800円　①978-4-8404-4975-5

目次 1章 やってみよう！ 介護職が今日からできる健口体操（食事がおいしくなる！ 健口体操

のすすめ, 自立している人・軽度の人向け健口体操で楽しくおいしく！, 介助が必要な人向け健口体操でおいしく食べるお手伝い！, 楽しいアクティビティでゲームしながら口腔機能アップ！), 2章 知らないと損をする口腔ケアの基本のキ (口腔ケアが重要な理由—細菌を減らし全身の健康に貢献,「食べて飲み込む」—その複雑な動きと働き, 口腔内細菌と全身の病気との関係, 誤嚥性肺炎予防と口腔ケア, 適切な食事介助でむせや誤嚥を予防する, 口腔ケア・口腔機能訓練と介護保険), 3章 教えて！ 困ったときの対処法Q&A (口腔ケア編, 食事介助編)

内容 はじめての口腔ケアに！ ゲーム感覚で楽しくできる口腔機能向上プログラム満載！

『根拠と効果がわかる介護のための口腔ケア＆体操＆レク—歯科医、歯科衛生士、介護職員などの専門職チームが長年検証した画期的な口腔ケアの方法』 世田谷区社会福祉事業団特別養護老人ホーム芦花ホーム監修　誠文堂新光社　2015.2　159p　21cm〈文献あり〉 1800円　①978-4-416-61524-9

目次 第1章 口腔ケアの大切さを知ろう (口腔ケアの目的と効果, 口腔の構造と役割, 嚥下のしくみ ほか), 第2章 高齢者の状態に合わせた口腔ケアをやってみよう (口腔ケアの計画と実践, 口腔ケアの進め方, チーム連携の方法 ほか), 第3章 体操とレクリエーションで健康な口づくり！ (深呼吸、腕・首・肩の体操, 唾液腺マッサージ, 頬・唇・舌・鼻の体操 ほか)

内容 口を清潔にすることは、全身の健康につながります。科学的根拠に基づいた摂取方法、嚥下訓練などのノウハウを、体操やレクリエーションと関連づけて1冊にまとめました！

肺炎予防—生活管理—摂食・嚥下

【解説】 摂食・嚥下 (えんげ) とは、飲食物が認知され、口腔から咽頭を通じて飲食物が胃に至るまでの事をいいます。摂食・嚥下障害とは、この動作に障害があることですが、多くは口腔内から咽頭にかけて問題が起こります。高齢者の肺炎には、この摂食・嚥下障害を背景とした誤嚥性肺炎が多いと考えられています。加齢に伴って歯が欠損し、噛む力が弱くなったり、口腔内の感覚低下が起こったりして、咽頭への飲食物の送り込みのタイミングが遅れるような状態に陥りがちになります。また、喉頭の筋肉が弱くなり、喉頭の閉鎖 (喉に飲食物が入り込まないように蓋をする事) が不十分で誤嚥しやすくなります。高齢者の一見食欲不振と思われる症状の背景には誤嚥もしくは誤嚥性肺炎が潜んでいて、嚥下障害のために食事がとれない場合がありますので、摂食・嚥下障害への注意が必要となります。

(坂本宗樹)

おすすめ書籍

『テクニック図解かむ・飲み込むが難しい人の食事』 藤谷順子監修　講談社　2011.12　144p　26cm　1700円　①978-4-06-217406-0

目次 食べる許可がでる6つのポイント (嚥下力, そしゃく力, 呼吸力 ほか), 嚥下段階別レベル2〜5食材の選び方と調理の工夫 (レベル別食事対応法, 食べやすくする食事の工夫と考え方, 嚥下食に向く食材), おすすめ食材調理テクニック集 (野菜, 果物, 魚介類 ほか), 食事がまた楽しくなる絶品！ 嚥下食レシピ68品 (和食, 洋食, 中華 ほか)

内容 食べたかったごちそうがまた食べられる。天ぷら・うな重・すき焼き・海鮮丼・カツ丼・ソースカツ・煮魚・焼き魚・ハンバーグ・カニクリームコロッケ・オムライス・エビチリほか多数。味・見ためは普通の食事と同じなのに重度〜軽度の嚥下障害食に対応。カンタン126レシピ。

『図解ナース必携誤嚥を防ぐポジショニングと食事ケア—食事のはじめからおわりまで』 迫田綾子編集　三輪書店　2013.5　8, 173p　26cm〈索引あり〉 2400円　①978-4-89590-441-4

目次 第1章 おさえようポジショニングの基本, 第2章 食事時のアセスメント, 第3章 ポジショニングの実際, 第4章 食事援助のポイント, 第5章 食べるための口腔ケア, 第6章 嚥下障害がある患者の服薬, 第7章 ポジショニング・トレーニング

内容 医療現場、介護現場で適切な食事ケアができる。見てわかる誤嚥を防ぐポジショニング。

栄養―基礎知識

【解説】 出来るだけ元気でいるための高齢者の目標栄養量は1日1, 500kcal以上が一つの目安です。しかし、この栄養量を摂取する事は高齢者には容易ではない事があります。歯の欠損により噛む力が弱くなり、食べるうちに疲れてしまうため量を摂る事を敬遠したり、食べやすい物ばかりを摂ることによる食事内容の偏り、摂食・嚥下機能低下や一日を通じての不活動等による食欲減退などが目標栄養量に届かない理由としてあげられます。また栄養素ではありませんが、水分不足になりやすい傾向もあります。栄養が十分摂取できなくなると、低栄養状態となり、筋肉や骨の減少に伴う体重の減少や運動機能の低下、創傷治癒不良（床ずれなど）、免疫力の低下など様々な問題が生じやすくなります。どのような栄養にどのような効果があるのかを知り、不足分を補おうとする事は元気な体をつくるためにはとても大切なことです。

（坂本宗樹）

おすすめ書籍

『知的・身体障害者のための栄養ケア・マネジメントマニュアル』 大和田浩子, 中山健夫共著　建帛社　2009.5　92p　26cm〈文献あり〉　1600円　①978-4-7679-2211-9

目次 第1部 栄養ケア・マネジメント実務の基本（障害者入所施設における入所者の栄養状態, 栄養ケア・マネジメント, 栄養ケア・マネジメントの実務等について ほか）, 第2部 事例編（導入例, ケース例, 事例編Q&A）, 第3部 資料編（知的・身体障害者の低栄養・過栄養状態の出現状況, 貧血の原因を探るには, 関連する薬の種類と副作用1・抗てんかん薬 ほか）

『「脳の栄養不足」が老化を早める！』 溝口徹著　青春出版社　2009.11　186p　18cm（青春新書 PI-256―インテリジェンス）〈下位シリーズの並列シリーズ名：Intelligence〉　770円　①978-4-413-04256-7

目次 第1章 老化はトシのせいではなかった！（「栄養不足」を解消したら若返った！, 誰しも老化は避けられない ほか）, 第2章 若さの決め手は“脳のサビとり力”にある（脳は働き者で大食漢, 体内でいちばんサビやすい脳 ほか）, 第3章 食事を変えれば、たちまち脳の機能がアップする（空腹を満たすためだけでなく、脳のために食べる, 脳のエネルギーは「砂糖」ではなかった！ ほか）, 第4章 脳と身体が10歳若返る健康“新”常識（身体と脳の悩みは栄養で解決できる！, 認知症予防 イチョウ葉エキス ほか）

内容 年齢よりも老けている人、若々しい人…その違いは栄養のとり方にあった！ 身体のなかでいちばん活動量が多い脳は、たくさんの栄養を消費する。同時に、老化を促進する活性酸素を大量に発生させるため、栄養を使った「抗酸化」アプローチが有効なのだ。もちろん、身体にたまったサビを落とすのにも、栄養が効果を発揮する。今日から食べ方を変えて、10歳若い自分を取り戻す新提言。

『高齢者を低栄養にしない20のアプローチ―MNA〈簡易栄養状態評価表〉で早期発見 70歳以上の5人に1人が低栄養！　事例でわかる基本と疾患別の対応ポイント』 吉田貞夫編著　大阪　メディカ出版　2017.7　167p　26cm　2480円　①978-4-8404-6176-4

目次 1章 高齢者と低栄養の危険な関係（楽しく、おいしく食べられることの幸せ, 高齢者が食べられなくなるさまざまな要因, 高齢者にしのびよる低栄養 ほか）, 2章 高齢者の低栄養予防は「MNA」におまかせ！（高齢者にMNAを行う5つのメリット, MNAの質問項目とケアを行う上での意義, MNAは実際にどのように応用されているの？）, 3章 高齢者を低栄養にしない20のア

プローチ（健康で自立している高齢者にも低栄養は起こる！，低栄養が放置されたために食事がとれなくなる？，口腔ケアですっきりさっぱり！ 食事摂取量アップ！ ほか）

栄養―食事

【解説】 高齢者に栄養価の高い食事を準備しても、食べていただけなければ意味がありません。そのためには、嗜好性も考慮して様々な工夫を行う必要があります。

噛みやすくそして口の中で食べ物をまとめる力を助ける方法として、例えば、野菜などは時間をかけて煮込み歯ぐきでつぶせるくらいにやわらかくする調理法があります。肉や大きめの野菜類は一口大の食べやすい大きさに切ったり、噛み切りにくい肉は叩いたり線維をきって柔らかくします。皮ごとたべるトマトやナスなどの野菜は皮をむくのもいいでしょう。

飲み込みを助ける方法として、食材は煮崩れるくらいに十分煮込み、舌と上あごでつぶせるくらいにトロトロにやわらかくします。また、ミキサーにかける方法もあります。その他、とろみの付く調味料を利用するのもよいでしょう。

（坂本宗樹）

おすすめ書籍

『脳の栄養不足が老化を早める！―食べて若返る実践版』 溝口徹著 青春出版社 2014.1 125p 21cm 1200円 ①978-4-413-11106-5

目次 1章 老化は「食べ物」で止められた！―最新栄養医学でわかった「食べる」アンチエイジング（老化も病気も「栄養不足」が原因だった！，老化には3つの説がある，脳と体の老化を招く「サビ」の正体 ほか），2章 老けたくなければ今すぐ「これ」をやめなさい―老化を進行させる7つの習慣（最新栄養医学でわかった老化防止にいいこと、悪いこと，老化を進行させる習慣），3章 脳と体がどんどん若返る！ 食べ物、食べ方―栄養効果を高めるとり方がある（基本の栄養素，脳が若返る栄養素，体が若返る栄養素），巻末付録 脳と体の老化を防ぐ栄養素ガイド

内容 甘党ほど早く老化する！ コラーゲンをとってもそのまま使われるとは限らない。「食べる順番」を変えるだけでも効果あり。脳も体も「糖化」で老ける！ 最新栄養医学でわかった老化を止める食べ物、食べ方。いくつになっても若い人、年より老けて見える人…老化速度は「栄養」で差がつく！

『わかりやすい疾患別栄養ケア・マネジメント―献立から指導まで』 江上いすず，岡本夏子編集 学建書院 2016.3 228p 26cm〈執筆：浅田英嗣ほか 文献あり 索引あり〉 2800円 ①978-4-7624-0885-4

目次 第1章 食事計画（入院から食事提供まで，献立作成），第2章 疾患別栄養ケア・マネジメント（常食から軟食への展開，胃・腸疾患，肝疾患，膵炎，糖尿病，高尿酸血症，脂質異常症，高血圧症，虚血性心疾患、（うっ血性）心不全，慢性腎臓病，糖尿病腎症，透析療法期の食事，骨粗鬆症，食物アレルギー（幼児），妊娠高血圧症候群，摂食嚥下障害）

『死ぬまで介護いらずで人生を楽しむ食べ方』 新開省二著 草思社 2017.6 206p 19cm〈「50歳を過ぎたら「粗食」はやめなさい！」（2011年刊）の改題、修正〉 1300円 ①978-4-7942-2286-2

目次 第1章 高齢期の健康は「食べ方」で決まる，第2章 なぜやせている人は死亡リスクが高いのか？，第3章 体をむしばむ「低栄養」の本当にこわい話，第4章 老けない、ボケない、高齢期の正しい食べ方，第5章 死ぬまで介護いらずの体をつくる毎日の習慣，第6章 おいしいものを食べに、外に出かけよう

内容 70代からでも間に合う！ 食事内容で健康寿命は変えられる。たっぷり栄養をとっている人ほど、認知症・脳卒中になりにくい。のべ5000人の高齢者の追跡調査から導き出した、本当

に正しい食習慣。

テクノロジー―ロボット技術

【解説】 近年、国はロボット技術の介護現場への導入を進めています。例えば、移乗介助で介助者のパワーアシストを行ったり、高齢者等の屋内外の移動や荷物等の運搬をサポートする機器。適切なタイミングでトイレへ誘導したり、トイレで下衣の着脱等を行う機器。施設内で必要時にどこでも高齢者等とのコミュニケーションが可能となる機器。浴槽の出入りを支援する機器などです。この様に安全面に配慮されたロボット技術を用いた介護現場向け機器の開発が多岐にわたり進んでいます。一層いろいろな介護場面でロボット技術を活かした支援が得やすくなることが望まれます。

（坂本宗樹）

おすすめ書籍

『図解人工筋肉―ソフトアクチュエータが拓く世界』 中村太郎著　日刊工業新聞社　2011.11　174p　21cm〈索引あり〉　2000円　①978-4-526-06749-5

目次 第1章 人間の筋肉の仕組み（筋肉の種類, 筋肉の構造 ほか）, 第2章 アクチュエータとしての人工筋肉（メカトロニクスとアクチュエータ, アクチュエータの分類と評価 ほか）, 第3章 空気圧ゴム人工筋肉（空気圧ゴム人工筋肉とは, 空気圧ゴム人工筋肉の特徴 ほか）, 第4章 高分子人工筋肉（高分子人工筋肉の研究の歴史, 高分子人工筋肉の分類 ほか）, 第5章 その他の人工筋肉（形状記憶合金アクチュエータ, 静電アクチュエータ ほか）, エピローグ 人工筋肉の未来

『ドラえもん科学ワールドロボットの世界』 藤子・F・不二雄まんが, 藤子プロ, 日本科学未来館監修, 小学館ドラえもんルーム編　小学館　2014.3　213p　19cm　（ビッグ・コロタン 128）　850円　①978-4-09-259128-8

目次 ロボット社会の到来!?, ロボットの起源と発展, 産業用ロボットの世界, 医療用ロボットの世界, 親しめるロボット, 危険な場所に行くロボット, ロボットの形, ロボットが動くしくみ, ロボットと五感, 考えるロボット, ロボットの進化, ロボットと人間の未来

内容 世界一のロボット大国日本を中心とした、現代ロボット技術の最先端を、まんがを読みながら学べる本。

『WAM　2014年8月号　開発が進む各種ロボット介護機器』　法研　2014.8.1　38p　28cm　①978-4-86513-146-8

目次 ECHO ランニングは人生を救う, 特集 開発が進む各種ロボット介護機器, 福祉・医療最前線 認知症に関わる多職種や行政と連携し、先駆的な認知症ケアを行う―熊本県八代市・医療法人社団平成会 平成病院, WAMレポート 社会福祉法人制度改革セミナー報告―今問われる社会福祉法人のガバナンスの構築、公益的役割について, 福祉医療機構ご利用者の声 福祉貸付事業 子ども達が本来もっている力を引き出す工夫―福島県郡山市・社会福祉法人安積愛育園, 勘どころ経営講座（福祉施設） 医療と介護の連携はどうあるべきか（5）定期巡回・随時対応型訪問介護看護―在宅医療・介護の要になりえるか？ , 勘どころ経営講座（医療施設） 医療介護のリスク・マネジメント（5）守秘義務について考える

『ロボット技術最前線―基本技術から実際のマシンの仕組みまで』 I O編集部編　工学社　2014.11　159p　21cm　（I/O BOOKS）〈索引あり〉　1900円　①978-4-7775-1867-8

目次 第1部 ロボット技術―ロボットの種類とメカニズム（「ロボット」とは何か, 「ロボット」の現状, 個人向けロボット, メカの基本, メカトロの技術, 自作派のためのメカ学）, 第2部 人間型ロボット―「個人用」から「業務用」まで（人間型ロボットの現状, ロボカップ世界大会2014,

モーションフィギュアシステム, 宇宙用ロボット「KIROBO」, 近藤科学「KHR‐3HV」製作記, 「3Dプリンタ」と「ロボット」), 第3部 その他のロボット―「ホビー用」から「兵器」まで(人型以外のロボットの現状, 教育版レゴマインドストームEV3, ロボットベースボード「うおーるぼっと」, 「コミュニケーション型」ロボット, 産業用ロボット, 軍事ロボット)

内容 「ロボット」というと、まず「2足歩行ロボット」や「お掃除ロボット」などを思い浮かべるかもしれません。しかし、「無人飛行機」や「宇宙探査機」も、人間の形はしていませんが、「ロボット」だと言えます。基本技術から、実際のマシンの仕組みまで、めまぐるしく進化するロボットの世界を、幅広く解説。

『今後の超高齢化社会に求められる生活支援(医療・福祉・介護・リハビリ)ロボット技術』 寺嶋一彦監修　情報機構　2015.10　622p　26cm〈文献あり〉　64000円　①978-4-86502-096-0

『トコトンやさしいロボットの本』 日本ロボット工業会監修, 日刊工業新聞社編　日刊工業新聞社　2015.11　157p　21cm　(B&Tブックス―今日からモノ知りシリーズ)〈文献あり 索引あり〉　1500円　①978-4-526-07483-7

目次 第1章 ロボットの基礎知識, 第2章 ロボットを構成する要素技術, 第3章 ものづくりを支える産業用ロボット, 第4章 身近なインフラから過酷な環境まで、広がるロボットの応用範囲, 第5章 医療・福祉分野で活躍するロボット, 第6章 日々の生活をよりよくしてくれるサービスロボット, 第7章 ロボットと社会の未来

内容 要素技術と仕組み、次世代RT技術、市場、ロボットの種類と特徴、政策とビジョン、2足歩行、コミュニケーションと感情表現、自律化と自動化、パーソナルモビリティ、災害対応、医療・福祉、生活支援etc.、、、知りたいことがよくわかる。

『CLINICAL REHABILITATION 25巻1号―ROBOTICS –生活支援ロボットはリハビリテーション・臨床現場で活躍できるか』 医歯薬出版(編集)　医歯薬出版　2015.12.18　100p　25.7cm　2592円

内容 リハビリテーション医師・関連各科の医師、理学療法士・作業療法士・言語聴覚士など、リハビリテーションに携わる医師とスタッフのためのビジュアルで読みやすい専門誌！　リハビリテーション領域で扱う疾患・障害を斬新な切り口から深く掘り下げ、最新の知識・情報を紹介しつつ、臨床でのステップアップをめざします。本特集は2015 年11 月に横浜で開催された第31 回日本義肢装具学会学術大会におけるパネルディスカッションをもとにしたものです。義肢・装具・支援機器を利用し、障害を持つ方の自立度を高め、介護者の負担を軽減し、生活を豊かにすることはリハの重要な方策であり、 リハの現場は、 ロボット新戦略が最も身近に感じられる分野でしょう.2016 年のスタートを飾る未来志向の特集となったことを喜ぶとともに、夢のある技術開発・取り組みを紹介いただいた筆者の方々に深謝いたします。(編集委員会)

『ロボティクス最前線』 日経産業新聞編　日本経済新聞出版社　2016.1　219p　19cm〈他言語標題：ROBOTICS 2020s〉　1600円　①978-4-532-32050-8

目次 巻頭特集(ロボット業界地図&未来予測, ペッパー分解図鑑), 1 広がるペッパー経済圏, 2 飛び回る無人機, 3 東京五輪を支える, 4 人に寄り添い、人を超える, 5 世界競技に集まる英知, 6 廃炉に挑む

内容 ペッパー、ドローン、AI(人工知能)、アシストスーツ、災害対応―2020年代の主役たち。

『「リアル」を摑む！―力を感じ、感触を伝えるハプティクスが人を幸せにする』 大西公平著　東京電機大学出版局　2017.2　174p　19cm　1600円　①978-4-501-42000-0

目次 第1章 柔らかく摑む(ハプティクス義手の衝撃, 足で操る手 ほか), 第2章 遠くから摑む(リアルの由来, テレの由来 ほか), 第3章 汎用機で摑む(若き研究者達の秘密基地, プロジェクトの詳細 ほか), 第4章 双対性で摑む(手回し発電機の実験, 双対性を摑む ほか), 第5章 日本発で摑む(明治維新以降の日本, 超成熟社会 ほか)

内容 リアルはバーチャルよりも奇なり。世界で初めて高精度の力触覚伝送を実現した大西教授。

その概要と社会に与える巨大なインパクトについて語る。

テクノロジー―ブレインマシンインターフェイス（BMI）

【解説】 ブレインマシンインターフェイス（Brain Machine Interface ： BMI）とは、脳波情報を機械が解釈し、その解釈結果に対し、機械が応答して動きを作り出すものの事をいい、脳とコンピュータ間の干渉を可能にする機器などの総称です。接続先がコンピュータである場合にはブレインコンピュータインターフェイス（Brain Computer Interface ： BCI）とも呼ばれます。この技術は、医療・介護・福祉場面において利用されてきており、一例として、半身もしくは四肢運動麻痺となった人がコンピュータ画面上でマウスポインタを操作したり、ロボット・義手を自由に操作することが実現されています。また、体内に装置し、脳の内部に電極を入れ、パーキンソン病などで脳深部刺激療法として実用化されています。身体活動に制約がある人の生活活動促進において特に発展が期待されているテクノロジーです。

（坂本宗樹）

おすすめ書籍

『脳の情報を読み解く―BMIが開く未来』 川人光男著 朝日新聞出版 2010.8 232p 19cm （朝日選書 869）〈並列シリーズ名：ASAHI SENSHO〉 1300円 ①978-4-02-259969-8

目次 序章 20XX年, 1章 BMIが開く未来, 2章 脳の働きと人工感覚器, 3章 BMIを実現させた技術, 4章 神経科学が変わる, 5章 超能力とBMI, 6章 倫理4原則, 7章 BMIにつながるまでの道のり

内容 念じるだけで動くASIMO。サルと同期して歩くヒト型ロボット。人口網膜、BMIリハビリテーション。これらは日本が世界に誇るBMI―脳情報を読み取り機械につなぐ技術―の結晶だ。脳神経科学は臨床応用として脳や心の病気を治療するだけでなく、情報通信、教育、マーケティング、経済学、政治学とも融合して、関わる分野の裾野を広げる。文部科学省ほか各省庁では脳情報活用の研究開発を始めている。神経科学、臨床医学、物理学、数学、工学、技術者らがチームワークで世界一に押し上げた基盤技術を日本でどう活かすか？ どうしたら少子高齢化の問題を解決し、日本の新産業となるのか。人体への影響は？ 倫理的な課題は？ 世界的第一人者による脳神経科学の現状と未来への提言。

『ブレイン・マシン・インタフェース（BMI）に関するアンケート調査レポート―脳科学応用市場における製品サービスを考える』 AQU先端テクノロジー総研著 千葉 AQU先端テクノロジー総研 2011.2 46p 21cm 10500円 ①978-4-904660-15-7

目次 1 ブレイン・マシン・インタフェース（BMI）に関するアンケート調査・概要, 2 ブレイン・マシン・インタフェース（BMI）に関するアンケート調査・集計分析（Q1.ブレイン・マシン・インタフェース（BMI）の認知度, Q2.ブレイン・マシン・インタフェース（BMI）の用途, Q3.脳波を使った、さまざまな応用ゲームなどへの関心度, Q4.遠隔で操作できる人型ロボットへの期待度, Q5.ブレイン・マシン・インタフェース（BMI）の倫理について, Q6.商品化予定のブレイン・マシン・インタフェース（BMI）についての評価, Q7.人間そっくりのロボット、分身ロボットの用途についてのコメント, クロス集計, 回答者プロフィール, 3 ブレイン・マシン・インタフェース（BMI）に関するアンケート調査の実施サンプル

内容 BMIは、現状の認知度は低いものの、介護、福祉、医療を中心に、大きな期待が向けられている、夢が広がるテクノロジーであることが分かりました。回答者の意見としても、「障害を持った方々の助けになれば、素晴らしいと思うし、それ以外にも多数の用途が有り得、夢が広がるテクノロジーと思う。」といった感想が多数寄せられました。 BMIの用途としては、障害者のコミュニケーション、介護ロボットの操作、リハビリテーション、車椅子の操作、脳計測診断などのほか、家事お手伝いロボット、自動車の操作（危険察知）、障害者のネット・仮想空間利用、心のトレーニング、教育、スポーツ、ゲーム、マーケティング、インテリジェントハ

ウスなどです。いっぽう、BMI技術の応用として、将来的に可能性を秘める、遠隔で操作できる人型ロボットについて質問したところ、「大いに期待している」、「期待している」を合わせると、ほぼ、二人に一人が、期待している、ということが分かりました。ロボット技術の進展により、人型ロボットの完成度が高まってきたこと、また多くのイベントやテレビ、映画等で人型ロボットが登場してきており、一部違和感を持つ人はいるものの、大勢的には、理解されつつある、ともいえます。ただ世界的には信条等において、人型ロボットを受け入れづらい人々、国々があるのは確かであり、この点にも留意しながら（気を配りながら）、未来志向の研究、PR活動を進めることが肝要と、考えています。

テクノロジー―人工知能（AI）

【解説】人工知能（Artificial Intelligence ： AI）とは、コンピュータ上で人工的に様々な知識を蓄え、人間同様の知能を実現させる技術の事です。例えば、日常生活の動作がしにくい人の介助ロボットが開発されたとします。ロボットの体を動かして介助の動きを学習させると、ロボットは人工知能で試行錯誤を繰り返しているうちに、姿勢や体格、そして衣服の特徴など様々な環境の違いをセンサーで計測していくことで徐々に力を制御してロボットが動作を円滑に支援することができるようになります。また、身近となってきているものでは、お掃除ロボットやスマートフォンそして某携帯電話会社が開発した会話のできるロボットなどが有名となっています。人工知能の進歩にともなって、より生活が豊かになることが期待される一方で、新しいテクノロジーであるが故に今後、人工知能の利用方法については工夫が必要となります。

（坂本宗樹）

おすすめ書籍

『絵でわかる人工知能―明日使いたくなるキーワード68』　三宅陽一郎, 森川幸人著　SBクリエイティブ　2016.9　207p　18cm　（サイエンス・アイ新書 SIS‒363）〈索引あり〉　1000円　①978‒4‒7973‒7026‒3

目次 人工知能ってなんだろう？ , 社会と歴史の中の人工知能, 学習・進化する人工知能, 人間を超える人工知能, 人間の脳を真似る人工知能, ビッグデータと予測する人工知能, ゲームの中の人工知能, 人工知能のさまざまなかたち, おしゃべりをする人工知能, 意思決定する人工知能, 生物を模倣する人工知能, 人工知能の哲学的問題, 人工知能が用いる数学, 人工知能にできること、できないこと

内容 人工知能は、生き物（人間、動物）の知能を、コンピュータの上に実現したものです。しかし、人工知能は一つの問題ができたからといって、他の何もかもができるわけではありません。囲碁でプロ棋士に勝てても、夕飯の調理はできないのが人工知能というもの。まずは、じっくりと学んで、自分自身で人工知能をじっくり考えて行きましょう。そのために、この本が助けになります。

『トコトンやさしい人工知能の本』　辻井潤一監修, 産業技術総合研究所人工知能研究センター編　日刊工業新聞社　2016.12　159p　21cm　（B&Tブックス―今日からモノ知りシリーズ）〈文献あり 索引あり〉　1500円　①978‒4‒526‒07640‒4

目次 第1章 人工知能はこうして生まれた, 第2章 人工知能を体感してみよう, 第3章 人工知能を支える基礎技術, 第4章 人工知能はどう応用されているのか？ , 第5章 ディープラーニングは何がすごいのか？ , 第6章 人工知能の未解決問題と突破策, 第7章 人工知能が溶け込んだ社会の将来像

内容 ディープラーニングの仕組み、言語や概念、映像を機械が理解する、ベイジアンネットと大脳皮質、なぜ人の常識は機械にとって難しい？ 汎用人工知能の実現への課題、どうすればうまく応用できるのか？ 応用が進む今の時代、改めて人工知能技術の全体像を見てみる。

テクノロジー—情報通信技術（ICT）

【解説】情報通信技術（Information Communication Technology ： ICT）とは、様々な通信情報から各分野に有用な情報を利用するための技術です。超高齢社会を迎えた日本では、2030年には人口減少と共におよそ3人に1人が高齢者になると試算されています。これによる介護職不足や医療費の増大は深刻な問題です。これらの問題に対するために、在宅医療やリハビリテーション、予防医学や介護予防などに貢献するICTやロボット技術の研究が進んでいます。

在宅医療の場合、日々の様子を患者自身から正確に聞き出すことは困難をともないます。こういった場合に対応するためにモニタリング機器を使い患者の様子を記録し知ることで療養の仕方をより良いものにするソフトウェアが開発されています。医療や介護では、ICTやロボット技術を活用した「スマートライフケア」により、効率的で快適な生活を支援出来る可能性が大いにあります。

（坂本宗樹）

おすすめ書籍

『スマホで始まる未来の医療—医療+ICTの最前線』 東京慈恵会医科大学先端医療情報技術研究講座著 ［東京］ 日経BP社 2016.6 193p 21cm〈発売：日経BPマーケティング〉 2500円 ①978-4-8222-3762-2

生活支援—基礎知識

【解説】「生活支援」とは援助する側と援助される側が、同じ地域で生活する者として安定した生活環境を構築すべく相互を尊重する態度や関係を基にし、援助をうける側の生活を適材適所で支援していくことをいいます。援助を受ける側の意思と権利を尊重し、その人らしい生活が出来るよう、適切な情報提供の上で自己決定し、それを支援する側が必要な分を支援することを言います。しかし例えば高齢者世帯が生活行動の中で困っていることには「家の中の修理」「電球交換」「部屋の模様替え」「掃除」「買い物」「散歩・外出」「食事の準備・調理・後始末」「通院」「ごみだし」などがありますが、これらを現在の公的介護サービスでカバーすることは容易ではありません。また現在行われている住民の互助活動による生活支援サービスや見守り活動も十分とは言えません。「生活支援」実現には自治会・自治体などの単位での地域社会のあり方についての理解や体制づくりが求められます。

（坂本宗樹）

おすすめ書籍

『生活支援技術 2 自立に向けた移動・姿勢保持・生活経営・住まい・安全の支援』 井上由起子, 荏原順子, 中川英子, 本名靖, 山岡喜美子編著 建帛社 2009.3 199p 26cm（介護福祉士養成テキスト 9—介護）〈索引あり〉 2200円 ①978-4-7679-3355-9

目次 第1章 人間関係形成の技術（人間関係形成の意義と目的, 人間関係形成とこころ ほか）, 第2章 姿勢保持、移動・移乗の支援技術（からだに関する基礎的な知識, 移動・移乗 ほか）, 第3章 生活を支える「生活経営」の支援（生活を支える「生活経営」の意義と目的, 生活を支える「生活経営」とこころ ほか）, 第4章 生活を支える「すまい・環境」の支援（「こころ・からだ」と「すまい・環境」, 生活を支える「すまい・環境」）, 第5章 生活を支える「安全・清潔・感染予防」の

技術（「安全・清潔」の意義と目的,「安全・清潔」とこころ ほか）

『介護がわかる　2　生活を支える制度』 医療情報科学研究所編集　メディックメディア　2015.6　143p　21cm　（介護・看護・医療の現場で役立つシリーズ）〈背・表紙のタイトル：Elder Care for Beginners　文献あり 索引あり〉 1200円 ①978-4-89632-588-1

目次 第14話 医療保険, 第15話 一人暮らし高齢者への援助, 第16話 日常生活自立支援事業・成年後見制度, 第17話 コミュニケーション, 第18話 年金, 第19話 在宅生活困難高齢者の選択肢, 第20話 介護保険施設, 第21話 地域密着型サービス, 第22話 認知症高齢者グループホーム

生活支援―リハビリテーション

【解説】 私たちが生きていくための機能全体を生活機能として捉え、①働きや精神の働きである心身機能、②日常生活での活動や社会生活での能力など生活行為全般にあたる活動、③家庭や社会生活で各人が果たす役割としての参加、この3つの要素に対して主に関わり、高齢者などが要介護状態等となることを予防したり、要介護状態等を軽減することなどを目的とした取り組みです。これによってまずは日常生活の活動を促しつつ、家庭や社会での役割を果たし、生きがいや自己実現を見出す取り組みが支援されていきます。全国各地域では、運動機能や認知機能の向上を目的とした体操やレクリエーションなどの推進、転倒予防教室や栄養状態改善に向けた勉強会を行うなどの環境づくりといった様々な取り組みが始まっています。市民によるこういった自発的な取り組みが推進され浸透していくことが望まれます。

（坂本宗樹）

おすすめ書籍

『脳外傷者の社会生活を支援するリハビリテーション―事例で学ぶ支援のノウハウ　実践編』 永井肇監修, 蒲澤秀洋, 阿部順子編　中央法規出版　2003.1　266p　26cm　2800円 ①4-8058-4450-7

目次 1章 診断・評価―名古屋市総合リハビリテーションセンターにおいて（精神疾患との鑑別診断に苦慮した脳外傷, PETを行っても障害が見えない軽症脳外傷, 脳挫傷による高次脳機能障害の克服 ほか）, 2章 訓練―名古屋市総合リハビリテーションセンターにおいて（認知リハビリテーション, 社会リハビリテーション, 職業リハビリテーション）, 3章 支援―専門家と家族による（専門家が支援する, 家族が支援する）

『介護予防リハビリテーション―生活を活発にする』 藤原茂著　青海社　2005.5　201p　26cm　2800円 ①4-902249-14-6

『イラストでわかる生活支援のためのリハビリ・プログラム　2　視界を広げよう』 藤原茂著　青海社　2007.9　234p　26cm　2800円 ①978-4-902249-27-9

『完全図解介護予防リハビリ体操大全集』 大田仁史編著　講談社　2010.10　359p　27cm　（介護ライブラリー）〈文献あり 索引あり〉 3800円 ①978-4-06-282435-4

目次 第1部 基本動作の改善体操（寝返りを打つ, ベッドから起き上がる ほか）, 第2部 姿勢別生活動作の改善体操（寝てする体操, 床でする体操 ほか）, 第3部 筋力強化体操（お迎え体操, バストアップ ほか）, 第4部 拘縮予防体操（まずは関節の動きを知ろう, 指関節の運動 ほか）, 第5部 介護・疾病予防体操（誤嚥予防体操, 失禁予防体操 ほか）

内容 リハビリ・介護予防の第一人者による決定版。寝たきりを防ぐ、寝たきりから脱出する実践ノウハウ満載。ベストセラー『完全図解新しい介護』『実用介護事典』『高齢者介護急変時対

応マニュアル』に続く待望の第4弾。

生活支援─介助法

【解説】日常生活上、介助が必要となる場面は多岐にわたります。また、場面ごとに「介助の仕方」というものがあります。場面としては、食事、排泄、更衣、洗面、入浴、体位変換、移乗、移動、利用者と共に行う炊事や洗濯などの家事、服薬介助などがあります。これらにおける介助方法を誤って実施すると、介助者や利用者が負傷したり、介助する側の都合のみで行う介助が利用者に苦痛をあたえたりと適当でない場合があります。介助は介助を必要とされる側の方の状況を考慮して行うことが望まれます。介助方法の要領を得るためには、医療従事者（医師・歯科医師・看護師・薬剤師・栄養士・歯科衛生士・理学療法士・作業療法士・言語聴覚士）、介護従事者（介護福祉士・ヘルパー）それぞれに専門とする「介助の場面」がありますので、ご相談下さい。

（坂本宗樹）

おすすめ書籍

『高齢者のQOLを高める食介護論─口から食べるしあわせ』 手嶋登志子著　日本医療企画　2006.7　127p　26cm〈文献あり〉　2000円　①4–89041–739–7

目次 第1章 食介護とは, 第2章 認知症高齢者と食介護, 第3章 介護食と栄養管理, 第4章 摂食障害と嚥下障害, 第5章 口腔ケアと食の関係, 第6章 全人的な食介護を目指して, 実践編 食介護と地域連携の活動, 巻末資料

内容 QOLとは、Quality Of LIfe（生活・生命・人生の質）とQuantity Of Life（生命・人生の量）─。高齢者のQOLの維持・向上には、「食介護論」に基づく栄養・食事ケアが必要不可欠！ 管理栄養士・栄養士、歯科関係者、ケアマネジャー、看護師ほか、すべての医療・介護関係者、必読の書。

『プロが教える本当に役立つ介護術─イラスト図解』 福辺節子監修　ナツメ社　2012.12　191p　26cm　1380円　①978–4–8163–5341–3

目次 第1章 福辺流介助術の基本, 第2章 寝返り、お尻上げ, 第3章 身体を起こす、立ち上がる, 第4章 座る, 第5章 車イスと移乗, 第6章 歩く, 第7章 食事・口腔ケア, 第8章 排泄, 第9章 着替え, 第10章 入浴

『腰痛のない身体介助術』 岡田慎一郎著　医学書院　2013.9　127p　21cm　（看護ワンテーマBOOK）　1800円　①978–4–260–01844–9

目次 1 腰痛を起こさないための3原則（骨盤ポジションをコントロールする, 体幹をニュートラルポジションに保つ, 全身の連動性を高める）, 2 腰痛を起こさない身体介助のヒント55（体位変換, ベッド上での並行移動, ベッド上方への移動, 起きる・寝る, 立つ・座る・歩く, 車椅子の介助, 床上での介助）

内容 300点以上のカラー写真と図解で「腰を痛めない身体介助」の秘密を教えます！ 腰痛のリスクを劇的に減らす3つの原理と55のヒント！

『老人介護の安心百科─この一冊で介護がラクに！ 家族の悩みと不安を解消する本』 柴田博, 七田恵子, 竹内孝仁監修, 主婦と生活社編　最新改訂版　主婦と生活社　2013.11　255p　18cm〈初版のタイトル：図解老人介護の安心百科　文献あり 索引あり〉　1500円　①978–4–391–14419–2

目次 第1章 ゆとりある安心介護のために, 第2章 寝たきりにさせないために, 第3章 気になる症状とかかりやすい病気, 第4章 認知症にどう対応したらよいか, 第5章 心が通う日常生活の介助,

第6章 健康チェックと家庭看護, 第7章 家庭でできるリハビリと介助, 第8章 事故・けが・急病の応急手当, 第9章 安らかな終末期を迎えるために, 第10章 介護保険を利用する

『新しい介護―完全図解』 大田仁史, 三好春樹監修・編著　全面改訂版　講談社　2014.1　383p　27cm　(介護ライブラリー)〈文献あり 索引あり〉 3800円　①978-4-06-282462-0

目次 第1章 高齢者介護のはじまり, 第2章 生活づくりと介護, 第3章 人の動きに沿った介助法, 第4章 三大介護, 第5章 さまざまな障害のケア, 第6章 認知症のケア, 第7章 介護予防, 第8章 終末期の介護, 付録

内容 介護予防から看取りまで介護のすべてをカバー。食事・排泄・入浴のケアのほか外出介助も解説。片マヒ、パーキンソン病、認知症などにも対応。

『ユマニチュード入門』 本田美和子, イヴ・ジネスト, ロゼット・マレスコッティ著　医学書院　2014.6　145p　21cm　2000円　①978-4-260-02028-2

目次 1 ユマニチュードとは何か(ケアをする人と受ける人, その人に適したケアのレベル, 害を与えないケア, 人間の「第2の誕生」), 2 ユマニチュードの4つの柱(ユマニチュードの「見る」, ユマニチュードの「話す」, ユマニチュードの「触れる」, ユマニチュードの「立つ」, 人間の「第3の誕生」), 3 心をつかむ5つのステップ(出会いの準備, ケアの準備, 知覚の連結, 感情の固定, 再会の約束), 4 ユマニチュードをめぐるQ&A

内容 ユマニチュード(Humanitude)はイヴ・ジネストとロゼット・マレスコッティの2人によってつくり出された、知覚・感情・言語による包括的コミュニケーションにもとづいたケアの技法。この技法は「人とは何か」「ケアをする人とは何か」を問う哲学と、それにもとづく150を超える実践技術から成り立っている。開発者と日本の臨床家たちが協力してつくり上げた決定版入門書!

『写真とイラストですぐわかる! 安全・やさしい介護術―オールカラー』 橋本正明監修　西東社　2014.12　207p　26cm〈索引あり〉 1400円　①978-4-7916-2170-5

目次 1 介護の基本(介護の前に, 介護保険について, 介護用品の選び方), 2 移動の介助(移動介助の基礎, 寝返り, 起き上がり, 立ち上がり, 座る, 車いすでの移動, 歩く), 3 食事の介助(食事の介助, 調理の工夫と栄養, 食事用自助具と口腔ケア), 4 清潔を保つための介助(着替え, 入浴の介助, 清拭の介助, 排泄の介助), 5 緊急時の対応と健康管理(緊急時の対応, 感染症と予防), 6 老化の病気(高齢者の体と心, 老化と病気)

内容 介護の現場や家庭で見たまま使える! オールカラー、約700点の写真・イラストを掲載!

『「ユマニチュード」という革命―なぜ、このケアで認知症高齢者と心が通うのか』 イヴ・ジネスト, ロゼット・マレスコッティ著, 本田美和子日本語監修　誠文堂新光社　2016.8　254p　19cm　1400円　①978-4-416-61681-9

『おひとりさまの介護はじめ55話―親と自分の在宅ケア・終活10か条』 中澤まゆみ著　築地書館　2017.2　166p　19cm　1500円　①978-4-8067-1530-6

目次 おひとりさまの介護はじめ55話(かかりつけ医は、いますか?, 要介護認定の訪問調査時に気をつけること, 要介護認定が出たら, ケアマネジャーを探すには, 介護の鍵となるケアマネジャー ほか), 自分らしい「終活」のための10か条(自分のからだを知る, かかりつけ医をもつ, 介護保険を知る, 行政のサービスを活用する, 遺言や事前指示書を書いておく ほか)

内容 介護が必要になったときぶつかる大きなハードル。制度や情報を知らなかった…どう動いたらいいのか、わからなかった…。介護を「自分ごと」として、考える。医療・介護の現場と制度を長年取材してきた著者が、2年間の新聞連載コラムと講演をまとめた、お役立ち介護入門書。

『認知症の看護・介護に役立つよくわかるパーソン・センタード・ケア』 鈴木みずえ監修　池田書店　2017.5　159p　21cm〈文献あり〉 1400円　①978-4-262-14588-4

目次 第1章 認知症のことを知る(認知症とは, 症状について), 第2章 パーソン・センタード・ケ

アの基本（パーソン・センタード・ケアとは, 実践するうえで大切なこと）, 第3章 実践のための「3つのステップ」（思いを「聞く」, 情報を「集める」, ニーズを「見つける」）, 第4章 パーソン・センタード・ケア実践編（食事のこと, トイレのこと, お風呂のこと, 眠りのこと, 物盗られ妄想のこと, 歩き回ること（徘徊）, 意欲のこと, 暴言・暴力のこと, 収集すること, 車椅子のこと）

内容 思いを「聞く」、情報を「集める」、ニーズを「見つける」―3ステップで実践！ ケアをする人、される人、お互いの気持ちが楽になる！ 不安がなくなる！ 認知症の人の思いを一番に考え、その人の視点からケアすることで抑うつ、徘徊、排泄トラブル、暴言・暴力などと呼ばれる行動が緩和され、現場の関係によい効果が生まれます！

生活支援―闘病記

【解説】 闘病記とは、疾病を患った方やその家族、そして支援する方によって書かれた闘病の記録です。疾病にかかる前の個々人の生き方の違い、どのような疾病により、どのような障害を呈したのか、どのようなことが大変なのか、どうやって病気と向き合い、どうやって乗り越えたのか、あるいは治療の経過や医療との関わり方などが記されている闘病記は、疾病や支援体制に対する理解促進として大変参考になります。ここでは、主に脳の疾患により長期にわたる病後の様子が綴られたものを紹介しています。

（坂本宗樹）

おすすめ書籍

『壊れた脳生存する知』 山田規畝子著　講談社　2004.2　254p　20cm　1600円　①4-06-212268-5

目次 序章 壊れた脳の中、教えます, 第1章 私は奇想天外な世界の住人, 第2章 脳に潜んでいた病気の芽, 第3章 病気を科学してみたら, 第4章 あわや植物人間, 第5章 世界はどこもバリアだらけ, 第6章 普通の暮らしが最高のリハビリ

内容 三度の脳出血、その後の後遺症と闘う医師の生き方。

『日々コウジ中―高次脳機能障害の夫と暮らす日常コミック』 柴本礼著　主婦の友社　2010.9　127p　21cm〈文献あり〉　1100円　①978-4-07-272253-4

目次 高次脳機能障害とは, 1章 入院とリハビリ, 2章 高次脳機能障害の症状, 3章 家族の支え, 4章 周りの理解, 5章 次のステップ, 6章 社会復帰, 7章 あれから6年

内容 見た目はなんともないのに、突然人が変わったように暴力をふるったり、無気力になったり、すぐに物忘れをしてしまう…もしかしたら高次脳機能障害かもしれません。この知られざる障害を抱えた夫と、リハビリを全力で支える家族との日々が赤裸々に、そしてちょっぴりユーモラスに描かれています。

『日々コウジ中―高次脳機能障害の夫と暮らす日常コミック　続』 柴本礼著　主婦の友社　2011.12　127p　21cm〈文献あり〉　1100円　①978-4-07-280850-4

目次 高次脳機能障害とは, 第1章 最近のコウジさん, 第2章 高次脳機能障害ってこういうコト, 第3章 本が出てから取材が殺到！, 第4章 夢見た就労の厳しい現実, 第5章 障害者が生きやすい社会を目指して, 第6章 私が出会ったコウジな人々, 第7章 行政にあーせい、こーせい, 第8章 これからのコウジさん

内容 見た目はなんともないのに、突然人が変わったように暴力をふるったり、無気力になったり、すぐに物忘れをしてしまう…高次脳機能障害の夫と暮らす日常を描いた『日々コウジ中』の続刊が出ました。ちょっぴりユーモラスなコウジさんが巻き起こすエピソードの数々は、すべて高次脳機能障害の真実の姿です。

スポーツ活動

運動対象—中・高齢者

【解説】 急速に超高齢社会が進行していく中、高齢者の生活の質の向上、健康寿命の延伸や生活機能低下の予防を目的に運動することが勧められています。スポーツを通じて人生後期の生活に張りをもたせ、生き生きとした豊かな生活が送れるようにするための取り組みが行われてきています。そして中高年のスポーツへの参加は、健康促進、生きがいづくり、仲間と楽しい時間を過ごすなど、様々な恩恵が得られます。

しかし現状では年齢が上がるにつれ、運動やスポーツをしない人の割合が増えています。一方で高齢者の中で週2回以上の定期的に運動やスポーツをする人の割合は、他の若い世代と相違ないということも明らかになっているそうです。高齢者が増加していく中で、これらの取り組みが推進されることで介護や援助を要さず比較的元気な高齢者が増える事が予想されます。そのためには高齢者を対象に運動機会を提供し、一人でも多くの方が健康でいられて、かつ経済的負担を低く抑えることができる社会になるよう、安全で効果的な運動方法の理解が不可欠となります。

（坂本宗樹）

おすすめ書籍

『高齢者の機能アップ運動マニュアル—疾病・障害のある高齢者にも安全なエクササイズ』 Elizabeth Best–Martini,Kim A.Botenhagen–DiGenova著, 小室史恵監訳　ナップ　2005.8　235p　26cm〈翻訳：加藤礼子ほか　文献あり〉　3000円　①4–931411–47–9

目次 第1部 虚弱高齢者および特別なニーズを持つ人のためのエクササイズプログラムの計画（参加者：個々のニーズを知る, エクササイズプログラム：やる気を高め、安全で効果的に行う, フィットネスリーダー：成功への道）, 第2部 虚弱高齢者および特別なニーズを持つ人のためのエクササイズプログラムの実施（初めにウォームアップを：姿勢、呼吸、ROMエクササイズおよびストレッチング, 心血管系持久力のためのエアロビックエクササイズ, 筋力と筋持久力を鍛えるレジスタンスエクササイズ, クールダウン：ストレッチングとリラクセーションエクササイズ, エクササイズプログラムの作成）

内容 本書は、フィットネスの専門家のためのトレーニングマニュアルである。安全で効果的なエクササイズを教えるプロセスについて1つひとつ解説。また、アルツハイマー病やその他の認知症（痴呆症）、関節炎、脳血管障害、COPD（慢性閉塞性肺疾患）、冠動脈疾患、うつ、糖尿病、股関節骨折と置換術、膝関節置換術、高血圧、多発性硬化症、骨粗鬆症、パーキンソン病、知覚障害、頭部外傷などからくる特別なニーズについて、非常にていねいに、またわかりやすく解説している。

『「シルバー元気塾」2万人—成功の記録と秘訣 埼玉県三郷市・高齢者筋力トレーニング教室』 森清光著, 宮畑豊監修　日本医療企画　2006.4　128p　21cm　2000円　①4–89041–706–0

目次 第1章 三郷市「シルバー元気塾」のルーツ—成功のポイント それは開設の“きっかけ”にあった！ , 第2章 「シルバー元気塾」の現在—人と組織 参加者2万人を支える“運営の秘訣”を探る, 第3章「シルバー元気塾」の運営分析—誰もが気軽に参加でき、長く続けられる秘密, 第4章「シルバー元気塾」のトレーニング内容—高齢者が喜ぶ、長続きできる、効果を実感できるメニュー, 第5章「シルバー元気塾」が生み出すさまざまな効果—身体、経済、社会、生きがいの4つの視点から, 第6章「シルバー元気塾」成功のノウハウ—他自治体との比較から、「シルバー元気塾」オリジナルの秘訣を探る

内容 初回参加者59名、7年目には延べ2万人に!!7〜8割がリピーター、出席率は60〜70%。全国自治体・マスコミが注目する「介護予防」成功の"秘訣"を公開。

『中高年のためのスポーツ医学Q&A』 山崎元, 大谷俊郎, 辻岡三南子執筆, 山崎元監修　世界文化社　2009.6　179p　24cm〈索引あり〉　2100円　①978-4-418-09405-9

目次 第1章 スポーツを生涯続けるために(「成人病」から「生活習慣病」へ, 早期発見・早期治療の大切さを知ってほしい ほか), 第2章 スポーツを日常的に習慣づける(運動習慣が身につくと多くの病気を予防できる, 運動には有酸素運動と無酸素運動がある ほか), 第3章 スポーツ傷害を防ぐ(中高年に向くスポーツ向かないスポーツ, 運動も過ぎたるは逆効果 ほか), 第4章 実践このスポーツで健康になる(ゴルフは中高年になっても無理なく続けられる, ゴルフで注意したいグリーン上での緊張 ほか), 第5章 生活習慣病の予防と改善(肥満は不健康の象徴, 皮下脂肪と内臓脂肪 ほか)

『不老長寿を考える—超高齢社会の医療とスポーツ』 山室隆夫著　京都　ミネルヴァ書房　2012.2　195, 3p　20cm　(シリーズ・ともに生きる科学)〈索引あり　文献あり〉　2500円　①978-4-623-06290-4

目次 第1部 不老長寿、その過去、現在、未来(紀元前のアジアの長寿者, 不老長寿の医生物学, 女性はなぜ男性よりも長寿なのか, わが国の超高齢社会を診る, 生活習慣病と生活機能病, 生活機能病の予防, わが国の介護保険制度はこれでよいか, 超高齢社会「日本」のゆくえ, 不老長寿と地球社会), 第2部 スポーツと生活機能病(人とスポーツ, 成長期のスポーツ障害, 中年期のスポーツ, 高齢者の身体訓練)

内容 整形医学に長年かかわる著者が、歳をとっても自立した生活を送るための方法や、スポーツの効果とケガのリスクをわかりやすく伝える。長寿者の人口増加がもたらす食糧・水不足問題、社会保障問題などへの影響にも触れ、広い見地から「不老長寿」にまつわる想いを語る。

『高齢者のための健康づくり運動サポーターガイドブック』 栃木県健康倶楽部編　第3版　ナップ　2012.10　200p　26cm　2500円　①978-4-905168-20-1

目次 高齢者の体と体力, 高齢者によくみられる疾病とその予防, 健康管理と体調チェック, 高齢者に必要な身体活動・運動とガイドライン, 環境と運動, サポーター心得、コミュニケーションスキル, 高齢者の体力測定, 運動のプログラミング, ストレッチング, レクリエーショナル・ゲームとレクリエーショナル・エクササイズ〔ほか〕

『つまずく・転ぶで寝たきりにならない体幹筋づくり—60歳からはじめる 1日10分健康法』 周東寛著　コスモ21　2013.12　164p　19cm〈文献あり〉　1300円　①978-4-87795-277-8

目次 1 姿勢の崩れが「つまずく、転ぶ」の直接原因(「つまずく、転ぶ」は体の姿勢の崩れから起こる, 姿勢の崩れは体幹筋の衰えからはじまる ほか), 2 体幹筋を鍛える「らくらく体操」(転倒予防には「見えない筋肉」の強化が大切, 体幹筋は複雑に入り組んでいる ほか), 3 猫背と股関節を改善する体操(猫背になると実年齢より老けて見える, 猫背の悪影響は姿勢だけにとどまらない ほか), 4 姿勢の崩れタイプ別体操(全タイプ共通の体操,「猫背+反り腰タイプ」向き体操 ほか)

内容 小刻みブルブル体操、関節グルグル体操、ゆったり&あばれゴキブリ体操、お尻フリフリ体操、らくらく体操。お腹・骨盤・太ももの筋力を強化!!高齢化による「つまずく、転ぶ」対策として、1日10分で簡単にできる体幹筋づくりのための体操をイラスト解説入りで紹介。

『中高年のスロトレ—決定版 1日15分で寝たきりを防止!』 石井直方著, 造事務所編　日東書院本社　2015.4　127p　21cm〈文献あり〉　1200円　①978-4-528-01325-4

目次 1 スロトレで若さを取り戻す！（ウォーキングだけでは寝たきり生活に？ ，スロトレは軽い負荷で大きな効果が期待できる，いつの間にか衰えていく運動器の機能—だれにでもあるロコモの危険 ほか），2 1日15分でできる8つのスロトレ！（スロースクワット，スプリットスクワット，プッシュアップ ほか），3 ウォーキングと生活習慣で効果アップ！（ウォーキングでスロトレ効果を引き上げよう，歩幅が狭くなるのは、歩行能力が衰えてきた証拠，姿勢よく、大またでサッサッと歩くのを習慣に ほか）

内容 1日15分、スロートレーニングで足腰・体幹を鍛えて若返る！ 動きはゆっくり、効果はしっかり。シリーズ累計100万部超の「スロトレ」の著者が、中高年世代に贈る最新トレーニング法を初公開！ 60歳からでも遅くない！

『椅子に腰かけたままでできるシニアのための脳トレ体操＆ストレッチ体操』 斎藤道雄著　名古屋　黎明書房　2015.7　61p　26cm　1650円　①978-4-654-07639-0

目次 1 脳トレ＆顔・口のストレッチ，2 脳トレ＆指のストレッチ，3 脳トレ＆腕・肩のストレッチ，4 脳トレ＆背中・肩のストレッチ，5 脳トレ＆胸・背中のストレッチ，6 脳トレ＆あし・腰のストレッチ

内容 椅子に腰かけたままできて、高価な運動器具や道具も一切使わず、要介護レベルのシニアにも楽しく簡単にできます。手先の器用さやカラダの柔軟性などの維持向上をはかり、転倒を予防するなどの体操を紹介します。頭を使いながらカラダを動かす脳トレは、シニアの判断力、思考力の維持向上をはかります。また、自然に笑顔になって集団の雰囲気を和やかにします。すべての体操の進め方がイラストで紹介されています。本文中のコトバがけは、介護現場でそのまま使えるように、セリフ仕立てになっています。個人でも施設でも使えます。

『50代からの「老いない体」のつくり方』 満尾正著　三笠書房　2016.10　127p　21cm　630円　①978-4-8379-2655-9

目次 1章 今日から変わる！「50代からの人生」—「加齢時計」の針を遅くする法，2章 実感！ 50代の体が若返る「食習慣」—「太らない体＝老いない体」をつくる法，3章 50代から「サビない体・コゲない体」をつくる食材—「塩分」「脂肪」「炭水化物」のじょうずなとり方，4章 50代の体がよみがえる「満尾式・体の動かし方」—「老いない体」をつくるウォーキング法・ストレッチ法，5章 熟睡できる50代は、いつまでも「脳」が若い！—明日の自分に活力を与える「心・頭」健康法，6章 元気で長生きできるかは「腸内環境」で決まる！—50代からの「免疫力アップ」法

内容 若返りホルモンDHEAが、人生の質を高める！ 4週間で劇的効果！ 名医が教える！ 10歳以上、若く見える人の習慣。

『50歳から始める介護されない体づくり—食事とストレッチで健康寿命を10歳延ばす』 杉山ゆみ著，今村幹雄監修　合同フォレスト　2017.2　190p　19cm〈発売：合同出版〉　1400円　①978-4-7726-6080-8

目次 第1章 体型の変化を自覚することで老いの加速を知る（体に気持ちを向ける，老いは体型の変化からやってくる ほか），第2章 鎖骨、肩甲骨、骨盤を動かすと老化が防げる（使わない筋肉が衰える廃用性筋委縮，免疫細胞を活性化させる鎖骨マッサージで、リンパの流れをよくする ほか），第3章 過食と間違ったダイエットは老化を進める（選択して食べる，食べているもののカロリーを把握する ほか），第4章 食と運動で健康寿命が10年延びる（食事と運動の両方で本当の健康を，「食事と運動」大事なのはどちらもバランス ほか）

内容 管理栄養士30年のキャリアから編み出した「食事のポイント」も満載！ これであなたの健康寿命は10歳延びる！

『健脚寿命を延ばして一生歩ける体をつくる！—痛まない転ばないケガをしない！』 石部基実著　すばる舎　2017.2　180p　19cm〈文献あり〉　1300円　①978-4-7991-0597-9

目次 序章「健脚寿命」こそが充実した人生の時間を決める，第1章 一生スタスタ歩くために知っておきたい股関節の基礎知識（健脚寿命のカギは股関節にアリ！ ，腰やひざの痛みの原因が股関節に？ ほか），第2章 一生スタスタ歩くために無理なく運動を続けるコツ（日常生活の中で股関節を鍛えるグッド歩行，ゆっくり歩きトレーニングでグッド歩行をマスターする ほか），第3章

一生スタスタ歩くためにバランスの良い食生活のススメ（食生活が健脚寿命を左右する，自分の食生活の健康度を把握する ほか），第4章 一生スタスタ歩くために賢く心身を休ませるポイント（眠りの質が健康を大きく左右する，快眠力を上げるための11のポイント ほか），終章 あとがきに代えて

内容 自力で歩く力があれば、老後もまったく怖くない！ 股関節のスーパードクターが教える、1回5分から動く、食べる、休むだけの、関節いたわり術。

『定年後が180度変わる大人の運動』 中野ジェームズ修一著　徳間書店　2017.8　157p　21cm　1380円　①978-4-19-864460-4

目次 1 運動の基本（ロコモとは―40歳以上の5人に4人が将来"要介護"になる!?，ストレッチとは―ストレッチには動的ストレッチと静的ストレッチの2種類がある！ ほか），2 有酸素運動（有酸素運動とは―有酸素運動っていったい何だろう？，ウォーキング―その一歩が体を変える！ ウォーキングを始めよう。 ほか），3 悩み別筋トレ&ストレッチ（腰痛，肩こり ほか），4 趣味別ストレッチ（テニス，ゴルフ ほか），5 生活習慣（食事―バランスのよい食生活が健康的な体をつくる！，入浴―入浴を上手に利用すれば疲労回復を早められる。 ほか）

内容 60歳以上の方へ！ そして、これから60歳を迎える50代の方への運動の処方箋本!!体の悩みがこの1冊で解消！ 運動不足、腰痛、膝痛、肩こり、ポッコリお腹、転倒、老化…医者からも運動をススメられた。でも何をしたらいいか分からない…そんな方への運動の処方箋!!1日4分、体がよみがえるメニュー！

運動対象―障害者（知的・身体）

【解説】 障害者スポーツとは、身体障害や知的障害等のある方が行うスポーツの事をいいます。障害者選手のためのスポーツは、障害の種類によって視覚障害者・聴覚障害者・身体障害者・知的障害者・精神障害者の5領域に大きく分けられます。既存のスポーツを障害者向けに修正して行われるため、アダプテッド・スポーツ（adapted sports ： 障害者に適応させたスポーツ）や、パラスポーツ（para sports ： もう一つのスポーツ）ともいいます。その一方で、障害者のために考案されたスポーツもあり、最近ですとボッチャの名をよく聞くようになりました。障害者スポーツの意義には残存能力の強化、合併症予防、体力増強などがあります。スポーツを通じて社会復帰・参加を果たしたりと、生活の質を向上させる事などに繋がります。

（坂本宗樹）

おすすめ書籍

『ゆっくりゆっくり笑顔になりたい―知的発達障害のある人にスポーツの場を提供するスペシャルオリンピックスという活動』 太宰由紀子編・著　スキージャーナル　2003.12　256p　21cm　1300円　①4-7899-2086-0

目次 第1章 スペシャルオリンピックスを知っていますか？―アメリカで発祥した世界的なボランティア活動，第2章 共に生きていくということ―知的発達障害者への理解，第3章 日常的に行なわれるスポーツトレーニング―介護度の高い人も参加できるプログラム，第4章 はじめてふれ合うときは？―しっしょにスポーツしよう！，第5章 敗者のいない競技会―最高の環境下で行なわれる競技会とルール，第6章 なぜボランティアをするのか？―ボランティアの意識，付録 簡単ストレッチ講座―知的発達障害のある人のための補助ポイント付き

内容 しゃべらなかった人がしゃべり出す。がんばる勇気が何かを動かす。時間はゆっくりかかるけれど―スポーツを通じて知的発達障害のある人の自立、そして共に生きる社会を目指すボランティア活動、スペシャルオリンピックスを紹介。

『障害者とスポーツ』 高橋明著　岩波書店　2004.6　196, 4p　18cm　（岩波新書）　700円　①4-00-430896-8

目次 1 障害者のスポーツを見てみよう, 2 障害とは何なのか, 3 なぜスポーツをするのか―障害者とリハビリテーション, 4 心の葛藤を乗り越えて…, 5 障害者のスポーツの歴史, 6 身近な生涯スポーツとして, 7 パラリンピックとは？ , 8 ノーマライゼーション社会をめざして

内容 マラソン中継で、車椅子を腕でこぐランナーの力強さに驚いたことはないだろうか。もともとリハビリテーションとして始まった障害者のスポーツは、いまやパラリンピックに代表される競技スポーツから、健康維持・生きがいのための生涯スポーツまで多彩な側面をもっている。その魅力から社会的課題まで、指導者歴三〇年の著者が紹介する。

『義足のロングシュート―夢はプロ！ サッカー少年・誠くんの挑戦』 祓川学作, 鈴木大介画　ハート出版　2004.7　157p　22cm　1200円　①4-89295-306-7

目次 義足がふっとんだ！ , 海の少年・誠くん, これから、がんばろう, はじめての義足, ビリじゃなかったよ, サッカーをやってみたい, 日本一の山とチョコレート, おっかねえ先生, 姉ちゃんからの手紙, 義足のロングシュート, 夢に向かって

内容 「義足だからサッカーができないなんて言わせない！」2万人に1人といわれる症状で、生まれつき右足のひざから下がない誠くん。しかし、持ち前の負けん気とハンディを克服する努力で、見事レギュラーを獲得。中学では、部活動ではなくあえて「強豪クラブチーム」という厳しい環境に身をおいて、レギュラーを期待されています。小学校中学年以上向き。

『やればできるさyes, you can―ホイト親子、夢と勇気の実話』 ディック・ホイト著, 大沢章子訳　主婦の友社　2011.8　285p　19cm　1400円　①978-4-07-278066-4

目次 わたしの人生, リック誕生, 診断, 子どもの頃の思い出, 小学校入学に立ちはだかる壁, タフツ大学, チャプター七六六, ジミー・バナコスのためのチャリティレース, 最初のレース, 拒絶, ボストンマラソン, トライアスロン, アイアンマン, 記録, リックの独立, 新たな目標, 講演の日々, 世界のファンたち

内容 脳性麻痺の息子リックの車いすを押し、ボストンマラソンをはじめとする数々のレースに出場して好記録を出し続けるホイト親子。チーム・ホイトと呼ばれる彼らは、YouTubeで紹介されたことによって一躍世界中にその名を知られるようになった。本書は、リックの誕生から、子育て、就学などに立ちはだかる数々の壁を努力によって打ち破ってきたリックとその家族の物語であり、人生に不可能はないことを、自らの行動で、息子と世間に示し続けた父親の愛の物語である。

『障害者スポーツの臨界点―車椅子バスケットボールの日常的実践から』 渡正著　新評論　2012.7　346p　20cm〈文献あり〉　3200円　①978-4-7948-0909-4

目次 序章 障害者スポーツを語る地平, 第1章 障害者とスポーツの問題系, 第2章 スポーツとルールの論理, 第3章 障害者スポーツの歴史, 第4章 車椅子バスケットボールチームの日常, 第5章 ルールとその働き, 第6章 ゲームと、その達成, 第7章 日常の経験とスポーツ, 第8章 イスバスとインペアメント/ディスアビリティ, 結章 障害者とスポーツの臨界点

内容 パラリンピックを「リアル」に観る！ スポーツ観戦の新たな「ものさし」が提供される。著者自らが体感した「イスバス」の世界。

『義足ランナー―義肢装具士の奇跡の挑戦』 佐藤次郎著　東京書籍　2013.2　274p　19cm　1600円　①978-4-487-80764-2

目次 第1章 最初の一歩―「義足で走る」活動のスタート, 第2章 黎明―草分けランナー、大会へ, 第3章 風の味わい―本格的競技者の登場, 第4章 夢の舞台―パラリンピック初見参, 第5章 未知への突進―新たな道を開いたプロ選手, 第6章 いのち輝く―病を跳び越えた女性ジャンパー, 第7章 支える喜び―広がるヘルスエンジェルスの輪, 第8章 さらなる高みへ―世界へはばたくアスリート, 第9章 そして挑戦は続く―義足スポーツの新時代へ

内容 誰もが不可能だと思った走ることへの挑戦！ 奇跡を実現した臼井二美男と義足使用者たちの感動の人間ドラマ。

『障がいのある女性アスリートの挑戦―車椅子バスケットボール生活の実相』 中道莉央

著　札幌　柏艪舎　2014.7　182p　19cm　（［ネプチューン〈ノンフィクション〉シリーズ］）〈発売：星雲社〉　1500円　①978-4-434-19478-8

目次 序章, 第1章 障がいのある女性の"二重の障壁", 第2章 障がい者スポーツの父L・グットマン, 第3章 女子車椅子バスケットボールまでの歩み, 第4章 女性アスリートの生活の実相—2008-2012国際親善女子車椅子バスケットボール大阪大会出場選手を対象に, 補遺 "二重の障壁"に関する追加の意識調査, 終章

『ラスト・ワン』 金子達仁著　日本実業出版社　2014.12　251p　19cm　1500円　①978-4-534-05238-4

目次 第1章 右足切断の事故, 第2章 明豊高校ソフトテニス部, 第3章 障害者陸上の現実, 第4章 アメリカへわたる決意, 第5章 Stairway to He…（天獄への階段）, 第6章 ロンドン・パラリンピック, 第7章 We are the Champions

内容 義足アスリート中西麻耶の壮絶すぎる生きざま。金子達仁がスポーツライター人生を懸けて挑んだ雄篇。だからこそ、中西麻耶はすべてを曝け出した。思わずもんどりを打つほどの、衝撃エンディング！

『特別支援教育時代の体育・スポーツ—動きを引き出す教材80』 後藤邦夫編　大修館書店　2016.2　190p　26cm　2300円　①978-4-469-26786-0

目次 第1章 特別支援教育時代の体育（障害児体育の歴史, 特別支援教育時代に求められる障害の基礎知識と指導上の配慮事項）, 第2章 体育指導に活用できる教材（特別支援教育時代の体育教材に求められること, 身近な素材を使った教材—教材シートの見方とアレンジ）, 第3章 卒業後のスポーツライフの継続に向けた試み（卒業後のスポーツライフ継続に向けて, スポーツライフ継続に向けた取り組み事例）

内容 本書では、各障害の理解と体育の授業づくりのポイントをまとめ、特に障害のある児童生徒への体育授業を行う上での特別な配慮事項を整理して提示するとともに、新聞紙やペットボトル、風船、ポリエチレン傘袋といった誰もが手にできる身近な素材をもちいた「動きを楽しむ」や「動きを創る」といった視点での体育教材を多数、イラストとともに収載した。さらに、学校卒業後のスポーツ活動の継続に向けて、各種取り組みを事例別に掲載し、障害のある方々の生涯スポーツ実現に向けた具体的な実践像をイメージできるようにまとめたものである。

『希望をくれた人—パラアスリートの背中を押したプロフェッショナル』 宮崎恵理著　協同医書出版社　2016.7　325p　21cm〈文献あり〉　2800円　①978-4-7639-6026-9

『1%の可能性を信じれば夢は叶う』 加藤啓太著　Kindle版　名古屋　BOOST　2016.9.20　145p　700円

目次 はじめに—A LETTER THE・uトUTURE（未来への手紙）, 第1章 障害という個性を手にする, 第2章 夢を描き実現させた高校時代, 第3章 大学生活—自立と自覚に目覚める, 第4章 障害者だからこそ変化した価値観, 第5章 障害者だからこそできたNPO法人設立と運営, 第6章 ボッチャから学んだ夢の叶える意味, 第7章 リオパラリンピックを追いかけた3年間, 第8章 1%の可能性を信じて夢を叶える方法, 第9章 これからの私の展望

『知的障害児・者のスポーツ』 丹野哲也監修, 全国特別支援学校知的障害教育校長会編　東洋館出版社　2016.10　139p　26cm　2000円　①978-4-491-03269-6

目次 1 特別支援学校（知的障害）におけるスポーツや体育等の考え方（スポーツを振興していくことについて, 特別支援学校学習指導要領から, 「平成27年度全国体力・運動能力、運動調査等報告」から, 個別の教育支援計画で余暇活動へつなぐ）, 2 実践事例（小・中学部の実践, 高等部の実践, 卒業後・地域の実践）, 3 各スポーツ競技大会資料—障害児・者スポーツ関連競技会（オリンピック憲章, パラリンピック, スペシャルオリンピックス, 全国障害者スポーツ大会）

内容 本書で紹介する取組：ラジオ体操、サーキット運動、エアロビクス、カラテビクス、創作ダンス、マスゲーム、陸上100m走、1500m走、リレー、駅伝、野球、バスケットボール、バレーボール、サッカー、剣道、空手、スポーツチャンバラ、ラウンドゴルフ、フロアホッケー他。全

国障害者スポーツ大会、パラリンピック、スペシャルオリンピックスに向けた取組も掲載！

運動方法―レジスタンストレーニング

【解説】 レジスタンストレーニング（resistance training）とは、身体の一部分もしくは全身の筋に負荷（抵抗 ： resistance）をかけて、筋力促進や筋肥大などの骨格筋の機能向上を狙ったトレーニング方法です。

中高年者に対しレジスタンストレーニングを指導していくためには、個人の体力や身体機能に応じて、運動の種類や負荷の強度や頻度を決定していきます。

抵抗運動について、等尺性収縮運動（アイソメトリックトレーニング）は関節の負担が少ないため疼痛惹起しにくいものの、血圧の上昇が起きやすいと言われています。遠心性収縮（エキセントリックトレーニング）は、求心性収縮運動（コンセントリックトレーニング）に比べて負荷が高いために筋肉痛が発生しやすいです。これらを十分考慮した上で、内容を決定し、効果が発揮されるよう指導を受けるようにしましょう。

（坂本宗樹）

おすすめ書籍

『筋トレセラピー―年齢や運動神経に関係なく「自分史上最高の体と心」は手に入る：3000人の悩みに応えた専門家の独自理論の集大成』 森俊憲著　主婦の友社　2012.4　191p　19cm　1200円　①978-4-07-282317-0

目次 体型は人生の履歴書，筋トレをしない、続かない理由をあげてみる，ダイエットは引き算思考、筋トレは足し算思考，「あの日」以上の自分に出会えるワクワク感，筋肉が衰えると高まる「リスク」，筋トレに運動神経はいらない，フィットネス業界のNGアプローチ，つらそう、面倒くさそうという呪縛からの解放，食べたいものをいつでも食べられる理由，筋トレのアンチエイジング効果を見逃すな〔ほか〕

内容 「あること」を気にとめるだけで筋トレは継続できます。体が変わると人生も変わります。最重要な「モチベーションの保ち方」と「効果実感」をくわしく伝えています。これであなたも大丈夫。

『ファントレ―トップアスリートのトレーニングを自宅で！』 鈴木岳著　朝日新聞出版　2013.2　112p　21cm〈他言語標題：Functional Training〉　1200円　①978-4-02-331159-6

目次 ファンクショナルトレーニングとは？，5分で分かる！ ファントレ，トレーニング前に身体をリセット―セルフチェックテスト，トレーニング前のストレッチ―関節の可動域を広げ運動できる身体に整える，ファントレ（基本編―「固める関節」を固定しつつ正しい動作をマスターする，応用編―「固める関節」を固定した上で「動かす関節」を動かす，上級編―正しい「姿勢」と「動作」に加えて「速さ」を意識する），トレーニング後のストレッチ―筋肉をリラックスさせ質の良い筋肉を育てる

内容 歪みを改善、体幹力UP、肩凝りを解消、ダイエット。アスリートから高齢者まで、1日30分のトレーニングで「動ける」身体を手に入れる。ファンクショナルトレーニングは、「筋トレ」ではない、「動き」のトレーニング。

『高齢者の筋力トレーニング―安全に楽しく行うための指導者向け実践ガイド』 都竹茂樹著　講談社　2013.10　113p　26cm〈文献あり 索引あり〉　2800円　①978-4-06-280660-2

目次 理論編（高齢者にこそ筋力トレーニングを，筋力トレーニングの効果），実践編（筋トレ教室の計画と準備，参加者の気持ちを引きつける講義，実技教室を成功させるコツ，継続のコツ）

運動方法―有酸素運動

【解説】 有酸素運動とは、酸素を使ってエネルギーを作り出す好気的代謝によって体内の糖質や脂肪が酸素とともに消費される長時間継続可能な軽度または中程度の負荷の運動の事です。20分以上続ける事で脂肪燃焼が効果的に起こると言われています。身近な活動としてはウォーキングなどがその代表例です。それに対し無酸素運動とは酸素を使わずにエネルギーを作り出す嫌気的代謝によって酸素の供給が不足してきた状態でも一時的にエネルギーを得る高負荷で運動時間の短い運動の事です。身近な活動としてはスポーツジムなどで行われる機械を使用した筋力トレーニングが挙げられます。多くのスポーツは有酸素運動と無酸素運動の両方の要素を持ちます。一般的には、「身体にある程度以上の負荷をかけながら、ある程度長い間継続して行う運動」はすべて有酸素運動とみなすことができます。有酸素運動を「好気的な」運動、無酸素運動を「嫌気的な」運動とも呼ぶことも多いです。

（坂本宗樹）

おすすめ書籍

『60歳からはじめる寝たきり・ボケにならない体にいい歩き方―楽しむのがコツ』 久郷晴彦著　コスモ21　2013.12　125p　19cm〈文献あり〉　1200円　①978-4-87795-278-5

目次 1 「寝たきり長寿」から「歩ける長寿」へ（歩く習慣のない人は老化が早い, 昔の人はほんとうによく歩いた ほか）, 2 60歳からの体にいい歩き方12箇条（いちばん楽な姿勢で歩く―あまり気にすると歩き方がぎこちなくなる, 歩くのに合わせてリズムよく呼吸―ふだんの呼吸をチェックするチャンス ほか）, 3 「楽しく歩く」で11の健康効果（筋力が増し、新陳代謝が活発になる, 関節の柔軟性が高まり、平衡感覚がよくなる ほか）, 4 「歩く」に秘められた若々しく長生きできる4つの秘密（よく歩く人は腸が元気, よく歩く人は脳が若々しい ほか）

内容 60歳を過ぎたら歩き方を変えてみよう。歩くと若々しく長生きできる。「楽しく歩く」で11の健康効果。

『やってはいけないウォーキング』 青栁幸利著　SBクリエイティブ　2016.1　180p　18cm　（SB新書 329）　800円　①978-4-7973-8301-0

目次 第1章 その「ウォーキング」では病気になる！ , 第2章 たったこれだけ！「歩き方」を変えれば人生が変わる, 第3章 健康寿命がグンと延びる！「中強度」ウォーキングとは何か？ , 第4章 簡単でかならず効果が出る！「これ」が正しい歩き方, 第5章 病気が治る！ 症状別の「歩き方」, 第6章 ズボラでも続く！ 生活にとりこむ「ウォーキング」

内容 私がお伝えするウォーキングはこれまでの常識からすれば「非常識」かもしれません。ではなぜ、ここまで確信を持って「非常識」な教えをお伝えできるのか。それは私が、65歳以上の5000人を対象に24時間365日の追跡調査を15年にもわたって、実施したからです。健康によいウォーキングと悪いウォーキング、その違いはどこにあるか。世界でも例のない研究で、導き出したのです。

運動方法—スポーツ

【解説】 スポーツとは、決められたルールに則って行われる競技のことです。フィジカル(肉体)スポーツ、インテリジェント(知能)スポーツ、テクニカル(技量)スポーツといった伝統的な分類のほか、近年では山や海など自然の地形を利用したスポーツや、コンピュータ等を駆使したイー(電子)スポーツなどの新しいジャンルが開拓され、オリンピック種目の候補にも挙げられる程です。一方、競技的要素を含まない活動については、アクティビティと表現し、スポーツと区別されています。競技技術向上や記録更新を目指し、様々な課題を課し、自己実現を追及していくスポーツを「競技スポーツ」と言い、これには多くの人が魅了されます。例えばオリンピックなどが代表例です。それに対して、老若男女問わず、スポーツにやりがいや楽しみを見出し、健康づくりとして行うスポーツを「生涯スポーツ」と呼びます。

(坂本宗樹)

おすすめ書籍

『スポーツ指導者のためのコンディショニングの基礎知識』 山本利春著　大修館書店　2010.12　169p　21cm　1500円　①978-4-469-26707-5

目次 第1章 ケガの対応と救命処置(スポーツ傷害時におけるアイシングの有効活用,「たかが捻挫」の考え方を正す ほか), 第2章 傷害予防のポイント(スポーツ傷害の発生要因と予防対策, 膝の傷害予防と脚筋力強化の重要性 ほか), 第3章 知っておきたいコンディショニングの知識(スポーツ選手の受験前後の過ごし方, ストレッチングの目的と留意点 ほか), 第4章 トレーニングの基礎知識(トレーニング効果を高めるための基本理論, ウォーミングアップとクーリングダウンの留意点 ほか), 第5章 指導者に求められる専門性と選手の自己管理教育(自己管理の重要性, サポーターの賢い使い方 ほか)

内容 効果的なトレーニングやコンディショニングの方法、ケガの予防や応急処置の方法を知っていますか？ 学校や地域スポーツの指導者のために、コンディショニングの基礎知識を紹介し、解説。

『ナショナルチームドクター・トレーナーが書いた種目別スポーツ障害の診療』 林光俊編集主幹, 岩崎由純編集　改訂第2版　南江堂　2014.5　498p　26cm〈索引あり〉　6800円　①978-4-524-26916-7

目次 1 種目別対処法(陸上競技, 野球, 水泳, サッカー, バレーボール ほか), 2 スポーツ障害診療の基礎(スポーツ外傷・障害の診断, スポーツ外傷・障害の治療, スポーツ外傷・障害の応急処置, リコンディショニングテクニック, スポーツ装具 ほか)

内容 今改訂では内容のアップデートとともに、紙面の「見やすさ、読みやすさ」の向上を特に重視。「マップ図」(競技種目ごとに代表的な障害・外傷の部位と発生頻度をまとめた図)については、選手のイラストを競技中の姿勢に合わせてすべて描き直し、障害の発生状況をよりわかりやすくした。第1部では、各種目のトップ2ページを見開きのレイアウトとして、「競技特性の解説」と「マップ図」を配した。障害や外傷の状態を視覚的にも理解できるよう、イラストや各種画像(X線、超音波、MRI、CT・三次元CT)を多数掲載して、障害部位とその範囲を矢印等で明示して解説している。

『図解スポーツコンディショニングの基礎理論』 国際スポーツ医科学研究所監修　新版　西東社　2014.7　239p　21cm〈文献あり 索引あり〉　1500円　①978-4-7916-2130-9

目次 1 コンディショニングの基礎知識(カラダの構造, カラダと運動, カラダと恒常性, カラダの機能とコンディション), 2 実践コンディショニング(コンディショニングの開始, フィジカルコンディショニング, メンタルコンディショニング, 栄養コンディショニング, 時間コンディショニング, 環境コンディショニング), 3 実践リコンディショニング(リコンディショニングの基礎知識, 外科的ストレス, 内科的ストレス, その他のストレス)

内容 パフォーマンスを高めたいすべての人へ！ 必須キーワード800語を収録!!

『よくわかるスポーツ貧血―貧血は身近なスポーツ障害 今すぐ実践！ 新たなコンディション管理法』 ベースボール・マガジン社 2014.12 89p 26cm (B.B.MOOK 1136) 1111円 ①978-4-583-62213-2

『青山剛のどんどん走れる体になる！ スイッチ・ランニング』 青山剛著 高橋書店 2015.1 159p 21cm〈奥付・背のタイトル：どんどん走れる体になる！ 青山剛のスイッチ・ランニング〉 1100円 ①978-4-471-14214-8

目次 1 きれいに、ラクに、痛みなく走る！(使えるおしり、使えないおしり, 「使えるおしり」と「使えないおしり」はどう違う？ ほか), 2 走りを進化させよう(さあ、リズムを感じて走ろう！, 走るとき意識するのは3つだけ ほか), 3 長く楽しく走るためのランニングのコツ(シューズのかしこい選び方, ランニングに適したウェアがストレスを軽減する ほか), 4 ワンランク上をめざすランニングレッスン(ランニングを長く続けるために…, 距離とタイムをはかると走りはもっと楽しくなる ほか)

内容 おしりを使えば、驚くほど走りが軽くなる!?体にスイッチを入れて疲れなし！ 痛みなし！ ラク楽！ 走りが変わる究極メソッドを直伝！

『骨格ランニング―「筋肉」よりも「骨」で走れば速くなる！』 鈴木清和著 講談社 2015.9 142p 21cm〈文献あり〉 1400円 ①978-4-06-219327-6

目次 1 骨格ランニングとは何か？, 2 骨格ランニングの基本, 3 骨格ランニングを身につける, 4 骨格ランニングを強化する, 5 骨格ランニングで速くなる, 6 骨格ランニングのマラソンメニュー, 7 骨格ストレッチ&ストレッチラン

内容 箱根駅伝選手も実践！ 迷えるランナーの新バイブル。骨格タイプ別フォームが「自己ベスト更新」を目指すランナーの突破口！ 試した人から速くなる！ ランニング革命。

『スポーツ外傷・障害ハンドブック―発生要因と予防戦略』 Roald Bahr,Lars Engebretsen[編集], 陶山哲夫, 赤坂清和監訳 医学書院 2015.10 227p 26cm〈索引あり〉 5800円 ①978-4-260-02416-7

『イラストと写真でわかる武道のスポーツ医学 柔道 中学校体育の柔道指導と外傷・障害、事故予防のポイント』 武藤芳照監修, 山下敏彦, 田中康仁編集 ベースボール・マガジン社 2016.1 191p 26cm〈他言語標題：MARTIAL ARTS SPORTS MEDICINE〉 3200円 ①978-4-583-10979-4

目次 第1章 中学校での武道必修化に伴う安全管理, 第2章 柔道の競技特性と指導・教育の基本, 第3章 柔道に伴う外傷・障害の特徴と予防のポイント, 第4章 中学校柔道における禁止事項, 第5章 中学校柔道指導の安全対策, 第6章 判例から見る中学校柔道活動中の事故の特徴と予防への課題

『よくわかる野球肘 肘の内側部障害―病態と対応 肘実践講座』 山崎哲也, 柏口新二, 能勢康史編集企画 全日本病院出版会 2016.5 351p 26cm〈索引あり〉 8500円 ①978-4-86519-217-9

『イラストと写真でわかる武道のスポーツ医学 剣道 中学校体育の剣道指導と外傷・障害、事故予防のポイント』 武藤芳照監修, 山下敏彦, 田中康仁編集 ベースボール・マガジン社 2017.2 223p 26cm〈他言語標題：MARTIAL ARTS SPORTS MEDICINE〉 3700円 ①978-4-583-10980-0

目次 第1章 中学校での武道必修化に伴う安全管理, 第2章 剣道の競技特性と指導・教育の基本,

第3章 剣道に伴う外傷・障害の特徴と予防のポイント, 第4章 中学校剣道における禁止事項, 第5章 中学校剣道指導の安全対策, 第6章 判例から見る中学校剣道部活動中の事故の特徴と予防への課題

運動方法—ストレッチ

【解説】 ストレッチとは、筋肉（骨格筋）の機能をより発揮し易くしたり、障害予防目的で筋肉を伸ばすことをいい、スポーツや医療の分野で良く用いられます。効果としては筋肉の柔軟性を引き出し、体を柔らかくする（関節可動域を広げる）ほか、リラックスにもつながり、ひいては身体パフォーマンスの改善、障害予防などのメリットをもたらします。

また、ストレッチはスポーツ場面で運動前後でのウォーミングアップやクールダウンとして行われ、疲労軽減等を図る上で重要な役割を果たしています。例えば、筋肉の柔軟性が低下したより硬い状態で競技スポーツを行うと、筋肉が攣る、肉離れを起こしやすい、筋の疲労が一層蓄積しやすくなる、などの症状が見られますが、ストレッチにより柔軟性を改善すれば怪我をしにくく疲れにくい身体づくりができます。また、同じ姿勢をとり続け筋肉を動かさない状態が続くと筋肉の柔軟性は失われますが、ストレッチにより回復することもできます。

（坂本宗樹）

おすすめ書籍

『フランクリンメソッド骨盤力エクササイズ—必携！ 使える〈骨盤底〉の新常識』 エリック・フランクリン監修, モートン・ディスマー, ディスマーゆかり共著　スキージャーナル　2015.8　111p　26cm　（SJセレクトムック No.30）〈他言語標題：Pelvic Power Exercise〉　1400円　①978-4-7899-6228-5

『カラダの反応が劇的に変わる！ DVD動的ストレッチ』 中野ジェームズ修一, 佐藤基之監修　西東社　2017.1　143p　21cm　1300円　①978-4-7916-2545-1

目次 序章 動的ストレッチの基礎知識（間違ったストレッチは逆効果!?, 「動的ストレッチ」と「静的ストレッチ」の違い ほか）, 第1章 コア周りの動的ストレッチ（アーム＆スキャプラサークル（ダブル, シングル）, トーソーローテーション ほか）, 第2章 部位別動的ストレッチ上半身（バックネックベンドwithアームス, バーティカルヘッドスイング ほか）, 第3章 部位別動的ストレッチ下半身（ニーリピーター, フロントレッグスイング ほか）, 第4章 競技別組み合わせストレッチ（スポーツ全般（オールマイティー）, 野球 ほか）

内容 「ただ伸ばす」んじゃない。「動かして」伸ばせ！ パフォーマンスアップ！ の新常識。

『リハビリ先生の最新科学ストレッチ—普通のストレッチじゃ物足りないあなたへ贈る本』 Mr.柔軟著　オンデマンド（ペーパーバック）　大阪　ギャラクシーブックス　2017.4.17　160p　21cm　1598円　①978-4-865704976

内容 身体が硬い。ストレッチを効率的にやりたい。もっと効率的なストレッチをし、ストレッチの計り知れない効果を知りたいあなた。そんな皆様のために、私が臨床で実践していた裏技ストレッチを公開します。これ一冊できちんとしたストレッチの実践と、その効率化ができるように読んでいただきたい1冊です。

『動的ストレッチメソッド』 谷本道哉著　サンマーク出版　2017.9　149p　21cm〈他言語標題：DYNAMIC STRETCHING FOR EASY MOVEMENT〉　1300円　①978-4-7631-3569-8

目次 1 なぜ動的ストレッチメソッドは疲れや不調をリセットできるのか？ , 2 まずはカラダを凝り固まった状態から解放しよう, 3 動的ストレッチ・ベーシックで快適なカラダになる, 4 動的

ストレッチ・ブーストで脂肪を燃やす, 5 しなやかな筋肉をつける動的ストレッチ・ストレングス, 6 競技力が格段にあがる動的ストレッチ・コンディショニング, 7 疲れないカラダをサポートする食事術

内容 動くほどに体が変わる。こわばり・慢性疲労が解消！ 脂肪燃焼で体が軽くなる！

運動方法―体操・レクリエーション

【解説】 体操とは、健康増進のために身体に軽微な負荷をかけつつ無理なく一定の調子で動かす運動です。一方、レクリエーションとは、心身のストレスに対して気分転換を促す軽めの活動のことをいいます。高齢者施設やデイサービスなどで実施しているレクリエーション（体操を含む）には、さまざまな目的があります。高齢になると、身体機能や体力が低下しやすく、外出を楽しめず億劫に感じたり、転倒などから周囲に迷惑をかけてしまう事を不安に感じる人がいます。特に一人暮らしの高齢者は、家にこもりがちな方が多く、意識して外に出ようとしないと、人と接する機会があまりありません。そうすることでおしゃべりをしなくなることが増えてしまい、引きこもりやうつになってしまう人が出てきます。レクリエーションを通じて他者との会話を促進し、これが楽しみになればうつにもかかりにくくなり、引きこもりの回避にもつながります。また、手先や言葉を使うレクリエーションは、脳の活性化につながり、認知症予防の効果が期待されます。そして適度に体を動かすことで、高齢者の身体機能の向上を図る目的もあります。

（坂本宗樹）

おすすめ書籍

『1日10分で「脳」がイキイキ！ シナプソロジー7日間プログラム』 シナプソロジー普及会著　リンケージワークス　2013.10　48p　26cm　1700円　①978-4-905095-11-8

『リハビリ専門医が教える健康な人も病気の人も幸せと元気をよぶ「らくらく運動」』 上月正博著　晩聲社　2014.1　253p　19cm〈文献あり〉　1700円　①978-4-89188-360-7

目次 第1章 運動不足、世界に伝染中, 第2章 ここまで来てしまった運動不足社会, 第3章 医師も知らない運動不足の恐怖, 第4章 寿命が延びる運動、縮む運動, 第5章 運動をうまく取り入れる賢い人の健康法, 第6章 「運動療法」の驚くべき効果―病気の人こそ運動をしよう！ , 第7章 病院リハビリの基礎知識, 第8章 楽しく長生き―運動がもたらす五つのメリット

『シナプソロジーで高齢者はつらつ！ 脳いきいきレクリエーション』 シナプソロジー普及会著　西東社　2014.3　127p　26cm　1500円　①978-4-7916-2144-6

目次 1章 やってみよう！ はじめてのシナプソロジー（相違じゃんけん, ボディタッチ4動作 ほか）, 2章 座ってできるシナプソロジー（腕の4動作, 計算じゃんけん ほか）, 3章 立って行うシナプソロジー（足で相違じゃんけん, 全身時計 ほか）, 4章 道具を使って行うシナプソロジー（お手玉チェンジ, 天気予報 ほか）, 5章 ペアやグループで行うシナプソロジー（自己紹介4動作, スカーフキャッチ花と野菜 ほか）

内容 かんたん、楽しい！ みんなでできる！ 介護・福祉の現場で大好評！

『季節のうたで高齢者イキイキ体操32曲―オールカラー』 尾陰由美子監修　西東社　2015.3　127p　26cm　1800円　①978-4-7916-2265-8

目次 1 春のうた（どこかで春が, 春よ来い ほか）, 2 夏のうた（夏の思い出, 夏は来ぬ ほか）, 3 秋のうた（夕焼け小焼け, 里の秋 ほか）, 4 冬のうた（ペチカ, きよしこの夜 ほか）

内容 毎日のレクリエーションで大活躍！ DVDをみんなで観ながら楽しく体操ができる！ CD

もついているから、「いつでも」「どこでも」使える！ 介護・福祉の現場で使える！

『高齢者イキイキ！ 音楽に合わせてリズム運動―オールカラー』 三矢八千代著　西東社　2015.5　127p　26cm　1600円　①978-4-7916-2233-7

目次 1 心と体を軽やかにするゆったり運動, 2 全身の筋肉を刺激し活性するはつらつ運動, 3 楽しい気分で脳を活性するワクワク運動, 4 リズムにのって代謝を上げるイキイキ運動, 5 足腰を強くし姿勢を整えるバランス運動, 6 いつまでも活動的な体をめざすパワフル運動, 7 自分のペースで行える毎日かんたん運動

内容 高齢者の声をもとにつくられた、むりなく動けるプログラム！ 介護の現場で大活躍！ ココロもカラダもずっと元気。

『寝たままできるキセキの「のび体操」―5秒の「のび」が一生寝たきりにならない体を作る！』 佐伯武士著　ワニブックス　2015.6　192p　18cm　1200円　①978-4-8470-9357-9

目次 第1章 一生寝たきりにならない4つの「のび体操」, 第2章 なぜ「のびるだけ」で健康になるのか, 第3章 世界一安全で効率的なトレーニングができたワケ, 第4章 キセキが起きた！ のび体操の効果, 第5章 体の不調に合わせたのび体操, 第6章 のび体操のやり方Q&A

内容 できる範囲でのばすだけ！ リハビリ現場で驚きの症例が！ 4つの体操で健康寿命が延びる！ 寝たままできるから安全！ 早歩きと同様の運動効果。

運動効果―疾病予防

【解説】 運動には以下をはじめとした様々な疾病に対する予防や改善効果が報告されています。

①骨粗鬆症の予防：ウォーキングや筋力トレーニングなど骨に刺激が加わる運動が推奨されます。

②メタボリックシンドロームの改善：60kgの体重の人なら600キロカロリー程度の中強度の有酸素性運動が必要であることが言われています。

③脂質異常症の運動の頻度：可能な限り毎日とし、少なくとも週3日以上、運動量は30分以上、強度は最大酸素摂取量の約50%と、やや楽と感じるもしくは少しきついと感じる程度の有酸素運動が一般的に勧められています。

④高血圧改善の運動の頻度：できれば毎日実施し、運動量は30分/日以上、中強度（ややきつい）の有酸素運動が一般的に勧められています。

⑤糖尿病の運動療法：血糖コントロール・インスリン抵抗性・脂質代謝の改善が得られ、糖尿病を改善します。運動の頻度は少なくとも週に3～5回、運動量は20～60分、運動強度は中等度（ややきつい）の全身を使った有酸素運動が一般的に勧められています。

運動を通じて病気知らずを目指しましょう。

（坂本宗樹）

おすすめ書籍

『高齢者のための筋力トレーニング―骨密度を高め、白い筋肉をつくる』 鈴木正之著　新装版　名古屋　黎明書房　2010.9　148p　26cm　2800円　①978-4-654-07619-2

目次 第1章 高齢者の筋力トレーニングの気運（高齢者のための筋力トレーニング, 高齢者の筋力トレーニングの有効性と種目 ほか）, 第2章 つまずいても倒れない骨と筋肉をつくる（骨と筋肉の関係, 骨折とその対策 ほか）, 第3章 正しいトレーニングを実施するには（なぜ間違った情報が出やすいのか, 筋力トレーニングの基本的注意点 ほか）, 第4章 白い筋肉をつくるための注意

事項（トレーニング効果を上げるには，トレーニング種目を選択する際の注意 ほか），第5章 筋力トレーニングの実践（肩のトレーニング（肩の骨と腕の骨を動かす運動），胸筋のトレーニング（鎖骨、肋骨、上腕骨の運動） ほか）

内容 つまずきや転倒の予防のために、とっさの時に瞬発力を発揮する「白い筋肉」を鍛えるトレーニング法を紹介。特別なトレーニング・マシンを使用しないトレーニングによって、筋力とバランス感覚の両方の向上を目指します。

『100歳までボケない手指体操—脳の老化を防ぐ！』 白澤卓二監修　主婦と生活社　2012.2　128p　21cm　1300円　①978-4-391-14121-4

目次 序章 実証！ 手指体操はボケ防止にこんなに効果があった！（なぜ年をとると、ボケるのか？，手指体操はボケ防止に効果があるか？ ほか），第1章 手指の体操（手指の柔軟，指を折る ほか），第2章 手指の作業（利き手でない手で電卓を使う，利き手でない手で箸を使う ほか），第3章 手指の遊び（ジャンケン遊び，おちゃらかホイ ほか）

内容 脳を活性化する手指体操が48。実証、光トポグラフィ測定画像。ボケやすさ判定、チェックリスト。

『防ごう！ 治そう！ スポーツのケガ—予防と応急処置』 山本利春著　河出書房新社　2012.5　182p　19cm　1300円　①978-4-309-27321-1

目次 第1章 身体のしくみ（身体各器官について），第2章 ケガの予防（予防の第一歩は？，ストレッチング ほか），第3章 ケガをしてしまったら（どんなケガにもRICE処置，病院のかかり方），第4章 よくあるケガについて（捻挫，突き指 ほか），番外編 発育期のこどもによく起こるケガや障害（オスグッド病）

内容 トップアスリートも実践する、ケガに負けない知識と技術。最新スポーツ傷害入門。

『中高年のためのやわらか筋トレ&ストレッチ—1日10分 全身の若返りと生活習慣病の予防に驚きの効果』 石井直方監修，主婦の友社編　主婦の友社　2013.10　127p　21cm　（セレクトBOOKS）〈「中高年からの筋トレとストレッチ入門」（2008年刊）の改題、再編集〉　1100円　①978-4-07-290819-8

目次 1 60歳からでもできるやわらか筋トレ&ストレッチのコツ（体を上下前後の4つに分け、少しきついかなと感じる程度に動かす，上半身（胸・肩・腕）を鍛える「腕立てふせ」 ほか），2 腰の痛みをほぐし、体のゆがみを取るには体の後ろ・下半身の筋トレ&ストレッチが効く（筋肉の緊張をゆるめて腰痛や膝痛を改善する「寝たまま膝倒し動作」，股関節周りの筋肉の緊張をほぐして女性に多い腰痛を改善する「寝る子のポーズ」 ほか），3 体のゆがみを取って、全身を引き締めるには体の前後・下半身・体幹のやわらか筋トレ&ストレッチが効く（年齢とともに衰える足腰を鍛える基本動作「大腰筋」ストレッチ&筋トレ，下半身のさまざまな筋肉を引き締める「足組み動作」 ほか），4 足腰を大きく動かして、確実に全身が若返える太もも・腰・体幹のやわらか筋トレ&ストレッチが効く（大腿四頭筋を鍛えて膝痛の解消に役立つ「膝下枕運動」，大腿四頭筋を鍛えて全身の運動機能を改善する「片脚伸ばし静止運動」 ほか），5 関節の痛みやこりなどの不快症状を改善“じっとしたまま筋トレ”が効く（筋肉や関節は動いていないけれど、力は入っている静的運動「アイソメトリック」は、安全で効果十分な筋トレ，肩こり ほか）

内容 全身の若返りと生活習慣病の予防に驚きの効果。1日10分。

『認知症予防の簡単エクササイズ—体を動かしながら、脳を鍛える！』 島田裕之監修　NHK出版　2014.6　79p　26cm　（生活実用シリーズ）　900円　①978-4-14-199196-0

『新開発！ 国立長寿研の4色あしぶみラダー—認知症予防のための脳活性化運動コグニサイズ入門』 島田裕之監修　小学館　2014.9　16p　26cm　1800円　①978-4-09-942002-4

『選手の膝をケガから守る—チームで取り組む傷害予防トレーニング』 大見頼一編著

ブックハウス・エイチディ 2014.11 157p 21cm (TJ special file 11)〈文献あり〉 1600円 ①978-4-938335-86-1

『「安静」が危ない! 1日で2歳も老化する!—「らくらく運動療法」が病気を防ぐ! 治す!』 上月正博著 さくら舎 2015.8 180p 21cm〈文献あり〉 1500円 ①978-4-86581-021-9

目次 はじめに 深刻な運動不足病, 第1章 動かないと急速に衰えるヒトの身体, 第2章 脱安静、脱運動不足で身体はこう変わる, 第3章「らくらく運動療法」は最高のクスリ, 第4章 らくらく若返り運動療法のやり方, 第5章 らくらくケガなし運動療法のやり方, 第6章 らくらく症状別・別位別運動療法のやり方, おわりに「らくらく運動療法」はローリスク、ローコスト、ハイリターン

内容 「安静の危機」とともに、運動不足は世界的伝染病であり、がん、糖尿病、うつ病、認知症などを誘発する。リハビリテーション医学の第一人者が医学的見地から、誰でもどこでもいつでもできる、ローリスク、ローコスト、ハイリターンの「らくらく運動療法」を提唱!

『らくらくシンプル体操63—体の痛み・不調を改善!』 「きょうの健康」番組制作班, 主婦と生活社ライフ・プラス編集部編 主婦と生活社 2015.12 63p 26cm (生活シリーズ—NHKきょうの健康) 1200円 ①978-4-391-63779-3

『トップアスリートに伝授した怪我をしない体と心の使いかた』 小田伸午, 小山田良治, 本屋敷俊介著 大阪 創元社 2016.12 253p 19cm〈他言語標題:How to use the body and mind without getting hurt〉 1400円 ①978-4-422-75301-0

目次 第1章 常識を疑うことから始めましょう—手指、腕、肩、首(見た目にだまされてはいけない—手指の使いかた, 姿勢の変化は感情の変化—腕・肩の使いかた ほか), 第2章 体も、心も、力を抜く勇気を持て—股関節、脚、腰、膝(楽な動作を追い求めよ—股関節の使いかた, 体は賢く、正しい動きを知っている—立ちかた ほか), 第3章 研ぎ澄まされた感覚を求めて(体と心をコントロールする要—水平感覚, 常識を打ち破った先に拓ける世界—肩甲骨の使いかた), 第4章 プロ野球チームのコンディショニングコーチに聞きたい21のこと(「良い選手は怪我をしない」とよく言われますが、本当ですか? , 良い選手は、どうしてパフォーマンスが高く、怪我もしないのですか? ほか), 座談会 山内卓也×浅井康太

内容 怪我はビッグチャンスである。イチローの小指を、クローズアップしてみれば…。すべての動作には表と裏がある。シュートの飛距離と安定感を、劇的に変える方法。アドバイスには気分と感情を添えて。微笑んで練習するのは不謹慎? 怪我の功名で勝ち取った、萩野選手の金メダル…など、世界一受けたいスポーツの授業。

『NHKガッテン! 血糖値をラク〜に下げる! 科学の特効ワザ—「脱・糖尿病」らくらく実現BOOK』 NHK科学・環境番組部, 主婦と生活社「NHKガッテン!」編集班編 主婦と生活社 2017.2 96p 28cm (生活シリーズ) 1150円 ①978-4-391-63977-3

運動効果―アンチエイジング

【解説】 アンチエイジングとは、年を取ることによって起こる老化（身体の衰え・劣化）の原因を抑制することによって、身体の機能的な衰えを予防したり、さらに改善することを意味します。美容や健康の場面で注目されはじめた概念ですが、医療やその他様々な分野でアンチエイジングに関する取り組みが行われています。老化に関与していると考えられている事として、遺伝子変異、細胞の機能低下、酸化ストレスの増加、免疫力低下、炎症の慢性化などがあげられます。アンチエイジングの手法としては、抗酸化作用・免疫調節作用などの性質を持つ機能性食品を用いた食事や、有酸素運動やレジスタンストレーニングなどの運動、ストレス解消、ホルモンバランス改善の促進などがあります。とりわけ、運動については積極的な運動により細胞レベルでの炎症や酸化ストレスを抑制し、細胞の老化が抑制されるという報告がされています。

（坂本宗樹）

おすすめ書籍

『パートナーストレッチング　健康づくり編』 伊藤マモル著, 山本利春監修　新装版　ベースボール・マガジン社　2009.2　215p　21cm〈他言語標題：Partner stretching　健康づくり編のサブタイトル：疲労回復とリラックスに抜群の効果　初版：山海堂 2004年刊　文献あり〉 1700円　①978-4-583-10149-1

目次 第1章 パートナーストレッチングのすすめ（パートナーストレッチングの魅力, ストレッチングはなぜカラダにいいのか？　ほか), 第2章 パートナーストレッチングのEvery Dayプログラム（座った姿勢で行う上半身メニュー, 仰向け姿勢で行う下半身メニュー ほか), 第3章 痛み、症状別ピンポイントプログラム（後頭部から首にかけての痛みや疲れ, 首の寝違え ほか), 第4章 健康づくりのための実践プログラム（目覚めのプログラム, 立ち仕事が多い人のために ほか）

『NHKためしてガッテン「血管力」で若返る！―高血圧、動脈硬化を予防！ 脳卒中、心臓病を防ぐ！』 NHK科学・環境番組部, 主婦と生活社「NHKためしてガッテン」編集班編　主婦と生活社　2016.1　79p　28cm　（生活シリーズ）　880円　①978-4-391-63867-7

『NHKガッテン！ 最新科学の「ストレッチ」と「筋トレ」で体と心が若返る。』 NHK科学・環境番組部, 主婦と生活社「NHKガッテン！」編集班編　主婦と生活社　2016.12　71p　28cm　（生活シリーズ）〈「NHKためしてガッテン1回たった30秒からの「ストレッチ」と「筋トレ」で体と心が若返る。」の改題、新たな記事を追加し、再編集〉 950円　①978-4-391-63955-1

『細胞から若返る！ テロメア・エフェクト―健康長寿のための最強プログラム』 エリザベス・ブラックバーン, エリッサ・エペル著, 森内薫訳　NHK出版　2017.2　445p 19cm　2300円　①978-4-14-081714-8

目次 二人のテロメアの物語, 第1部 テロメア：より若く生きるための道, 第2部 テロメアはあなたの考えに耳を傾けている, 第3部 細胞を守るためにできること, 第4部 社会的環境は、あなたのテロメアを変える, まとめ 相互のつながりに気づく：私たちの細胞の遺産

内容 「テロメア」とは染色体の先端部分を指し、寿命を司り、加齢とともに短くなるとされてきた。しかし最新科学によれば、生活習慣しだいでテロメアを保持したり、伸ばすことさえできるという。私たちが日々の行動や思考法を正すことで細胞を若返らせ、健康寿命を延ばすこ

とができるのだ！ テロメア研究によりノーベル賞を受賞した著者自らが、そのしくみを解説するとともに、科学的に効果がある最強の健康法を紹介する。

『Tarzan　2017年7月13日号　［酸化・糖化・炎症 やさしく学ぶ、カラダに怖い3つの話。］』　マガジンハウス　2017.6.22　1冊　28cm　540円

目次 Tarzan Trend Tracker 上質素材のバッグは大人だから似合う……etc., 昭和のカラダと老化の関係。, 自覚症状はゼロ！ なのに寿命が縮む？ 酸化・糖化・炎症。, 老ける酸化 なぜ酸化は悪いのか。6つのアプローチで、老けの謎を解明する。, 後悔する前に知っておきたい！ ○×クイズでわかる酸化の害。, ラク過ぎもキツ過ぎもNG！ 抗酸化力UPエクササイズ。, 衰える糖化 酸化に負けず劣らずカラダを衰えさせるAGEって何だ？, 糖化防止テクを伝授！ 糖化お悩み相談室。, 酸化と糖化に対処する サプリメント事典。, 蝕む炎症 カラダを守るはずの防御反応＝炎症が、今なぜ問題なのか。,「今日トレ」スタッフが対決！ 昭和のカラダvs平成のカラダ, 糖化・酸化はコレで決まる！ 「老けメシ」カタログ, 男だってアンチエイジング！ 老化&劣化に立ち向かえ。, あらゆる運動能力とタフなメンタルで、スパルタンレースに挑め！, 新連載 走る奴なんて馬鹿だと思ってた 「おっさんは路上をめざす」, スポーツ庁長官・鈴木大地のCHOKANパンチ スポーツで町を目覚めさせよう！

内容 20歳以下は“加齢”、それ以降は“老化”。どんなに目を背けても、何もしなければ、カラダは日々、衰えてゆく……。実際の年齢より、常に若くありたい、私たち昭和のカラダ。だからこそ＝共通する敵「酸化、糖化、炎症」に目を向けよう。食で、運動で、日々の暮らしで実践する、読むアンチエイジング。

運動効果―ボディメイク

【解説】 ボディメイクとは、身体の一部分もしくは全体的な基礎代謝を活発にし、脂肪を燃焼して外観・内観をバランスよく整えていくことです。ボディメイクは気になる部分に対し、理想のボディバランスを実現していくのが特徴です。基礎代謝とは、身体を動かさず安静にしている状態で、消費されるエネルギーのことです。基礎代謝量は筋肉量に比例しているため、運動により筋肉が増えれば、安静時でも、より多くカロリー消費をしてくれる身体になります。

一方、活動代謝といって、運動をしたり、家事をしたり、実際に動いて使われるエネルギー消費があります。人間の基礎代謝が60～70%なのに対し活動代謝はたった20～30%しかないのです。ジョギング、ウォーキング、水泳などの有酸素運動などで消費される活動代謝は基礎代謝に比べ、随分少ないのです。そのため、ボディメイクに必要なのは基礎代謝をあげることになります。その基礎代謝を上げるには適切な運動をすることです。

（坂本宗樹）

おすすめ書籍

『METsで始めるボディデザイン―スポーツクラブだけが知っているトレーニング成功の秘訣！』 東急スポーツオアシス, 高家望著, 奥真也, 木村穣監修　英治出版　2009.8　159p　21cm　1200円　Ⓘ978-4-86276-059-3

目次 1 まずはここから始めよう！ 基本トレーニング（あなたのなりたい自分は？, 成功の秘訣は自分を知ること, あなたのタイプは？ ほか）, 2 あなたにぴったりの運動とは？ タイプ別トレーニング（筋活さん, 細マッチョさん, 脂肪燃焼さん ほか）, 3 なりたい身体をつくる！ 目的別トレーニング（おなかをひっこめたい, 姿勢を良くしたい, 下半身を引き締めたい ほか）, 4 食でボディデザインを制する！

内容 いま話題のMETsをわかりやすく紹介。簡単な計算だけで運動の消費カロリーがわかり、効率のよい身体づくりが可能に！ 本書では、まず自分が求める身体づくりのゴールを明確化。そのゴールを見据え、無駄のない身体づくりをナビゲーションします。限られた時間で、最適

なトレーニングを行なうヒントが盛りだくさん。タイプ別トレーニングや目的別トレーニングなど、短時間でも効果のあるトレーニングが満載です。スポーツクラブのトレーナーの視点からトレーニングを解説。なぜこの運動が大切なのか、コツやポイントは何か、そんな疑問に答えるあなた専門のトレーナーです。

『トップ・アスリートだけが知っている「正しい」体のつくり方―パフォーマンスを向上させる呼吸・感覚・気づきの力』 山本邦子著　扶桑社　2015.11　215p　18cm　（扶桑社新書 197）〈「アスリート新化論」（産経新聞出版 2006年刊）の改題、大幅改訂〉　780円　①978-4-594-07366-4

目次 第1章 なぜ体を動かすのか？ Aヨガの意義と効用（なぜ、体を動かすのか、体を鍛えるといいのかその根本に立ち返る，Aヨガで「マインドフルネス」を体得して心と体を同調させる ほか），第2章 ヨガで感覚を鍛える！ 気づき、修正力を高めることが成功の鍵（知的レベルでの成功は感覚力のサポートなしではありえない，自己喪失の改善や意欲向上のためにヨガが注目されている ほか），第3章 正しい呼吸法を身につけるとストレス軽減 心と体が快適になる（体の疾患を抱えている人は呼吸がしっかりできていない人，がんばって、がんばって、でも呼吸が間違っているようでは悲しい ほか），第4章 立つ、歩く、寝る。当たり前の動作をしっかり見直す（自分の体重を足の裏にしっかりのせよう。背筋を伸ばすことより大事！，重心4点チェックで、自分のバランスチェック ほか），第5章 心身の健全をもたらすAヨガ ケガや病気を予防し強い体をつくる！（手術では治せなかった10年間の痛みから解放され、ゴルフができる喜び，胃潰瘍の痛みを脳のコントロールで克服したイチロー選手 ほか）

内容 世界のトップ・アスリートが知っている共通のこととは？

『へやトレスタートBOOK―アプリで効果大幅アップ』 森俊憲著　主婦の友社　2016.1　64p　26cm　（主婦の友生活シリーズ）　750円　①978-4-07-403695-0

『DVDでよくわかる一生歩ける！「おしり」の鍛え方』 松尾タカシ著，前田慶明監修　池田書店　2016.11　95p　19cm　1320円　①978-4-262-16555-4

内容 大殿筋、腸腰筋、骨盤底筋を鍛えて転倒や骨折を予防！「止まったまま」の筋トレだから関節に負担がかからない。道具がいらないから、いつでもどこでもできる！ 10年後20年後も自分の足で歩くために！

運動効果―筋力向上

【解説】 筋力とは筋肉が発揮できる力の事です。筋力並びに筋肉の肥大は年齢に関係なく適切な生活・運動により向上が見込めます。そして、高齢者の筋力トレーニング効果は、若年者と同様にトレーニング初期の筋力増強は、筋肥大ではなく神経の影響によってもたらされます。そして、4～6週程度経過すると、神経要素に加えて筋肥大を伴う筋力増加が見られます。高齢者でも筋肥大による筋力増加が認められるものの、一般的に筋力トレーニングを実施した時の高齢者の筋肥大反応は若年者と比べると弱いとされており、その要因としては筋肉を構成するタンパク質の合成速度の遅さ、合成の仕方の違いが起こる事などが考えられています。また、筋力トレーニングが及ぼす効果として、骨密度の増加や有酸素運動能力の向上、転倒予防、抑うつ症状の軽減、食欲の増加、睡眠の改善なども含まれます。

（坂本宗樹）

おすすめ書籍

『へやトレ』 森俊憲著　主婦の友社　2011.8　95p　21cm　1300円　①978-4-07-279083-0

目次 1 自宅トレーニング＝へやトレ しなやかな体づくりへの近道という圧倒的な理由（自宅で

行う最大効率の筋トレ, 自宅をジムにするこれだけのメリット ほか), 2 シャープにデザインされた体をつくる へやトレ種目紹介(全24種目)(ハンズリフト, オルタネイトプッシュアップ ほか), 3 期間・目的別 へやトレ実践メニュー(その場で～6カ月)(マイペースで日々の変化を楽しもう！, 実感トライアル(男女兼用)(その場で) ほか), 4 へやトレQ&A体験者の実例公開(『へやトレ』Q&A, まずは1日30秒のアブアイソメトリック ほか)

内容 胸、背中、脚といった大きな筋肉を増強させることが代謝を上げる最短ルート。いつでも、どこでもできる、持続可能な人生を変える筋トレ。

『筋力トレーニングの時間短縮プログラム―最短時間で最大効果！』 石井直方著　マイナビ　2014.3　159p　21cm　1420円　①978-4-8399-5072-9

目次 1 短時間で最大の効果を上げる時短トレーニング, 2 胸の時短トレーニング, 3 肩・背中の時短トレーニング, 4 腕の時短トレーニング, 5 下半島の時短トレーニング, 6 お腹とふくらはぎの時短トレーニング, 7 時短のアイデア+α

内容 セット数より追い込み方だ！ 常識破りのメソッドが筋肉に効く!!筋力をもっと短い時間で効果的にアップさせる方法。

運動効果―パフォーマンス向上

【解説】 生涯スポーツや競技スポーツにおいて、技巧(パフォーマンス)を高める事はよりスポーツを楽しむための方法の一つです。たくさん技術練習をすることやハードなトレーニングをすることも必要な手段です。しかし、そのためには急激で速い重心の変化に対応し、体をコントロールする必要があります。体の反応を引き出すためには体幹の安定性を高める事への取り組みが大切です。これによりパワーやスピード、合理的かつ効率的な構えを作り出します。そしてパフォーマンスを上げ、怪我や慢性的な痛み、不調を防ぐことにつながります。また、パフォーマンス向上を考える上で、運動と同様に睡眠や栄養なども重要視されています。これらを上手く管理してトレーニングすることで、楽しんでスポーツが行えるようになるとかんがえられています。

(坂本宗樹)

おすすめ書籍

『スポーツを得意にする方法　3　スポーツってすごい！―スポーツの効果』 大澤清二監修　［東京］　教育画劇　2008.3　55p　27cm　2800円　①978-4-7746-0920-1, 978-4-7746-0917-1

目次 第1章 スポーツは体にいい？(骨を成長させ、じょうぶにする, 筋力やパワーをつける ほか), 第2章 スポーツは心や脳にいい？(脳や神経を発達させる, やる気をおこさせる ほか), 第3章 運動能力をフルに発揮するには(しっかり栄養をとろう, よい眠りを、じゅうぶんに ほか), 第4章 けがの予防と疲労回復(疲労とはどんなことか, 疲労を回復するには？ ほか)

『骨盤力―アスリートボディの取扱い説明書』 手塚一志著　ベースボール・マガジン社　2008.12　239p　21cm　2000円　①978-4-583-10135-4

目次 1章 骨盤に隠されたコントロールレバー, 2章 仕組まれし骨盤力―アスリートボディの設計図, 3章 クオ・メソッドで戦え！―自分自身の操縦法, 4章 片腕型クオ・メソッド―投げる骨盤力, 5章 両腕型クオ・メソッド―投げる骨盤力, 6章 脚型クオ・メソッド―走る骨盤力

内容 気鋭のパフォーマンスコーディネーターがたどりついた究極の身体操作術の全貌。

『ファンクショナルトレーニング―機能向上と障害予防のためのパフォーマンストレーニング』 中村千秋編, 渡部賢一, 鈴木岳, 北川雄一著　文光堂　2010.9　167p　26cm　〈他

言語標題：FUNCTIONAL TRAINING　索引あり〉　4500円　①978-4-8306-5157-1

『ランニング障害改善BOOK―走りながら痛みを改善する新メソッド』　鈴木清和監修　スタジオタッククリエイティブ　2012.10　167p　21cm　2400円　①978-4-88393-540-6

目次 第1章 ランニング障害の基礎知識（走ると、いつも同じ所が痛くなる方へ, ランニング障害は自分で治す, ランニング障害の誤解―RICE、トレーニング、フォーム、オーバーユース、年齢、走り込み等に関する誤解 ほか）, 第2章 正しいシューズの選び方（3タイプのシューズ―骨格力に匹敵するシューズ力, シューズは力の入力点, ランニングシューズの特徴 ほか）, 第3章 症状別改善プログラム（種子骨障害―母趾球の辺りの痛み, 足底筋膜炎―右足の裏の痛み, 外反母趾―親指の外側の痛み ほか）, セルフカルテの書き方

内容 "痛み"の要因（3つの根本原因）を解明＆改善。キネティックチェーン（運動連鎖）に働きかけるKCCランニングを紹介。タイプ別に、最適なシューズが分かる。

『また立てる・また歩ける寝たきりの人でもできる「足腰体操」―イラスト版』　黒澤尚著　講談社　2013.8　98p　21cm　（健康ライブラリー）　1200円　①978-4-06-259777-7

目次 1 状態を知り、目標を立てる（始める前に―あなたの運動機能をチェックする, 目指すところ―運動機能に合わせて目標を設定する）, 2 今日から始める「足腰体操」（足腰体操（基本体操―座っておこなう, ベッド体操―寝たままできる ほか））, 3 病気別の体操メニュー（関節や骨の病気―ひざや背骨の故障、骨粗鬆症がある人の体操, 廃用症候群―使わないところが動かなくなった人の体操 ほか）, 4 立てる・歩けるようになったら（家族や介助者へ―本人のやる気をさらに引き出す, 安全を確保する―転倒、骨折は状態を後戻りさせる ほか）

内容 ワイドで見やすい、ひと目でわかる。寝たきり予防にも効果大！ 最後まで自分の力で立ち、歩きたい。本人の動ける程度に合わせて目標設定、無理なくはじめる「足腰体操」保存版！

『動ける身体（からだ）を一瞬で手に入れる本―たった3つの動きで劇的に変わる』　中嶋輝彦著　青春出版社　2013.10　159p　20cm　1238円　①978-4-413-03896-6

目次 序章 「動ける身体」を一瞬でつくるロコムーブ・メソッドとは, 1章 なぜ、動物と違って現代人は、疲れやすく故障しやすいのか―誰も教えてくれなかった身体の回復作用, 2章 実践！ たった3つの動きで劇的に変わる―「フェニックス」「カンガルー」「チーター」, 3章 すべての身体能力アップのカギは、「広背筋」にあった―骨格と姿勢はここから正せた！, 4章 究極の動きで、さらに身体機能を高める―「ホースキック」, 5章 動きにキレがでるトレーニング、鈍くなるトレーニング―まず鍛えるべきは「屈筋」ではなく「伸筋」だった, 6章 身体が変われば、心が変わる！ 人生が変わる！―快情動を呼び起こす身体動作のしくみ

内容 眠っている「広背筋」を使うと、すべてが一変する。ムダなく効率よく身体を動かせば、疲れ・故障知らずになる。IT企業・大手生保で導入！ デキる人がやっている身体メソッド。

『イラストでわかる！ 介護がいらなくなる驚異のリハビリ』　山下哲司著　宝島社　2016.2　223p　21cm〈文献あり〉　1200円　①978-4-8002-5142-8

目次 第1章 自宅でできるリハビリ体操（リハビリ体操とは, 体操を始める前の注意点 ほか）, 第2章 リハビリにつなげる介助術（互いの負担を軽くしてリハビリにつなげる, リハビリ環境や介護者の身支度について ほか）, 第3章 パワーリハビリテーションとは（失われた身体感覚を取り戻す, パワーリハビリマシンの使い方 ほか）, 第4章 リハビリが介護を変える（ストップ！ 介護離職, 重度化を防げば離職は減少する ほか）

内容 デイサービスから生まれた、やさしく無理のない動き。座ったままの体操で体の機能が回復！ 自宅でできるリハビリ体操、全90種類。

『パフォーマンスを上げる！ DVD可動域ストレッチ＆トレーニング』　中里賢一監修　西東社　2016.5　127p　21cm　1300円　①978-4-7916-2454-6

目次 プロローグ アスリートの関節力を手に入れろ！, 1 肩関節の可動域を広げるストレッチ, 2 肩関節を安定させるトレーニング, 3 股関節の可動域を広げるストレッチ, 4 股関節を安定さ

せるトレーニング, 5 動作別関節&体幹トレーニング

内容 体幹だけではダメなんだ！ 一流アスリートをサポートしてきた中里流関節トレーニングの教科書。

『正しく歩けば不調が消える！ 1日300歩ウォーキング―新保式ボールウォーキングで健康寿命が10年延びる！』 新保泰秀著 日本文芸社 2016.6 229p 19cm〈文献あり〉 1300円 ①978-4-537-26145-5

目次 プロローグ「ピンピンコロリ」で寿命を全うしよう, 第1章 13万人の足の診断で判明！ 足首のゆがみが体の不調の原因だった, 第2章 あなたの歩き方では痛みも不調も消えない, 第3章 1日300歩正しく歩く新保式ボールウォーキングの始め方, 第4章 足から人生を楽しむ「健康6カ条」の極意, 第5章 歩き方が変われば人生が変わる！ 病気にならない靴の選び方

内容 からだの不調の原因は足首のゆがみだった！ 足のスペシャリストが教える、人生が変わる正しい歩き方。症状改善、ダイエット・美脚効果も！

『「関節力」トレーニング―運動パフォーマンス劇的アップ&故障予防 世界基準の体を作る！』 牧野講平著, ウイダートレーニングラボ監修 講談社 2016.7 127p 21cm 1300円 ①978-4-06-220112-4

目次 第1章 関節力とは何か？（関節力トレーニングを実践するアスリートたち, なぜ関節力が重要なのか？, 関節力トレーニングの目的, 関節が作る体のサンドイッチ構造, 関節力トレーニングの4つのメリット, 関節力トレーニングQ&A), 第2章 関節力トレーニング実践編（頸椎, 胸椎, 腰椎・骨盤, 肩関節・肩甲骨, 股関節, 足関節・足部), 第3章 スポーツ別トレーニングプログラム（テニス, ゴルフ, サッカー, ランニング, 自転車）

内容 筋トレでもない。体幹トレでもない。一流選手が続々と取り組む第3のトレーニングを本邦初公開！ トップアスリートが大切にするもっとも基本のトレーニング。初心者こそ、関節力！

『低糖質&抗酸化ランニングのすすめ―あなたの“走り”はまだまだ進化する！ 初心者にもオススメ！』 鏑木毅, 菊地恵観子著 実務教育出版 2016.11 132p 21cm〈文献あり〉 1300円 ①978-4-7889-1039-3

目次 1 ランナーのための新しい栄養学（6大栄養素と体内での役割, エネルギー（ATP）が生み出される仕組み ほか), 2「低糖生活」で走るためのカラダを作る（まずは自分のタイプを知ろう, 1日の糖質摂取量を決める ほか), 3 脂肪エネルギーを使って走るためのトレーニング（「かけ算的トレーニング」で脂肪も燃える, ながらストレッチ ほか), 4「抗酸化生活」でいつまでも走り続ける（運動と老化の関係, 酸化ストレスが高まる要因と予防法 ほか）

内容「速く」「軽やかに」「ずっと」走れるカラダを作る。マラソン初心者、限界を越えたい中級者にも必ず役に立つ。これからのランニングの新常識！

生活管理—行動科学的理論

【解説】 行動科学とは、人間の行動を科学的に研究し、その法則性を解明しようとする学問です。人間がどのように生活することで目標を持てるようになるのか、またその目標に向かって行動できるようなるのかを追求します。行動科学は健康寿命の延伸等を実現するために国を上げて健康作りに取り組んでいる中で、重要視されている考え方です。運動を継続的に行っていけるよう支援していく上で、行動変容理論という考え方があります。人々が「健康に良い行動を自らの意志で継続して行うようになる」という行動変容を促すことを目標にしています。そして習慣的行動の変容過程をよくあらわしたものとして、トランスセオレティカルモデルがあります。運動行動変容の段階は、前熟考期、熟考期、準備期、実行期、および維持期の5つの課程に分類されるというものです。いかにして熟考期から準備期に意志を促していけるか、それが肝要となってきます。

（坂本宗樹）

おすすめ書籍

『医療・保健スタッフのための健康行動理論実践編—生活習慣病の予防と治療のために』 松本千明著　医歯薬出版　2002.12　84p　26cm　1800円　①4-263-23393-X

『身体活動の増強および運動継続のための行動変容マニュアル—行動変容実践編：プログラム28・トピックス22』 竹中晃二編, 日本体育協会監修　ブックハウス・エイチディ　2005.6　149p　26cm　2500円　①4-938335-17-4

『行動科学を活かした身体活動・運動支援—活動的なライフスタイルへの動機付け』 ベス H.マーカス, リーアン H.フォーサイス著, 下光輝一, 中村好男, 岡浩一朗監訳　大修館書店　2006.9　224p　21cm〈文献あり〉　2000円　①4-469-26596-9

目次 第1部 行動変容ステージモデルの理論的背景（身体活動介入について, 行動変容ステージモデル, 他の心理学理論やモデルを統合する, 身体活動の媒介変数について学ぶ, 身体活動の媒介変数を評価・測定する, 行動変容ステージモデルを用いた身体活動介入の成功例）, 第2部 行動変容ステージモデルを応用した介入（身体活動パターンと体力の評価, 行動変容ステージモデルを個人カウンセリングに用いる, 行動変容ステージモデルをグループ・カウンセリングのプログラムに用いる, 行動変容ステージモデルを職域プログラムに用いる, 行動変容ステージモデルを地域型のプログラムに用いる）

内容 健康づくりに携わる方、必読!!行動科学に基づいたすぐに使える実用的な手段、アイデア、方法がいっぱいつまった1冊。

『保健指導・患者指導のための行動変容実践アドバイス50』 松本千明著　医歯薬出版　2009.6　116p　21cm〈索引あり〉　1800円　①978-4-263-23528-7

目次 1 総論（「やる気」を引き出す考え方の基本, 生活習慣を変えるということは？　ほか）, 2 対象者とその関係について（指導は対象者との関係性, 対象者の視点で考える ほか）, 3 コミュニケーションについて（コミュニケーション・スキルも重要, コミュニケーションの3つの技術 ほか）, 4 実践場面（喫煙者のAさんに禁煙を勧める場合, 喫煙者のBさんに禁煙を勧める場合 ほか）, 5 まとめ

生活管理—食事

【解説】スポーツ選手は毎日のトレーニングにより、普段運動しない人に比べ格段にエネルギーや各栄養素の必要量が増します。一方で、年齢や性別、体格、運動強度などさまざまな要因によって必要なエネルギー及び栄養素量は異なります。そのため、どのようなことを達成したいかという掲げる目標や運動量に見合った食事の「量」と「質」を定めることが必要となります。

スポーツ選手の食事の基本スタイルとは、主食である炭水化物、主菜でたんぱく質・脂質を、副菜や汁物でビタミンやミネラルを、果物でビタミン、乳製品でたんぱく質やカルシウムを摂取することです。

また、トレーニングや競技開始までの時間を考慮した食事の仕方も重要で、日々のトレーニングの成果を十分に発揮するためには、最適な食事を追求し、ベストコンディションが作れることが大切です。

（坂本宗樹）

おすすめ書籍

『基礎から学ぶ！ スポーツ栄養学』 鈴木志保子著　ベースボール・マガジン社　2008.5　191p　21cm　1600円　①978-4-583-10069-2

目次 第1章 栄養素と食品の基礎知識, 第2章 身体のしくみ, 第3章 エネルギー代謝, 第4章 コンディショニングのための栄養, 第5章 競技力向上のための栄養, 第6章 世代別に見るスポーツ栄養の考え方と栄養サポートとのかかわり方

内容 進化するカラダは、何をどう食べるかで決まる！ パフォーマンス向上に欠かせないスポーツ栄養学の基礎知識を、指導経験豊富な著者が完全網羅。スポーツ愛好者はもちろん、トップアスリートまで満足できるスポーツ栄養学の決定版。

『スポーツの栄養学—トレーニング効果を高める食事』 藤井久雄編著, 鈴木省三, 亀井明子, 村上太郎, 高戸良之, 富松理恵子著　アイ・ケイコーポレーション　2010.3　108p　26cm　2000円　①978-4-87492-281-1

目次 基礎編 スポーツ選手の栄養管理を実践する前に（トレーニングについての基礎知識, スポーツ栄養についての基礎知識）, 実践編：トレーニング効果を高める栄養・食事（スポーツ選手の栄養管理）

『健康づくりと競技力向上のためのスポーツ栄養マネジメント』 鈴木志保子著　日本医療企画　2011.1　191p　21cm　2200円　①978-4-89041-973-9

目次 1 スポーツ栄養マネジメントとは, 2 スポーツ栄養マネジメントの実践, 3 栄養補給, 4 栄養教育, 5 スタッフ連携, 6 栄養サポートのポイント, 7 ケーススタディ, 8 スポーツ栄養士の現状と未来

内容「食」に関わるすべてをマネジメントし、健康増進と競技力向上を強力サポート。アスリートの栄養管理/特定保健指導/学校/健康増進/リハビリテーションの場で国民の健康を支えるスペシャリスト。著者の豊富な指導経験から生まれたノウハウを大公開。

『JISS国立スポーツ科学センターのアスリートレシピ—日本のトップアスリートを支えるバランスごはん115』 国立スポーツ科学センター著　主婦と生活社　2012.5　95p　26cm〈索引あり〉　1143円　①978-4-391-14160-3

目次 1 バランスよくしっかり食べる！ アスリートの毎日ごはん（トップアスリートも私たちも食事も考え方は同じ！「主食、主菜、副菜、乳製品、果物をバランスよく！」が基本です, 3食

とること！ が基本です アスリートの朝ごはんとお弁当), 2 体に役立つ！ 目的別の簡単おかず(減量したいときの低エネルギーおかず, 増量したいときの高エネルギーおかず, 鉄をしっかり。貧血予防のおかず, 早めにリカバリー。疲労回復のおかず, 簡単！ 手間いらずの主食とおかず)

内容 あらゆるスポーツの "日本代表"をサポートする唯一の機関 "JISS"のオフィシャル・レシピ "アスリートのわいわいレシピ"が本になりました。

『アスリートのためのスポーツ栄養学―最新版 栄養の基本と食事計画』 柳沢香絵監修 学研パブリッシング 2014.12 191p 21cm (GAKKEN SPORTS BOOKS)〈文献あり 発売：学研マーケティング〉 1400円 ①978-4-05-800414-2

目次 1 アスリートが知っておきたい栄養素の基本, 2 「強いからだ」をつくる食事の基礎知識, 3 試合に向けた食事計画―ベストコンディションを目指す, 4 競技力向上のための食事計画―競技別/世代別, 5 強くなるための目的別食事計画, 6 データでわかるからだをつくる食品の栄養素

内容 ジュニアから成人・シニアまで。スポーツ愛好者からトップアスリートまで。パフォーマンス向上に欠かせないスポーツ栄養学の知識がつまった1冊！

『スポーツ・運動栄養学』 加藤秀夫, 中坊幸弘, 中村亜紀編 第3版 講談社 2015.1 165p 26cm (栄養科学シリーズNEXT)〈文献あり 索引あり〉 2600円 ①978-4-06-155383-5

目次 1 スポーツ・運動と栄養の基本, 2 スポーツ・運動栄養と体のリズム, 3 スポーツ・運動における栄養素の働き, 4 ウエイトコントロールと食事, 5 トレーニング期、試合期、休養期の栄養管理, 6 運動種目別の栄養管理：最大限のパワーを発揮するために、いつ何を食べるか, 7 ジュニア期、シニア期のスポーツ・運動栄養, 8 運動種目別の栄養管理と献立

生活管理―ストレッチ

【解説】 筋肉の柔軟性が低下すると、骨関節や筋や腱に負担がかかりやすくなり、筋の疲労や関節の痛みなどの問題を引き起こす可能性が高まります。そのためストレッチにより柔軟性を高めることは健康的な日常生活を過ごす上で大切です。

身体を動かす際、筋肉は収縮(力を入れて縮める)と弛緩(力を抜いて緩める)を繰り返します。しかし、同じ身体の動かし方を通じて一定の部位に負荷を掛け続けると、その部位の筋肉は、弾力性を失った硬くこわばった状態になります。そうなってしまった筋肉は、その筋肉内及び周囲の血管を圧迫してしまい、血管の流れが悪くなった結果として老廃物が溜まりやすく、筋肉の疲労が起こりやすくかつ疲労が取れにくくなります。

運動前のストレッチ(動的ストレッチング)は、身体の柔軟性を高め、体を動かしやすくします。また、運動後のストレッチ(静的ストレッチング)は、硬くなった筋肉をほぐし、血液循環を改善・促進し、酸素や栄養を十分に筋肉にいきわたらせ、疲労物質を除去し、疲労回復を促します。

(坂本宗樹)

おすすめ書籍

『症状別パートナーストレッチ―体が硬い人でも無理なく伸びる！』 川合利幸著 主婦の友社 2011.3 127p 21cm (セレクトbooks) 1300円 ①978-4-07-276854-9

目次 1 パートナーストレッチの効果, 2 パートナーストレッチ―準備編, 3 体のしくみと部位別パートナーストレッチ, 4 症状別パートナーストレッチ, 5 目的別パートナーストレッチ, 6 健康維持のためのパートナーストレッチ

内容 パートナーストレッチは、自分自身で姿勢を保持したり、力を入れたりする必要がないため、精神的にもリラックスでき、一人では伸ばせない部分をよく伸ばすことができます。人から

ストレッチを受けるという感覚がマッサージを受けるような心地よさに匹敵し、リラクゼーション効果も絶大！ 疲労回復効果も一人で行うストレッチ以上です。本書は、そんなパートナーストレッチの基本的なメニューを揃えました。体の悩みや気になる部分に合わせて行えるよう症状別、部位別に解説しています。気持ちのいいパートナーストレッチで、体の悩みを解消してください。

『パートナー・ストレッチ―1人では伸ばしきれない筋肉を効率よく伸ばす』 坂詰真二著 カンゼン 2016.3 143p 21cm 1600円 ①978-4-86255-340-9

目次 第1章 パートナー・ストレッチって何？（パートナー・ストレッチ7つの効果, Q&Aで「パートナー・ストレッチ」をより深く知ろう！, 全身筋肉MAP 伸ばすトコロを確認しよう！, 施術のポイント）, 第2章 まずは自分の柔軟性を知ろう！ 部位別・柔軟性チェック, 第3章 基本のパートナー・ストレッチ（座った状態でのパートナー・ストレッチ15種, 寝た状態でのパートナー・ストレッチ15種）, 第4章 目的別パートナー・ストレッチ（"疲労・痛み"に効く, "姿勢・体型"の改善, "健康"のために, "スポーツ"に効果あり）

内容 肩こりにならない！ 首の疲れが取れる！ 腰痛を改善！「座った状態」「寝た状態」「目的別」全48種のメニューで体が変わる！ 2人でするから、自分ではできない "方向"へ伸ばせる、"強さ"で伸ばせる。

『体が硬い人のためのやわらかストレッチ―血管も筋肉も10歳若返る！ 脂肪燃焼 ひざ痛 腰痛 首・肩のこり』 石井直方監修 主婦の友社 2016.4 127p 21cm （実用No.1）〈「中高年のためのやわらか筋トレ&ストレッチ」（2013年刊）の改題、改訂版〉 1200円 ①978-4-07-414960-5

目次 1章 60歳からでもできるやわらかストレッチ&筋トレのコツ, 2章 腰の痛みをほぐし、体のゆがみを取るには体の後ろ・下半身のストレッチ&筋トレが効果的, 3章 体のゆがみを取って全身を引き締めるには体の前後・下半身・体幹のやわらかストレッチ&筋トレが効く, 4章 足腰を大きく動かして、確実に全身が若返る 太もも・腰・体幹のやわらかストレッチ&筋トレが効く, 5章 関節の痛みやこりなどの不快症状を改善 "じっとしたまま筋トレ"が効く

内容 1日10分の積み重ねが体を大きく変える！ やわらかストレッチは、筋肉を柔軟にしたり関節の可動域を広げたりすることができる筋肉ストレッチ。体が硬いと悩んでいる人でも簡単にできて、効果の高い動きを厳選した。

『自分でできる！ 筋膜リリースパーフェクトガイド―筋膜博士が教える決定版』 竹井仁著 自由国民社 2016.6 205p 21cm 1400円 ①978-4-426-12086-3

目次 「筋膜」って何？, まずはウォーミングアップ, 全身の筋膜リリース, ねこ背治し筋膜リリース, バストアップ筋膜リリース, ストレートネック治し筋膜リリース, 首と肩まわりの筋膜リリース, 顔の筋膜リリース, 理想的な骨盤の傾きを取り戻す筋膜リリース, 理想的な骨盤の高さを取り戻す筋膜リリース〔ほか〕

内容 カラダのあらゆる痛み・こりを根治！ 美容にも！「ためしてガッテン」「世界一受けたい授業」などTVでも大人気のスーパードクターが自宅でできる筋膜リリース法をついに全公開！ あなたのカラダが、驚くほどよみがえります！ 1冊でOK。

外傷—応急処置—基礎知識

【解説】 スポーツ外傷とは受傷機転が明らかで1回の衝撃で起こるものです。足首の捻挫、骨折、打撲などが挙げられます。これに対し、スポーツ障害とははっきりとした原因が思い当たらないのに、一定の場所が痛んだりしたものをいい、繰り返しストレスが加わって起こるものや、使い過ぎによって起こるものです。疲労骨折、足底腱膜炎、テニス肘などが挙げられます。これらの応急処置として、RICE（ライス）の法則という身体が傷害を負った際に早急に行うべき対応があります。これは医療機関を受診する前に可能な限り受傷現場で行う処置になります。

【RICE（ライス）の法則】 Rは「Rest」（安静）、Iは「Icing」（冷却）、Cは「Compression」（圧迫）、Eは「Elevation」（挙上—持ち上げておく）の頭文字をとったものです。外傷直後に適切な処置が行われことで治癒が促進されます。

（坂本宗樹）

おすすめ書籍

『実戦スポーツケア—スポーツ傷・障害の応急処置とリハビリの基本』 中山明善, 荻田剛志著　山海堂　2003.4　231p　21cm　（からだ読本シリーズ）　1700円　①4-381-10469-2

目次 外傷の応急処置のイ・ロ・ハ, 頚部の傷・障害とケア, 肩部の傷・障害とケア, 肘部の傷・障害とケア, 手部の傷・障害とケア, 腰部の傷・障害とケア, 股関節部の傷・障害とケア, 大腿部の傷・障害とケア, 膝部の傷・障害とケア, 下腿足部の傷・障害とケア

内容 この本では、スポーツで起こる傷・障害について、頚部、肩部、肘部、手部、腰部、股関節部、大腿部、膝部、下腿足部の9つの部位に分けて解説しています。それぞれの部位の機能としくみについて図解で説明したうえで、起こりやすい傷・障害をピックアップし、「症状と診断」→「治療法」の順に解説しているので、自分のケガの状態が理解しやすく、かつ実用的です。

『スポーツファーストエイドマニュアル—ケガの応急処置から蘇生法の実際』 太田祥一編著　文光堂　2007.10　241p　26cm〈執筆：太田祥一ほか　文献あり〉　4000円　①978-4-8306-5149-6

目次 1 一次救命処置, 2 知っておきたい基礎知識, 3 スポーツで起こりやすい病態, 4 小児のスポーツ・学校体育, 5 中高齢者のスポーツ, 6 スポーツにおける安全医事管理, 付録 フローチャート

『基礎から学ぶ！ スポーツ救急医学』 輿水健治著　ベースボール・マガジン社　2009.12　176p　21cm〈文献あり〉　1600円　①978-4-583-10213-9

目次 第1章 知っておきたい基礎知識（身体の解剖と生理, 創傷処置, BLS（一次救命処置）ほか）, 第2章 事故防止と救護体制（事故防止, 救護体制）, 第3章 スポーツに関連した外傷・疾病（突然死, 心臓震盪, 熱中症 ほか）

内容 AED（自動体外式除細動器）の使い方、CPR（人工呼吸+胸骨圧迫）のやり方がわかる！ スポーツ選手、指導者、トレーナー、保護者のためのスポーツ救急医学の決定版。安全なスポーツ環境づくりと応急処置の“意識”と“知識”が身につく1冊です。

外傷—応急処置—テーピング

【解説】テーピングは、主にスポーツ選手が傷害の予防や再発防止、傷害をした際に関節等を固定・保護し症状や痛みの悪化を最小限に抑えることを目的にテープを巻くことをいいます。捻挫や骨折などにおいて、医療機関を受診するまでの応急処置としてよく実施されます。

スポーツテーピングは、足関節や指、手首などの関節に巻いて傷害を受けやすい部位を保護・補強して、極力関節の動きを制限します。しかし、固定が強固になるとスポーツ自体の妨げになるので、妨げにならない程度にする必要があり、やり方は少々コツが必要です。また、傷害後治癒軽快してきても、スポーツをする際どうしても再発に対する不安が残ることがあります。それを気にしながらだとプレーに集中できず、十分に能力を発揮することがしにくくなります。これに対しテーピングを行うことで安心感が得られ、集中してスポーツをすることができます。テーピングにはこの様な効用もあります。

（坂本宗樹）

おすすめ書籍

『ひとりでうまく巻けるテーピング・メソッド』 曽我武史監修　高橋書店　2005.5　191p　21cm〈他言語標題：Taping method〉　1100円　①4-471-14391-3

目次 第1章 テーピングの役割と基本, 第2章 部位別対処法 足部（足指・かかと・足首・アキレス腱）, 第3章 部位別対処法 脚部（ひざ・ふくらはぎ・太もも）, 第4章 部位別対処法 腕部（指・手首・ひじ）, 第5章 部位別対処法 体幹部（肩・胸・腰）

『基本のスポーツテーピング』 主婦の友社編, ニチバン株式会社監修　主婦の友社　2010.4　159p　21cm　（セレクトbooks）〈索引あり〉　1600円　①978-4-07-271288-7

目次 1 テーピングの基礎知識（テーピングの考え方と目的, テーピングテープの種類と特徴 ほか）, 2 足首・足の裏・足の指（足首, 足の裏 ほか）, 3 アキレス腱・すね・ふくらはぎ・ひざ・ふともも（アキレス腱, すね ほか）, 4 腰・肩・腕・ひじ（腰, 肩 ほか）, 5 手首・指（手首, 指）

内容 正しい巻き方がひとめでわかる。もも、ひざ、突き指。体の各部の故障に対応。

『テーピングの基本』 芥田晃志著, 西田栄子編　枻出版社　2012.6　125p　19cm　（PEAKS BOOKS—OUTDOOR POCKET MANUAL）〈索引あり〉　950円　①978-4-7779-2308-3

目次 1 体の基礎知識（全身, 腕・肩周り・太もも, 太もも～足首）, 2 実践編→上半身（ヒジ内側, ヒジ外側, ヒジ真ん中 ほか）, 3 実践編→下半身（股関節（側面, 前面）, ハムストリングス上方, ハムストリングス真ん中～ヒザ裏 ほか）, 4 実践編→応用編（ヒザ内側（鵞足炎）の強化, ヒザ外側（腸脛靱帯）, 足首（横ブレ防止） ほか）, 5 アスリートたちが語る実践テーピング（鏑木毅, 西加南子, 望月将悟）

内容 1、2、3ステップ、これだけで変わる。ケガ対策、パフォーマンスアップの“コツ”が満載。効果抜群の簡単テーピング。

『キネシオテーピング　スポーツ編　スポーツ障害も「貼るだけ」で改善』 キネシオテーピング協会編　創芸社　2012.8　183p　21cm〈他言語標題：KINESIO TAPING THE SPORTS〉　1800円　①978-4-88144-163-3

目次 第1章 キネシオテーピング入門, 第2章 基本編 部位別テーピング（頭部～首の傷害, 腕・肘・手首の障害, 肩・胸・腰の障害 ほか）, 第3章 応用編 スポーツ別テーピング（サッカー, 野球, バスケットボール ほか）, 第4章 よりよいキネシオテーピングのために（他の障害予防とキネシオテーピング, キネシオテーピングQ&A, 使用者の声）

内容 痛み改善&パフォーマンスUP。薬を使わず、「貼るだけ」であなたのスポーツ障害を解決。キネシオテーピングマニュアルの決定版が、ついに発売。

『テーピングの新しい教科書—正しく効果的に巻ける！』 石山修盟著　日本文芸社　2015.10　207p　21cm〈他言語標題：The Best Use Textbook of Taping New　「テーピングの教科書」(2011年刊) の改題、加筆・訂正、再編集〉　1200円　①978-4-537-21317-1

目次 1 テーピングの基本 (アンカーテープ, サポートテープ ほか), 2 足首・足部 (足首の構造, 足部の構造 ほか), 3 脚部 (ヒザの構造, ふくらはぎの構造 ほか), 4 体幹部 "腰・胸・首・肩" (腰の構造, 胸の構造 ほか), 5 腕部 (ヒジの構造, 手首と指の構造)

内容 部位別・症状別に効果的な巻き方を基本からやさしく解説！ ケガの予防から応用まで、ひとりでもうまく巻けるコツやポイントを紹介！

『伸びるテープと伸びないテープを使った最新スポーツテーピング—競技・目的別プロアスリートの実践テクニック！』 ニチバン株式会社, 野田哲由監修　第2版　マイナビ　2015.10　191p　21cm〈初版：毎日コミュニケーションズ 2011年刊〉　1400円　①978-4-8399-5739-1

目次 1 テーピングの基礎知識 (テーピングの目的—ケガを予防し再発を防止する, テーピングの効果—関節の可動域を制限し各部位を補強, テープの種類と特徴—目的や症状に応じて使い分ける ほか), 2 テーピングの基本の巻き方 (アンダーラップ, アンカー, スターアップ ほか), 3 目的別テーピング方法 (足首, 足部, ふくらはぎ ほか)

内容 基本の巻き方から、新しい簡易型の応用テクニックまで…。ケガの再発を抑え、応急処置にもすばやく対応！

『現場ですぐ巻ける！ 即効テーピング事典』 並木磨去光監修　学研プラス　2015.12　175p　19cm　(GAKKEN SPORTS BOOKS)〈「プロが教える！ 正しく巻ける！ 即効テーピング」(学研パブリッシング 2013年刊) の改題、加筆、再編集　索引あり〉　1000円　①978-4-05-800573-6

目次 準備編 テーピングの基礎, 第1章 基本の巻き方, 第2章 足のテーピング, 第3章 脚部のテーピング, 第4章 腕・肩のテーピング, 第5章 体幹部のテーピング

内容 足・つま先・かかと・もも・ひじ・肩…全部位テーピング68。

『図解スポーツ傷害とリハビリ治療のためのテーピング技術』 Anne Keil著, 伊藤和憲監訳, 浅井福太郎訳　緑書房　2016.9　205p　26cm〈文献あり 索引あり〉　4800円　①978-4-89531-272-1

外傷—応急処置—アイシング

【解説】 日常生活やスポーツの現場で怪我をした場合に行われる処置としてアイシング (冷却) があります。アイシングの効果としては ①血管を収縮させ、循環血液量を少なくすることで患部の腫れや痛みを抑える ②患部の代謝を低下させて炎症由来のダメージを少なくする ③痛みの神経に作用し、痛みを鈍くする、があります。

アイシングの方法としては、ビニール袋に氷を入れて空気をしっかり抜いたアイスパックを患部に当てたり、氷嚢に氷をいれて患部に当てるのが一般的です。冷やす際は凍傷などをつくらないよう、アンダーラップやタオルなどを間に入れて皮膚に直接密着させない配慮が必要です。

(坂本宗樹)

おすすめ書籍

『スポーツアイシング』 山本利春, 吉永孝徳著　大修館書店　2001.5　101p　24cm〈他言語標題：Sport icing〉 1800円　①4-469-26464-4

目次 第1章 アイシングとは何か（アイシングとは、つまり冷やすこと, 応急処置のエース, アイシングは万能選手 ほか）, 第2章 アイシングの科学（アイシングの生理学, 氷の持つ優れた能力—他の冷却用具との比較）, 第3章 アイシングの実際（アイシングに必要な道具, RICEの基本 ほか）

内容 氷で冷やすと、なぜ痛みを除去し、筋肉・関節の損傷を抑えるのか、さらには、競技力の向上にも貢献するのか。その理論的裏づけと実際を紹介。競技者やスポーツ指導者だけでなく、腰痛や膝痛に悩む一般の人にも福音の書。

『スポーツ・アイシング—競技別部位別』 吉永孝徳著　ナツメ社　2002.11　215p　21cm〈他言語標題：Icing cryotherapy〉 1400円　①4-8163-3350-9

目次 1 アイシングの基礎知識（トップアスリートからシニアまで、多くの競技者が活用するアイシング, コンディショニングと応急処置とリハビリテーションに効果的 ほか）, 2 アイシングの手順と方法（手指, 手首 ほか）, 3 アイシングによるコンディショニング（スポーツ別・アイシングによるコンディショニング, 慢性痛のコンディショニング ほか）, 4 アイシングによる応急処置とリハビリテーション（スポーツ傷害の応急処置, RICE（ライス）処置の手順 ほか）, APPENDIX（日常生活とアイシング, 主要筋肉図 ほか）

内容 本書では、アイシングの理論を、できるだけ易しく解説するとともに、その方法を連続写真で詳しく紹介した。

外傷—応急処置—診察

【解説】 打撲や捻挫、肉離れ、骨折などの痛みを有する外傷で整形外科を受診しますが、来院時に応急処置が行われているケースが少ないようです。受傷後数日たって腫れや痛みが引かないことで来院される場合、処置なしではこの期間に出血や腫脹が増強します。もし初期の処置が適切に行われていれば治癒に時間がかからない外傷も、処置せず放置しておくことによって、炎症が治まるのに時間を要し、治癒が遅れます。外出血の場合、受診が割合早めにされる場合が多いようですが、内出血でも外傷を負った組織は損傷しています。速やかに処置して治癒を早めましょう。外傷がある場合は、自己判断せず早めに受診する心構えと、外傷を長引かせない処置について理解を図っておきたいところです。

（坂本宗樹）

おすすめ書籍

『プロが教えるスポーツ選手の応急手当—リハビリ＆予防まで』 三宅公利著　大泉書店　2003.8　173p　21cm　（012 sports）〈背のタイトル：スポーツ選手の応急手当〉 1000円　①4-278-04682-0

目次 1 応急手当ての基本—RICE処置（ケガが発生したら, RICE処置とは？）, 2 傷害別の応急手当てとリハビリテーション—症状・処置・経過（捻挫, 打撲（打ち身）, 骨折 ほか）, 3 トレーナーのもうひとつの仕事—運動中やその前後に（観察と予知, リハビリテーション・トレーニング）

内容 本書は、サッカーや野球、陸上競技などのトップアスリートをフィールドやロッカールームで支え続けてきた著者の知識と経験・技術がぎっしりと盛り込まれたファーストエイド・バイブルである。必要に応じて予防の方法や、リハビリトレーニング法を紹介、再発防止のための智恵も随所にちりばめられている。

『ケガをしたときのスポーツ医へのかかり方』 日本整形外科学会編　改訂第2版　［東京］ 日本整形外科学会　2005.8　181p　21cm〈東京 ブックハウス・エイチディ（製作・発売）〉 1250円　①4-938335-19-0

『迷ったときのかかりつけ医広島　2　整形外科・リハビリ、首・肩、腰・膝、手・足、脊椎・脊髄、骨折・外傷、スポーツ障害』 医療評価ガイド編集部編著　広島　南々社　2017.9.10　356p　21cm　（かかりつけ医シリーズ）　1400円　①978-4-86489-068-7

内容 予防から早期発見・治療まで。この1冊で良いかかりつけ医がわかる。医者が選んだ頼れる24施設。

外傷―リハビリテーション

【解説】 スポーツでは、適切に練習やトレーニングを行うことで、パフォーマンスの向上が得られます。しかし、トレーニングの仕方を間違えるとスポーツ外傷やスポーツ障害に陥る可能性があります。これを回避するために、体の構造や運動時の体の使い方など正しい理解をもつことが重要です。また、外傷や障害を起こしてしまった場合、手術の有無にかかわらず身体の部位毎に適切なリハビリテーションの仕方があることを理解しておきましょう。理学療法士や作業療法士と共にそれに則り、早期にスポーツへの復帰ができるように取り組むことが大切です。

（坂本宗樹）

おすすめ書籍

『スポーツ外傷・障害に対する術後のリハビリテーション』 内山英司, 岩噌弘志監修, 園部俊晴, 今屋健, 勝木秀治筆　改訂版　川崎　運動と医学の出版社　2013.11　421p　26cm　6200円　①978-4-904862-08-7

目次 第1部 術後リハビリの原則（可動域ex.における術後リハビリの原則, 筋力ex.における術後リハビリの原則, 荷重ex.における術後リハビリの原則, スキルアップ講座 適正な加重動作を獲得するために…）, 第2部 上肢・体幹（肩関節疾患, 肘関節疾患, 体幹疾患）, 第3部 下肢（膝関節疾患, 下腿疾患, 足関節・足部疾患）

『スポーツ傷害とリハビリテーション―“重症度”と“時間経過”に応じたリハビリ・プログラム40』 小山郁著　体育とスポーツ出版社　2013.12　191p　21cm〈文献あり〉 1800円　①978-4-88458-262-3

目次 第1章 リハビリテーションの基礎知識（リハビリテーションとは何か？ , 外傷・障害の基礎知識, 応急処置の基本「RICE」）, 第2章 部位別スポーツ外傷・障害とリハビリテーション（頭部, 頚部, 肩 ほか）, 第3章 各スポーツで起こりやすい外傷・障害（野球, サッカー, バスケットボール ほか）

内容 部位別・病態別に「その部位の構造」→「専門医受診の目安」→「症状と診断」→「治療・予防とリハビリテーション」の順に整理して解説。単なるメニューの羅列でなく、ケガの重症度を考慮したうえで「どの時期に何をすればいいのか」を回復状況に応じて提示。「ストレッチング」→「軽い筋力訓練＝アイソメトリックス」→「抵抗を加えた筋力訓練＝レジスタンス・トレーニング」の順にイラストで解説。

『新スポーツ外傷・障害とリハビリテーション―イラストでわかるリハビリテーション』 魚住廣信著　第2版　ナップ　2013.12　230p　21cm　2000円　①978-4-905168-27-0

目次 第1章 スポーツ外傷・障害の発生と予防(スポーツトレーナー概論, スポーツ外傷・障害の基本的処置, スポーツ外傷・障害の発生メカニズム ほか), 第2章 部位別障害とリハビリテーション(足部の障害とリハビリテーション, 足首の障害とリハビリテーション, 下腿部の障害とリハビリテーション ほか), 第3章 スポーツ障害の予防と対策(暑熱の障害と対策, オーバーユースとオーバートレーニング, 投球障害とその予防 ほか), 第4章 リハビリテーションプログラム, 付録 テーピング

『アスレティックケア―リハビリテーションとコンディショニング』 小山貴之編著　ナップ　2016.5　250p　26cm〈他言語標題：ATHLETIC CARE　文献あり 索引あり〉 3200円　①978-4-905168-43-0

外傷―手術

【解説】 身体部位毎に種々な手術法があります。その中でも関節鏡視下手術は、低侵襲性(身体への負担が少ない)手術として、上下肢や脊椎にまで手術の適応範囲が拡大されています。安全でかつ良好な手術が成されるために注意するポイントを治療を受ける側が知っておくと、手術後の経過やリハビリの仕方が理解出来、良好な治療経過へ至るために自分自身が何をすべきかを知ることにつながります。

(坂本宗樹)

おすすめ書籍

『整形外科臨床パサージュ―運動器専門医の外来診療と保存療法のために　7　下肢のスポーツ外傷と障害』 中村耕三総編集　宗田大専門編集　中山書店　2011.3　372p　26cm〈他言語標題：Passage series for specialists of clinical orthopaedics〉 12000円　①978-4-521-73217-6

目次 1 下肢のスポーツ外傷と障害の病歴・身体所見(骨盤・股関節部のスポーツ外傷と障害, 膝部のスポーツ外傷と障害 ほか), 2 下肢のスポーツ外傷と障害の画像診断・補助診断・評価法(検査法の流れ, X線、CTでみる ほか), 3 下肢のスポーツ外傷と障害の鑑別診断の進め方(骨盤・大腿部, 膝 ほか), 4 治療方針の決め方、治療の進め方(骨盤・大腿, 膝部 ほか), 5 主な疾患の診療の進め方(スポーツ選手の鼠径部痛, スポーツ選手の股関節障害 ほか)

『整形外科最小侵襲手術ジャーナル(J MIOS)　69　スポーツ外傷・障害に対する低侵襲治療の最前線』 熊井司編　全日本病院出版会　2013.12　100p　26cm　3132円　①978-4-88117-762-4

目次 スポーツ外傷・障害に対するヒアルロン酸局所注入療法の適応と実際, スポーツ外傷・障害に対する多血小板血漿(PRP)治療の適応と実際, スポーツ外傷・障害に対する体外衝撃波治療の適応と実際, スポーツ外傷・障害に対する高気圧酸素治療の適応と実際, スポーツ外傷・障害に対する理学療法の効果, スポーツ外傷・障害に対する物理療法の実際, スポーツ選手の腰痛に対する低侵襲治療, 野球肘に対する低侵襲治療, 投球障害肩に対する低侵襲治療, スポーツ選手の膝半月板損傷に対する低侵襲治療

事項名索引

【 あ 】

アクア →腰の障害—運動療法 …… 12
朝のこわばり →関節リウマチ・膠原病—基礎知識 …… 35
足を引きずる →脳卒中—基礎知識—予防 …… 50
足の壊死 →大血管障害—PAD（末梢動脈疾患）…… 167
アダプテッド・スポーツ →運動対象—障害者（知的・身体）…… 284
アテローム →血管疾患—基礎知識 …… 99
アミノ酸 →ロコモティブシンドローム—栄養 …… 42
アミロイドβ →予防運動 …… 208
アルコールの過剰摂取 →脳卒中—基礎知識—予防 …… 50
アルツハイマー型認知症 →基礎知識 …… 203
アルツハイマー病 →軽度認知障害（MCI）…… 207
α-グルコシダーゼ阻害薬 →治療—薬物療法—経口血糖降下薬 …… 154
アンジオテンシン変換酵素阻害剤 →心不全—治療法—薬物療法 …… 105
安定狭心症 →虚血性心疾患—狭心症 …… 97
息切れ
→生活管理—精神心理 …… 115
→リハビリテーション—基礎知識—運動療法 …… 136
→リハビリテーション—基礎知識—筋力増強運動 …… 139
→生活管理—体重管理—肥満対策 …… 141
意識障害 →咳—気管支喘息—概要 …… 127
一次検診 →予防—健診、検診 …… 199
1段2足方式 →膝の障害—生活管理 …… 28
一過性脳虚血発作（TIA） →大血管障害—脳血管疾患 …… 166
イー（電子）スポーツ →運動方法—スポーツ …… 289
遺伝性疾患 →神経難病—筋ジストロフィー …… 78
移動会議従業者 →移動支援 …… 264
移動サポート →テクノロジー—ロボット技術 …… 272
いびき →人工呼吸器—睡眠時無呼吸症候群—基礎知識 …… 132
医療保険 →在宅支援—医療サービス—制度 …… 252
入れ歯の洗浄 →肺炎予防—生活管理—口腔ケア …… 268
インクレチン →治療—薬物療法—GLP-1受容体作動薬 …… 158
飲酒
→生活管理—血圧管理—全般 …… 113
→大血管障害—PAD（末梢動脈疾患）…… 167
インスリン
→診断—基礎知識—1型糖尿病 …… 144
→診断—基礎知識—2型糖尿病 …… 145
→治療—食事療法—食品交換表 …… 150
→治療—薬物療法—経口血糖降下薬 …… 154
→治療—薬物療法—GLP-1受容体作動薬 …… 158
→急性代謝障害—基礎知識—糖尿病ケトアシドーシス、高浸透圧高血糖症候群 …… 169
→肥満—基礎知識 …… 170
→妊婦の糖尿病—基礎知識 …… 171
→在宅支援—医療サービス—実例 …… 254
インスリン製剤 →治療—薬物療法—インスリン注射 …… 156
インスリン注射 →小児の糖尿病—基礎知識 …… 171
インスリン抵抗性 →診断—基礎知識—2型糖尿病 …… 145
インスリン療法 →治療—血糖コントロール …… 147
インテリジェント（知能）スポーツ →運動方法—スポーツ …… 289
インピーダンス法 →肥満—基礎知識 …… 170
インフルエンザ
→肺炎—感染症 …… 120
→咳—咳の治療—薬物療法 …… 129
インフルエンザ菌 →肺炎—誤嚥性肺炎—薬物療法 …… 122
インポテンツ →人工呼吸器—睡眠時無呼吸症候群—基礎知識 …… 132
ウィルス性肺炎 →咳—咳の治療—薬物療法 …… 129
植え込み型除細動器 →不整脈—治療法—ペースメーカー …… 92
ウェルニッケ失語症 →脳卒中—失語症 …… 66
ウォーキング
→腰の障害—運動療法 …… 12

→膝の障害―運動療法 …… 26
→骨粗鬆症―運動療法 …… 45
→運動方法―有酸素運動 …… 288
ウォーミングアップ　→運動方法―ストレッチ …… 291
内側副靭帯　→膝の障害―解剖・運動学 …… 24
うまくしゃべれない　→脳卒中―基礎知識―予防 …… 50
運転再開支援活動　→脳卒中―自動車運転 …… 69
運転適性相談窓口　→脳卒中―自動車運転 …… 69
運動　→予防―生活習慣 …… 199
運動器障害　→ロコモティブシンドローム―基礎知識 …… 40
運動機能
→介護予防運動―リハビリ体操 …… 220
→生活支援―リハビリテーション …… 277
運動機能低下
→神経難病―筋ジストロフィー …… 78
→生活管理―精神心理 …… 115
→栄養―基礎知識 …… 270
運動失調　→神経難病―脊髄小脳変性症―全般 …… 74
運動障害
→神経難病―筋萎縮性側索硬化症―全般 …… 75
→神経難病―多発性硬化症 …… 77
運動性言語中枢　→脳卒中―失語症 …… 66
運動ニューロン病　→神経難病―全般 …… 74
運動不足
→脳卒中―基礎知識―予防 …… 50
→診断―基礎知識―2型糖尿病 …… 145
運動プログラム　→介護予防運動―リハビリ体操 …… 220
運動療法
→診断―基礎知識―2型糖尿病 …… 145
→肥満―基礎知識 …… 170
運搬サポ-ト　→テクノロジー―ロボット技術 …… 272
エアロビック　→腰の障害―運動療法 …… 12
栄養管理　→脊髄損傷―生活管理 …… 86
栄養指導　→生活管理―栄養―食事内容 …… 111
栄養摂取　→栄養―食事 …… 271
栄養補給　→生活管理―栄養―食事内容 …… 111
栄養補助療法　→在宅支援―医療サービス―実例 …… 254
液体酸素装置　→在宅酸素療法―基礎知識 …… 134
エコノミークラス症候群　→リハビリテーション―基礎知識 …… 108
エコーやABIといった血管評価　→大血管障害―脳血管疾患 …… 166
壊疽　→微小血管障害―糖尿病性神経障害―神経障害 …… 159
X線　→治療―3大治療法―放射線療法 …… 184
N因子　→基礎知識 …… 173
エミリン　→神経難病―多発性硬化症 …… 77
M因子　→基礎知識 …… 173
嚥下機能　→肺炎予防―生活管理―口腔ケア …… 268
嚥下機能の低下　→神経難病―筋ジストロフィー …… 78
嚥下訓練　→脳卒中―急性期リハビリテーション …… 58
嚥下障害
→パーキンソン病―基礎知識 …… 79
→口腔ケア―摂食・嚥下 …… 234
→肺炎予防―生活管理―摂食・嚥下 …… 269
炎症　→肺炎―基礎知識 …… 119
遠心性収縮（エキセントリックトレーニング）　→運動方法―レジスタンストレーニング …… 287
応急処置　→外傷―応急処置―テーピング …… 307
黄色ブドウ球菌　→肺炎―誤嚥性肺炎―薬物療法 …… 122
お掃除ロボット　→テクノロジー―人工知能（AI） …… 275

【か】

外呼吸　→解剖・生理―呼吸運動―呼吸様式 …… 118
介護支援　→介護技術 …… 248
介護支援専門員　→福祉用具 …… 260
介護者の負担軽減　→住宅改修 …… 257
介護知識　→脳卒中―生活管理 …… 60
介護保険法　→在宅支援―介護サービス―制度 …… 255
介護予防　→排泄ケア …… 246
介護予防プログラム　→介護予防運動―リハビリ体操 …… 220

介護老人保健施設　→在宅支援―介護サービス―実例 256
介助の仕方　→生活支援―介助法 278
介助の場面　→生活支援―介助法 278
外側側副靭帯　→膝の障害―解剖・運動学 24
ガイドヘルパー
　→移動支援 264
　→移動支援 264
外反母趾
　→足の障害―基礎知識 31
　→足の障害―生活管理 32
　→足の障害―靴選び 33
　→関節リウマチ・膠原病―基礎知識 35
回復期リハビリテーション病棟　→脳卒中―回復期リハビリテーション 59
外部照射　→治療―3大治療法―放射線療法 184
会話ロボット　→テクノロジー―人工知能（AI） 275
カウンセリング　→治療―緩和医療 195
核医学検査（シンチグラフィやPET）　→検査―種類―腫瘍マーカー 177
拡張型心筋症　→心筋症―基礎知識 106
拡張期血圧　→解剖・生理―脈拍、心拍数、血圧 89
拡張薬　→虚血性心疾患―治療法―冠動脈バイパス術・カテーテル治療 98
かすみ目　→脳外傷―高次脳機能障害 72
画像検査　→診断―診断基準 175
家族の支え　→治療―心理的サポート 196
片足立ち　→ロコモティブシンドローム―運動療法 41
肩関節　→首・肩の障害―解剖・運動学 3
肩関節周囲炎
　→首・肩の障害―基礎知識 4
　→首・肩の障害―運動療法 5
　→首・肩の障害―生活管理 8
肩関節の痛み　→首・肩の障害―基礎知識 4
片座り　→腰の障害―生活管理 14
活性酸素
　→微小血管障害―糖尿病網膜症 162
　→大血管障害―心臓疾患 165
活動代謝　→運動効果―ボディメイク 297
カテーテル　→吸引―基礎知識 266
カテーテルアブレーション　→不整脈―治療法―ペースメーカー 92
カテーテル治療　→虚血性心疾患―心筋梗塞 95
化膿性脊椎炎　→腰の障害―基礎知識 10
過敏症　→脳外傷―高次脳機能障害 72
カーボ　→治療―食事療法―カーボカウント 151
カリウムチャネル遮断薬　→不整脈―治療法―薬物療法 93
カリエス　→腰の障害―基礎知識 10
カルシウム
　→ロコモティブシンドローム―栄養 42
　→骨粗鬆症―栄養 46
カルシウム拮抗薬　→不整脈―治療法―薬物療法 93
過労　→脳卒中―基礎知識―予防 50
カロリー制限　→生活管理―栄養―食事 142
感覚障害
　→神経難病―多発性硬化症 77
　→脊髄損傷―生活管理 86
　→微小血管障害―糖尿病性神経障害―フットケア、靴選び 160
感覚の低下　→微小血管障害―糖尿病性神経障害―神経障害 159
換気　→解剖・生理―呼吸運動―呼吸様式 118
換気障害　→咳―基礎知識 124
寛骨臼　→股の障害―解剖・運動学 18
寛骨臼回転骨切り術　→股の障害―手術 23
環軸関節　→首・肩の障害―解剖・運動学 3
環軸椎亜脱臼　→関節リウマチ・膠原病―運動療法 38
間質性肺炎
　→咳―基礎知識 124
　→咳―咳の治療―薬物療法 129
患者会　→生活管理―精神心理 115
関節運動　→パーキンソン病―生活管理 81
関節可動域訓練　→股の障害―運動療法 20
関節鏡視下手術
　→膝の障害―手術 30
　→外傷―手術 311
関節拘縮
　→関節リウマチ・膠原病―運動療法 38
　→リハビリテーション―基礎知識 108
関節唇　→股の障害―解剖・運動学 18
関節の拘縮　→神経難病―筋ジストロフィー 78
関節の変形
　→関節リウマチ・膠原病―基礎知識 35

→神経難病—筋ジストロフィー ………… 78
関節リウマチ　→ロコモティブシンドローム—基礎知識 ………… 40
感染　→診断—基礎知識—1型糖尿病 …… 144
感染症　→栄養—基礎知識 ………… 237
感染性肺炎　→肺炎—感染症 ………… 120
環椎　→首・肩の障害—解剖・運動学 …… 3
冠動脈
→解剖・生理—心臓の構造 ………… 88
→虚血性心疾患—心筋梗塞 ………… 95
→大血管障害—心臓疾患 ………… 165
冠動脈形成術　→虚血性心疾患—治療法—冠動脈バイパス術・カテーテル治療 … 98
がんの動態　→検査—種類—血液検査 …… 176
冠攣縮性狭心症　→虚血性心疾患—狭心症 ………… 97
記憶障害
→脳卒中—高次脳機能障害 ………… 63
→ケア ………… 210
記憶力低下　→脳外傷—高次脳機能障害 … 72
機能的電気刺激療法　→脊髄損傷—治療 … 84
気管支　→解剖・生理—肺の構造 ………… 117
気管支拡張剤　→咳—咳の治療—薬物療法 ………… 129
気管支喘息
→咳—基礎知識 ………… 124
→咳—咳の治療—薬物療法 ………… 129
起坐呼吸　→咳—気管支喘息—概要 …… 127
基礎代謝　→運動効果—ボディメイク …… 297
喫煙
→脳卒中—基礎知識—予防 ………… 50
→生活管理—血圧管理—全般 ………… 113
→咳—COPD—概要 ………… 126
→大血管障害—PAD（末梢動脈疾患）…… 167
拮抗筋　→骨・関節・筋肉—基礎知識 …… 1
気道　→解剖・生理—肺の構造 ………… 117
嗅覚異常　→脳外傷—高次脳機能障害 …… 72
吸気　→解剖・生理—呼吸運動—呼吸様式 ………… 118
求心性収縮運動（コンセントリックトレーニング）　→運動方法—レジスタンストレーニング ………… 287
急性心筋梗塞　→不整脈—徐脈、頻脈 …… 91
急性心不全　→心不全—治療法—薬物療法 ………… 105
競技スポーツ
→運動方法—スポーツ ………… 289
→運動効果—パフォーマンス向上 …… 299
胸腔鏡下手術　→治療—3大治療法—手術療法 ………… 183
胸鎖関節　→首・肩の障害—解剖・運動学 … 3
狭窄　→心臓弁膜症—狭窄症・閉鎖不全症 ………… 103
強心剤　→心筋症—治療法—保存療法、手術療法 ………… 107
狭心症
→解剖・生理—心臓の構造 ………… 88
→不整脈—基礎知識 ………… 90
→不整脈—徐脈、頻脈 ………… 91
→虚血性心疾患—心筋梗塞 ………… 95
→大血管障害—心臓疾患 ………… 165
狭心症発作　→虚血性心疾患—狭心症 …… 97
強心薬　→心不全—治療法—薬物療法 …… 105
協働筋　→骨・関節・筋肉—基礎知識 …… 1
胸部大動脈瘤　→血管疾患—大動脈瘤・大動脈解離 ………… 100
虚血　→大血管障害—脳血管疾患 ………… 166
虚血性心疾患　→不整脈—徐脈、頻脈 …… 91
居宅サービス　→在宅支援—介護サービス—制度 ………… 255
居宅療養管理指導　→在宅支援—介護サービス—実例 ………… 256
去痰薬　→咳—咳の治療—薬物療法 …… 129
起立性低血圧　→脊髄損傷—生活管理 …… 86
筋萎縮性側索硬化症　→神経難病—全般 … 74
禁煙　→予防—生活習慣 ………… 199
筋緊張の緩和　→姿勢保持—ポジショニング ………… 262
筋固縮　→パーキンソン病—基礎知識 …… 79
筋肉減少　→栄養—基礎知識 ………… 237
筋肉のこわばり　→パーキンソン病—基礎知識 ………… 79
筋肥大
→運動方法—レジスタンストレーニング ………… 287
→運動効果—筋力向上 ………… 298
筋力強化訓練　→腰の障害—運動療法 …… 12
筋力訓練
→パーキンソン病—生活管理 ………… 81
→脊髄損傷—リハビリテーション ……… 85
筋力増強運動　→リハビリテーション—基礎知識—筋力増強運動 ………… 139
筋力促進　→運動方法—レジスタンストレーニング ………… 287

筋力低下
→関節リウマチ・膠原病―運動療法 …… 38
→リハビリテーション―基礎知識 …… 108
→転倒予防―トレーニング …… 226
筋力トレーニング
→膝の障害―運動療法 …… 26
→ロコモティブシンドローム―運動療法 …… 41
→骨粗鬆症―運動療法 …… 45
→リハビリテーション―基礎知識 …… 108
→フレイル・サルコペニア …… 244
→運動方法―有酸素運動 …… 288
→運動効果―筋力向上 …… 298
口すぼめ呼吸　→リハビリテーション―基礎知識―呼吸指導 …… 138
口の渇き　→肺炎予防―生活管理―口腔ケア …… 268
靴選び　→足の障害―生活管理 …… 32
くも膜下出血
→脳卒中―基礎知識―全般 …… 48
→脳卒中―基礎知識―脳動脈瘤 …… 53
クールダウン　→運動方法―ストレッチ …… 291
ケアマネージャー　→福祉用具 …… 260
経管栄養法　→在宅支援―医療サービス―実例 …… 254
脛骨　→膝の障害―解剖・運動学 …… 24
痙縮
→脳卒中―基礎知識―ボツリヌス治療 …… 54
→脊髄損傷―生活管理 …… 86
頸髄症
→首・肩の障害―基礎知識 …… 4
→首・肩の障害―生活管理 …… 8
頸椎　→首・肩の障害―解剖・運動学 …… 3
頸椎手術　→首・肩の障害―手術 …… 8
頸椎症
→首・肩の障害―基礎知識 …… 4
→首・肩の障害―生活管理 …… 8
頸椎の過伸展　→首・肩の障害―運動療法 …… 5
頸動脈　→大血管障害―脳血管疾患 …… 166
経皮的冠動脈インターベンション　→虚血性心疾患―治療法―冠動脈バイパス術・カテーテル治療 …… 98
経皮的レーザー椎間板減圧術　→腰の障害―手術 …… 15
傾眠　→人工呼吸器―睡眠時無呼吸症候群―基礎知識 …… 132
血圧異常　→リハビリテーション―基礎知識 …… 108
血圧上昇　→生活管理―禁煙指導 …… 140
血液検査　→診断―診断基準 …… 175
血液生化学データ　→リハビリテーション―基礎知識―運動療法 …… 136
血液透析（HD）　→微小血管障害―糖尿病性腎症―慢性腎不全、透析 …… 163
血液の渋滞　→心不全―基礎知識 …… 104
血管炎　→関節リウマチ・膠原病―基礎知識 …… 35
月経不順　→人工呼吸器―睡眠時無呼吸症候群―基礎知識 …… 132
血栓
→血管疾患―治療法―保存療法、人工血管置換術 …… 101
→心臓弁膜症―狭窄症・閉鎖不全症 …… 103
→リハビリテーション―基礎知識 …… 108
→大血管障害―脳血管疾患 …… 166
血糖降下薬　→心筋症―治療法―保存療法、手術療法 …… 107
血糖コントロール
→診断―基礎知識―2型糖尿病 …… 145
→治療―食事療法―カーボカウント …… 151
→治療―薬物療法―経口血糖降下薬 …… 154
→治療―薬物療法―インスリン注射 …… 156
血糖値
→診断―基礎知識―1型糖尿病 …… 144
→治療―血糖コントロール …… 147
ケトン体　→急性代謝障害―基礎知識―糖尿病ケトアシドーシス、高浸透圧高血糖症候群 …… 169
下痢　→微小血管障害―糖尿病性神経障害―神経障害 …… 159
減塩
→生活管理―栄養―食事内容 …… 111
→生活管理―血圧管理―全般 …… 113
健康寿命延伸　→運動対象―中・高齢者 …… 281
健康障害　→フレイル・サルコペニア …… 244
言語中枢　→脳卒中―失語症 …… 66
肩鎖関節　→首・肩の障害―解剖・運動学 …… 3
幻視　→パーキンソン病―基礎知識 …… 79
倦怠感　→脳外傷―高次脳機能障害 …… 72
顕微鏡下ヘルニア摘出術　→腰の障害―手術 …… 15
健忘型　→軽度認知障害（MCI） …… 207
コイル塞栓術　→脳卒中―基礎知識―脳動脈瘤 …… 53

降圧剤　→心筋症—治療法—保存療法、手術療法 107
抗アレルギー薬　→咳—咳の治療—薬物療法 129
高位脛骨骨切り術　→膝の障害—手術 30
後遺症　→治療—その他治療法—リハビリテーション 190
抗がんサプリメント　→治療—代替療法—健康食品、サプリメント等 193
交感神経刺激症状　→低血糖—基礎知識 168
抗凝固療法　→虚血性心疾患—治療法—冠動脈バイパス術・カテーテル治療 98
抗菌薬
→肺炎—感染症 120
→肺炎—誤嚥性肺炎—薬物療法 122
→咳—咳の治療—薬物療法 129
高血圧
→脳卒中—基礎知識—予防 50
→血管疾患—基礎知識 99
→生活管理—栄養—食事内容 111
→生活管理—血圧管理—全般 113
→大血管障害—PAD(末梢動脈疾患) 167
→運動効果—疾病予防 293
高血圧患者　→解剖・生理—脈拍、心拍数、血圧 89
抗血液凝固薬　→心不全—治療法—薬物療法 105
抗血小板療法　→虚血性心疾患—治療法—冠動脈バイパス術・カテーテル治療 98
高血糖
→血管疾患—基礎知識 99
→生活管理—栄養—食事内容 111
→大血管障害—脳血管疾患 166
口腔ケア　→肺炎予防—生活管理—口腔ケア 268
口腔内雑菌
→肺炎—感染症 120
→肺炎—誤嚥性肺炎—口腔ケア 123
抗酸化作用　→運動効果—アンチエイジング 296
抗酸化力　→治療—その他治療法—漢方 189
高脂血症　→脳卒中—基礎知識—予防 50
後十字靭帯　→膝の障害—解剖・運動学 24
拘縮予防　→姿勢保持—ポジショニング 262
甲状腺がん　→治療—その他治療法—ホルモン療法 188
抗生物質　→咳—咳の治療—薬物療法 129
光線力学的治療(PDT)　→検査—種類—腫瘍マーカー 177
拘束性換気障害　→咳—基礎知識 124
拘束型心筋症　→心筋症—基礎知識 106
骨密度の増加　→運動効果—筋力向上 298
行動科学　→生活管理—行動科学的理論 302
行動・心理症状(BPSD)　→基礎知識 203
行動変容理論　→生活管理—行動科学的理論 302
抗不整脈薬
→不整脈—治療法—薬物療法 93
→心不全—治療法—薬物療法 105
後方除圧固定術　→首・肩の障害—手術 8
抗リウマチ薬　→関節リウマチ・膠原病—治療 37
誤嚥性肺炎
→口腔ケア—口腔衛生 230
→口腔ケア—摂食・嚥下 234
→肺炎予防—基礎知識 267
→肺炎予防—生活管理—口腔ケア 268
→肺炎予防—生活管理—摂食・嚥下 269
誤嚥防止　→脊髄損傷—生活管理 86
股関節痛　→股の障害—生活管理 22
呼気　→解剖・生理—呼吸運動—呼吸様式 118
呼気ガス分析装置　→リハビリテーション—基礎知識—運動療法 136
呼吸機能　→リハビリテーション—運動療法 109
呼吸機能低下　→神経難病—筋ジストロフィー 78
呼吸訓練　→脊髄損傷—リハビリテーション 85
呼吸器困難　→咳—COPD—概要 126
呼吸困難　→脊髄損傷—リハビリテーション 85
呼吸困難感
→生活管理—精神心理 115
→咳—気管支喘息—概要 127
→リハビリテーション—基礎知識—運動療法 136
→リハビリテーション—基礎知識—呼吸指導 138
呼吸指導　→リハビリテーション—基礎知識—呼吸指導 138
呼吸障害　→在宅酸素療法—社会制度、管理 135

呼吸停止　→人工呼吸器—睡眠時無呼吸症候群—基礎知識……132
呼吸のしやすさの改善　→姿勢保持—ポジショニング……262
呼吸不全
→人工呼吸器—基礎知識……130
→在宅酸素療法—基礎知識……134
→リハビリテーション—基礎知識—筋力増強運動……139
→生活管理—禁煙指導……140
→生活管理—栄養—食事……142
呼吸補助療法　→在宅支援—医療サービス—実例……254
黒質　→パーキンソン病—基礎知識……79
五十肩　→首・肩の障害—基礎知識……4
骨格筋　→骨・関節・筋肉—基礎知識……1
骨折
→ロコモティブシンドローム—基礎知識……40
→転倒予防—対策……224
→外傷—応急処置—基礎知識……306
→外傷—応急処置—診察……309
骨粗鬆症
→ロコモティブシンドローム—基礎知識……40
→運動効果—疾病予防……293
骨代謝異常　→神経難病—筋ジストロフィー……78
固有受容促通　→腰の障害—運動療法……12

【さ】

再灌流療法　→虚血性心疾患—心筋梗塞…95
サイクリング　→腰の障害—運動療法……12
再生医療　→脊髄損傷—治療……84
在宅酸素療法　→在宅支援—医療サービス—実例……254
在宅医療　→在宅支援—医療サービス—制度……252
再発防止　→外傷—応急処置—テーピング……307
細胞診　→検査—種類—腫瘍マーカー……177
細胞診断　→検査—種類—腫瘍マーカー‥177
座位保持　→姿勢保持—シーティング……263
作業療法　→脳卒中—運動療法—腕・指…57
酸素濃色装置　→在宅酸素療法—基礎知識……134
支援体制　→生活支援—闘病記……280
視覚障害　→神経難病—多発性硬化症……77
視覚障害者　→運動対象—障害者(知的・身体)……284
子宮がん　→治療—その他治療法—ホルモン療法……188
持久力低下　→ロコモティブシンドローム—基礎知識……40
軸椎　→首・肩の障害—解剖・運動学……3
ジゴキシン製剤　→不整脈—治療法—薬物療法……93
自己導尿　→脊髄損傷—生活管理……86
自己導尿法　→在宅支援—医療サービス—実例……254
自己免疫法　→診断—基礎知識—1型糖尿病……144
四肢運動麻痺　→テクノロジー—ブレインマシンインターフェイス(BMI)……274
脂質　→生活管理—栄養—食事……142
脂質異常
→生活管理—栄養—食事内容……111
→生活管理—体重管理—肥満、水分(むくみ)……112
→大血管障害—脳血管疾患……166
→大血管障害—PAD(末梢動脈疾患)……167
脂質異常症
→血管疾患—基礎知識……99
→運動効果—疾病予防……293
四肢麻痺
→ロコモティブシンドローム—基礎知識……40
→脊髄損傷—リハビリテーション……85
歯周病　→口腔ケア—口腔衛生……230
自助具
→関節リウマチ・膠原病—生活管理……39
→脳卒中—運動療法—腕・指……57
自助スプーン　→関節リウマチ・膠原病—生活管理……39
姿勢の安定　→姿勢保持—ポジショニング……262
姿勢反射障害　→パーキンソン病—基礎知識……79
姿勢変換　→吸引—基礎知識……266
施設サービス　→在宅支援—介護サービス—制度……255
持続的陽圧換気　→人工呼吸器—睡眠時

無呼吸症候群—基礎知識 ……132
持続導尿　→在宅支援—医療サービス—実例 ……254
舌と粘膜の清掃　→肺炎予防—生活管理—口腔ケア ……268
膝蓋骨　→膝の障害—解剖・運動学 ……24
膝蓋大腿関節　→膝の障害—解剖・運動学 ……24
自転車運動　→股の障害—運動療法 ……20
自転車エルゴメーター　→股の障害—運動療法 ……20
脂肪肝　→生活管理—体重管理—肥満、水分（むくみ）……112
社会的行動障害　→脳卒中—高次脳機能障害 ……63
視野狭窄
→脳卒中—自動車運転 ……69
→微小血管障害—糖尿病網膜症 ……162
尺側偏位　→関節リウマチ・膠原病—基礎知識 ……35
収縮期血圧　→解剖・生理—脈拍、心拍数、血圧 ……89
重症筋無力症　→神経難病—全般 ……74
重症心不全　→人工呼吸器—睡眠時無呼吸症候群—基礎知識 ……132
修正ボルグスケール　→リハビリテーション—基礎知識—運動療法 ……136
集中力低下　→人工呼吸器—睡眠時無呼吸症候群—基礎知識 ……132
柔軟性訓練　→腰の障害—運動療法 ……12
重粒子線（炭素イオン線）　→治療—3大治療法—放射線療法 ……184
就労支援
→脳卒中—高次脳機能障害 ……63
→リハビリテーション—社会復帰、家族指導 ……110
就労問題　→社会復帰支援—退院支援、復職支援 ……197
縮小手術　→治療—3大治療法—手術療法 ……183
樹上細胞ワクチン療法　→治療—その他治療法—免疫療法 ……187
術中迅速病理診断　→検査—種類—腫瘍マーカー ……177
主働筋　→骨・関節・筋肉—基礎知識 ……1
腫瘍マーカー　→検査—種類—血液検査 ……176
障害緩和　→治療—その他治療法—リハビリテーション ……190
生涯スポーツ
→運動方法—スポーツ ……289
→運動効果—パフォーマンス向上 ……299
傷害予防　→外傷—応急処置—テーピング ……307
障害予防
→治療—その他治療法—リハビリテーション ……190
→運動方法—ストレッチ ……291
消化管症状　→神経難病—筋ジストロフィー ……78
上肢装具　→関節リウマチ・膠原病—生活管理 ……39
硝子体手術　→微小血管障害—糖尿病網膜症 ……162
上室性の不整脈　→不整脈—徐脈、頻脈 ……91
情緒不安定　→脳外傷—高次脳機能障害 ……72
上腕骨近位部骨折　→骨粗鬆症—基礎知識 ……43
初期治療療法　→虚血性心疾患—心筋梗塞 ……95
職業能力訓練　→脳卒中—高次脳機能障害 ……63
食事
→脳卒中—生活管理 ……60
→フレイル・サルコペニア ……244
食事指導　→リハビリテーション—社会復帰、家族指導 ……110
食事療法
→診断—基礎知識—2型糖尿病 ……145
→肥満—基礎知識 ……170
食生活
→脳卒中—基礎知識—予防 ……50
→予防—生活習慣 ……199
褥瘡
→脊髄損傷—生活管理 ……86
→姿勢保持—シーティング ……263
→姿勢保持—ポジショニング ……262
食品交換法　→治療—食事療法—食品交換表 ……150
食欲の増加　→運動効果—筋力向上 ……298
ショートステイ　→在宅支援—介護サービス—実例 ……256
徐脈
→解剖・生理—脈拍、心拍数、血圧 ……89
→不整脈—治療法—ペースメーカー ……92
自立支援
→社会復帰支援—退院支援、復職支援 ……197

→住宅改修 257
自律神経 →微小血管障害—糖尿病性神経障害—フットケア、靴選び 160
自律神経障害 →脊髄損傷—生活管理 86
自律神経症状 →神経難病—脊髄小脳変性症—全般 74
視力低下 →微小血管障害—糖尿病網膜症 162
シルバーカー靴選び →股の障害—生活管理 22
心機能障害 →心筋症—基礎知識 106
心筋炎 →不整脈—徐脈、頻脈 91
心筋梗塞
→解剖・生理—心臓の構造 88
→不整脈—基礎知識 90
→生活管理—禁煙指導 140
→大血管障害—心臓疾患 165
心筋症 →不整脈—徐脈、頻脈 91
心筋障害 →神経難病—筋ジストロフィー 78
神経筋疾患 →口腔ケア—摂食・嚥下 234
神経障害 →診断—基礎知識—1型糖尿病 144
人工血管置換術 →血管疾患—治療法—保存療法、人工血管置換術 101
人工肛門 →在宅支援—医療サービス—実例 254
人工股関節置換術 →股の障害—手術 23
人工呼吸療法 →在宅支援—医療サービス—実例 254
進行性核上性麻痺 →神経難病—全般 74
人工透析療法 →在宅支援—医療サービス—実例 254
人工膝関節置換術 →膝の障害—手術 30
心疾患 →口腔ケア—口腔衛生 230
腎症 →診断—基礎知識—1型糖尿病 144
腎臓移植 →微小血管障害—糖尿病性腎症—慢性腎不全、透析 163
深層外旋六筋 →股の障害—解剖・運動学 18
心臓リモデリング →リハビリテーション—基礎知識 108
身体介護 →在宅支援—介護サービス—実例 256
身体障害者 →運動対象—障害者(知的・身体) 284
身体能力低下 →フレイル・サルコペニア 244
心不全
→不整脈—基礎知識 90
→生活管理—体重管理—肥満対策 141
腎不全 →微小血管障害—糖尿病性腎症—慢性腎不全、透析 163
心房細動
→脳卒中—基礎知識—予防 50
→解剖・生理—脈拍、心拍数、血圧 89
→不整脈—徐脈、頻脈 91
→不整脈—徐脈、頻脈 91
心房粗動 →不整脈—徐脈、頻脈 91
シンメトレル →肺炎—誤嚥性肺炎—薬物療法 122
随意運動介助型電気刺激装置 →脳卒中—運動療法—腕・指 57
遂行機能障害 →脳卒中—高次脳機能障害 63
髄腔内バクロフェン投与 →脊髄損傷—治療 84
すい臓
→診断—基礎知識—1型糖尿病 144
→診断—基礎知識—2型糖尿病 145
→治療—食事療法—食品交換表 150
→治療—薬物療法—経口血糖降下薬 154
水中運動
→股の障害—運動療法 20
→膝の障害—運動療法 26
水分制限 →生活管理—体重管理—肥満、水分(むくみ) 112
睡眠 →脳卒中—生活管理 60
睡眠時無呼吸症候群 →生活管理—体重管理—肥満対策 141
睡眠障害
→脳外傷—高次脳機能障害 72
→パーキンソン病—基礎知識 79
→パーキンソン病—生活管理 81
睡眠の改善 →運動効果—筋力向上 298
睡眠不足 →脳卒中—基礎知識—予防 50
スクリーニング →予防—健診、検診 199
スクワット →ロコモティブシンドローム—運動療法 41
頭痛
→脳卒中—基礎知識—脳動脈瘤 53
→脳外傷—高次脳機能障害 72
→人工呼吸器—睡眠時無呼吸症候群—基礎知識 132
→生活管理—体重管理—肥満対策 141
ステロイド →関節リウマチ・膠原病—

治療 …… 37
ステロイド注射　→膝の障害―基礎知識 … 25
ステント治療
→虚血性心疾患―治療法―冠動脈バイパス術・カテーテル治療 …… 98
→血管疾患―治療法―保存療法、人工血管置換術 …… 101
ストレス
→脳卒中―基礎知識―予防 …… 50
→生活管理―血圧管理―全般 …… 113
ストレッチ
→腰の障害―運動療法 …… 12
→膝の障害―運動療法 …… 26
スポーツ外傷
→外傷―応急処置―基礎知識 …… 306
→外傷―リハビリテーション …… 310
スポーツ障害
→外傷―応急処置―基礎知識 …… 306
→外傷―リハビリテーション …… 310
スポーツ選手の食事　→生活管理―食事 ‥ 303
スポーツテーピング　→外傷―応急処置―テーピング …… 307
スマートライフケア　→テクノロジー―情報通信技術(ICT) …… 276
スルフォニル尿素剤(SU剤)　→治療―薬物療法―経口血糖降下薬 …… 154
生活介助　→在宅支援―介護サービス―実例 …… 256
生活機能の低下を予防　→運動対象―中・高齢者 …… 281
生活支援事業サービス　→移動支援 …… 264
生活指導　→リハビリテーション―社会復帰、家族指導 …… 110
生活習慣　→脳卒中―生活管理 …… 60
生検
→診断―診断基準 …… 175
→検査―種類―腫瘍マーカー …… 177
精神障害者　→運動対象―障害者(知的・身体) …… 284
静的ストレッチング　→生活管理―ストレッチ …… 304
生物学的製剤　→関節リウマチ・膠原病―治療 …… 37
精密検診(二次検診)　→予防―健診、検診 …… 199
生理的前弯　→腰の障害―解剖・運動学 …… 9
脊髄小脳萎縮症　→神経難病―全般 …… 74
脊髄小脳変性症　→神経難病―全般 …… 74
脊髄性筋萎縮症　→神経難病―全般 …… 74
脊柱管　→首・肩の障害―解剖・運動学 …… 3
脊柱管狭窄症
→腰の障害―基礎知識 …… 10
→ロコモティブシンドローム―基礎知識 …… 40
脊椎圧迫骨折　→骨粗鬆症―基礎知識 …… 43
節酒　→予防―生活習慣 …… 199
摂食訓練　→脳卒中―急性期リハビリテーション …… 58
切断　→微小血管障害―糖尿病性神経障害―神経障害 …… 159
セフェピム　→肺炎―誤嚥性肺炎―薬物療法 …… 122
セラバンド　→治療―運動療法 …… 153
仙骨座り　→腰の障害―生活管理 …… 14
全身倦怠感　→生活管理―体重管理―肥満対策 …… 141
喘息発作　→咳―気管支喘息―概要 …… 127
前頭側頭型認知症
→基礎知識 …… 203
→軽度認知障害(MCI) …… 207
前方除圧固定術　→首・肩の障害―手術 …… 8
喘鳴　→咳―気管支喘息―概要 …… 127
前立腺がん　→治療―その他治療法―ホルモン療法 …… 188
早期座位訓練　→脳卒中―急性期リハビリテーション …… 58
早期歩行訓練　→脳卒中―急性期リハビリテーション …… 58
早期立位訓練　→脳卒中―急性期リハビリテーション …… 58
創傷治癒不良　→栄養―基礎知識 …… 270
僧房弁　→心臓弁膜症―基礎知識 …… 102
足底腱膜炎　→外傷―応急処置―基礎知識 …… 306
側弯症　→腰の障害―基礎知識 …… 10
組織診断　→検査―種類―腫瘍マーカー ‥ 177
咀嚼機能の低下　→神経難病―筋ジストロフィー …… 78
ソックスエイド　→関節リウマチ・膠原病―生活管理 …… 39
即効型インスリン分泌促進薬　→治療―薬物療法―経口血糖降下薬 …… 154

【た】

ダイアライザー（透析器） →微小血管障害—糖尿病性腎症—慢性腎不全、透析…163
体位ドレナージ →肺炎—誤嚥性肺炎—排痰法……123
体位変換 →脊髄損傷—生活管理……86
体温調節障害 →脊髄損傷—生活管理……86
体幹麻痺 →ロコモティブシンドローム—基礎知識……40
大気汚染 →咳—COPD—概要……126
体験記 →闘病記……200
体重管理 →股の障害—生活管理……22
体重減少 →生活管理—栄養—食事……142
体重の減少 →栄養—基礎知識……270
体循環 →解剖・生理—心臓の構造……88
大腿骨 →膝の障害—解剖・運動学……24
大腿脛骨関節 →膝の障害—解剖・運動学‥24
大腿骨頸部骨折
→股の障害—基礎知識……19
→骨粗鬆症—基礎知識……43
大腿骨頭 →股の障害—解剖・運動学……18
大腿四頭筋 →膝の障害—運動療法……26
大腿直筋 →股の障害—解剖・運動学……18
大動脈解離
→血管疾患—基礎知識……99
→血管疾患—治療法—保存療法、人工血管置換術……101
大動脈弁 →心臓弁膜症—基礎知識……102
大動脈瘤
→血管疾患—基礎知識……99
→血管疾患—治療法—保存療法、人工血管置換術……101
対麻痺患者 →脊髄損傷—リハビリテーション……85
大腰筋 →股の障害—解剖・運動学……18
他系統萎縮症 →神経難病—全般……74
たこつぼ型心筋症 →心筋症—基礎知識‥106
タゾバクタム →肺炎—誤嚥性肺炎—薬物療法……122
立ちくらみ
→パーキンソン病—基礎知識……79
→微小血管障害—糖尿病性神経障害—神経障害……159
タナトリル →肺炎—誤嚥性肺炎—薬物療法……122
タバコ病 →咳—COPD—概要……126
多発性硬化症 →神経難病—全般……74
打撲
→外傷—応急処置—基礎知識……306
→外傷—応急処置—診察……309
ダラシン →肺炎—誤嚥性肺炎—薬物療法……122
炭水化物 →治療—食事療法—カーボカウント……151
痰づまり →脊髄損傷—リハビリテーション……85
たんぱく質
→ロコモティブシンドローム—栄養……42
→生活管理—栄養—食事……142
チアゾリジン薬 →治療—薬物療法—経口血糖降下薬……154
チアノーゼ
→咳—気管支喘息—概要……127
→生活管理—体重管理—肥満対策……141
知的障害者 →運動対象—障害者（知的・身体）……284
注意障害
→脳卒中—高次脳機能障害……63
→転倒予防—トレーニング……226
注意力低下
→脳卒中—自動車運転……69
→脳外傷—高次脳機能障害……72
中核症状 →基礎知識……203
注射療法 →在宅支援—医療サービス—実例……254
中心静脈栄養療法 →在宅支援—医療サービス—実例……254
中枢神経障害 →神経難病—筋ジストロフィー……78
中枢性睡眠時無呼吸症候群 →人工呼吸器—睡眠時無呼吸症候群—基礎知識……132
中途覚醒 →人工呼吸器—睡眠時無呼吸症候群—基礎知識……132
超音波検査 →検査—種類—腫瘍マーカー……177
聴覚障害者 →運動対象—障害者（知的・身体）……284
腸骨筋 →股の障害—解剖・運動学……18
腸骨大腿靭帯 →股の障害—解剖・運動学‥18
直接的腰椎体操 →腰の障害—運動療法…12

鎮咳薬　→咳—咳の治療—薬物療法……129
椎間関節　→腰の障害—解剖・運動学……9
椎間板ヘルニア　→腰の障害—基礎知識…10
椎弓形成術　→首・肩の障害—手術……8
椎弓切除術　→腰の障害—手術……15
杖　→股の障害—生活管理……22
手足の痛み
　→脳外傷—高次脳機能障害……72
　→脊髄損傷—生活管理……86
手足のしびれ
　→脳卒中—基礎知識—予防……50
　→脳外傷—高次脳機能障害……72
　→脊髄損傷—生活管理……86
手足のしびれや痛み　→微小血管障害—糖尿病性神経障害—神経障害……159
手足の振戦　→パーキンソン病—基礎知識……79
手足の脱力　→脳卒中—基礎知識—予防…50
手足のふるえ　→パーキンソン病—基礎知識……79
手足の麻痺　→脳卒中—自動車運転……69
T因子　→基礎知識……173
低栄養状態
　→栄養—基礎知識……237
　→栄養—食事づくり……241
　→栄養—基礎知識……270
低換気　→生活管理—体重管理—肥満対策……141
デイケア　→在宅支援—介護サービス—実例……256
抵抗運動　→治療—運動療法……153
低呼吸　→人工呼吸器—睡眠時無呼吸症候群—基礎知識……132
低呼吸症候群　→人工呼吸器—睡眠時無呼吸症候群—基礎知識……132
デイサービス　→在宅支援—介護サービス—実例……256
低侵襲性　→外傷—手術……311
適正体重　→予防—生活習慣……199
テクニカル(技量)スポーツ　→運動方法—スポーツ……289
テニス肘　→外傷—応急処置—基礎知識‥306
デュアルタスクエクササイズ　→予防運動……208
電解質の補充　→急性代謝障害—基礎知識—糖尿病ケトアシドーシス、高浸透圧高血糖症候群……169
殿筋群　→股の障害—解剖・運動学……18
転倒
　→転倒予防—対策……224
　→転倒予防—トレーニング……226
転倒事故防止　→住宅改修……257
転倒予防　→運動効果—筋力向上……298
転落事故防止　→住宅改修……257
トイレ誘導　→テクノロジー—ロボット技術……272
洞機能不全症候群　→不整脈—徐脈、頻脈‥91
橈骨遠位端骨折　→骨粗鬆症—基礎知識…43
動作指導　→リハビリテーション—社会復帰、家族指導……110
動作の緩慢　→パーキンソン病—基礎知識……79
等尺性運動　→関節リウマチ・膠原病—運動療法……38
等尺性収縮運動(アイソメトリックトレーニング)　→運動方法—レジスタンストレーニング……287
透析　→微小血管障害—糖尿病性腎症—慢性腎不全、透析……163
疼痛　→神経難病—多発性硬化症……77
動的ストレッチング　→生活管理—ストレッチ……304
糖尿病
　→脳卒中—基礎知識—予防……50
　→口腔ケア—口腔衛生……230
　→運動効果—疾病予防……293
糖尿病教育入院　→治療—患者教育—教育入院、糖尿病教室……148
糖尿病教室　→治療—患者教育—教育入院、糖尿病教室……148
糖尿病サマーキャンプ　→小児の糖尿病—基礎知識……171
「闘病記を読む」7か条　→脳卒中—闘病記‥69
動物性脂質の摂取　→生活管理—血圧管理—全般……113
動脈硬化
　→虚血性心疾患—基礎知識……94
　→虚血性心疾患—心筋梗塞……95
　→虚血性心疾患—狭心症……97
　→血管疾患—末梢動脈疾患……100
　→生活管理—血圧管理—全般……113
　→生活管理—禁煙指導……140
　→診断—基礎知識—1型糖尿病……144
　→微小血管障害—糖尿病性腎症—慢性

腎不全、透析 ……163
→大血管障害—脳血管疾患 ……166
東洋医学　→治療—その他治療法—漢方 ……189
特別養護老人ホーム　→在宅支援—介護サービス—実例 ……256
特養　→在宅支援—介護サービス—実例 ……256
床ずれ
→脊髄損傷—生活管理 ……86
→姿勢保持—シーティング ……263
→栄養—基礎知識 ……270
徒手的介助練習　→脳卒中—運動療法—歩行 ……56
ドパミン　→パーキンソン病—基礎知識 ……79
トランスセオレティカルモデル　→生活管理—行動科学的理論 ……302
鳥インフルエンザ　→肺炎—感染症 ……120

【な】

内呼吸　→解剖・生理—呼吸運動—呼吸様式 ……118
内視鏡下ヘルニア摘出術　→腰の障害—手術 ……15
内視鏡的粘膜切除(EMR)　→検査—種類—腫瘍マーカー ……177
内臓脂肪　→生活管理—体重管理—肥満、水分(むくみ) ……112
内転筋群　→股の障害—解剖・運動学 ……18
内服薬　→診断—基礎知識—2型糖尿病 ……145
内部照射　→治療—3大治療法—放射線療法 ……184
内分泌代謝異常　→神経難病—筋ジストロフィー ……78
ナトリウムチャネル遮断薬　→不整脈—治療法—薬物療法 ……93
肉離れ　→外傷—応急処置—診察 ……309
NEAT　→治療—運動療法 ……153
乳がん　→治療—その他治療法—ホルモン療法 ……188
入浴支援　→テクノロジー—ロボット技術 ……272
尿が勢いよくでない　→微小血管障害—糖尿病性神経障害—神経障害 ……159
認知機能　→生活支援—リハビリテーション ……277
認知機能障害　→神経難病—多発性硬化症 ……77
認知行動療法　→腰の障害—脳・認知 ……16
認知症予防　→運動方法—体操・レクリエーション ……292
猫背
→首・肩の障害—運動療法 ……5
→腰の障害—生活管理 ……14
寝たきり　→ロコモティブシンドローム—基礎知識 ……40
ネブライザー
→肺炎—誤嚥性肺炎—排痰法 ……123
→吸引—方法 ……266
ネフローゼ症候群　→微小血管障害—糖尿病性腎症—慢性腎不全、透析 ……163
眠気　→生活管理—体重管理—肥満対策 ……141
捻挫
→外傷—応急処置—基礎知識 ……306
→外傷—応急処置—診察 ……309
脳血管系疾患　→口腔ケア—口腔衛生 ……230
脳血管型認知症　→基礎知識 ……203
脳血管障害
→脳卒中—基礎知識—全般 ……48
→口腔ケア—摂食・嚥下 ……234
脳梗塞
→脳卒中—基礎知識—全般 ……48
→生活管理—禁煙指導 ……140
→大血管障害—脳血管疾患 ……166
→口腔ケア—摂食・嚥下 ……234
脳出血　→脳卒中—基礎知識—全般 ……48
脳深部刺激療法　→テクノロジー—ブレインマシンインターフェイス(BMI) ……274
脳卒中　→人工呼吸器—睡眠時無呼吸症候群—基礎知識 ……132
BDNF(脳由来神経栄養因子)　→予防運動 ……208
能力維持　→治療—その他治療法—リハビリテーション ……190
能力回復　→治療—その他治療法—リハビリテーション ……190
飲み込み能力　→リハビリテーション—運動療法 ……109

【は】

肺炎　→リハビリテーション—基礎知識 ……108

肺炎球菌
→肺炎─感染症 ……120
→肺炎─誤嚥性肺炎─薬物療法 ……122
肺気腫　→生活管理─禁煙指導 ……140
肺循環　→解剖・生理─心臓の構造 ……88
排泄管理　→脊髄損傷─生活管理 ……86
排泄障害　→排泄ケア ……246
排泄補助療法　→在宅支援─医療サービス─実例 ……254
排痰法　→吸引─基礎知識 ……266
排痰方法　→脊髄損傷─生活管理 ……86
排尿管理　→脊髄損傷─生活管理 ……86
排尿障害
→神経難病─多発性硬化症 ……77
→リハビリテーション─基礎知識 ……108
ハイヒール
→足の障害─基礎知識 ……31
→足の障害─靴選び ……33
排便管理　→脊髄損傷─生活管理 ……86
肺胞
→解剖・生理─呼吸運動─呼吸様式 ……118
→肺炎─基礎知識 ……119
→咳─間質性肺炎─概要 ……125
廃用症候群　→脳卒中─急性期リハビリテーション ……58
吐き気
→脳卒中─基礎知識─脳動脈瘤 ……53
→脳外傷─高次脳機能障害 ……72
パーキンソン症状　→神経難病─脊髄小脳変性症─全般 ……74
パーキンソン病
→神経難病─全般 ……74
→口腔ケア─摂食・嚥下 ……234
→テクノロジー─ブレインマシンインターフェイス(BMI) ……274
バージャー病　→大血管障害─PAD(末梢動脈疾患) ……167
発がん　→生活管理─禁煙指導 ……140
発汗　→パーキンソン病─基礎知識 ……79
発汗異常　→微小血管障害─糖尿病性神経障害─神経障害 ……159
話す　→脳卒中─失語症 ……66
歯磨き　→肺炎予防─生活管理─口腔ケア ……268
ハムストリングス
→股の障害─解剖・運動学 ……18
→膝の障害─運動療法 ……26
パラスポーツ　→運動対象─障害者(知的・身体) ……284
バランス能力低下
→ロコモティブシンドローム─基礎知識 ……40
→転倒予防─トレーニング ……226
バランス練習　→パーキンソン病─生活管理 ……81
パルスオキシメーター　→リハビリテーション─基礎知識─運動療法 ……136
バルーン療法　→虚血性心疾患─治療法─冠動脈バイパス術・カテーテル治療 ……98
パワーアシスト　→テクノロジー─ロボット技術 ……272
半月板　→膝の障害─解剖・運動学 ……24
半身麻痺　→テクノロジー─ブレインマシンインターフェイス(BMI) ……274
ピアカウンセリング　→生活管理─精神心理 ……115
ピアサポート　→生活管理─精神心理 ……115
ヒアルロン酸注射　→膝の障害─基礎知識 ……25
皮下結節　→関節リウマチ・膠原病─基礎知識 ……35
光凝固療法　→微小血管障害─糖尿病網膜症 ……162
ビグアナイド薬　→治療─薬物療法─経口血糖降下薬 ……154
非健忘型　→軽度認知障害(MCI) ……207
腓骨　→膝の障害─解剖・運動学 ……24
ひざ歩き　→膝の障害─生活管理 ……28
膝関節痛　→膝の障害─基礎知識 ……25
非ステロイド性抗炎症薬　→関節リウマチ・膠原病─治療 ……37
肥大型閉塞型心筋症　→心筋症─基礎知識 ……106
ビタミンK　→骨粗鬆症─栄養 ……46
ビタミンD
→ロコモティブシンドローム─栄養 ……42
→骨粗鬆症─栄養 ……46
皮膚の保湿　→脊髄損傷─生活管理 ……86
非閉塞型心筋症　→心筋症─基礎知識 ……106
ピペラシリン　→肺炎─誤嚥性肺炎─薬物療法 ……122
飛沫感染　→肺炎─感染症 ……120
肥満
→人工呼吸器─睡眠時無呼吸症候群─

基礎知識 …… 132
→生活管理―栄養―食事 …… 142
→診断―基礎知識―2型糖尿病 …… 145
→大血管障害―脳血管疾患 …… 166
肥満対策　→生活管理―体重管理―肥満、水分（むくみ） …… 112
肥満肺胞低換気症候群　→生活管理―体重管理―肥満対策 …… 141
疲労　→神経難病―多発性硬化症 …… 77
疲労感　→生活管理―精神心理 …… 115
疲労骨折　→外傷―応急処置―基礎知識 …… 306
頻尿
→パーキンソン病―基礎知識 …… 79
→排泄ケア …… 246
頻脈　→解剖・生理―脈拍、心拍数、血圧 …… 89
頻脈性不整脈　→不整脈―徐脈、頻脈 …… 91
不安定狭心症　→虚血性心疾患―狭心症 …… 97
フィジカル（肉体）スポーツ　→運動方法―スポーツ …… 289
腹腔鏡下手術　→治療―3大治療法―手術療法 …… 183
副作用　→治療―その他治療法―リハビリテーション …… 190
腹式呼吸　→リハビリテーション―基礎知識―呼吸指導 …… 138
福祉用具専門相談員　→福祉用具 …… 260
復職支援　→社会復帰支援―退院支援、復職支援 …… 197
副腎皮質ステロイド　→咳―咳の治療―薬物療法 …… 129
腹部大動脈瘤　→血管疾患―大動脈瘤・大動脈解離 …… 100
腹膜透析（PD）　→微小血管障害―糖尿病性腎症―慢性腎不全、透析 …… 163
服薬指導　→リハビリテーション―社会復帰、家族指導 …… 110
不顕性誤嚥　→肺炎予防―基礎知識 …… 267
浮腫の改善　→姿勢保持―ポジショニング …… 262
不整脈　→解剖・生理―脈拍、心拍数、血圧 …… 89
不整脈原性心筋症　→心筋症―基礎知識 …… 106
ブドウ糖
→診断―基礎知識―1型糖尿病 …… 144
→治療―血糖コントロール …… 147
→治療―運動療法 …… 153
→治療―薬物療法―インスリン注射 …… 156
→大血管障害―心臓疾患 …… 165
→低血糖―基礎知識 …… 168
→急性代謝障害―基礎知識―糖尿病ケトアシドーシス、高浸透圧高血糖症候群 …… 169
布団
→股の障害―生活管理 …… 22
→膝の障害―生活管理 …… 28
→関節リウマチ・膠原病―生活管理 …… 39
部分免荷歩行練習　→脳卒中―運動療法―歩行 …… 56
プラーク　→虚血性心疾患―狭心症 …… 97
不良姿勢　→腰の障害―生活管理 …… 14
プール内リハビリテーション　→腰の障害―運動療法 …… 12
ブレインコンピュータインターフェイス　→テクノロジー―ブレインマシンインターフェイス（BMI） …… 274
ブローカ失語症　→脳卒中―失語症 …… 66
分子標的治療薬　→治療―3大治療法―化学療法（抗がん剤治療） …… 185
閉鎖不全　→心臓弁膜症―狭窄症・閉鎖不全症 …… 103
閉塞性換気障害　→咳―基礎知識 …… 124
閉塞性動脈硬化症（ASO）　→大血管障害―PAD（末梢動脈疾患） …… 167
閉塞性無呼吸症候群　→人工呼吸器―睡眠時無呼吸症候群―基礎知識 …… 132
ベータ遮断薬　→不整脈―治療法―薬物療法 …… 93
ベッド
→股の障害―生活管理 …… 22
→膝の障害―生活管理 …… 28
→関節リウマチ・膠原病―生活管理 …… 39
ペットボトル症候群　→急性代謝障害―基礎知識―糖尿病ケトアシドーシス、高浸透圧高血糖症候群 …… 169
ペプチドワクチン療法　→治療―その他治療法―免疫療法 …… 187
ヘモグロビン　→治療―血糖コントロール …… 147
HbA1c（ヘモグロビンエーワンシー）　→治療―血糖コントロール …… 147
変形性股関節症　→股の障害―基礎知識 …… 19
変形性脊椎症
→腰の障害―基礎知識 …… 10
→ロコモティブシンドローム―基礎知識 …… 40

変形性膝関節症
→膝の障害—基礎知識 25
→膝の障害—運動療法 26
→ロコモティブシンドローム—基礎知識 40
変性すべり症　→腰の障害—基礎知識 10
弁置換術　→心臓弁膜症—治療法—手術療法、カテーテル治療 104
便秘
→パーキンソン病—基礎知識 79
→リハビリテーション—基礎知識 108
→微小血管障害—糖尿病性神経障害—神経障害 159
→排泄ケア 246
扁平足　→足の障害—基礎知識 31
弁膜症　→不整脈—徐脈、頻脈 91
放射性同位元素内用療法　→治療—3大治療法—放射線療法 184
封小線源治療　→治療—3大治療法—放射線療法 184
訪問看護　→在宅支援—介護サービス—実例 256
訪問入浴介助　→在宅支援—介護サービス—実例 256
訪問リハビリテーション　→在宅支援—介護サービス—実例 256
歩行が不安定　→脳卒中—基礎知識—予防 50
歩行訓練　→リハビリテーション—基礎知識 108
歩行能力低下　→ロコモティブシンドローム—基礎知識 40
歩行不能　→神経難病—筋ジストロフィー 78
歩行練習　→脳卒中—運動療法—歩行 56
星野史雄　→脳卒中—闘病記 69
補助腎臓療法　→在宅支援—医療サービス—実例 254
ボタンエイド　→関節リウマチ・膠原病—生活管理 39
ボッチャ　→運動対象—障害者(知的・身体) 284
ボツリヌス治療　→脳卒中—基礎知識—ボツリヌス治療 54
ボディバランス　→運動効果—ボディメイク 297
骨切り術　→股の障害—手術 23

【ま】

マイコプラズマ　→肺炎—感染症 120
末期がん患者　→社会復帰支援—退院支援、復職支援 197
末梢動脈疾患　→血管疾患—治療法—保存療法、人工血管置換術 101
麻薬　→在宅支援—医療サービス—実例 254
慢性心不全　→心不全—治療法—薬物療法 105
慢性閉塞性肺疾患
→咳—基礎知識 124
→咳—COPD—概要 126
→生活管理—禁煙指導 140
慢性腰痛　→腰の障害—脳・認知 16
味覚異常
→脳外傷—高次脳機能障害 72
→治療—その他治療法—食事療法、栄養指導 191
味覚が鈍くなる　→微小血管障害—糖尿病性神経障害—神経障害 159
見守りコミュニケーション　→テクノロジー—ロボット技術 272
脈拍増加　→生活管理—禁煙指導 140
無酸素運動　→運動方法—有酸素運動 288
無自覚性心筋虚血　→大血管障害—心臓疾患 165
無自覚性低血糖
→微小血管障害—糖尿病性神経障害—神経障害 159
→低血糖—基礎知識 168
胸ぐるしさ　→生活管理—精神心理 115
メタボリック・シンドローム
→肥満—基礎知識 170
→運動効果—疾病予防 293
メトロニダゾール　→肺炎—誤嚥性肺炎—薬物療法 122
めまい
→脳卒中—基礎知識—予防 50
→脳外傷—高次脳機能障害 72
免疫　→治療—その他治療法—食事療法、栄養指導 191
免疫調節作用　→運動効果—アンチエイジング 296

免疫力　→治療—その他治療法—漢方 ……189
免疫力低下　→栄養—基礎知識 ……………270
網膜症　→診断—基礎知識—1型糖尿病 ……144
網膜はく離　→微小血管障害—糖尿病網膜症 ……162
ものが二重に見える　→脳卒中—基礎知識—予防 ……50
問診　→診断—診断基準 ……175

【や】

夜間低血糖　→低血糖—基礎知識 ……168
有酸素運動
　→膝の障害—運動療法 ……26
　→パーキンソン病—生活管理 ……81
　→生活管理—栄養—食事 ……142
　→治療—運動療法 ……153
　→予防運動 ……208
　→フレイル・サルコペニア ……244
　→運動効果—アンチエイジング ……296
有酸素運動能力の向上　→運動効果—筋力向上 ……298
輸液　→急性代謝障害—基礎知識—糖尿病ケトアシドーシス、高浸透圧高血糖症候群 ……169
ユナシン　→肺炎—誤嚥性肺炎—薬物療法 ……122
要介護
　→ロコモティブシンドローム—基礎知識 ……40
　→転倒予防—対策 ……224
要介護者　→介護技術 ……248
洋式トイレ
　→股の障害—生活管理 ……22
　→膝の障害—生活管理 ……28
　→関節リウマチ・膠原病—生活管理 ……39
陽子線　→治療—3大治療法—放射線療法 ……184
用手排尿　→脊髄損傷—生活管理 ……86
腰椎　→腰の障害—解剖・運動学 ……9
腰椎圧迫骨折　→腰の障害—基礎知識 ……10
腰椎伸展運動　→腰の障害—運動療法 ……12
腰椎椎間板ヘルニア　→腰の障害—手術 ……15
腰椎分離症　→腰の障害—基礎知識 ……10
腰痛　→腰の障害—基礎知識 ……10
腰部安定化運動　→腰の障害—運動療法 ……12
腰部脊柱管狭窄症　→腰の障害—手術 ……15
抑うつ　→パーキンソン病—基礎知識 ……79
抑うつ症状の軽減　→運動効果—筋力向上 ……298
読む　→脳卒中—失語症 ……66

【ら】

RICE（ライス）の法則　→外傷—応急処置—基礎知識 ……306
ラブ法　→腰の障害—手術 ……15
リウマチ靴　→関節リウマチ・膠原病—生活管理 ……39
リウマチ杖　→関節リウマチ・膠原病—生活管理 ……39
立位バランス練習　→脳卒中—運動療法—全般 ……54
利尿剤　→心筋症—治療法—保存療法、手術療法 ……107
利尿薬　→心不全—治療法—薬物療法 ……105
緑膿菌　→肺炎—誤嚥性肺炎—薬物療法 ……122
リルゾール　→神経難病—筋萎縮性側索硬化症—全般 ……75
冷却　→外傷—応急処置—アイシング ……308
レクリエーション　→生活支援—リハビリテーション ……277
レクリエーション活動　→介護予防運動—レクリエーション体操 ……223
レーザー治療　→微小血管障害—糖尿病網膜症 ……162
レジスタンス運動　→治療—運動療法 ……153
レジスタンストレーニング　→運動効果—アンチエイジング ……296
レビー小体型認知症
　→基礎知識 ……203
　→軽度認知障害（MCI） ……207
レントゲン　→検査—種類—腫瘍マーカー ……177
老健　→在宅支援—介護サービス—実例 ……256
労作性狭心症　→虚血性心疾患—狭心症 ……97
ロータブレーター治療　→虚血性心疾患—治療法—冠動脈バイパス術・カテーテル治療 ……98
ロボット技術　→テクノロジー—情報通信技術（ICT） ……276

【わ】

和式トイレ
→股の障害—生活管理 …… 22
→膝の障害—生活管理 …… 28
→関節リウマチ・膠原病—生活管理 …… 39

【ABC】

ACE阻害剤　→心不全—治療法—薬物療法 …… 105
adapted sports　→運動対象—障害者（知的・身体）…… 284
ADL練習　→リハビリテーション—運動療法 …… 109
ALS　→神経難病—筋萎縮性側索硬化症—全般 …… 75
BCI　→テクノロジー—ブレインマシンインターフェイス（BMI）…… 274
BMI（ボディマスインデックス）　→肥満—基礎知識 …… 170
Brain Computer Interface　→テクノロジー—ブレインマシンインターフェイス（BMI）…… 274
COPD
→咳—基礎知識 …… 124
→咳—咳の治療—薬物療法 …… 129
→在宅酸素療法—基礎知識 …… 134
→リハビリテーション—基礎知識—呼吸指導 …… 138
→生活管理—禁煙指導 …… 140
CPAP　→人工呼吸器—睡眠時無呼吸症候群—基礎知識 …… 132
CSAS　→人工呼吸器—睡眠時無呼吸症候群—基礎知識 …… 132
CT　→検査—種類—腫瘍マーカー …… 177
CTA（CT血管撮影）クリッピング術　→脳卒中—基礎知識—脳動脈瘤 …… 53
DP-4阻害薬　→治療—薬物療法—経口血糖降下薬 …… 154
FES　→脊髄損傷—治療 …… 84
GLP-1アナログ（リラグルチド：商品名ビクトーザ）　→治療—薬物療法—GLP-1受容体作動薬 …… 158
GLP-1受容体作動薬　→治療—血糖コントロール …… 147
GLP-1受容体アゴニスト（エキセナチド：商品名バイエッタ）　→治療—薬物療法—GLP-1受容体作動薬 …… 158
HOT
→在宅酸素療法—基礎知識 …… 134
→在宅酸素療法—社会制度、管理 …… 135
→在宅支援—医療サービス—実例 …… 254
ICD　→不整脈—治療法—ペースメーカー …… 92
Mckenzie体操　→腰の障害—運動療法 …… 12
MRA（磁気共鳴血管撮影）　→脳卒中—基礎知識—脳動脈瘤 …… 53
MRI　→検査—種類—腫瘍マーカー …… 177
OHS　→生活管理—体重管理—肥満対策 …… 141
OSAS　→人工呼吸器—睡眠時無呼吸症候群—基礎知識 …… 132
para sports　→運動対象—障害者（知的・身体）…… 284
PCI　→虚血性心疾患—治療法—冠動脈バイパス術・カテーテル治療 …… 98
PTCA　→虚血性心疾患—治療法—冠動脈バイパス術・カテーテル治療 …… 98
QOL（生活の質）　→介護技術 …… 248
SAS　→人工呼吸器—睡眠時無呼吸症候群—基礎知識 …… 132
SGLT2阻害薬　→治療—薬物療法—経口血糖降下薬 …… 154
TNM分類　→基礎知識 …… 173

編者略歴

結城 俊也（ゆうき・としや）<編集代表>

23年間にわたり千葉中央メディカルセンターに勤務。現在、都内の障害者施設に勤務しながら、図書館等において医療健康講座を開催している。専門理学療法士（神経）、介護支援専門員、博士（医療福祉学）。著書に『認知症予防におすすめ図書館利用術　フレッシュ脳の保ち方』（日外アソシエーツ、2017）、『パッと見てピン！動作観察で利用者支援　理学療法士による20の提案』（日本図書館協会、2017）がある。

坂本 宗樹（さかもと・むねき）

名戸ヶ谷病院勤務。専門理学療法士（神経）、栄養サポートチーム（NST）専門療法士、呼吸療法認定士。

鈴木 光司（すずき・こうじ）

千葉中央メディカルセンター勤務。認定理学療法士（代謝）、呼吸療法認定士、糖尿病療養指導士、住環境福祉コーディネーター2級。

二宮 秀樹（にのみや・ひでき）

千葉中央メディカルセンター勤務。認定理学療法士（代謝）、糖尿病療養指導士、介護支援専門員。

リハビリのプロがすすめる
健康寿命を延ばす1000冊

2018年2月25日　第1刷発行

編　　集／結城俊也・坂本宗樹・鈴木光司・二宮秀樹
発 行 者／大高利夫
発　　行／日外アソシエーツ株式会社
〒140-0013 東京都品川区南大井6-16-16 鈴中ビル大森アネックス
電話 (03)3763-5241（代表） FAX(03)3764-0845
URL http://www.nichigai.co.jp/
発 売 元／株式会社紀伊國屋書店
〒163-8636 東京都新宿区新宿3-17-7
電話 (03)3354-0131（代表）
ホールセール部（営業）電話 (03)6910-0519

電算漢字処理／日外アソシエーツ株式会社
印刷・製本／株式会社平河工業社

《中性紙H-三菱書籍用紙イエロー使用》
ISBN978-4-8169-2706-5　　Printed in Japan,2018